新版
食事療法ハンドブック

五島雄一郎

編集

朝倉書店

序

　近年，臨床栄養学の重要性が認識されてきている．昭和55年には日本学術会議の要請により日本臨床栄養学会が設立され，臨床栄養学に関心をもつ医師と栄養士とが一堂に会して，臨床栄養学に関する学術発表が行われている．

　社会的にも，一般の人々が健康に強い関心を抱くようになり，ことに食生活に対する関心は一段と強くなってきている．健康を維持するために厚生省から承認された特定保険用食品もすでに60品目以上に達し，この方面にも関心が高まってきている．

　成人病の多くは子供のときからの不適切なライフスタイルの結果と考えられている．ことに食生活との関連が深いことが明らかにされている．すなわち，

　　高血圧 ── 食塩の過剰摂取
　　脳卒中 ── 食塩の過剰摂取，たんぱく質の摂取不足
　　動脈硬化 ── コレステロール・飽和脂肪の多い食品の過剰摂取
　　虚血性心疾患 ── コレステロール・飽和脂肪の多い食品の過剰摂取
　　高脂質血症
　　　　高コレステロール血症 ── 動物性食品・コレステロールの多い食品の過剰摂取
　　　　高中性脂肪血症 ── 砂糖・果糖の多い果物・菓子の過剰摂取，アルコールの過剰摂取
　　消化性潰瘍 ── ストレスと暴飲暴食
　　肝硬変 ── アルコールの過剰摂取
　　胆　石 ── 脂肪の過剰摂取
　　肥　満 ── 食べ過ぎ，飲み過ぎ，運動不足
　　糖尿病 ── 遺伝＋過食，過飲，運動不足
　　痛　風 ── プリン体の多い食品の過剰摂取
　　胃　癌 ── 発癌物質の過剰摂取
　　大腸癌 ── 繊維の少ない食品の過剰摂取

したがって，成人病の予防には，ふだんからの食生活の注意が必要となる．

　昭和62年9月に「食事療法ハンドブック」を上梓した．これは医師と栄養士とが共同執筆し，医師が疾病の解説と食事療法について概説し，栄養士が食事の献立を疾病の種々の状態について作成したものであった．幸いにして好評を得，ここに新しい知識を加えて改訂した「新版食事療法ハンドブック」を上梓することができた．本書の執筆者の方々のご協力に深謝するとともに，本書が広く利用されて，食生活を通じて各種疾病の治療と予防に役立つことを願うものである．

　1996年10月

五 島 雄 一 郎

執 筆 者 (執筆順)

猿田 享男	慶應義塾大学医学部内科教授	
五島 雄一郎	東海大学名誉教授	
元村 久信	東海大学医学部附属大磯病院栄養科室長	
東 純一	大阪大学薬学部臨床薬効評価学教授	
中島 泰子	臨床栄養総合技術研究所代表	
南部 征喜	兵庫県立成人病臨床研究所副所長	
北村 諭	自治医科大学呼吸器内科教授	
宮本 佳代子	自治医科大学附属病院栄養部栄養室長	
北田 修	兵庫医科大学第五内科助教授	
杉田 實	兵庫医科大学第五内科教授	
田辺 節子	兵庫医科大学病院栄養部副部長	
杉山 敏郎	札幌医科大学附属病院検査部講師	
矢花 剛	道都病院院長	
谷内 昭	札幌医科大学学長	
成田 博子	札幌医科大学附属病院管理課栄養係長	
堀江 俊子	北海道小児総合保険センター医事課栄養係長	
伊藤 若子	北海道立札幌北野病院栄養指導科長	
菊地 真理	北海道立羽幌病院栄養指導科長	
木村 典夫	東海大学医学部内科六	
三輪 剛	東海大学医学部内科六教授	
藤井 穂波	東海大学医学部附属病院栄養科係長	
早坂 章	千葉大学医学部第一内科	
大藤 正雄	前千葉大学医学部第一内科教授	
大野 邦子	東京医科歯科大学医学部附属病院栄養管理室長	
栗田 昌裕	東京大学医学部第二内科	
小俣 政男	東京大学医学部第二内科教授	
宇津木 晶子	東京大学医学部附属病院医事課栄養管理室長	
河合 博志	金沢大学医学部第一内科	
金子 周一	金沢大学医学部第一内科	
小林 健一	金沢大学医学部第一内科教授	
松本 いずみ	金沢大学医学部附属病院栄養管理室栄養主任	
福田 真作	弘前大学医学部第一内科	
吉田 豊	弘前大学学長	
渋谷 澄江	弘前大学教育学部第一係主任栄養士	
小林 絢三	大阪市立大学医学部第三内科教授	
藤原 けい	大阪市立大学医学部第三内科	
堀内 幸子	大阪市立大学医学部附属病院栄養部（大阪市嘱託）	
渡邉 佐智子	大阪市立大学医学部附属病院栄養部主査	
岩佐 幹恵	高知医科大学第二外科	
小越 章平	高知医科大学第二外科教授	
坂口 久美子	高知医科大学業務部医事課栄養管理室長	
幕内 博康	東海大学医学部第二外科助教授	
三富 利夫	東海大学医学部第二外科教授	
小野 和美	東海大学医学部附属病院栄養科長補佐	
三浦 誠司	帝京大学医学部第一外科助教授	
小平 進	帝京大学医学部第一外科教授	
本田 博子	帝京大学医学部附属病院栄養部主任	
仲吉 昭夫	昭和大学藤が丘病院外科教授	
長浜 幸子	昭和大学藤が丘病院栄養科主任	
窪田 敬一	東京大学医学部第二外科講師	
出月 康夫	埼玉医科大学総合医療センター第二外科教授	
足立 香代子	東京船員保険病院栄養管理室長	
藤田 哲二	東京慈恵会医科大学第一外科講師	
櫻井 健司	聖路加国際病院副院長	
小林 誠	東京慈恵会医科大学附属病院栄養部主任	
幕内 雅敏	東京大学医学部第二外科教授	
有賀 浩子	相澤病院第一外科医長	
大沢 耀子	信州大学医学部附属病院栄養管理室長	
岩佐 正人	高知医科大学第二外科講師	
田代 亜彦	千葉大学医学部第一外科助教授	
中島 伸之	千葉大学医学部第一外科教授	
豊田 隆謙	東北大学医学部附属病院院長・内科教授	
大橋 レイ子	東北大学医学部附属病院医事課栄養管理副室長	
小谷 一晃	大阪健康倶楽部関山診療所診療部長	
松沢 佑次	大阪大学医学部第二内科教授	
石井 和子	大阪大学医学部附属病院医事課栄養管理室栄養主任	
中村 治雄	防衛医科大学校第一内科教授	
宮島 恵美子	防衛医科大学校第一内科	
西岡 久寿樹	聖マリアンナ医科大学難病治療研究センター教授	
谷川 克己	東海大学医学部附属東京病院泌尿器科	

執筆者

松下 一男	東海大学医学部附属東京病院泌尿器科助教授
東 憲三	東海大学医学部附属東京病院栄養科長補佐
丸茂 文昭	東京医科歯科大学医学部第二内科教授
福山 啓子	東京医科歯科大学医学部附属病院栄養管理室
小野寺 庚午	弘前大学名誉教授
山辺 英彰	弘前大学医学部第二内科講師
須藤 信子	弘前大学医学部附属病院医事課栄養管理室
美濃又 恵子	弘前大学医学部附属病院医事課栄養管理室長
原 まさ子	東京女子医科大学膠原病リウマチ痛風センター助教授
加藤 功	九州大学医学部第二内科
藤島 正敏	九州大学医学部第二内科教授
城田 知子	中村学園大学家政学部食物栄養学科教授
中野 弘一	東邦大学医学部心身医学助教授
筒井 末春	東邦大学医学部心身医学教授
末松 弘行	前東京大学医学部附属病院分院心療内科教授
金田 洋子	東京大学医学部附属病院分院栄養管理室
立石 睦人	国立療養所村山病院検査科医長
柏崎 禎夫	東京女子医科大学膠原病リウマチ痛風センター教授
羽田 茲子	東京女子医科大学附属青山病院栄養課
松田 保	金沢大学医学部第三内科教授
大谷 幸子	金沢大学医学部附属病院医事課栄養管理室長
冨岡 玖夫	東邦大学医学部付属佐倉病院内科教授
西岡 清	東京医科歯科大学医学部皮膚科教授
中塚 喜義	大阪市立大学医学部第二内科
森井 浩世	大阪市立大学医学部第二内科教授
朝山 光太郎	山梨医科大学小児科講師
加藤 精彦	山梨医科大学副学長
小山 巖	山梨医科大学附属病院栄養管理室長
村田 光範	東京女子医科大学附属第二病院小児科教授
浦野 一志	東海大学医学部皮膚科
松尾 聿朗	東海大学医学部皮膚科助教授
高橋 ゆかり	東海大学医学部附属病院栄養科

目　　次

1. 循環器疾患と食事療法 …………………………………………………………………………… 1
1.1 高 血 圧 ……………………………………………………………〔猿田享男〕… 1
　a. 高血圧疾患の特徴と食事 …………… 1 　　献立の実際 ………………………………… 3
　b. 高血圧治療の動向 …………………… 1 　　献立表1.1　高血圧食 …………………… 5
　c. 高血圧治療における食事療法の実際 … 1
1.2 虚血性心疾患 ………………………………………………………〔五島雄一郎〕… 6
　a. 急性心筋梗塞発症の食事 …………… 6 　　献立の実際 ………………〔元村久信〕… 9
　b. 発症後の再発防止のための食事 …… 6 　　献立表1.2　虚血性心疾患 ……………… 9
　c. 虚血性心疾患の生活指導 …………… 8
1.3 心 不 全 ……………………………………………………〔東　純一・中島泰子〕… 15
　a. 心不全治療の進め方 ………………… 15 　d. 薬物の副作用軽減のための食事療法 … 19
　b. 塩分・水分制限について …………… 16 　　献立表1.3　心不全 ……………………… 21
　c. 栄養の管理 …………………………… 18
1.4 動 脈 硬 化 …………………………………………………………〔南部征喜〕… 22
　a. アテローム硬化のリスクファクター … 22 　e. 食事療法による副作用 ………………… 27
　b. 動脈硬化の予防 ……………………… 23 　f. 栄養士の役割 …………………………… 29
　c. わが国におけるリスクファクターの発 　　献立の実際 ………………………………… 30
　　 生基盤 ………………………………… 24 　　献立表1.4　動脈硬化 …………………… 33
　d. 特定の栄養成分による治療 ………… 26

2. 呼吸器疾患と食事療法 …………………………………………………………………………… 34
2.1 慢性閉塞性肺疾患 …………………………………………………〔北村　諭〕… 34
　a. 慢性肺気腫 …………………………… 34 　　献立の実際 ………………〔宮本佳代子〕… 38
　b. 呼吸不全 ……………………………… 36 　　献立表2.1　閉塞性肺疾患 ……………… 40
2.2 気管支喘息 …………………………………………………〔北田　修・杉田　實〕… 43
　a. 一般的臨床像 ………………………… 43 　　献立の実際 ………………〔田辺節子〕… 47
　b. 食事療法 ……………………………… 44 　　献立表2.2　気管支喘息 ………………… 49

3. 消化器疾患と食事療法 …………………………………………………………………………… 53
3.1 消化性潰瘍 …………………………………………〔杉山敏郎・矢花　剛・谷内　昭〕… 53
　a. 食事療法の史的変遷 ………………… 53 　　献立の実際 ………………………〔成田博子・
　b. 食事療法の基本原則 ………………… 53 　　　堀江俊子・伊藤若子・菊地真理〕… 56
　c. 日常生活上の留意 …………………… 54 　　献立表3.1　消化性潰瘍 ………………… 58
3.2 慢 性 胃 炎 …………………………………………………〔木村典夫・三輪　剛〕… 60
　a. 分　類 ………………………………… 60 　d. 治　療 …………………………………… 62
　b. 臨床症状 ……………………………… 60 　　献立の実際 ………………〔藤井穂波〕… 63
　c. 診　断 ………………………………… 61 　　献立表3.2　慢性胃炎 …………………… 65

3.3 胆石・胆嚢炎 〔早坂 章・大藤正雄〕… 69
- a. 食事療法に関連した病気の特色 … 69
- b. 食事療法の基本方針と日常生活で注意すべき事項 … 69
- c. 薬物療法との関連 … 70
- 献立の実際 〔大野邦子〕… 70
- 献立表3.3 胆石・胆嚢炎 … 72

3.4 肝硬変 〔栗田昌裕・小俣政男〕… 76
- a. 肝硬変の病態の特色 … 76
- b. 肝硬変での食事療法の位置づけ … 76
- c. 肝硬変の食事療法の注意事項 … 76
- d. 食事療法の基本方針 … 77
- e. 生活管理上の注意事項 … 77
- f. 非代償期の合併症の管理 … 79
- 献立の実際 〔宇津木晶子〕… 80
- 献立表3.4 肝硬変 … 82

3.5 慢性肝炎 〔河合博志・金子周一・小林健一〕… 86
- a. 慢性肝炎に対する栄養療法の変遷 … 87
- b. 慢性肝炎患者の栄養状態の評価 … 87
- c. 慢性肝疾患の栄養療法の基本方針 … 87
- d. 日常生活で注意すること … 88
- 献立の実際 〔松本いずみ〕… 89
- 献立表3.5 慢性肝炎 … 90

3.6 大腸疾患 〔福田真作・吉田 豊〕… 93
- a. 便秘 … 93
- b. 下痢 … 93
- c. 大腸憩室疾患 … 94
- d. 潰瘍性大腸炎 … 94
- e. クローン病 … 96
- f. 大腸癌と食事 … 99
- 献立の実際 〔渋谷澄江〕… 100
- 献立表3.6 大腸疾患 … 101

3.7 膵臓疾患 〔小林絢三・藤原けい〕… 104
- a. 食事と膵生理機能 … 104
- b. 急性膵炎 … 104
- c. 慢性膵炎 … 106
- 献立の実際 〔堀内幸子・渡邉佐智子〕… 109
- 献立表3.7 膵臓疾患 … 111

4. 術後の栄養管理 … 114

4.1 胃切除後 〔岩佐幹恵・小越章平〕… 114
- a. 疾患の概略と手術適応 … 114
- b. 術前の栄養状態と管理 … 114
- c. 術前の栄養サポート … 114
- d. 術後の栄養管理 … 115
- e. 術後合併症を伴っている場合の栄養管理 … 116
- f. 抗癌剤投与中の栄養管理 … 118
- g. 長期的な栄養管理 … 118
- 献立の実際 〔坂口久美子〕… 118
- 献立表4.1 胃切除後 … 120

4.2 食道切除術後 〔幕内博康・三富利夫〕… 123
- a. 食道切除術と食道癌の特色 … 123
- b. 食事療法の注意点 … 123
- c. 食道切除術後食事療法の基本方針 … 125
- d. 日常生活で注意すべき事項 … 125
- e. 薬物療法との関連 … 125
- 献立の実際 〔小野和美〕… 126
- 献立表4.2 食道切除術後 … 127

4.3 大腸切除後 〔三浦誠司・小平 進〕… 130
- a. 病気の特色 … 130
- b. 食事療法の注意事項 … 130
- c. 食事療法の基本方針 … 131
- d. 日常生活で注意すべき事項 … 132
- e. 薬物療法との関連 … 132
- 献立の実際 〔本田博子〕… 132
- 献立表4.3 大腸切除後 … 134

4.4 胆嚢摘出術後 〔仲吉昭夫〕… 138
- a. 胆摘術を必要とした原因疾患による栄養管理の特徴 … 138
- b. 胆嚢摘出術直後の食事形態と食上げ … 139
- c. 胆嚢摘出後2週目から2〜3か月間の

	食事管理 ……………………………………	139	献立の実際 ………〔長浜幸子〕…	141
d.	胆嚢摘出術後も疼痛などの症状が残存		献立表 4.4　胆嚢摘出術後 ……………	142
	している場合 ………………………………	140		

4.5 膵切除後 ……………………………………………………〔窪田敬一・出月康夫〕… 145

a.	膵切除後の病期分類 ………………………	145	d. 膵全摘術 ……………………………………	146
b.	膵頭十二指腸切除 …………………………	145	献立の実際 ………〔足立香代子〕…	147
c.	膵体尾部切除 ………………………………	146	献立表 4.5　膵切除後 ……………………	151

4.6 痔 手 術 後 …………………………………………………〔藤田哲二・櫻井健司〕… 155

a.	成　　因 ……………………………………	155	d. 生活指導 ……………………………………	157
b.	治療法の選択 ………………………………	155	献立の実際 ………〔小林　誠〕…	158
c.	食事療法 ……………………………………	156	献立表 4.6　痔手術後 ……………………	159

4.7 肝臓手術後 …………………………………………………〔幕内雅敏・有賀浩子〕… 160

a.	肝切除概論 …………………………………	160	e. 薬物療法との関連 …………………………	163
b.	肝切除術後の食事療法の基本方針 ……	161	献立の実際 ………〔大沢耀子〕…	164
c.	食事療法の注意事項 ………………………	162	献立表 4.7　肝臓手術後 …………………	164
d.	日常生活での注意事項 ……………………	163		

4.8 静 脈 栄 養 ……………………………………〔岩佐幹恵・岩佐正人・小越章平〕… 167

a.	末梢静脈栄養法 ……………………………	167	b. 完全静脈栄養法 ……………………………	169

4.9 経 管 栄 養 …………………………………………………〔田代亜彦・中島伸之〕… 175

a.	経腸栄養の特徴 ……………………………	175	c. 経腸栄養の適応 ……………………………	180
b.	経腸栄養剤の分類と特徴 …………………	175	d. 経腸栄養の禁忌 ……………………………	182

5. 内分泌代謝疾患と食事療法 …………………………………………………………………… 183

5.1 糖　尿　病 …………………………………………………〔豊田隆謙・大橋レイ子〕… 183

a.	糖尿病の概念 ………………………………	183	c. アメリカ糖尿病学会ガイドライン ……	185
b.	糖尿病の食事療法 …………………………	183	d. 糖尿病と栄養に関する最近の研究 ……	186

5.2 肥　　満 ……………………………………………………〔小谷一晃・松沢佑次〕… 189

a.	肥満者の食習慣の特徴 ……………………	189	献立の実際 ………〔石井和子〕…	192
b.	肥満の食事療法 ……………………………	189	献立表 5.2　肥　満 ………………………	194

5.3 高 脂 血 症 ……………………………………………………………〔中村治雄〕… 196

a.	高脂血症とその特色 ………………………	196	e. 薬物療法とのからみ ………………………	199
b.	食事療法の注意事項 ………………………	198	献立の実際 ………〔宮島恵美子〕…	200
c.	食事療法の基本方針 ………………………	199	献立表 5.3　高脂血症 ……………………	204
d.	日常生活での注意 …………………………	199		

5.4 痛　　風 …………………………………………………………………〔西岡久寿樹〕… 205

a.	痛風の定義 …………………………………	205	d. 痛風の治療 …………………………………	205
b.	痛風・高尿酸血症の分類 …………………	205	e. 痛風の食事療法の基本 ……………………	206
c.	尿酸値のみかた ……………………………	205		

6. 腎疾患と食事療法 ………………………………………………………………………………… 207

6.1 腎　結　石 …………………………………………………〔谷川克己・松下一男〕… 207

a.	尿路結石症の特徴 …………………………	207	献立の実際 ………〔東　憲三〕…	210
b.	腎結石症の原因と食事療法 ………………	207	献立表 6.1　腎結石 ………………………	214

6.2 腎不全			〔丸茂文昭〕…	221
a. 代償期慢性腎不全	221	献立の実際	〔福山啓子〕…	225
b. 非代償期慢性腎不全	225	献立表6.2 腎不全		227
6.3 急性腎炎			〔小野寺庚午・山辺英彰〕…	230
a. 臨床症状	230	f. 食事療法		232
b. 検査所見	230	g. 特殊な病態の場合の食事療法		233
c. 病理組織像	230	献立の実際	〔須藤信子・美濃又恵子〕…	233
d. 治療	231	献立表6.3 急性腎炎		234
e. 予後	232			
6.4 免疫異常			〔原 まさ子〕…	237
a. 免疫能の低下をきたす疾患	237	献立の実際	〔宮島恵美子〕…	241
b. 免疫反応の亢進がみられる疾患	238	献立表6.4 免疫異常		243
c. 免疫機能に影響を与える栄養素	238			

7. 精神神経疾患と食事療法 … 246

7.1 脳卒中			〔加藤 功・藤島正敏〕…	246
a. 脳卒中の病型	246	d. 嚥下障害や片麻痺のときの食事療法		248
b. 久山町における脳卒中発症率とその危険因子の時代的変化	246	e. 慢性期の食事療法		248
		献立の実際	〔城田知子〕…	250
c. 急性期の治療	247	献立表7.1 脳卒中		252
7.2 うつ病			〔中野弘一・筒井末春〕…	255
a. うつ病とは	255	c. うつ病の治療		257
b. うつ病患者の食事の注意事項	255			
7.3 神経性食欲不振症			〔末松弘行〕…	259
a. 病気の特色	259	d. 経口栄養		261
b. 経静脈栄養	260	献立の実際	〔金田洋子〕…	262
c. 経鼻腔栄養	260	献立表7.3 神経性食欲不振症		265

8. その他の疾患と食事療法 … 269

8.1 膠原病			〔立石睦人・柏崎禎夫〕…	269
a. 慢性炎症性疾患における栄養・代謝状態	269	d. 各疾患に対する食事療法		270
b. 膠原病を引き起こしうる食事	269	献立表8.1 膠原病	〔羽田 茲子〕…	275
c. 病態を改善しうる食事	270			
8.2 血液疾患			〔松田 保〕…	281
a. 血液疾患の特色	281	f. 鉄欠乏性貧血の食事・栄養		283
b. 鉄欠乏性貧血の歴史	281	g. 一般的な注意		283
c. 鉄欠乏性貧血の原因	281	献立の実際	〔大谷幸子〕…	284
d. 鉄の代謝と鉄欠乏性貧血	282	献立表8.2 血液疾患		285
e. 鉄欠乏性貧血の治療	282			
8.3 アレルギー性内科疾患			〔冨岡玖夫〕…	291
a. 食物が原因となるアレルギー疾患	291	c. アレルギー性疾患を改善させる食物要因		293
b. アレルギー性疾患を悪化させる食物要因	292	d. 日常生活の注意		294

8.4	**アレルギー性皮膚疾患** ……………………………………………………〔西岡　清〕… 295			
	a. アトピー性皮膚炎 …………………… 295		c. じんましん …………………………… 295	
	b. アレルギー性接触皮膚炎 …………… 295		d. 薬　疹 ………………………………… 297	
8.5	**骨 粗 鬆 症** ……………………………………………………〔中塚喜義・森井浩世〕… 298			
	a. 骨粗鬆症と栄養 ……………………… 298		e. 薬物治療との関連 …………………… 301	
	b. 食事療法の注意事項 ………………… 298		**献立の実際** ……………………〔堀内幸子〕… 302	
	c. 食事療法の基本方針 ………………… 299		献立表8.5　骨粗鬆症 ………………… 304	
	d. 日常生活で注意すべき事項 ………… 301			

9. 小児科における食事療法 ………………………………………………………………… 306

9.1	**肥　　満** ……………………………………………………〔朝山光太郎・加藤精彦〕… 306			
	a. 小児単純性肥満の増加とその背景 …… 306		d. 学童肥満の食事療法の基本方針 …… 308	
	b. 肥満児の自然経過と治療の基本概念 … 307		**献立の実際** ……………………〔小山　巖〕… 310	
	c. 学童肥満治療の原則 ………………… 308		献立表9.1　肥　満 …………………… 310	
9.2	**高 脂 血 症** ……………………………………………………………〔村田光範〕… 316			
	a. 判定基準について …………………… 316		d. 総合対策の必要性 …………………… 321	
	b. 管理と治療の流れ …………………… 316		**献立の実際** ………………………………… 323	
	c. 治療の実際 …………………………… 317		献立表9.2　高脂血症 ………………… 324	
9.3	**アトピー性皮膚炎** ……………………………………………………〔浦野一志・松尾聿朗〕… 326			
	a. アトピー性皮膚炎の診断 …………… 326		d. 食事療法の基本方針 ………………… 328	
	b. アトピー性皮膚炎とアレルギー反応 … 327		**献立の実際**　〔高橋ゆかり・小野和美〕… 329	
	c. アトピー性皮膚炎と特異的IgE ……… 328		献立表9.3　アトピー性皮膚炎 ……… 331	

索　　引 ……………………………………………………………………………………………… 337

1. 循環器疾患と食事療法

1.1 高血圧

a. 高血圧疾患の特徴と食事

血圧は，心拍出量，末梢血管抵抗，循環血流量，血液粘稠度および大動脈の弾力などによって規定されており，この中でも心拍出量と末梢血管抵抗の果たす役割が大きい．高血圧はこのような諸因子が亢進した場合に生じてくるが，この亢進をきたす原因として遺伝因子と環境因子の2大因子の関与が考えられている．高血圧には腎性高血圧，内分泌性高血圧あるいは血管性高血圧などの2次性高血圧と，未だ諸検査によって原因を明らかにできない本態性高血圧とがあるが，そのいずれのタイプにおいても関与度は異なるものの，環境因子がきわめて重要な役割を果たしている．

環境因子としては，生活環境，食事あるいは運動など，いくつかの因子が考えられるが，この中にあってとくに重要なのが食事因子である．食塩の摂取量は，高血圧の発症ときわめて密接に関係しているが，このほかカリウム（K）やカルシウム（Ca）の摂取量，さらに総エネルギーやアルコールの摂取量も高血圧の発症・進展に重要な役割を果たしている．

b. 高血圧治療の動向

年齢によっても異なるが，高血圧の15%程度が2次性高血圧，残りが本態性高血圧であり，原因の除去によって完全に治癒させることができる高血圧は2次性高血圧の中の一部にすぎない．それゆえ大部分の患者では，非薬物療法および薬物療法とにより，安全な血圧レベルまで血圧を低下させる療法がとられている．近年，優れた多数の降圧薬が開発され，高血圧の治療は比較的に容易となり，脳血管障害やうっ血性心不全などの発症は著しく減少した．しかし，虚血性心疾患の発症率は思ったほど減少しておらず，高血圧の治療に際して単に血圧を低下させるだけではなく，動脈硬化の進展阻止を考慮した治療の必要性が強調されるようになった．この目的を果たすためには高血圧治療の基礎となる非薬物療法を徹底して行う必要があり，そのなかでも食事療法の重要性が強調されている．また，高血圧のようにその治療が長期間にわたる疾患では，薬物療法の副作用の問題も懸念され，食事療法を中心とする非薬物療法はその点においてもきわめて重要な治療法であることが，今なお強調されている[1]．

c. 高血圧治療における食事療法の実際

高血圧治療において，食事療法はその基礎的治療であり，長期間にわたって無理なく続けていける治療法が有用である．その基本は，食塩摂取量の制限，総エネルギー摂取量の調節，K^+およびCa^{2+}の十分な摂取，飽和脂肪酸の適度な制限と良質なたんぱく質の十分な摂取などである．このほかアルコールの摂取量に関しても適度な摂取量が勧められる．

（1）食塩摂取量

食塩の過剰摂取は循環血液量の増加をもたらし，血圧上昇に作用するが，その上昇度は各人でかなり異なる．食塩の過剰摂取により，血圧が上昇しやすい高血圧患者は食塩感受性高血圧者と呼ばれており[2]，わが国の本態性高血圧患者の50〜60%が食塩感受性高血圧である．これらのものでは，食塩非感受性高血圧者に比し食塩摂取時に尿中ナトリウム（Na）排泄量が明らかに減少しており[3]，循環血液量が増加しやすいために高血圧をきたしてくると考えられている．なお，同程度の循環血液量の増加でありながら，昇圧反応性に差があって血圧上昇をきたしやすい場合もある．

食塩感受性高血圧者では減塩食がとくに効果的であるが，食塩非感受性高血圧者においても減塩食はある程度の効果をもたらすこと，あるいは降圧薬の投与効果に影響することもあり，高血圧の治療に際してすべてのものに減塩食が与えられるべきである．減塩食の程度として付加食塩3g/日の食事は，サイアザイド系利尿薬1剤を投与した場合に匹敵する降圧効果をもた

らす.しかし,このような食事を長期間にわたって続けていくことは大変であり,通常高血圧の程度が著しかったり,浮腫が著明であったり,心不全傾向がみられる場合に一時的にこのような食事が使われることが多い.浮腫のない軽・中等症高血圧患者では明らかな降圧効果をもたらすほどではないが,長期間にわたって続けることができる食事として付加食塩6g/日の減塩食が広く用いられている.

減塩食による降圧機序としては,循環血液量の減少に基づく心拍出量の減少と,長期間にわたる減塩食の継続は,末梢細動脈細胞におけるNa含量を減少させ,末梢血管抵抗を減弱させる作用も関係しているものと考えられている.

(2) 総エネルギーの制限

体重の過剰がひどくなると血圧が上昇してくることが明らかにされている.その昇圧機序の詳細は未だ明らかでないが,末梢血管抵抗の増加が重要な役割を果たしているものと考えられており,その1因として肥満に伴うインスリン抵抗性が関与しているものと思われる.

減量に伴って生じる降圧度は各人によってかなり異なるが,表1.1に示したように肥満度の著明な高血圧患者では減量に伴って血圧が低下することは確かである[4].具体的な減量のための総エネルギーは身長と肥満度とから決定される.通常,1400〜1600kcal/日の食事から開始して,効果が不十分であれば減量の程度を強め,最終目的として標準体重の+10%以下まで減量できれば理想的である.

表1.1 体重減少の血圧への影響

著者	症例数(人)	体重の変化(kg)	治療前血圧(mmHg)	血圧の変化(mmHg)
Stamler	67	−5	147/ 96	−12/− 9
Reisin	12	−10	159/ 90	−10/− 9
Fagerberg	15	− 8	152/ 99	− 3/− 4
Maxwell	18	−28	152/100	−30/−21

減食による降圧効果は,体重の減量とともに食塩摂取量が減ることもかなり関係するものと考えられている.

(3) カリウムの摂取量

K^+は細胞内の主要イオンであり,Na^+ほど血圧との関係は密ではないが,その変動は細胞内諸機能に影響して心・血行動態の変化あるいは内分泌系の変化などを介して血圧に関係してくる.K摂取量が著しく多くなると,腎尿細管においてNa^+の排泄量を促進させて降圧に作用するほか,K^+が直接血管壁に作用して細胞内Naの細胞外への放出を促進させること,および細胞内遊離Caの増加を抑制することによりノルアドレナリンやアンジオテンシンⅡのような昇圧物質に対する反応性を抑制することによっても降圧効果を発揮する[5].

それゆえ高血圧患者では,Na含量が多くなく,K含量の多い食品を摂取させることが大切であり,新鮮な野菜や果実の十分な摂取がすすめられる.これまでの筆者らの検討では通常のK摂取量にさらに60〜90mEq/日のK摂取を追加させると,図1.1のようにK摂取量の増加だけでも降圧が生じてくることが確認されている.日常の高血圧治療においては,腎機能低下がないかぎり通常の摂取量より20〜30mEq/日のK摂取量を多くできれば理想的である.

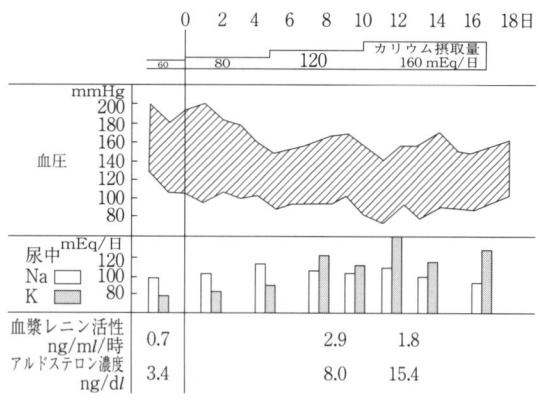

図1.1 本態性高血圧患者に対するカリウム負荷の効果

(4) カルシウムの摂取量

Ca^{2+}もK^+と同様細胞内の諸機能にきわめて重要な役割を果たしており,心筋や血管平滑筋細胞内の遊離Caの増加は,筋肉の収縮を促進させる.それゆえ,血管平滑筋細胞内の遊離Ca^{2+}を増加させないようにすることが,高血圧の治療面で重要である.これまでの検討で,本態性高血圧患者の中には腎臓からのCa^{2+}排泄量が亢進しやすくなっているものがかなりあることが確認されている[6].このようなものでは,食塩摂取量が多くなると尿中Ca排泄量が促進されて血中遊離Caが低下してくるため,副甲状腺ホルモンや活性型ビタミンDなどが増加してくる.このビタミンDなどの諸因子が血管平滑筋細胞に働いて細胞内遊離Ca

を増加させ，血圧上昇に作用する可能性が示唆されている[6,7]．それゆえ，高血圧患者においてCa欠乏をきたさないように十分にCa^{2+}を摂取させることが大切である．とくに50歳を過ぎて骨粗鬆症の心配がでてくる高齢高血圧患者においては，Ca摂取量を多くさせることが大切である．

(5) 脂質の摂取量

血圧調節に対して脂質摂取量は直接的には影響してこないが，高血圧に伴う動脈硬化の進展阻止の面から脂質の摂取量，とくに飽和脂肪酸の摂取量の制限が必要となる．近年，わが国においても高血圧治療の進歩により，脳血管障害，とくに脳出血の発症率は減少してきたが，虚血性心疾患は未だ減少していない．それゆえ虚血性心疾患の発症防止，また脳梗塞の発症をいっそう低下させるような高血圧の治療が必要であり，それには飽和脂肪酸の摂取量をできるだけ制限し，動脈硬化の進展阻止を考えた食事療法が推奨される．

この目的を達成するために，通常1日の総エネルギーの20～25%を脂質摂取量とし，その内容として動物性と植物性および魚油の比であるP/S（多価不飽和脂肪酸／飽和脂肪酸）比を1.0～2.0程度にすることが大切である．

(6) たんぱく質の摂取量

たんぱく質の摂取量も脂質と同様に直接に血圧調節に影響することはないが，血管代謝面への影響を考慮して，良質なたんぱく質を適量摂取することが理想的である．通常，腎機能低下がないかぎり，1.2g/kg程度のたんぱく質の摂取が必要である．そのさいたんぱく源として，飽和脂肪酸の摂取が多くならないような配慮が望まれる．あまり過剰なたんぱく質の摂取は体内のアミノ酸が脂肪に転換して蓄えられ，肥満の原因になったり，時には腎硬化の促進因子にもなり注意する必要がある．

(7) アルコールの摂取量

アルコールはこれまでの諸家の検討から，適量（エチルアルコールで1日30ml未満）であれば血圧に悪影響がないことが明らかにされている．しかし，飲酒量がそれ以上となると，その量に比例して高血圧の増悪因子となるため，その摂取量には十分な注意が必要である．

まとめ　以上述べた高血圧治療における食事療法のポイントをまとめると，以下のとおりである．

高血圧のように根治させることが困難な疾患においては，食事療法は治療の基本であり，降圧薬療法が開始されてからも継続していかなければならない．治療内容としては，食塩摂取量の制限，肥満とならないような総エネルギー摂取量の調節，カリウムやカルシウムの十分な摂取および不飽和脂肪酸の量を多くした脂質の摂取とが推奨される．また，アルコールに関しては適量はよいが，過剰な飲酒は高血圧の増悪因子となるため注意が必要である．

文　献

1) 1988 Joint National Committee : The 1988 Report of the Joint National Committee on Detection, Evaluation, and Treatment of High Blood Pressure. *Arch Intern Med* **148**: 1032, 1988.
2) Fujita T, et al: Factors influencing blood pressure in salt-sensitive patients with hypertension. *Am J Med* **69**: 334, 1980.
3) Kawabe H, et al: Importance of the renin-angiotensin system in sodium regulation in essential hypertension. *Am J Hypertens* **4**: 119, 1991.
4) Kaplan NM: Non-drug treatment of hypertension. *Ann Intern Med* **102**: 359, 1985.
5) 猿田享男：カリウムと高血圧．代謝 **28**：11, 1991.
6) McCarron DA: Enhanced parathyroid function in essential hypertension: a homeostatic response to a urinary calcium leak. *Hypertension* **2**: 162, 1980.
7) Yamakawa H, et al: Disturbed calcium metabolism in offsprings of hypertensive parents. *Hypertension* **19**: 528, 1992.
8) Ueshima H, et al: Alcohol intake and hypertension among urban and rural Japanese populations. *J Chronic Dis* **37**: 585, 1984.

献立の実際

高血圧の治療の基本は非薬物療法であり，そのなかにあって食事療法はきわめて大切であり，実際の献立に際しては長期間にわたって続けやすいものでなければ意味がない．その内容は，高血圧の程度と諸種合併症を考慮するとともに，各人のこれまでの食生活や嗜好に合わせて献立を考えられれば理想的である．高血圧食の献立に際して大切なことは，食塩と総エネルギー摂取量，摂取する脂質の内容およびカリウムとカルシウムの摂取量への配慮である．

(1) 食塩摂取量

食塩摂取量の制限と降圧効果とはよく相関しているが，あまり厳格な食塩制限を続けることは困難であり，また患者のquality of life（QOL）を損なうことにもなる．そこで，当院では，浮腫が著明であったり，明らかな心不全がみられたり，重症高血圧の期間は付加食塩3g食とし，それ以外の高血圧では付加食塩6g食としている．外来通院時においても理想的には付加食塩6g/日前後が保持できることが理想であるが，6～8g/日の間にあればよいと考えられる．表1.2，1.3は，当院で用いている付加食塩3g食と6g食の献立の一覧である．この食事は，高血圧患者とともに心不全患者に対しても用いられているものである．

食塩摂取量が3g/日食では1900kcal，6g/日食では2000kcalと総エネルギーで100kcalの差をつけてあるが，たんぱく質の摂取量は両群とも70g/日としてある．高血圧患者の中には腎機能が低下していたり，尿素窒素が上昇しているものがあり，そのような患者に対しては，食塩摂取量の制限とともにたんぱく質の制限が必要となる．腎炎や腎盂腎炎などにより尿素窒素が上昇しているものでは，たんぱく質の摂取量を50g/日としたり，糖尿病腎症のものでは，総エネルギーを1400kcalに制限するとともに，食塩摂取量を6g/日とし，さらにたんぱく質を50g/日とした食事とするなど，合併症に合わせて食塩以外の食事因子の調節を行う．

このような減塩食を少しでも実行しやすくするためには，調理に際し味つけの配分を工夫し，各食事のどれか1品に食塩量を多くして食事をとりやすくすること，酢やレモン汁などを用いて味つけにバラエティーをもたせること，さらに減塩しょうゆを用いることは，低塩で食事をおいしくできるこつである．

減塩食を長期間にわたって続けていくためには，主な食品に含まれる食塩量を各患者に知ってもらうことである．とくに働き盛りで家で食事をする機会の少ないものにおいて大切である．表1.4は，主な食品の食塩含有量をまとめたものである．

(2) 総エネルギー摂取量

肥満の高血圧の発症・進展における重要性が明らかになってきたことから，高血圧食の献立に際して肥満度に合わせて総エネルギーを調節することが大切である．その際のポイントとしては，食事量を多くみせ，腹もちをよくさせることである．そのためには，野菜類を多く使用し，そのさい野菜を細かいせん切りとしてこんもりと盛ることや，煮物や炒めものにするとか

表1.2 慶應病院における高血圧・心不全食Ⅱ度
（総エネルギー1900kcal, たんぱく質70g, 付加含塩3g）

食品名	分量(g)	エネルギー(kcal)	たんぱく質(g)	脂質(g)	糖質(g)	水分(g)
米飯	600	888	15.6	3.0	190	390
牛乳	400	236	11.6	12.8	18	355
卵	100	162	12.3	11.2	1	75
鶏肉ささ身	60	63	14.2	0.3	0	45
あじ	80	115	15.0	5.5	0	58
豆腐（木綿）	100	77	6.8	5.0	1	87
じゃがいも	100	77	2.0	0.2	17	80
野菜類	300	84	5.8	0.1	16	272
りんご	200	100	0.4	0.2	26	172
砂糖	20	77	0	0	20	0
植物油	20	184	0	20	0	0
計	1980	2063	83.7	58.3	289	1534
100g当たり		104	4.2			77

表1.3 慶應病院における高血圧・心不全食Ⅲ度
（総エネルギー2000kcal, たんぱく質70g, 付加含塩6g）

食品名	分量(g)	エネルギー(kcal)	たんぱく質(g)	脂質(g)	糖質(g)	水分(g)
米飯	600	888	15.6	3.0	190	390
牛乳	200	118	5.8	6.4	9	177
卵	50	81	6.2	5.6	1	37
豚肉（ロース）	80	251	13.2	20.6	0	45
あじ	80	115	15.0	5.5	0	58
豆腐（木綿）	100	77	6.8	5.0	1	87
じゃがいも	100	77	2.0	0.2	17	80
野菜類	300	84	5.8	0.1	16	272
りんご	200	100	0.4	0.2	26	172
砂糖	20	77	0	0	20	0
植物油	20	184	0	20.0	0	0
計	1750	2052	70.8	66.6	280	1318
100g当たり		117	4.0			75

表1.4 主な食品の食塩含有量

料理		
かつ丼	（1人分）	3g
親子丼	（1人分）	2.5g
うなぎ丼	（1人分）	2.4g
すし	（1人分）	3g
かけそば	（1人分）	3.5g
茶わんむし	（1人分）	1g
みそ汁	（1わん）	1～2g
吸物	（1わん）	1g
漬物		
福神漬	（大さじ1杯）	2.5g
たくあん漬	（20g 2切れ）	1.9g
梅干し	（1個）	2g
みそ漬	（30g）	2.9g
加工製品		
ロースハム	（20g 1切れ）	0.5g
ベーコン	（20g 1切れ）	0.6g
ウィンナソーセージ	（20g 1本）	0.4g
調味料		
しょうゆ	（6g 小さじ1杯）	1g
みそ	（18g 大さじ1杯）	1～2g
マヨネーズ	（14g 大さじ1杯）	0.4g
食卓塩	（5g 小さじ1杯）	5g

さが少なくなるので，大きく切ることなどが配慮される．とくに腹もちをよくする手段としては，野菜の油炒めなどは，胃の中での停滞時間が長くなり効果的である．

野菜以外では，こんにゃく，海草類，きのこ類を上手に用いることであり，こんにゃくステーキ，きのこ海草サラダなどをつくったり，ところてんなどを用いるのもよい．

減量だからといって食事をぬくことはよくない．1日3食を守らせ，しかも朝食をきちんととり，夕食を少なめとして3回の食事量を均等にするのがよい．

(3) 脂質の摂取量

高血圧に高脂血症を合併すると動脈硬化が促進されやすいため，高脂血症を有する高血圧患者においては，総脂質摂取量および飽和脂肪酸の摂取量を制限する．近年，コレステロールだけでなく，トリグリセリドの危険性も明らかとなり，高トリグリセリド血症を有するものでは糖分の摂取量にも十分注意しなくてはならない．

実際の献立に際しては，コレステロールの多い食品は摂取量をひかえ，白味の魚類や獣肉を使うならば鶏肉や豚のもも肉および牛肉であれできるだけ油の少ないところを少量用いる．脂質総量として50g/日以下にできれば理想的である．

(4) カリウム・カルシウムの摂取量

腎機能低下のないかぎりカリウム摂取量は多くするのがよく，ビタミンCの摂取量のこともあり新鮮な野菜やエネルギーの少ない果物類を多く摂取することがすすめられる．野菜サラダ，海草・野菜サラダ，さらにフルーツサラダなど趣向を変えたいろいろなサラダの摂取と，果物では，かんきつ類，りんごやいちごなどがよい．バナナやぶどうのような糖質の多いものはトリグリセリドを増やすことになりあまりすすめられない．また，干しぶどう，干しあんずや缶詰なども糖質が多いうえに，ビタミンCも失われているので効果的でない．

カルシウム摂取量の不足は高血圧の進展・増悪に働く可能性があることから，摂取量を多くするのがよく，とくに高齢者になるほどカルシウムの摂取量を多くする必要がある．脂質の摂取量に注意しつつ乳製品をとらすことと，大豆および大豆製品，小魚，緑黄色野菜，海草類の摂取を多くすることである．ただし，カルシウムの消化管からの吸収にはリンの摂取量との比が関係し，カルシウム：リンの比が1:1.5くらいのときが最も吸収率がよいとされている．小魚や大豆製品で摂取する場合には，リン酸も多いために乳製品から摂取する場合に比し，カルシウムの吸収が悪い．このほかビタミンDもカルシウムの吸収に重要であり，ビタミンDが多くて脂質含量の比較的に少ない魚肉や魚油，さらに干ししいたけなどの摂取がすすめられる．

献立の1例として，高血圧と高脂血症を合併した症例に適する1800kcal，食塩6～7g，脂質40～50gの献立表を示しておく．

献立表 1.1 高血圧食

(1800 kcal, 食塩6～7g, たんぱく質70～80g, 脂質40～50g)

朝食	米飯 みそ汁 納豆の おろしあえ フルーツ	米飯 みそ，さといも，ねぎ，だし汁 納豆，鶏卵，だいこん，ねぎ，花かつお，しょうゆ りんご
	総エネルギー 430 kcal, たんぱく質 16 g, 脂質 8 g, 食塩 1.8 g	
昼食	米飯 鶏肉焼き 和風サラダ 牛乳	米飯 鶏ささ身，塩，酒，しょうが汁，マスタード，チーズ，サラダ油，サラダ菜，パセリ，じゃがいも だいこん，にんじん，セロリー，きゅうり，しょうゆ，食酢，ごま油 牛乳
	総エネルギー 650 kcal, たんぱく質 30 g, 脂質 16 g, 食塩 1.6 g	
夕食	五目ちらし 寿司 おひたし 果物	米飯，小えび，鶏肉，卵，にんじん，さやえんどう，ごま，のり，れんこん，こんぶ，砂糖，酒，塩，食酢，だし汁 しゅんぎく，ゆば，豆腐，わかめ，みつば，かに，しょうゆ，だし汁，塩 パインアップル
	総エネルギー 640 kcal, たんぱく質 30 g, 脂質 1.6 g, 食塩 3 g	

1日栄養素：総エネルギー 1720 kcal,
　　　　　　たんぱく質 76 g, 脂質 40 g, 食塩 6.4 g

〔猿田享男〕

1.2 虚血性心疾患

虚血性心疾患（狭心症，心筋梗塞）の発症には数多くの危険因子が関与している．すなわち，高血圧，喫煙，高脂血症，肥満，糖尿病，痛風，ストレス，遺伝，A型行動パターンなどである．これらはすべて不適当な食生活と悪いライフスタイルの結果であるといえる．とくに高血圧，高脂血症，肥満，糖尿病，痛風は食生活と密接に関係しており，虚血性心疾患の食事療法を行う場合にも，患者1人1人の発症の危険因子をよく検討し，危険因子を除くような食事指導を行う必要がある．

虚血性心疾患の食事療法には，発症時の食事，発症後の再発防止のための食事（主として危険因子除去の食事）とに分けられる．

a. 急性心筋梗塞発症の食事

急性心筋梗塞の発症時には，多くの患者はCCUかICUに収容される．この場合重症の例では食事摂取は困難な場合が多く，輸液のみで症状が落ち着いてきてから食事をとることになる．この場合，脂肪を極力減らし，消化のよい食品を投与し，エネルギーも1500kcal以下にする．回復の状態に応じてエネルギーも徐々に増加するようにする．

b. 発症後の再発防止のための食事

心筋梗塞の再発防止のためには，危険因子の除去に必要な食事療法となる．

(1) 高脂血症を有する場合

血清脂質の検査で，総コレステロール値220mg/dl以上，トリグリセライド150mg/dl以上，HDLコレステロール40mg/dl以下，LDLコレステロール130mg/dl以上の場合には，まず食事療法を始める必要がある．

a) **type IIa**ー総コレステロール値220mg/dl以上，LDLコレステロール130mg/dl以上の場合

コレステロールの多い食品，飽和脂肪の多い食品のとり過ぎから血清コレステロールが増加するので，これらの食品を制限する．コレステロールの多い食品（表1.5）としては卵黄，肝臓，乳製品などで，食品中

表1.5 コレステロールの多い食品
（食品100g中，単位mg）

	食品	コレステロール量
卵類	卵黄 全卵 うずら卵 すじこ たらこ ねりうに かずのこ	1163 373 644 555 243 214 586
肝臓	鶏もつ 豚レバー 牛レバー	420 467 280
食卵使用品	マヨネーズ カステラ バームクーヘン	375 199 227
乳製品	バター チーズ	273〜290 71〜78
魚介類	わかさぎ うなぎ やりいか いせえび さくらえび ししゃも しらす干し 塩辛	290 215 391 218 384 243 285 243

のコレステロール量は1日300mg以下とし，コレステロールの少ない食品（表1.6）を投与する．不飽和脂肪酸Pと飽和脂肪酸Sの比P/S比を1.0〜2.0とし，表1.7のP/S比の多い食品をひかえ不飽和脂肪酸は植物油，魚油の多い食品を献立に加えるようにする．

b) **type IV**ー血清トリグリセライド150mg/dl以上の場合

多くは肥満や糖尿病を伴うので1800kcal以下にエネルギーを減らす．男性ではアルコールの過剰摂取，女性では甘い糖分の多い食品や甘い果物のとり過ぎから起こる．したがって，アルコールはもちろん発作直後は禁酒させるが，社会復帰してからは1日アルコール30ml以内（ビールなら大びんで1本，日本酒なら1合，ウィスキーならシングル3杯程度まで）にとどめておく（表1.8）．砂糖は1日50g以内の摂取に制限する（表1.9）．この量の中には果物の糖分（表1.10）も含める必要がある．

表 1.6 コレステロールの少ない食品
(食品 100 g 中, 単位 mg)

	食 品	コレステロール量
魚介類	たら	27.6
	にしん	41.2
	まぐろ	38.3
	かつお (生)	56.6
	かんぱち	37.5
	あじ (生)	43.4
水産加工品	かまぼこ	34.7
	さつまあげ	42.3
	竹輪 (白)	9.8
	焼き竹輪	57.3
	はんぺん	36.7
	サーモンソーセージ	31.0
肉類	牛肉 (しもふり)	38.3
	鶏肉 (ささ身)	38.2
	豚肉 (ロース)	31.1
穀類	食パン	3.7
	バターロール	9.8
	うどん	0
	中華そば	7.7
	インスタントラーメン	17.9
豆類・加工品	うずらまめ	0
	うぐいすまめ	0
	納豆	0
	豆腐	0
	焼き豆腐	0
	油揚げ	3.2
	生揚げ	0
	おから	0
	がんもどき	0
	みそ	0
	ゆば	5.2
菓子	塩せんべい	0
	練りようかん	0
乳類	ヨーグルト	16.0
	脱脂乳	16.2
油類	てんぷら油	0
	サラダオイル	0
	コーンオイル	0
卵	卵白身	0

表 1.7 飽和脂肪酸の多い食品 (P/S 比の多い食品)

卵焼き	+18	クリーム	+5
バター	+12〜+13	生クリーム	+7.8
マーガリン	+5〜+9	豚肉こまぎれ	+4.5
卵黄	+5	とんかつ	+5.4
チョコレート	+9.9	コンビーフ缶	+5.2
シュークリーム	+9.7	牛しもふり	+3.0
ショートケーキ	+6.2	牛もも肉	+1.6
チーズ	+7.7	ロースハム	+3.5
アイスクリーム	+4.4	粉末クリーム	+7.3

(+の数が多いものほど多い)

表 1.8 アルコール性飲料の常用単位別カロリーと組成

			エネルギー (kcal)	たんぱく質 (g)	脂質 (g)	糖質 (g)
ウイスキー	角ビン	(720)	1800	—	0	0
	ポケットビン	(180)	450	—	0	0
	シングルカップ	(30)	75	—	0	0
	ダブルカップ	(60)	150	—	0	0
ビール	大びん	(650)	241	3.3	0	20.2
	小びん	(340)	125	1.7	0	10.5
ぶどう酒	カップ 1 杯	(30)	24	0.1	0	0.6
日本酒 (1級)	1 カップ	(180)	187	0.9	0	7.2
合成酒 (1級)	1 カップ	(180)	171	0.2	0	5.4
しょうちゅう	1 カップ	(130)	362	—	0	0
みりん	さかずき 1 杯	(30)	58	0.15	0	9.5
白酒	1 カップ	(180)	416	5.4	—	8.1

表 1.9 食品中の砂糖含有量

食品名	単位	砂糖含有量 (g)
おしるこ	1 杯	40
ぜんざい	1 杯	36
中華あんまんじゅう	1 個	22.5
まんじゅう	1 個	18
おはぎ	1 個	32
串だんご (あん)	1 本	28
串だんご (しょうゆ)	1 本	12
シャーベット	1 個	15
アイスクリーム	1 個	10
カスタードプリン	1 個	25
シュークリーム	1 個	15
ドーナツ	1 個	8
カステラ	1 切れ	25
チョコレート	100 円もの 1 枚	40
キャラメル	100 円もの 1 箱	10

表 1.10 果物中の糖含有量 (%)

果物名	果糖	ぶどう糖	ショ糖
温州みかん	1.5	1.8	6.0
りんご	6.3	2.8	2.5
かき	5.4	6.2	0.8
もも	0.9	0.8	5.1
さくらんぼ	4.6	3.8	0
夏みかん	1.1	1.5	3.2
なし	5.1	2.3	0.6
びわ	3.6	3.4	1.3
いちご	1.6	1.4	0.1
すいか	3.4	0.6	3.1
ぶどう	6.9	8.0	0
いちじく	8.0	8.0	1.0
バナナ	2.0	6.0	10.0
パインアップル	3.0	3.0	7.0

c) **type IIb** — 血清コレステロール 220 mg 以上, トリグリセライド 150 mg/dl 以上の場合

type IIa と type IV の両方を併せた食事療法を行う. 多くの場合肥満を伴うので, 肥満の程度に応じて摂取エネルギーを 1800 kcal 以下に減食させる必要がある.

(2) 高血圧を有する場合

高血圧を合併する場合には, 当然食塩制限と減塩が必要となる. 減塩は高血圧の程度によって異なるが,

表 1.11 食品中の塩分の含有量

	品名		100g当たり含有量(g)	分量の目安→塩分
水産練り製品	焼きかまぼこ		2.5	1 本 (300 g) → 8.0 g
	魚肉のソーセージ		2.5	1 本 (120 g) → 3.0 g
	さつまあげ		2.5	大 1 枚 (60 g) → 1.5 g
	つみれ		2.5	
	なると		2.5	1 本 (200 g) → 5.0 g
	はんぺん		2.5	小 1 枚 (50 g) → 1.0 g
	焼き竹輪		2.5	1 本 (120 g) → 3.0 g
調味料	しょうゆ		18.0	小さじ 1 杯 (6 g) → 1.0 g
	塩		100.0	小さじ 1 杯 (5 g) → 5.0 g
	ウスターソース		7.6	大さじ 1 杯 (16 g) → 1.2 g
	とんかつソース		4.7	大さじ 1 杯 (16 g) → 0.8 g
	トマトケチャップ		3.0	大さじ 1 杯 (18 g) → 0.5 g
	マヨネーズ		2.5	大さじ 1 杯 (14 g) → 0.4 g
	甘みそ		5.3	大さじ 1 杯 (18 g) → 1.0 g
	辛みそ		10.4	大さじ 1 杯 (18 g) →約 2.0 g
肉類	牛肉(やまと煮缶詰)		3.0	1 缶 (60 g) → 1.8 g
	ハム	ロースハム	2.3	1 切れ (20 g) → 0.5 g
		プレスハム	3.0	
	ベーコン		2.5	1 枚 (15 g) → 0.4 g
	ソーセージ	ポーク	2.2	1 切れ (20 g) → 0.4 g
		ウインナ	2.2	1 本 (20 g) → 0.4 g
乳製品油脂類	粉乳(脱脂)		1.2	
	チーズ	チェダー	3.0	1 切れ (25 g) → 0.8 g
		ゴーダ	3.3	
		プロセス	4.0	
	バター		2.0	小さじ 1 杯 (4 g) → 0.1 g
	無塩バター		0.1	
	マーガリン		3.0	小さじ 2 杯 (8 g) → 0.3 g
その他	梅干し		23.9	1 個 2 g

多くの場合は軽症ないし中等症高血圧である。したがって，軽症の場合には食塩摂取量は 1 日 7〜8 g, 中等症の場合には 5〜6 g に減塩する。エネルギーも 1 日 1800 kcal 以下に減食させる必要がある（食品中の食塩量を表 1.11 に示す）。

(3) 肥満を伴う場合

肥満を伴う場合は当然減食による減量が必要となる。減食の程度は肥満の程度によって異なるが，高度の肥満 BMR +30% 以上の場合には 1000 kcal 以下，ときには 700 kcal にまで減食させる。BMR +20%〜30%では 1000〜1200 kcal, BMR +10〜20% では 1200〜1400 kcal を一応の目標とし，これらの減食によって標準体重に近づけば，運動量の増加に応じて少しずつ摂取量を増加させる。このような減食を行う場合にはビタミン欠乏になりやすいので，できるだけビタミンの豊富な食品を摂取させるようにする必要がある。

(4) 糖尿病を有する場合

糖尿病を有する場合は，前述の肥満を合併した場合に準じて行う。すなわち中高年で肥満との関係が密接な NIDDM では，食事療法と運動による体重調整が必要である。体重調整は標準体重を目標に食事療法で行われることが望ましく，安易な食欲低下薬の投与や断食は望ましくない。体重の低下と血糖値の正常化，HgA_{1c} の 8% 以下が望まれる。

(5) 痛風・高尿酸血症を伴う場合

痛風や高尿酸血症を有する症例から心筋梗塞を起こす場合がしばしばある。したがって，痛風，高尿酸血症を合併する症例ではこれに対する食事療法を行う必要がある。この場合も肥満を合併する場合が多い。したがって，体重を調整する減食療法が優先されることになる。また，食品中に含まれるプリン体をとりすぎると血中尿酸値を上昇させる。食品中のプリン体は腸内細菌で分解されるが，レバーや動物の内臓，オイルサーディンなどプリン体の多い食品はとり過ぎないようにする。また，プリン体は水に溶けやすく油に溶けにくい性質があるため，水煮することでプリン体の含有量を減らすことができる。したがって，煮た肉は焼いた肉よりもプリン体が少なく，だいずと豆腐とでは豆腐の方がプリン体が少ない。発作がある場合や高血圧を合併する場合には食塩の制限や糖分の制限も必要となる。

(6) 高ヘモグロビン血症，脱水

老年者では脱水（発汗，下痢などによる水分不足や降圧利尿薬の内服などにより）によって高ヘモグロビン血症をきたすことがしばしばあり，これが血液の凝固能の亢進をきたして血栓形成に傾き，心筋梗塞や脳梗塞の発症につながることがある。したがって，このような場合には水分補給や輸液を行う必要があるが，過剰な水分のとり過ぎは心不全傾向を起こしやすくなるので注意する。

c. 虚血性心疾患の生活指導

最初に述べたように，虚血性心疾患の危険因子の多くは長年にわたる不適切なライフスタイルの結果起こってくることが多いので，食生活をふくめた適切な生活指導が必要となる。以下に危険因子とライフスイタルの関係を列記する。

1) 高脂血症－食べ過ぎ，偏った食嗜好（甘いもの，塩辛いもの，油っこいものなど），アルコールの

飲みすぎ，遺伝
2) 高血圧－塩分の過剰摂取，ストレス，肥満，寒冷，遺伝
3) 肥満－食べすぎ，飲みすぎ，運動不足
4) 糖尿病－食べすぎ，飲みすぎ，運動不足，遺伝
5) 高尿酸血症・痛風－プリン体の多い食品のとりすぎ，動物性食品の偏食，野菜嫌い，アルコール摂取過剰
6) 喫　煙
7) ストレス
8) 運動不足

これらの危険因子を有するものは，極力これらの危険因子を食生活が関与するものは食事療法で改善し，その他の悪いライフスタイルはこれを除くように努力することが虚血性心疾患の発症および再発予防上最も重要なことである．

〔五島雄一郎〕

献立の実際

虚血性心疾患の献立例を急性心筋梗塞時，高脂血症を有する場合，高血圧を有する場合，肥満を伴う場合，糖尿病を有する場合，痛風・高尿酸血症を伴う場合，および高ヘモグロビン血症を有する場合について例示する．

献立表 1.2　虚血性心疾患

(1) 急性心筋梗塞時
　　(1500 kcal，脂肪 20〜30 g；消化のよい軟食)

	献立名	材料	使用量	備考
朝食	主食	全がゆ	250	だし汁でかき，豆腐を煮つけ，小口切りにしたねぎとしゅんぎくを加え，とき卵でとじる．
	かきの卵とじ	かき（むきみ）	60	
		絹ごし豆腐	80	
		長ねぎ	10	
		しゅんぎく	30	
		卵	50	
		しょうゆ	5	
		みりん	3	
		だし汁		
	お浸し	はくさい	70	
		花かつお	少々	
		減塩しょうゆ	5	
	牛乳	牛乳	200	
昼食	主食	全がゆ	250	
	おろし煮	きんめだい	80	
		みりん	3	
		しょうゆ	6	
		だいこん	50	
	マッシュポテト	じゃがいも	70	
		塩	0.3	
		卵	10	
		牛乳	10	
	フルーツババロア	バナナ	100	間食として食べてもよい．
		ババロア	60	

	献立名	材料	使用量	備考
夕食	主食	全がゆ	250	
	肉団子の野菜あん	ささ身挽き肉	60	
		たまねぎ	10	
		卵	5	
		パン粉	5	
		牛乳	3	
		たまねぎ	50	
		にんじん	20	
		ブロッコリー	40	
		チキンコンソメ	0.5	
		食塩	0.3	
		かたくり粉	1	
	のっぺい煮	さといも	50	乱切りにして軟らかく煮つけ薄く味をつけかたくり粉でとろみをつける．
		にんじん	20	
		だいこん	30	
		長ねぎ	10	
		塩	0.3	
		だし汁		
		酒		
		塩		
		しょうゆ	3	
		みりん	2	
		かたくり粉	1	
	ヨーグルト和え	ヨーグルト	60	間食として食べてもよい．
		みかん缶詰	30	
		バナナ	30	

1日栄養量　エネルギー 1501 kcal　たんぱく質 79.4 g　脂質 27.9 g

（2）高脂血症を有する場合

(a) Ⅱaタイプ（TC↑, LDL↑）
（1800 kcal, コレステロール 300 mg 以下, P/S 比 1～2）

	献立名	材料	使用量	備考
朝食	主食	米飯	200	
	みそ汁	干しわかめ	1	
		キャベツ	20	
		みそ	12	
		だし汁		
	豆腐の	木綿豆腐	80	水切りした豆腐を両面色よく焼き，卸しだいこん，しょうが，あさつきをのせる．
	ステーキ	サラダ油	5	
	おろしだいこん	だいこん	40	
		しょうが	少々	
		あさつき	5	
		しょうゆ	5	
	焼きしいたけ	生しいたけ	20	
	ピーナツ和え	こまつな	70	
		にんじん	20	
		ピーナツ	3	
		しょうゆ	4	
		砂糖	2	
	フルーツ	いちご	100	
昼食	青豆ご飯	米飯	180	
		グリンピース	30	
		塩	0.8	
		酒		
	さわらの木の芽焼き	さわら	70	
		みそ	8	
		砂糖	3	
		みりん	3	
		木の芽	1	
	酢れんこん菜の花添え	れんこん	20	
		砂糖	1	
		酢	3	
		菜の花	30	
	かぼちゃの含め煮	かぼちゃ	60	
		にんじん	15	
		絹さや	5	
		砂糖	3	
		しょうゆ	4	
		だし		
	キャベツのレモン漬け	キャベツ	30	
		きゅうり	10	
		塩	0.3	
		レモン汁	10	
間食	牛乳	牛乳	200	
夕食	主食	米飯	200	
	鶏肉のピカタ（ソース，ゆでグリーンアスパラガス，トマト添え）	鶏むね肉	70	
		塩	0.4	
		こしょう		
		小麦粉	5	
		卵	1.5	
		サラダ油	3	
		トマトケチャップ	5	
		ウスターソース	5	
		グリーンアスパラガス	30	
		トマト	30	
	ひじきのサラダ	レタス	10	1. ひじきともやしをゆでる．
		ひじき	4	2. いんげんも色よくゆでて細いななめ切りにする．
		もやし	40	
		いんげん	20	3. 1, 2 をドレッシングで和えレタスをしいた器に盛る．
		酢	5	
		サフラワー油	5	
		塩	0.3	
		こしょう		
	フルーツ	グレープフルーツ	100	

1 日栄養量　エネルギー 1798 kcal　たんぱく質 76.0 g　脂質 45.0 g

（TC 219 mg, P/S = 1.7）

(b) Ⅳタイプ（TG↑）
（1600 kcal, 糖分制限）

	献立名	材料	使用量	備考
朝食	ロールサンド	バターロール	60	
		卵	50	
		マヨネーズ		
		パセリ	少々	
		きゅうり	20	
		トマト	20	
		ツナ缶	20	
	スープ煮ミネストローネ風	ブロッコリー	30	コンソメ仕立てのスープで野菜を煮込み，ケチャップと塩，こしょうで味をつける．
		たまねぎ	30	
		じゃがいも	30	
		にんじん	20	
		トマトホール缶	30	
		ケチャップ	5	
		チキンコンソメ	0.5	
		塩	0.5	
		こしょう		
	牛乳	牛乳	200	
昼食	主食	米飯	150	
	あじのたたき	あじ	60	
		しょうが	少々	
		あさつき	5	
		だいこん	30	
		しその葉	1枚	
		レモン	10	
		しょうゆ	5	
	炊き合わせゆずみそかけ	生揚げ	30	
		鶏むね肉	30	
		かぶ	50	
		こんにゃく	40	
		みそ	7	
		ゆず	10	
		砂糖	2	
		だし汁		
		絹さや	5	
	焼しいたけとしゅんぎくのお浸し	生しいたけ	40	
		しゅんぎく	20	
		酢	4	
		しょうゆ	2	
	フルーツサラダ	ヨーグルト	50	
		キウイフルーツ	20	
		いちご	50	
夕食	主食	米飯	150	
	牛肉のいんげん巻き	牛ももスライス	70	35 g の牛ももスライスでいんげんとにんじんを巻き，ようじで止めしょうゆとみりんで味をつける．
		さやいんげん	20	
		にんじん	20	
		塩	0.3	
		こしょう		
		しょうゆ	4	
		みりん	4	
		パセリ	少々	
	うの花いり煮	おから	40	
		とり挽肉	20	
		にんじん	10	
		ごぼう	10	
		絹さや	5	
		長ねぎ	10	
		サラダ油	5	
		砂糖	3	
		塩	0.3	
		しょうゆ	2	
	きゅうりとわかめの酢の物	きゅうり	30	
		生わかめ	20	
		酢	4	
		しょうゆ	2	

1 日栄養量　エネルギー 1606 kcal　たんぱく質 85.9 g　脂質 53.5 g

（TC 408 mg）

(c) タイプⅡaとⅣの両方を併せた食事（TC↑, TG↑）
（1800 kcal）

	献立名	材料	使用量	備考
朝食	主食	米飯	180	
	みそ汁	もやし	20	
		こまつ菜	15	
		みそ	12	
		だし汁		
	湯豆腐	絹ごし豆腐	117	
		こんぶ	1	
		だし汁		
		しょうが	1	
		糸けずり	少々	
	さやいんげんと鶏肉の煮物	さやいんげん	50	
		生しいたけ	20	
		鶏むね肉	15	
		みりん	2	
		しょうゆ	4	
		だし汁		
	フルーツ	オレンジ	100	
間食	牛乳	牛乳	200	
昼食	主食	米飯	180	
	豚肉の香味焼き	豚ヒレ肉	80	豚ヒレ肉に下味をつけ線切りしたしその葉をのせてフライパンで焼く．
		しょうゆ	4	
		みりん	3	
	キャベツトマトパセリオーロラソース	しその葉	1	
		サラダ油	5	
		キャベツ	40	
		トマト	30	
		パセリ	1	
		マヨネーズ	10	
		ケチャップ	5	
		レモン汁	少々	
	きゅうりとうどの酢物	きゅうり	30	
		うど	20	
		生わかめ	20	
		砂糖	2	
		酢	4	
		しょうゆ	3	
	だいこんの金平風煮	だいこん	80	線切りしただいこんとにんじんを炒め煮し，白ごまをふる．
		にんじん	10	
		サラダ油	3	
		みりん	2	
		しょうゆ	3	
		白ごま	1	
夕食	主食	米飯	180	
	てんぷら	まいわし	70	
		生しいたけ	20	
		絹さや	20	
		塩	0.5	
		小麦粉	8	
		卵	8	
		サラダ油	10	
	おろしだいこん	だいこん	40	
		レモン	10	
	ごま和え	もやし	40	
		ほうれんそう	40	
		白ごま	2	
		しょうゆ	4	
		砂糖	2	
	フルーツ	りんご	80	

1日栄養量　エネルギー 1809 kcal　たんぱく質 75.5 g　脂質 57.7 g

(3) 高血圧を有する場合
（1800 kcal, 食塩 軽症 7 g, 中程度 5 g；5 g制限の場合みそ汁を除く）

	献立名	材料	使用量	備考
朝食	主食	米飯	200	
	みそ汁	干しわかめ	2	
		長ねぎ	7	
		みそ	12	
		だし汁		
	厚焼き卵	卵	50	
		砂糖	3	
		塩	0.2	
		サラダ油		
		ブロッコリー	30	
	おろし和え	だいこん	80	
		きゅうり	15	
		さくらえび	3	
		レモン	10	
		減塩しょうゆ	5	
	フルーツ	いよかん	100	
昼食	山かけ丼	米飯	160	しょうが，しょうゆで味付したまぐろをごはんの上にのせ，とろろ芋をかけきざみのりをかける．
		まぐろ	80	
		しょうが	1	
		しょうゆ	3	
		大和芋	40	
		だし汁		
		きざみのり	少々	
		減塩しょうゆ	10	
	精進揚げおろしだいこん	かぼちゃ	20	
		生しいたけ	15	
		さやいんげん	15	
		小麦粉	8	
		食塩	0.3	
		卵	5	
		サラダ油	8	
		だいこん	30	
		減塩しょうゆ	5	
	わかめとみつばのしょうが酢和え	生わかめ	20	
		根みつば	20	
		しょうが	1	
		酢	4	
		しょうゆ	2	
	フルーツ	りんご	100	
夕食	主食	米飯	200	
	鶏肉の南部焼き	鶏もも肉	70	
		しょうゆ	4	
		みりん	3	
		白ごま	1	
	カリフラワーの甘酢漬け	カリフラワー	40	
		酢	3	
		砂糖	2	
		塩	0.2	
		カレー粉	少々	
	ふきと油揚げの煮つけ	ふき	80	
		油揚げ	5	
		砂糖	2	
		しょうゆ	3	
		塩	0.3	
		だし汁		
	牛乳	牛乳	200	

1日栄養量　エネルギー 1804 kcal　たんぱく質 75.6 g　脂質 46.9 g

（NaCl 6.4 g, みそ汁なし 4.9 g）

(4) 肥満を伴う場合
(a) 肥満度30%以上の献立（1000 kcal）

	献立名	材料	使用量	備考
朝食	バターロール 巣ごもり卵	バターロール キャベツ にんじん 絹さや 卵 しょうゆ	60 50 10 10 50 4	テフロン加工のフライパンを熱く熱すると少量の油でもよい．
	カリフラワーのサラダ	サラダ菜 りんご カリフラワー しめじ ノンオイルドレッシング	10 30 40 20 10	
	牛乳	牛乳	200	
昼食	主食 清し汁 きすのはさみ焼き	米飯 きす 西京みそ 砂糖 みりん だし汁	100 60 8 3 1	1. きすは背開きにし，合わせみそをはさんで焼く．
	菊花かぶ	かぶ 塩 酢 砂糖	30 0.2 3 1	
	含め煮	こんにゃく にんじん 干ししいたけ 高野豆腐 しょうゆ 塩 酒 だし汁 絹さや	30 20 1 5 3 0.3 5	
	フルーツ	パインアップル	60	
夕食	主食 ホイル焼き サラダ菜 プチトマト 添え	米飯 ささ身 酒 塩 生しいたけ 長ねぎ にんじん レモン サラダ菜 プチトマト	100 80 0.2 20 10 10 10 10 10	1. ホイルに下味をつけたささ身をのせ，細切りの野菜を上にのせレモンの輪切りを入れて包む． 2. 焼き網にのせて焼く．
	煮浸し	きょうな にんじん しょうゆ だし汁	70 20 4	
	フルーツ	ネーブル	60	

1日栄養量 エネルギー1026 kcal たんぱく質65.0 g 脂質20.4 g

(b) 肥満度20～30%の献立（1000～1200 kcal）

	献立名	材料	使用量	備考
朝食	主食 みそ汁 わかめとじゃこの卵とじ	米飯 干しわかめ ちりめんじゃこ ねぎ 卵 だし しょうゆ 砂糖 酒	110 2 20 10 50 3 1	浅なべに煮だし汁を入れちりめんじゃこと水にもどしたわかめを煮たて，とき卵でとじる．ねぎをちらす． ゆでておくと塩分がぬける．
	お浸し	はくさい 花かつお しょうゆ	80 少々 5	
	焼きのり	焼きのり	1袋	
昼食	ピザトースト	食パン ピーマン たまねぎ プレスハム サラダ油 とろけるチーズ トマトケチャップ	60 10 20 10 2 10 10	1. テフロン加工のフライパンに少量の油を熱し，野菜を炒め塩，こしょうする． 2. 食パンの上に1をのせ，とろけるチーズをのせてトースターで焼く． 3. ケチャップをつけて食べる
	ささ身とチンゲンツァイのソテー	ささ身 チンゲンツァイ サラダ油 しょうゆ	40 70 2 3	
	フルーツ ミルク紅茶	オレンジ 牛乳 紅茶	100 200 少々	
夕食	主食 さけの柚香蒸し	米飯 生さけ ゆず 塩 絹ごし豆腐(1/4T) しめじ 絹さや みりん 酒 しょうゆ	110 40 10 0.3 80 20 5 2 少々 3	1. ふたつきの皿に，薄塩をした生鮭，絹ごし豆腐，しめじ，絹さやを形よく盛りつけだし汁を加え，ゆずの輪切りをそえて強火で蒸す．
	わけぎとうどのぬた	わけぎ うど こんにゃく 酢 みそ 砂糖 だし汁	50 20 30 5 7 2	
	フルーツ 沢煮椀	プリンスメロン だいこん ごぼう にんじん 鶏ささ身 だし汁 絹さや 塩 しょうゆ	100 10 10 10 10 5 0.5 2	材料をすべて細切りにした身だくさんの汁

1日栄養量 エネルギー1197 kcal たんぱく質67.2 g 脂質30.9 g

(c) 肥満度 10～20% の献立（1200～1400 kcal）

	献立名	材料	使用量	備考
朝食	トースト	食パン	60	
		いちごジャム	10	
	チキンサラダごまマヨネーズかけ	鶏むね皮なし	40	
		レタス	10	
		グリーンアスパラガス	30	
		トマト	30	
		マヨネーズ	8	
		レモン汁	10	
		白ごま	2	
		しょうゆ	2	
	フルーツ	りんご	60	
	コーンスープ	牛乳	120	
		コーン（缶詰）	40	
		塩	0.5	
		こしょう		
昼食	主食	米飯	140	あまだいに下味をつけ，みりんでのばした卵黄をはけで塗って焼く．
	あまだいの黄身焼き	あまだい	70	
		塩	0.5	
		こしょう		
		酒		
		しょうが汁		
		卵黄	5	
		みりん	1	
		塩	0.1	
		ブロッコリー	30	
	白和え	木綿押し豆腐	70	
		しゅんぎく	20	
		ひじき	2	
		こんにゃく	20	
		にんじん	10	
		しょうゆ	3	
		みりん	1	
		白ごま	2	
		砂糖	1	
		塩	0.3	
	フルーツ	いちご	100	
夕食	あさりご飯	こめ	60	
		酒	5	
		あさり	20	
		塩	0.85	
		しょうゆ	2	
	茶わん蒸し	卵	40	
		だし汁		
		とりもも	20	
		塩	0.4	
		しょうゆ	2	
		みりん	1	
		むきえび	10	
		かまぼこ	15	
		干ししいたけ	2	
		みつば	3	
	ふろふきだいこん	だいこん	100	
		こんにゃく	30	
		み そ	10	
		砂糖	3	
		だし汁		
		木の芽	1	
	牛乳寒	牛 乳	60	
		寒 天	0.8	
		砂糖	10	
		みかん缶詰	20	
		黄桃缶詰	20	
		チェリー	5	

1日栄養量　エネルギー 1397 kcal　たんぱく質 69.5 g　脂質 33.9 g

（5）糖尿病を有する場合の献立（1600 kcal）

	献立名	材料	使用量	備考
朝食	バターロール	バターロール	90	
		プレスハム	20	
	スクランブルエッグ	卵	50	
		マッシュルーム	10	
		サラダ油	3	
		ケチャップ	5	
		パセリ		
		レタス	10	
	マカロニサラダ	マカロニ（乾）	8	
		きゅうり	20	
		にんじん	20	
		マヨネーズ	8	
		塩	0.3	
	牛乳	牛乳	200	
昼食	主 食	米 飯	200	豚肉に塩・こしょうし片面に小麦粉，卵，パン粉をつけ，油を熱したフライパンで焼く．（フライより油の吸収が少ない．）
	豚のパネステー	豚ヒレ肉	60	
		塩	0.4	
		こしょう		
		小麦粉	5	
		卵	5	
		パン粉	5	
		サラダ油	5	
		キャベツ	40	
		トマト	30	
		パセリ	少々	
		中濃ソース	10	
	白菜とえのきたけの煮浸し	はくさい	80	
		えのきたけ	30	
		しょうゆ	4	
		だし汁		
	フルーツ	グレープフルーツ	100	
夕食	主 食	米 飯	160	
	かつおのたたき	かつおの焼き霜造り	60	
		青ねぎ	4	
		にんにく	2	
		しょうが		
		だいこん	30	
		きゅうり	10	
		紅たで	少々	
		しょうゆ	5	
	新じゃがの煮つけ	じゃがいも	70	
		いんげん	20	
		にんじん	10	
		みりん	3	
		しょうゆ	4	
		だし汁		
	潮 汁	あさり	20	
		あさつき	5	
		だし汁		
		しょうゆ	3	
		塩	0.5	
	フルーツ	プリンスメロン	100	

1日栄養量　エネルギー 1596 kcal　たんぱく質 73.4 g　脂質 39.0 g

（6）痛風・高尿酸血症を伴う場合
（1600 kcal；プリン体制限，水煮を主体）

	献立名	材料	使用量	備考
朝食	バターロール	バターロール	60	
		いちごジャム	20	
	オムレツ	卵	50	
		グリンピース	3	
		にんじん	10	
		たまねぎ	20	
		サラダ油	3	
		ケチャップ	10	
		パセリ		
	海藻サラダ	レタス	20	
		赤とさか	10	
		青とさか	10	
		貝割だいこん	5	
		紫たまねぎ	10	
		酢	4	
		サフラワー油	3	
		食塩	0.5	
		こしょう		
	牛乳	牛乳	200	
昼食	うなぎ丼	米飯	160	うなぎの蒲焼をごはんの上にのせ3cmくらいに切った焼きねぎをそえる．
	焼きねぎ	うなぎ白焼き	50	
		しょうゆ	7	
		みりん	4	
		だし汁		
		長ねぎ	30	
	さといもとふきの煮物	さといも	50	
		ふき	40	
		砂糖	3	
		しょうゆ	3	
		塩	0.3	
		だし汁		
	焼きなす	なす	80	
	ごましょうゆかけ	白ごま	2	
		しょうゆ	5	
		酢	2	
	フルーツ	オレンジ	100	
夕食	主食	米飯	160	スープは飲まない．（1/4丁）
	しゃぶしゃぶ	牛肩ロース	60	
		絹ごし豆腐	88	
		はくさい	50	
		えのきたけ	20	
		生しいたけ	20	
		にんじん	10	
		しゅんぎく	40	
	ごまだれ	あたりごま	5	
		しょうゆ	7	
		砂糖	3	
		酢	3	
		だし汁		
		刻みねぎ	5	
		だいこん	20	
	なます	だいこん	40	
		にんじん	20	
		酢	4	
		塩	0.4	
		砂糖	3	
	フルーツ	グレープフルーツ	100	

1日栄養量 エネルギー1601 kcal たんぱく質 64.6 g 脂質 52.2 g

（7）高ヘモグロビン血症を有する場合
（1800 kcal；水分補給：スープ，ジュース）

	献立名	材料	使用量	備考
朝食	フレンチトースト	食パン	90	
		牛乳	80	
		卵	30	
		バター	3	
		サラダ油	2	
		グラニュー糖	5	
	ロールキャベツのスープ煮	キャベツ	100	たまねぎ，にんじんを短冊に切り，コンソメ仕立てのスープでロールキャベツを煮，塩，こしょうで味をつけ，きざみパセリをふる．
		ささみ挽肉	40	
		パン粉	5	
		卵	5	
		塩	0.3	
		こしょう		
		だし汁	100	
		たまねぎ	10	
		にんじん	10	
		チキンコンソメ	0.5	
		塩	0.2	
		こしょう		
		刻みパセリ		
	いちごミルク	牛乳	120	
		いちご	50	
昼食	主食	米飯	200	スープを飲む．
	寄せ鍋	かき	50	
		鶏もも	30	
		長ねぎ	20	
		しゅんぎく	40	
		はくさい	50	
		はるさめ	5	
		生しいたけ	20	
		だし汁	200	
		絹ごし豆腐	70	
		しょうゆ	10	
		だいこん	40	
	こんぶ	あさつき		
		ゆず	少々	
	いんげんのピーナツ和え	いんげん	50	
		ピーナツ	5	
		しょうゆ	4	
		砂糖	2	
	フルーツ	プリンスメロン	100	
間食	レモネード	ハチミツ	20	
		レモン汁	20	
		湯	150	
夕食	たい茶づけ	米飯	170	1. 白ごまをすり，しょうゆ，酒，梅干を加えてすりまぜる． 2. すまし汁を作る． 3. ごはんの上にたいを並べ1とみつば，刻みのりをのせ，熱い2をかける．
		さしみ用たい	60	
		みつば	2	
		刻みのり	1	
		減塩梅干し	1個	
		白ごま	2	
		しょうゆ	3	
		だし汁	100	
	肉じゃが	じゃがいも	80	
		牛もも	30	
		しらたき	30	
		長ねぎ	30	
		にんじん	20	
		みりん	3	
		しょうゆ	3	
		塩	0.3	
		だし汁		
	和風サラダ	サニーレタス	15	
		きゅうり	20	
		だいこん	30	
		貝割だいこん	5	
		酢	4	
		サラダ油	5	
		しょうゆ	3	
		砂糖	2	
	フルーツ	りんご	80	

1日栄養量 エネルギー1802 kcal たんぱく質 83.1 g 脂質 40.7 g

（水分 1938 ml）

〔元村久信〕

1.3 心不全

心不全は，その基礎に心機能の低下があり，それを代償するための機構が過剰に応答する結果，臨床症状を呈してくる予後不良の症候群である．代償機構は合目的なものであるが，その過剰応答により悪循環が形成され，原因疾患の悪化とともに心不全が重症化する．そのため，症状のない無症候性心機能不全期から適切な対策を講じる必要がある．この時期には，食事療法などにより危険因子の除去・軽減を図り，心不全発症の予防に努める．自覚症状が発現しても初期の代償期であれば，負荷軽減を目的とした身体活動と塩分摂取の制限を行い，適切な薬物を投与することにより，臨床効果が得られる．

しかし，慢性心不全では治療により臨床上の改善が得られても時間の経過とともに確実に病態は悪化し，臨床経過がよくても約半数が突然死する．最近，心不全の治療にACE阻害薬が投与されるようになり，病態の本質に迫る治療法であるとされているが，これまでの心不全の治療は姑息的・対症的なものであった．食事療法の目的も薬物療法と同様で，① 病因疾患（虚血性心疾患，高血圧など）の進行を遅らせ，② 無症候性心機能不全期から症候性心不全期への悪化を予防し，③ 症候性心不全における臨床所見を改善させ，増悪を予防し，さらに，④ 薬物投与による副作用の発現を抑制することである．

a. 心不全治療の進め方

うっ血性心不全の管理は，第1に心臓に対する負荷の軽減で，食事療法の面からは肥満の是正である．心ポンプ能を改善させるための積極的な食事療法というものはない．筆者らは，心不全患者において魚介類に多量に含有される含硫アミノ酸・タウリンによる心不全改善効果を認めたが，通常の食事では十分量の摂取はできない．心不全管理において食事療法が重大な意義をもつのは，塩分の過剰摂取の管理である．

Smithらは，収縮機能不全の重症度に応じた治療指針を提案している（図1.2）．左室機能不全患者では無症候のうちから医師の管理下におき，主として冠状動脈疾患の危険因子（喫煙，肥満，高脂血症，高血圧症）

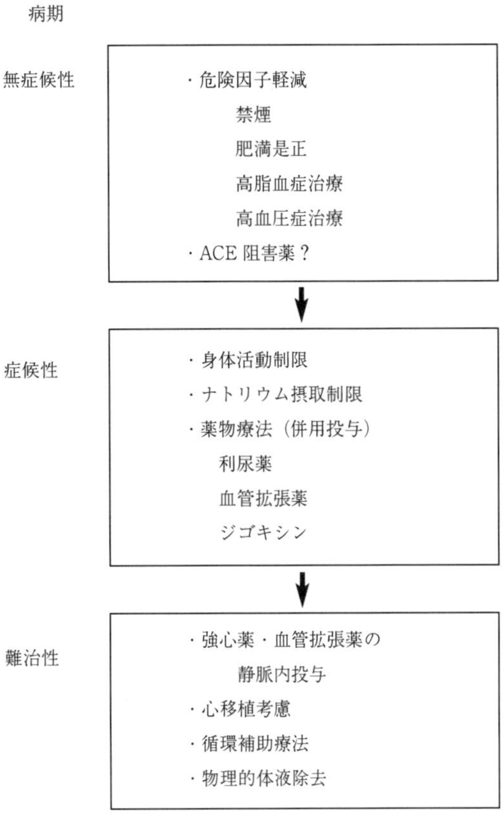

病期	
無症候性	・危険因子軽減 　禁煙 　肥満是正 　高脂血症治療 　高血圧症治療 ・ACE阻害薬？
症候性	・身体活動制限 ・ナトリウム摂取制限 ・薬物療法（併用投与） 　利尿薬 　血管拡張薬 　ジゴキシン
難治性	・強心薬・血管拡張薬の静脈内投与 ・心移植考慮 ・循環補助療法 ・物理的体液除去

図1.2 心機能不全の重症度別治療指針（Smith TWら，1992）

の排除を試みる．心不全の自覚症状はまず労作時の息切れ，呼吸困難として現れ，これらが明らかに心血管予備能の低下に基づく場合には，初期治療（非薬物療法）として身体活動および塩分摂取を制限する．しかし，非薬物療法には限界があり，これらの処置のみでは十分な改善が得られない場合が多く，薬物療法が必要となる．第1選択薬としてはサイアザイド系利尿薬がすすめられており，同時に血管拡張薬やジギタリスも併用投与する．

ACE阻害薬は慢性心不全の治療に有効で，生命予後を改善するだけでなく，心不全症状の発症を予防する．心不全では神経体液性因子による代償機構が働き，これが過剰に作動する結果悪循環が生じるが，ACE阻害薬はこれを断ち切ることにより作用する．また塩

分制限を含む食事療法により心不全の長期生命予後が改善されると予測されるが，科学的根拠のある客観的評価は，未だなされていない．

b. 塩分・水分制限について
(1) 軽～中等症心不全

有効な経口利尿薬が開発される以前は，心不全治療の基本は塩分と水分摂取の制限であった．近年，細胞外液貯留の予防・治療に利尿薬が頻用されるようになり，大半の心不全患者では以前ほど厳重な塩分摂取制限は必要でなくなった．しかし，今日でも心不全の重症度に応じた塩分摂取制限は心不全治療の基本である（表1.12）．

表1.12 心不全の食事基準

		エネルギー kcal/日 (kcal/kg/日)	たんぱく質 g/日	添加食塩 g/日	カリウム mEq/日
心不全	重症	1500～1800 (25～30)	70	<3	↑
	中等度			3～5	
	軽症			5～8	

最近の日本人の1日の平均食塩（NaCl）摂取量は約11～12gである．成人病予防のための厚生省の勧告量は10g/日以下で，1日の食塩摂取量が7g以下を減塩食という．塩分管理は，食品中に含まれるナトリウム（Na）と食塩，しょうゆ，みそなどの調味料が対象となる．なお，天然食品からの1日塩分摂取量はおおむね1～2gである（表1.13）．

常用量の利尿薬投与により体液貯留が起こらなければ，調理用食塩は許可してもよい．心不全は長期的な臨床経過をとるため，いたずらに極端な食塩制限を強いて患者の日々の食欲を損なうことのないように留意すべきである．とくに高齢者では，食欲の低下から低栄養状態に陥りやすいので注意が必要である．また，過度の食塩制限はレニン分泌を促進させるので好ましくない．

調味料類は，食塩，しょうゆ，ソース類のほか，減塩しょうゆ，減塩ソースなど，1日の食塩許可範囲内であれば自由に用いてよい．

化学調味料，旨味調味料，スープの素（液体，パウダー，顆粒，固型）などは1回の使用量，1日の使用頻度が多くならないように注意する．

自覚症状のある心不全患者（NYHA心機能Ⅱ～Ⅲ度）では，中等度の塩分制限（食塩3～4.5g/日）を行う．塩分含量の多い食品を避け，みそ汁やめん類の汁を制限し，調理用食塩や食卓塩を禁止する．減塩しょうゆ10gがおおむね食塩1gに相当するため摂食時には減塩しょうゆを使用させる．なお，減塩みそ20gが食塩約1gに相当する．

表1.13 たんぱく質源としての一般および加工食品と食塩含量

	一般食品	加工食品
卵類	鶏卵，うずら卵	
獣鳥鯨肉類	牛肉，豚肉，馬肉，羊肉，鯨肉，鶏肉，かも肉	コンビーフ缶詰 (2.0), ベーコン (2.2) ロースハム (2.8), ウインナーソーセージ (2.3)
魚介類	あじ（生），あなご（生），あまだい（生），まいわし（生），かれい（生），きす（生），さけ（生），さば（生），さわら（生），さんま（生），まだい養殖（生），たちうお（生），たら（生），ぶり（はまち）養殖（生），はも（生），ひらめ（生），ふぐ（生），まぐろ（生，赤身）	あじ開き干し (3.0), しらす干し (11.9) うなぎかばやき (1.3), さけ・水煮缶詰 (1.0) さんまみりん干し (4.1), まぐろ・油漬け缶詰 (1.3), かずのこ塩蔵 (17.5) むしかまぼこ (2.5), 竹輪 (2.5) さつま揚げ (2.5)
	あさり（生），かき（生），ほたてがい（貝柱，生），しじみ（生）	あさり・水煮缶詰 (1.1) ほたてがい（貝柱）水煮缶詰 (1.3)
	いか（生），生うに，くるまえび養殖（生），ずわいがに（生），まだこ（生）	練りうに (11.9), たらばがに・水煮缶詰 (1.5)
乳類	牛乳，クリーム，ヨーグルト，全脂無糖	カッテージチーズ (1.0), クリームチーズ (0.7) プロセスチーズ (2.8)
豆類	豆腐，油揚げ，高野豆腐，ゆば	甘みそ (6.1), 淡色辛みそ (12.4) 赤色辛みそ (13.0)

食品中（　）の数字は食品100g当たりの食塩相当量（g）を示す．　　　　　　（中島：腎臓病の食事指導，南江堂，1996）

一方，水分摂取の制限は通常，必要ない．全細胞外液量は体内Na量に規定されるため，腎機能障害がなければ摂水は患者の意思に任せてもよい．1日水分摂取量は，一応の水分出納の目安として1日水分排泄量を［1日尿量］＋［便（約100m*l*/日）］＋［不感蒸泄（800m*l*/日）］と概算し，1日の水分出納が少し負になるように決める．水分出納を管理するには，体重の推移がよい指標となるため，毎日一定の時刻に体重を測定させ増加しないように自己管理させるのがよい．

〔症例1〕

患者：　M.N.　68歳，男性

主訴：　下肢浮腫，労作時息切れ

現病歴と経過：　50歳ごろより高血圧のため近医に通院しており，血圧は150〜160/70〜90 mmHgであった．1週間くらい前から尿量減少，下肢浮腫，労作時息切れを自覚し始めた．そのため当科受診．このときの血圧は210/108 mmHg，背部下肺野に湿性ラ音聴取，下肢に強い浮腫を認めた．心エコー図で求心性肥大，EF 35％であった．ニフェジピン40 mg，フロセミド20 mg，スピロノラクトン25 mg投与を開始し，減塩食の説明を行った．3日後の外来受診時には，血圧は140〜160/70〜80 mmHgとなったが，労作時息切れ，浮腫の改善はほとんど認められなかったため入院とした．身体活動制限および塩分5 g/日の減塩食（献立表参照）としたところ，1週間後には，胸部ラ音，下肢浮腫も消失し，体重も4 kg減少した．2次性高血圧についての検査を行ったがとくに異常は認められず，入院18日目に退院となった．

コメント：　本症例は高血圧性心不全であり，外来で降圧薬，利尿薬が投与されていたが，十分な効果が得られていなかった．入院により減塩食（5 g/日）を徹底したところ，短期間で症状が改善した．この症例では減塩食により症状が改善し，その後の経過も良好である．

(2) 重症心不全

NYHA心機能Ⅳ度の重症患者では，1日Na摂取量を厳重に制限する必要があり，まず加工食品からのNaの摂取を一切禁止する．加工食品以外にも冷凍食品，インスタント食品，レトルト食品などを用いるときは食塩含量を確認の上使用量の制限が必要である．パン，バター，マヨネーズなどは無塩のものに替える．食欲を低下させないように，可能なかぎりあらゆる種類の食品を献立に加えることが大切で，食塩の代わりに香辛料の使用は許可してもよい．食欲が低下すると必要なエネルギーがとれなくなり，栄養不良や心臓悪液質に陥る．なお，化学調味料（グルタミン酸Na）やベーキングパウダー（重炭酸Na）にもNaが含まれているので注意が必要である．

通常，慢性心不全患者では塩分の排泄能が低下しており，これを利尿薬で補って均衡を保っている．この状態では排泄予備能が低下しているため，わずかの塩分摂取過多でも心不全が増悪することがあり，逆に過少では利尿薬の副作用が生じる．塩分摂取は，毎日ほぼ一定に保つように指導する．一般に重症心不全例では血中ADH濃度が上昇し，自由水排出能が低下して希釈性低ナトリウム血症となる．これは，体内のNa量は増加しているにもかかわらず，貯留水分量がより多いための見かけ上の低ナトリウム血症で，通常浮腫を伴ってくる．心不全でみられる低ナトリウム血症の多くはこのタイプで，見かけ上の低ナトリウム血症を悪化させないように厳重な水分制限（1000 m*l*/日以下）が必要となる．本病態では利尿薬投与中でも浮腫，腹水が出現することがある．しかし，極端な塩分制限や強力な利尿薬の過剰投与を続けると，体内のNa量が減少し，喪失性低ナトリウム血症が生じる．これは一般に治療抵抗性で，慢性重症心不全患者や老年者でよく認められる．細胞外液の浸透圧が低下するため細胞内へ水分が移動し，有効循環血液量が減少する．全身倦怠感，体重減少，舌・皮膚の乾燥，起立性低血圧などの症状がみられ，Ht，BUN，尿比重が上昇する．通常，利尿薬を減量あるいは中止して，厳重な塩分制限を緩和することにより改善がみられる．

〔症例2〕

患者：　T.W.　53歳，女性

主訴：　全身倦怠感，呼吸困難

現病歴：　31歳のとき，僧帽弁狭窄症のため当院外科にて直視下交連切開術を受け，その後，強心配糖体と利尿薬投与により経過は比較的良好であった．1か月前より全身倦怠感，労作時呼吸困難が増悪し，1週間前より安静時にも呼吸困難を自覚するようになり当科入院となった．

入院後の経過：　入院時，胸部中下肺野に湿性ラ音を聴取し，下肢浮腫，心房細動を認め，低ナトリウム血症（130 mEq）であった．ジゴキシン0.25 mg，フロセミド40 mg，スピロノラクトン50 mg，カプトプリル75 mgが開始され，減塩食（5 g/日以下）とされ

た．1週間後，浮腫はやや改善したが，血中電解質は Na 127 mEq, Cl 82 mEq, K 3.6 mEq と Na がさらに低下し全身倦怠感が続いた．この時点で塩分制限を緩め1日8～10gとし，利尿薬を半減した．1週間後には Na 135 mEq, Cl 91 mEq, K 4.0 mEq と改善し，全身倦怠感も軽減した．入院1か月後には浮腫，呼吸困難も消失し退院となった．

コメント： 本症例は弁膜症（僧帽弁閉鎖不全・狭窄）に伴う心不全で，塩分制限と利尿薬の過剰投与により喪失性低ナトリウム血症をきたした．これに対して塩分制限を緩和し利尿薬を減量したところ，臨床症状の改善が得られた．

c. 栄養の管理

(1) エネルギー調節，肥満の是正

食事は，十分なエネルギーと良質のたんぱく質およびビタミン類の摂取を原則とする．しかし，過食による肥満も心臓に対する負荷を増大させる心不全の増悪因子と考えられ，消費量に見合った適切なエネルギー摂取を指導する．また，肥満は冠状動脈疾患の危険因子の1つでもあり，無症候性の心機能不全の段階から予防，是正に留意する．脂肪は必須脂肪酸の供給源として重要であるが，とり過ぎには注意すべきである．食事摂取量が増えると塩分摂取量も多くなるため，心不全患者に対してはエネルギー量を控え目に指導する．標準体重の算出法はいくつかあるが，いずれも大差はない．摂取エネルギーは標準体重1kg当たり25～30kcalを目標とする（表1.12）．エネルギー源の組成は，糖質55～60%，たんぱく質15%，脂肪25～30%の比率が望ましいとされている．

(2) 高たんぱく食のとり方

心不全では，食欲不振によるたんぱく摂取量の低下，循環血液量増加による希釈，消化管での漏出や吸収低下，うっ血による肝臓での合成障害などにより低アルブミン血症が生じやすくなる．この結果，膠質浸透圧が低下し浮腫が助長される．したがって，高たんぱく食にすべきであるが，心不全患者では食欲低下のみならず消化吸収能が低下していることも多く，良質のたんぱく質を組み合わせて消化吸収しやすい形に調理して与える必要がある（表1.14）．しかし，ソーセージ，ベーコン，かまぼこなどの加工食品は塩分含量が多く，また高たんぱく食品には脂肪の含有量の多いものが多いため，赤身肉，鶏ささ身，白身魚，卵，牛乳，豆類

表1.14 食品のたんぱく価

食品名		たんぱく価	食品名		たんぱく価
卵類	鶏卵（全卵）	100	乳類	生クリーム	77
	鶏卵（卵黄）	89		牛乳	74
獣鳥鯨肉類（加工品）	鶏肝臓	96	豆類	練り豆腐	52
	豚肉	90		豆腐	51
	羊肉	90	いも類	さつまいも	53
	鶏肉	87		じゃがいも	48
	牛肉	80	野菜類	キャベツ	47
	ソーセージ	76		かぼちゃ	45
魚介類（加工品）	さんま	96		たまねぎ	42
	いわし	91		きうり	34
	あじ	89		だいこん	33
	たい	87		ほうれんそう	23
	さけ	86		トマト	14
	いか	86	果実類	りんご	49
	くるまえび	73		みかん	46
	ほたてがい	67		もも	39
	かまぼこ	77		バナナ	29
	さつまあげ	54		いちご	24

（中島：腎臓病の食事指導，南江堂，1996）

の摂取が勧められる．可能なかぎり，日本人の1日たんぱく必要量（70g）を摂取させる．通常，70g/日以下になると窒素バランスが負になり，体たんぱくの消耗が著しくなる．

(3) 嗜好品について

コーヒーやその他のお茶類はなるべく避けるように指導するが，カフェインにより循環動態が大きく変動しなければ禁止する必要はない．

タバコは冠危険因子であり，禁煙を指示する．

アルコール類はひかえるように指導するが，軽症では1日に日本酒1合，ビール（大）1本，ウィスキー（シングル）2杯以内は許可してもよい．

香辛料は制限する必要はなく，塩分制限患者では食欲増進のため，利尿薬服用患者ではMg補給のため適量を使用させる（表1.15）．

表1.15 スパイスの基本作用

基本作用	おもなスパイス
芳香作用	オールスパイス，シナモン，ナツメッグ，ミント，カルダモン，バジル
矯臭・脱臭作用	ガーリック，ローズマリー，月桂樹の葉，タイム，セージ，コリアンダー，オルガノ，オニオン
辛味作用	黒こしょう，白こしょう，わさび，さんしょう，唐辛子，しょうが，辛子
着色作用	うこん，パプリカ，サフラン

（武政：臨床栄養 80：4, 1992 より抜粋）

d. 薬物の副作用軽減のための食事療法

薬物血中濃度は食事の影響を受ける．これは薬物の消化管からの吸収や肝臓での代謝（肝初回通過効果）が影響を受けるからである．最近，グレープフルーツと薬物の相互作用が報告された．この果物の苦味の成分であるフラボノイド化合物が肝臓の薬物代謝酵素を阻害するため，肝初回通過効果が減少し生体内利用率が高まり，Ca拮抗薬であるジヒドロピリジン系薬剤の作用が一過性に増強されるという．飲食物と薬物の相互作用に関し，薬物血中濃度に対する摂取の影響については知られているが，副作用に対する飲食物の影響についてはあまり検討されていない．

心不全患者では，サイアザイド系またはループ利尿薬が投与される場合が多く，また潜在的に2次性アルドステロン症の状態にあるため，Kの尿中排泄が増加し低カリウム血症をきたしやすい．低カリウム血症は心不全の予後悪化因子の1つで，また不整脈の誘因ともなり，さらにジギタリス服用例ではジギタリス中毒に陥りやすくなる．患者は食欲低下や脱力などの症状を訴える．日常生活では，Kは主として肉や魚などの動物性たんぱく食品からとるが，K補給（血清K 3.5 mEq/l 以上に保つ）のためには，セロリー，パセリ，トマト，豆，いも，バナナ，柑橘類などの野菜や果物またはそれらのジュースからとるのが効率的である（表1.16）．一方，心不全患者ではしばしばK保持性利尿薬が併用投与されるが，腎機能不全を合併する場合も多く，尿量や血清K値の変動には十分な注意が必要である．

慢性心不全治療におけるACE阻害薬の意義は確立し，今後，頻用されるようになると思われる．その作用機序から高カリウム血症が予測され，とくに腎機能低下例や，K保持性利尿薬併用時などに生じやすくなる．ACE阻害薬投与時には患者の病態や併用薬を十分把握し，血清Kが基準範囲内でも高値のときは，K含有量の多い食物をとり過ぎないよう配慮すべきである．

また，ループ利尿薬は作用が強いためしばしば低ナトリウム血症を起こすことがあり，患者は食欲不振，脱力，倦怠感などを訴える．心不全治療の基本はNa摂取の制限であるが，病態に応じた指導が必要で，過度のNa制限は好ましくない．

長期間の利尿薬投与により体内のマグネシウム（Mg）が減少する．低マグネシウム血症は心筋細胞へ

表1.16 食品中のカリウム含量

	食品名	カリウム (mg/100g)	食品の常用量 (g)	カリウム (mg/常用量g)
いも類	じゃがいも(生) さつまいも(生)	450 460	80～100 80～100	360～450 368～460
種実類	落花生(いり) ピスタチオ(いり味付け)	770 1100	30～50 20～30	231～385 220～330
豆類	きなこ	1900	8～10	152～190
魚介類	まだい(生) はも(生) きはだまぐろ(生)	410 390 480	80 80 80～100	328 312 384～480
獣鳥鯨肉類	牛肉(もも)脂身なし和牛 豚肉(もも)脂身なし 鶏肉(もも)皮なし若どり	350 240 240	100 100 100	350 240 240
野菜類	ニューヨークレタス トマト	220 230	30～50 100	66～110 230
果実類	干がき あんず(乾果) バナナ	820 1300 390	30～50 10～30 100～120	246～410 130～390 390～468
海草類	削昆布 わかめ(乾燥)	4100 5500	5 2～3	205 110～165
し好飲料類	抹茶 ココア(ピュア) コーヒー(浸出液) コーヒー(インスタント)	2700 2800 55 4200	1～2 10 200 3～5	27～54 280 110 126～210

（阿部ら：常用量目安食品成分早見表，医歯薬出版，1993）

のCaの過剰負荷を惹起し，心室性不整脈の原因となり，さらにジギタリス中毒が起こりやすくなる．小麦胚芽，だいず，ごぼう，種子類，海藻，抹茶，ミネラルウォーター（硬水），香辛料などに多く含まれており，病態に応じてこれらの摂取をすすめる（表1.17, 1.18）．

慢性心不全患者では，その基礎疾患に対してクマリン系抗凝血薬であるワーファリンが投与される場合が多く，本薬投与中はプロトロンビン時間の厳重な管理が必要である．ワーファリンの作用は，ビタミンK依存性凝固因子の産生抑制により発現するため，ビタミンK摂取によりワーファリンの抗凝固作用が拮抗される．ワーファリン服用患者が菜食主義者になったためコントロールが不良になったという報告がある．わが国では納豆による抵抗性が広く知られていて，ワーファリン投与時の注意事項として「納豆は本剤の抗凝血作用を減弱するので控えること」と記載されている．納豆や緑色野菜類にはビタミンKが含有されており，

表 1.17 食品中のマグネシウム含量

	食品名	マグネシウム (mg/100g)	食品の常用量 (g)	マグネシウム (mg/常用量 g)
種実類	落花生（いり） ごま（いり）	142.7 326.5	30〜50 2〜3	42.8〜71.4 6.5〜9.8
魚介類	まだい きはだまぐろ あまだい まいわし さば	48.7 31.2 37.5 35.8 27.0	80 80〜100 80 80 80	39.0 25.0〜31.2 30.0 28.6 21.6
	あわび くるまえび	46.8 30.2	50 40〜60	23.4 12.1〜18.1
獣鳥鯨肉類	牛肉	24.0	100	24.0
乳類	脱脂粉乳	110.4	20	22.1
野菜類	大豆もやし パセリ	62.7 73.1	80〜100 0.5〜1.0	50.2〜62.7 0.4〜0.7
果実類	バナナ	45.9	100〜120	45.9〜55.1
きのこ類	しいたけ（乾）	110.8	1〜3	1.1〜3.3
海草類	ひじき わかめ	564.7 689.6	8〜10 2〜3	45.2〜56.5 13.8〜20.7
嗜好飲料類	カカオココア インスタントコーヒー	551.9 437.4	10 3〜5	55.2 13.1〜21.9
香辛料類	七味 こしょう	249.3 106.2	0.5 0.5	1.2 0.5

（阿部ら：常用量目安食品成分早見表，医歯薬出版，1993）

表 1.18 食品中のマグネシウム含量（ゆで操作による変化）

	食品名	マグネシウム (mg/100g)
野菜類	ほうれんそう （ゆで）	32.8 17.0
	キャベツ （ゆで）	11.3 8.3
	はくさい （ゆで）	18.3 15.6

（阿部ら：常用量目安食品成分早見表，医歯薬出版，1993）

ワーファリン服用患者ではこれらの過剰摂取を厳禁する．ワーファリン服用患者では，食生活は一定であることが望ましく，極端な食生活の変更がある場合には投与量の再検討が必要である．

おわりに　心不全患者に対する食事療法の留意点について概説した．適切な食事療法，とくに塩分制限により，患者の臨床症状が改善し，心不全の増悪が予防される．しかし，厳重な食事療法により慢性心不全患者の quality of life を損なうのは好ましくなく，かえって症状が悪化する場合もある．食事療法の指導は，患者の病態を十分に把握し，適切な薬物療法との組み合わせにより，個々の患者の立場でなされるべきである．

献立表 1.3 心不全

軽症例（食塩5g制限）

	献立名	食品名	重量(g)	エネルギー(kcal)	たんぱく質(g)	脂質(g)	糖質(g)	添加食塩(g)	ナトリウム(mg)	カリウム(mg)	マグネシウム(mg)
朝食	牛乳	牛乳	200	118	5.8	6.4	9.0		100.0	300	1.8
	ミニサラダ	サニーレタス	15	2	0.2	0	0.3		0.2	33	3.3
		たまねぎ	10	4	0.1	0	0.8		0.2	16	0.9
		プチトマト	20	3	0.1	0	0.7		0.4	46	1.7
		ハーフマヨネーズ	8	26	0.2	2.6	0.5	0.2	92.8	2	0.3
	ジャムトースト	食パン	70	182	5.9	2.7	33.6	0.9	364.0	67	8.9
		いちごジャム	15	40	0.1	0	10.1		0.5	12	2.2
		植物性マーガリン	8	61	0	6.6	Ø	0.2	64	3	―
昼食	和風ステーキ おろし添え	牛肉もも	60	99	12.9	4.6	0.4		33.0	204	14.4
		黒こしょう	0.2	0	0	0	0.1		0.1	3	0.2
		コーンサラダ油	5	46	0	5.0	0		0	0	―
		だいこん	30	5	0.2	0	1.0		4.2	72	3.2
		かいわれ菜	5	1	0.1	0	0.1		0.5	21	2.1
	添加	減塩しょうゆ	5	4	0.4	0	0.5	0.4	165.0	23	3.5
	エッグサラダ	卵	50	81	6.2	5.6	0.5		65.0	60	4.6
		キャベツ	20	5	0.3	0	1.0		1.2	42	2.3
		きゅうり	10	1	0.1	0	0.2		0.2	21	2.2
		マヨネーズ	10	67	0.3	7.3	0	0.2	90.0	3	0.3
		パセリ	0.1	0	0	0	0		0	1	0.1
	浸し	しゅんぎく	60	13	1.7	0.1	1.6		30.0	366	15.1
		白ごま	2	12	0.4	1.0	0.3		0	8	6.5
		こいくちしょうゆ	3	2	0.2	0	0.2	0.5	177.0	12	2.1
		ゆず	0.1	0	0	0	0		0	0	0
	フルーツポンチ	バナナ	20	17	0.2	0	4.5		0.2	78	9.2
		キウイフルーツ	20	11	0.2	0.1	2.5		0.4	64	1.3
		みかん（缶）	20	12	0.1	0	3.0		0.8	15	2.1
		びわ（缶）	20	18	0.1	0	4.4		0.4	12	1.2
		パイン（缶）	20	16	0.1	0	4.0		0.2	24	1.2
		砂糖	5	19	0	0	5.0		0.1	0	Ø
		粉もち	20	76	0	0	19.4		0	0	―
		レモンエッセンス									
	米飯	米飯	200	296	5.2	1.0	63.4		4.0	54	4.2
夕食	てり焼き	さわら	80	142	16.1	7.8	0.1		52.0	392	21.4
		こいくちしょうゆ	4	2	0.3	0	0.3	0.6	236.0	16	2.8
		みりん	4	9	0	0	1.7		0	0	―
		木の芽									
	野菜わん	小いも	60	36	1.6	0.1	7.4		0.6	366	23.5
		たけのこ	20	7	0.7	0	1.2		0	100	0.5
		にんじん	10	3	0.1	0	0.6		2.6	40	0.6
		絹さや	5	2	0.2	0	0.3		0.1	11	1.2
		しいたけ（干）	2	0	0.4	0.1	1.1		0.4	42	2.2
		白湯	120								
		風味調味料	0.8	2	0.2	Ø	0.3	0.3	120.0	2	―
		こいくちしょうゆ	3	2	0.2	0	0.2	0.5	177.0	12	2.1
		食塩	1	0	0	0	0	1.0	390.0	1	0.7
		かたくり粉	1	3	0	0	0.8		0	0	―
	炒め煮	はくさい	70	8	0.8	0.1	1.3		3.5	161	12.8
		豚肉もも	10	13	2.2	0.4	0		7.0	41	1.3
		コーンサラダ油	2	18	0	2.0	0		0	0	―
		こいくちしょうゆ	4	2	0.3	Ø	0.3	0.6	236	16	2.8
		日本酒	1	1	0	0	0.1		0	0	Ø
	フルーツ	いちご	80	28	0.7	0.2	6.0		0.8	160	11.5
	米飯	米飯	200	296	5.2	1.0	63.4		4.0	54	4.2
	合計			1812	70.1	54.7	252.2	5.4	2424.4	2976	182.5

たんぱく質エネルギー比15.5%，脂質エネルギー比27.2%，糖質エネルギー比55.7%

〔東　純一・中島泰子〕

1.4 動　脈　硬　化

通常，動脈硬化は，形態学的に　① 中層硬化 (Mönckeberg硬化)，② アテローム硬化(粥状硬化)，③ 細動脈硬化の3つに分類される．成因はもちろんのこと，それぞれのタイプの動脈硬化によって惹起される疾患は異なる．大動脈瘤やその解離・破裂を招く大動脈硬化症は中層硬化を基盤とし，虚血性心疾患や脳梗塞はアテローム硬化を基盤に発症する．また，細動脈硬化の1つのタイプである内膜肥厚は腎硬化症，他方のタイプである血管壊死は脳出血の発症基盤となる．

これらの動脈硬化のうちアテローム硬化を基盤とする疾患は，近年その罹患率が増加しただけでなく発症年齢が非常に若くなったということで，診療面のみならず突然死の問題なども含めて社会面においても大きな問題として取り上げられている．もともとこのタイプの動脈硬化あるいはその危険因子（リスクファクター）といわれる種々の疾患は，ライフスタイルの違いによってその発症が左右されるため，より健康的な生活様式の導入によって予防と治療が可能であるとされている[1]．

a. アテローム硬化のリスクファクター

動脈硬化（アテローム硬化）の形成あるいはこれに基づく疾患の発症機構に関しては，いまなお解明すべき多くの問題がある．しかし，これらの疾患の発症率を左右する主要な因子はすでに確立されたものと考えてよい（表1.19）．このうち3大危険因子といわれる高コレステロール血症，高血圧，喫煙の習慣は，それぞれが不偏性をもって虚血性心疾患の発症に介在する．そして糖尿病や肥満・痛風などの疾患も含めて種々のリスクファクターの重積によって，動脈硬化は加速度的に進展し，虚血性心疾患や脳梗塞の発症を著しく高める．

しかし，個々の患者を診た場合，これらのリスクファクターでは説明できない動脈硬化性疾患をしばしば経験するが，その発症機構の複雑性を物語るものといえよう．一方では，主要なリスクファクターが存在するにもかかわらず，長期観察していても虚血性心疾患や脳梗塞が発症しない場合も多々ある．本質的には動脈硬化の促進因子と虚血性心疾患の発症因子とは異なるが，それぞれの因子を明確に分けることは実際には困難であるため，表1.19に示した主要なリスクファクターがあれば動脈硬化が存在する可能性を常に考えておく必要がある．

冠状動脈硬化があっても臨床上虚血性心疾患を診断しえない典型的な症例を図1.3に示す．この写真は高コレステロール血症を有する32歳の男性の冠状動脈造影所見である．心臓を栄養する3つの大きな血管の1つである左冠状動脈回旋枝に99％の狭窄所見（図中の矢印）がみられる．これは限局性のアテローム硬化による高度の狭窄であるが，実はこの症例，狭心症状はもとよりMaster 2階段法による運動負荷（ダブル量）試験やトレッドミルによる運動負荷試験（stage 7：5.5km／時間，grade 22％）においても虚血性変化はまったくみられない．したがって一般診療では虚血性心疾患は否定されるわけである．

また，ハイリスク患者において予測される動脈硬化が病理解剖学上まったく認められない場合も少なくない．同じリスクファクターが動脈硬化性疾患の発症を招くかどうかは，その患者の遺伝的要素や性格，ストレスに対する耐性などを含む体質的背景や動脈硬化の進展を防ぐからだ側の条件などの影響も問題となるが，これらの点についてはあまり明らかにされていない．しかし，個々のリスクファクターが疾患の発症リスクとしての重みの違いをつくる要因として，疫学的研究によって明らかにされている二，三の事実がある．たとえば，同じ高血圧でも左室肥大を合併している場合にはきわめて強いリスクを示す[2]．虚血性心疾患に

表1.19 アテローム硬化性疾患のリスクファクター

高コレステロール血症
高血圧
喫煙の習慣
糖尿病，肥満，痛風，心電図異常
身体活動度の低下
誤った食事内容
精神的なストレスに満ちた生活
若年発症の虚血性心疾患の家族歴

(AHA, 1967)

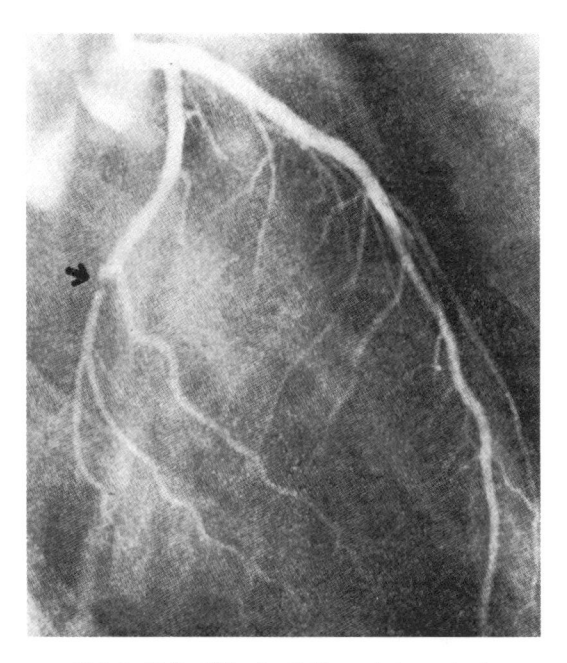

図1.3 32歳，男性　familial hypercholesterolemia

おける高血圧の役割をみると，圧負荷が加わった左室壁は代償性肥大を生じるため，酸素の需要は常に高まっている．すなわち，正常の心筋に比べると負荷心筋では需要と供給のバランスが崩れやすい状態となっているわけである．このような状態に冠状動脈硬化が存在すると，より虚血性心疾患が発症しやすくなる[3]．したがって左室肥大を起こしやすいタイプの高血圧は，よりリスクが強いことになる．

高コレステロール血症においても，HDLコレステロールの低値を伴うと虚血性心疾患の発症がきわめて高いことは周知の事実である[4]．また，遺伝的にその血中レベルが決められているといわれるLP(a)というリポたんぱくは，心筋梗塞のリスクをもっているため高コレステロール血症に高LP(a)血症を合併していると心筋梗塞のリスクはより高くなる．糖尿病は，インスリン欠乏状態よりむしろその進展過程に存在する高インスリン血症あるいは糖に対するインスリンの高反応（インスリン抵抗性）が動脈硬化と関連する[5]．すなわち，糖尿病発症初期の病態あるいは動脈硬化の形成を修飾する他の因子が存在している場合に，将来動脈硬化性疾患の発症をみるのではないかと考えられる．糖尿病（とくに男性の場合）が必ずしもアテローム硬化に起因した疾患のリスクファクターとなっていないとする疫学的根拠に基づき，Stoutは高血糖そのものよりむしろインスリン治療中あるいは肥満にみられるように血中インスリン濃度が過剰になった状態が高リポたんぱく血症を介してアテローム硬化の形成に関与するという考えを提唱している[6]．

このように高血圧や高コレステロール血症あるいは糖尿病患者が虚血性心疾患にかかる危険性は，単に血圧や血清コレステロール値あるいは血糖値などが高いということだけでは十分な評価ができないため，これらの値を指標にした画一的な方法でなくそれらの値を増加させた背景（病態）や他のリスクファクターとの絡みなどさまざまな方面からリスクを評価し，それに対する予防や治療施策を考えなければならない．

b. 動脈硬化の予防

アテローム硬化のリスクファクターを薬物で除去した場合に虚血性心疾患の予防が可能であるかについては，多くの介入試験が行われてきたが問題が多く，確実にそれを立証しえたわけではない．唯一，高コレステロール血症の薬物療法が虚血性心疾患の1次予防を可能にすることが立証されているにすぎない[7]．しかし，2次予防に関しては，高コレステロール血症改善薬によって予防しうるとする確かな報告はない．これは，心筋梗塞発作後のリハビリテーションや抗凝固薬を投与するタイミングなどによって予後が左右されるため，予防効果の評価が難しいこともあるが，最近，食事療法と薬物療法の併用による2次予防効果が報告され[8]，食事療法の重要性が再認識されている．一方，降圧薬による高血圧の治療は，脳血管障害や心不全，腎不全などの予防を可能にすることが立証されているにもかかわらず虚血性心疾患の予防にはそれほど有効でないとされている[9]．また糖尿病に対するインスリン療法はむしろ心血管障害（心筋梗塞，心不全）のリスクを増やすとされており，経口高血糖改善薬でも予防効果はないとされている[10]．

なぜリスクファクターといわれる疾患を薬物で改善させても心筋梗塞の予防を可能にしないのだろうか？一般的には薬物療法の効果は血圧とか血清脂質値や血糖値などを指標に評価するが，合併症に関しては，上昇したこれらの値によってリスクを予測しうる場合とこれらの値を上昇させた背景をも加味しなければならない場合とがある（図1.4）[11]．たとえば圧負荷（高血圧）によって生ずる脳出血や心不全は血圧を低下させることによってその発症を予防しうることは衆知の事

実である．また，エネルギー産生に血糖が利用されたことを示す高血糖の改善は糖尿病の3大合併症（網膜症，神経障害，腎症）の予防を可能にする．したがって，これらの合併症のリスクや予防効果は血圧や血糖値で評価しうることになる．しかし，一方の合併症であるアテローム硬化性疾患は血圧などを上昇させる背景すなわち，主として多数の環境因子が絡み合って造られた体質や特定の食事成分の影響を受けている病態のなかにリスクを有する因子がある．薬物療法は，たとえ塩分を過剰に摂取している患者や肥満の患者であっても容易に血圧値などを低下させうるが，これらの値の上昇に影響を与えた背景の改善には有効性を示さないわけである．

制限食によってこのリポたんぱくの出現を抑えることができる．実はIDLの血中うっ滞は，高LDL血症と同じように動脈硬化を強く促進させる作用をもっているのである．したがって，高コレステロール血症の改善とともにIDLの血中うっ滞が除去されることによって心筋梗塞の予防が可能となるわけである．以上の点から考えても食事療法は，血圧や血清コレステロール値，血糖値を指標に診断された疾患に対して，これらの値を指標とする改善効果だけでなく，その背景にある易発症体質の是正をも可能にすることによって合併症の予防をより効果的に達しうることに大きな意義がある．

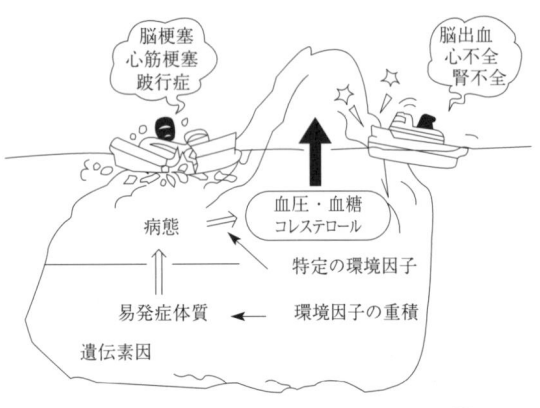

図1.4 合併症のリスクにおける環境因子の役割[11]

このことを理解しうる典型的な症例を示す（図1.5）．高コレステロール改善薬（プロブコール）が著効している非肥満患者であるが，投薬を中止して8週後に摂取エネルギーの制限指導を行うと，わずか1kgの体重減少を伴って薬物と同程度の血清コレステロールの低下がみられる．ところがリポたんぱく電気泳動の定性所見（図下段）をみると，この2つの治療法による効果に違いがあることがわかる．すなわち，空腹時血漿に通常みられるpre-β（VLDL），β（LDL），α-リポたんぱく（HDL）のほかに薬物によって血清コレステロールが低下している時期には，矢印で示すミドバンド（IDLまたはレムナントリポたんぱく）がみられる．このリポたんぱくは，血漿リポたんぱく代謝において，VLDL中のTGが加水分解されたあとLDLに異化される過程の中間代謝産物である[12]．過食や運動不足はこのIDLの肝臓での異化を低下させる重要な環境因子である．この症例にみられるようにエネルギーの

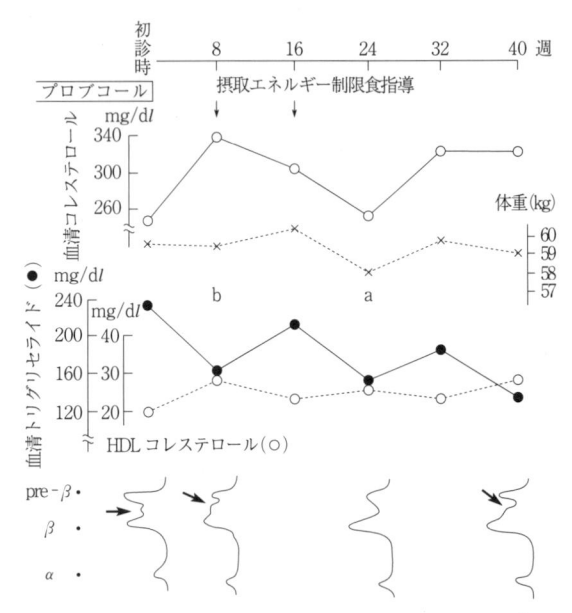

図1.5 36歳，男性，166 cm　比体重0.98（BMI 21.2 kg/m^2）

c. わが国におけるリスクファクターの発生基盤

最近の日本人の栄養摂取量を考えた場合，そこに存在する疾患のリスクを1つの栄養素で説明することははなはだ難しい．むしろ日本特有の食習慣に加えて急速に都市化した社会・経済環境の影響をふまえて，すでに確立されている特定の栄養成分と疾患との関係を考える必要があるように思える．身体活動度の低下，過食および精神的なストレスといった都市化における特徴的な生活環境を背景にした体脂肪の蓄積は，心・血管障害の危険因子といわれる疾患の罹患率を著しく増加させた背景としてきわめて重要な役割を果たしている[13]．

1.4 動脈硬化

100%近い調査率を誇る九州の農村で行われてきた疫学研究（対象は40～64歳の男性）の結果では，1958年に比べて1977年には同じ身長における体重が2～3.9kg増加したことが明らかにされている[14]．図1.6は同調査における1958年以降30年間の上腕皮下脂肪厚の変化を体格指数（BMI，kg/m^2）別に示している[15]．BMI≧26kg/m^2（過体重）を除くと，いずれの体格でも環境の都市化とともに上腕皮脂厚が増加したことがよくわかる．したがって，20年間にみられる身長あたりの体重の増加は，体脂肪の増加であったことになる．いいかえれば，日本人の体格が筋肉に対して脂肪の割合の多い体構成になったということになる．加齢あるいは体重の増加（成人）に伴ってこの体構成になることはよく知られている．また，同じ体重でも身体活動度が低下した場合にも容易にこの体構成になる．

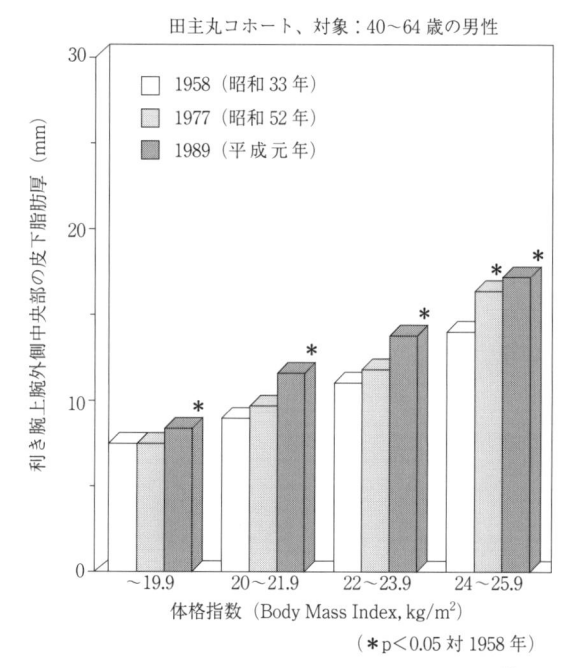

図1.6 体格指数別にみた上腕皮下脂肪厚の経年的変化[15]

体脂肪の割合が過度になった状態，いわゆる肥満では，高血圧や高脂血症，糖尿病，脂肪肝などの発症頻度がきわめて高いことは周知の事実である．しかし，明らかに体脂肪の増加がみられるこの地域の住民の皮厚は，20mmに達していない．重要なことは，皮厚が20数年間にこの程度に増加した40歳代の血圧が明らかに上昇していることである[16]．すなわち，ごく軽度の体脂肪が蓄積したことは，肥満になる前に高血圧のリスクをより高める大きな要因となる．40歳以上の全対象の高血圧患者の頻度は，図1.7に示すように21.6%から19.4%と減少傾向にあり，平均的には日本人の塩分摂取量が最近10年間で2g程度減少したことの影響が考えられる．また，全対象の血清コレステロール値は，1966年に149mg/dlであったのが1977年には161mg/dlに増加し，平均的にみて日本人の血清コレステロールレベルが増加したことは食習慣の欧米化（高飽和脂肪食）の関与を考える必要がある．ところが比体重別に高血圧患者の頻度，あるいは血清コレステロール値を20年前と比べると，過去には軽度の肥満に高血圧者の頻度が高いとか，あるいは血清コレステロール値が高いという事実は存在しなかったにもかかわらず，都市化が進んだ1977年以降この事実が明らかに出現し，とくに比較的若年齢層により強くこの現象がみられるようになったのである．

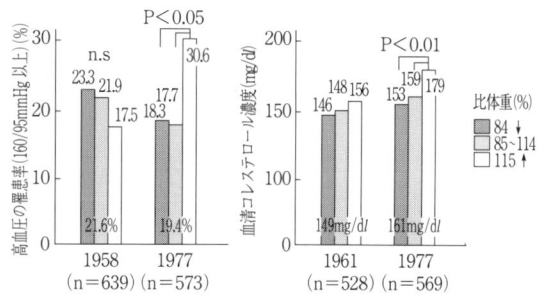

図1.7 比体重別にみた高血圧の罹患率および血清コレステロール値の推移[13]

すなわち，現在の環境下の肥満は高血圧や高コレステロール血症の易発症性をもっているということになる．同じ肥満でも虚血性心疾患のリスクをもつ種々の疾患になりやすい肥満がどのような環境面での特徴があるのか．また，それによってからだ側に何が起こっているのかを整理しておく必要がある．

たしかに肥満は高血圧などを合併しやすいが，決してこれらの疾患の発症に対して独立した因子ではない．これは，図1.7に示す肥満者の高血圧罹患率が1977年では30.6%であり，残りの70%は高血圧者でないことからもわかる．また，非肥満であるにもかかわらず体重の軽度減少によってもこれらの疾患が改善する場合もある．どのようなタイプの皮下脂肪の蓄積が易発症性を示すかというと，そこには高インスリン血症の役割が大きい．

上腕皮脂厚の増加が心血管障害の発症リスクであることは，すでにFramingham Studyで明らかにされている[17]．また，1988年Reavenによって提唱されたSyndrom Xや松沢らの腹腔内脂肪蓄積が高血圧や高脂血症，糖尿病の発症リスクが高いとする報告などにみられるように，その背景に高インスリン血症が重要な役割をしていることが明らかになった[18, 19]．すなわち，都市化が始まった1958年以降の環境は高インスリン血症のリスクを有する体構成あるいは体脂肪分布をもたらし，これが易発症体質の根底にあると考えることができる[20]．したがって，肥満の有無とは無関係に，腹部や腹腔内，上腕などに分布された脂肪蓄積を除去するための指導が必要となる．

非肥満者でも図1.8に示す種々の環境因子が重積すると高インスリン血症が発生してくる．最も重要な因子が身体活動度の低下と体脂肪の蓄積である．また，アルギニン・ロイシン・ヒスチジンはインスリン放出作用を有するアミノ酸であり牛肉にその作用が強い．飽和脂肪の過剰摂取，あるいは米飯よりポテトやパンの方がインスリン放出作用が強く，西欧化する食事組成もまた高インスリン血症のリスクをもっていることになる[21]．体格指数別に糖負荷後の血清インスリンレベルを比較すると体脂肪の蓄積が高インスリン血症のリスクファクターの1つであるから，当然のことながら体格指数の増加とインスリン値とは正比例するが，同じ日本人を比較した調査研究によれば，広島からのハワイ居住日本人移住者は，広島居住の日本人よりはるかに高いインスリンレベルを示し，それは理想値以下も含めてすべての肥満度においてもみられる[22]．環境がいかに強く血清インスリン値を変化させているかを示す疫学研究の成果であり，肥満者には高インスリン血症を有する頻度が高いだけなのである．

これらの疾患の発症背景には，都市化に伴う身体活動度の低下，相対的に脂肪の多い体構成への変化に加えて，食事内容の欧米化などが複雑に絡み合って高インスリン血症をベースにした易発症体質が形成されていることは確かである．この体質があればすべて疾患の発症をもたらすわけでなく基本的には遺伝体質とのかかわりが重要であるが，この易発症体質の存在はすでに明らかにされている特定の環境因子と疾患との関係を修飾する点と，高インスリン血症そのものが動脈硬化の形成，進展にかかわる点においても重要な意義がある[20]．

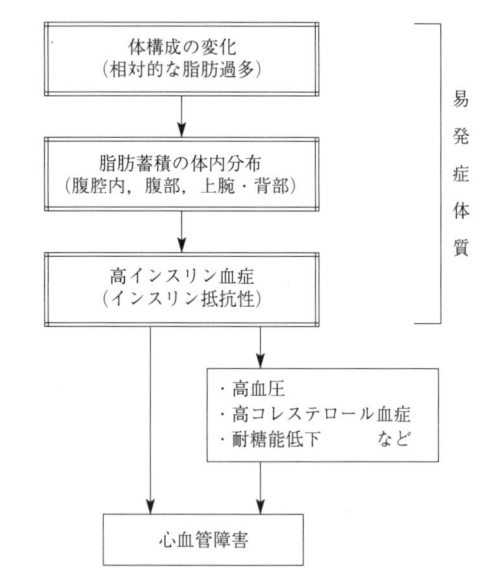

図 1.9 都市化に伴う易発症体質[20]

このことは，都市化が比較的遅れて始まった農村に特有の現象でなく，より早く都市化した都会では，体脂肪が相対的に増加したことを背景に，塩分と高血圧，飽和脂肪と高コレステロール血症など特定の栄養と疾患との関連を修飾する体質（易発症体質）がすでにつくられていたものと考えることができる．

d. 特定の栄養成分による治療

アテローム硬化のリスクファクターといわれる疾患を特定の栄養成分で治療する場合には，薬物療法と同じように個々の患者に対しては，まず治療食という考

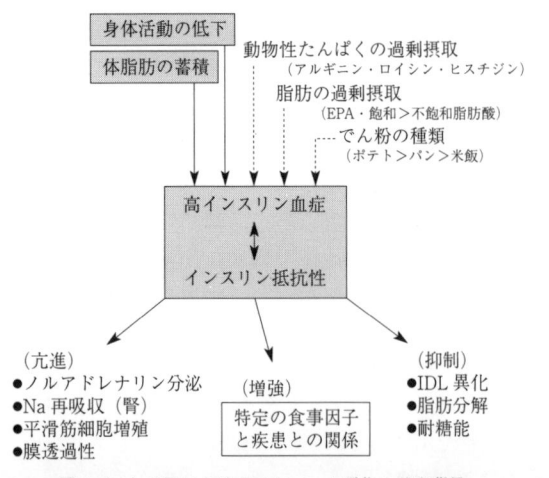

図 1.8 わが国におけるアテローム硬化の発生背景

えで，どの栄養成分がその患者のもつ疾患に決定的に影響を与えているかを生体側の情報に基づいて診断（栄養診断）し，それを重点指導（治療）をする必要がある[11]．食事療法はまず患者が遵守しうる指導内容を基本とするわけだが，そのためには，より適確かつ簡単な内容でより有効なものでなくてはならない．そのためにも重点指導が必要となる．

現在広く普及している食事療法は，個々の患者の食事内容の評価（食事診断）に基づいて過剰な食物成分を減らし不足のものを補う方法（公衆栄養学的手法）がとられている．食事診断は，極端な過剰摂取は別にして実際には栄養診断をするためには役に立たない．図1.10には，栄養外来で塩分制限指導を受けた高血圧患者のうち，指導後に1日尿中塩分排泄量が指導前の20％以上減少した症例の降圧効果をみたものである．塩分制限指導の遵守率は67％であるがそのうち降圧効果を示す症例は47％の症例にすぎないのである．塩分制限が有効な高血圧は，塩分感受性の場合であり，塩分抵抗性の高血圧には無効であることはすでに多くの報告で示されている．大切なことは，図に示すように降圧効果の有無は指導前の塩分排泄量（摂取量にほぼ等しい）とはまったく無関係であり，また，どの程度塩分制限したかとも関係ないのである[23]．減量が有効な高血圧もまったく同じことである．したがって，食事診断は栄養診断された栄養成分をその患者のどの食品でコントロールするかを考えるうえで必要であり，また，指導後にどのように遵守されたかを評価する場合にも用いられる．治療食の期間は，たとえば肥満を伴う高血圧でも塩分感受性の高血圧と栄養診断された場合，たとえ塩分が過剰に摂取されていなくとも肥満の是正よりむしろ塩分制限を重点指導するほうが有効性は高くかつ患者は遵守しやすいのである．このような方法で行う栄養診断基準を表1.20に示すが，詳細は文献（臨床栄養83巻9号）を参照していただきたい[11,24]．指導（治療）後は，薬物療法と同じように継続管理によって患者が遵守したかを評価したあとに有効性を評価しなければならない[25]．

表1.20 臨床栄養診断基準[24]

重点指導内容	指標とする項目	基準値	対象疾患
エネルギー制限	body mass index〔体重/(身長)^2〕	30 kg/m^2 以上	EH[*2], 高Chol[*3], DM[*4]
	BMIが30 kg/m^{2}未満の場合：空腹時血清インスリン値	7 μU/ml 以上	
	リポたんぱく分画（ディスク電気泳動）	IDLの出現	高Chol
塩分制限	尿中塩分排泄量	15 g/日以上	EH
	深呼吸負荷直後の収縮期圧の減少[*1]	14 mmHg 以上	
飽和脂肪酸制限	脂肪エネルギー比・P/S比	30％以上・低値	高Chol
コレステロール制限	アポE分画（電気泳動）	apoE$_4$ carrier	
糖質制限	空腹時血清トリヨードサイロニン値	140 ng/dl 以上	EH, 高Chol, DM
たんぱく質増量	たんぱく質摂取量（日）	240 kcal以下	DM

[*1] 深呼吸（60～70％呼気）負荷5回，[*2] 本態性高血圧症，[*3] 高コレステロール血症（FHも含む），[*4] インスリン非依存性糖尿病

e. 食事療法による副作用

健診で肥満と高血圧を指摘されたあと，数か月で10 kgの体重減少とともに血圧が正常化したにもかかわらず強い立ちくらみの症状が新たに出現した症例を経験した．

外来初診時には，高度の起立性低血圧の症状を示し，塩分摂取量の著しい低下に基づく尿中Na排泄量の低下とそれを裏づける血漿レニン活性の上昇が認められた．また，低エネルギー食下における摂取たんぱく質の不足によると考えられる血清アルブミンとHbの軽度の減少があるだけでなく，明らかな起立性低血圧に伴う心電図上の虚血様変化が認められた．ただちに塩分負荷食と比較的高たんぱく質にした2000 kcal/日の食事療法を開始，9日後には体重の増加なしに尿中Na排泄量の増加，起立性低血圧および心電図上の虚

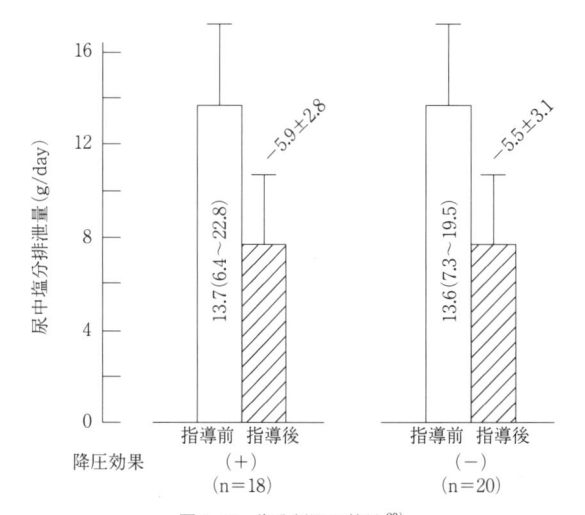

図1.10 塩分制限の効果[23]．
栄養外来で塩分制限指導を受けた高血圧患者のうち，指導後に1日尿中塩分排泄量が20％以上減少した症例の降圧効果を示す．

血性変化の改善などが認められた．

　極度に減塩した場合にみられる血圧調節異常，あるいは節食や動物性脂肪の制限に伴うたんぱく質の不足に基づく血清たんぱくやHbの低下など，日常診療においてしばしばみられる現象である．たとえば，高脂質血症の食事療法を外来診療で行った場合，血清アルブミンとHbとの両値ともに減少する症例の頻度は17％前後にみられるといわれる．血清アルブミンやHbなどのレベルが減少しても，自覚症状を伴うことはまれであり，また，このような状態がただちに臓器障害，とくに心・血管の予備力の低下を呈するわけではない．しかし，農・漁村で行われた疫学調査では，血清アルブミン値が3.7g/dl以下である高血圧患者の脳卒中の発症率は，単なる高血圧患者の2倍である[26]とされている．また，図1.11に示すように心疾患の予後は血清アルブミン値が3g/dlを境に著しく異なる[27]．誤った食事内容による副作用が慢性的に経過した場合の危険性を認識しておかねばならない．

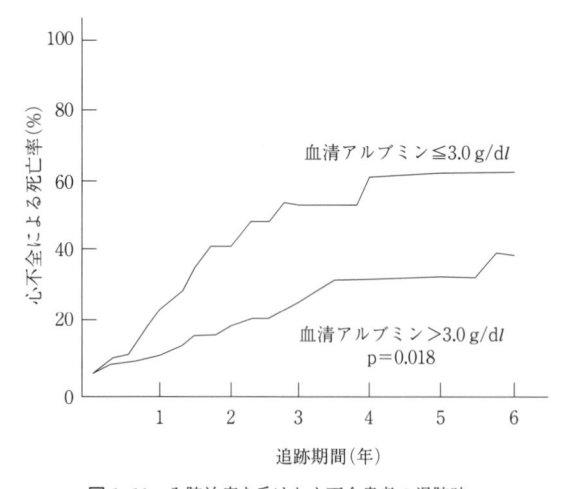

図1.11　入院治療を受けた心不全患者の退院時
血清アルブミン値別にみた予後[27]
心不全患者(NYHA Ⅲ，Ⅳ) 216名の退院後平均3.3年の追跡調査結果である．両群の平均年齢，原因疾患，合併症および心機能には有意差はなかった．

　心筋代謝の賦活には，たんぱく質を中心として各種ビタミンや微量元素なども含めた栄養のバランスが要求される．摂取たんぱくの必要量はエネルギー摂取量が十分なときは，エネルギー比で12％あるいは体重1kgあたり1g程度で十分である．現在の日本人の栄養摂取量は，1日80.2gのたんぱく質（エネルギー比15.6％）であり，また，動物性と植物性たんぱく質との割合も1:0.9である（平成5年度国民栄養調査）ため，平均的にみれば量・質とも十分すぎるくらいである．

　しかし，心不全患者はエネルギー摂取量が低下する要素を多くもっている．非心不全患者を対象に摂取エネルギーを1日1100 kcalに制限した場合，どのくらいのたんぱく質摂取量が必要かを検討してみると，表1.21に示すようにそれは70g/日であり，この場合はたんぱくエネルギー比や体重あたりの摂取量はたんぱく必要量の基準とならないのである[24]．70g/日以下になると，窒素バランスは負となり，体たんぱくの消耗が著しくなることがわかる．したがって，心不全の食事療法は，摂取エネルギーを考慮したたんぱく摂取量の評価がより重要となる．また種々の疾患に対するエネルギー制限食療法時には，血清アルブミン値を指標に低栄養状態の早期発見が望まれる．

表1.21　低エネルギー食（1100 kcal/日）摂取下でのNバランスと^{15}N標識グリシンによるたんぱく動態[24]

	対照	Diet A	Diet B
食事組成			
エネルギー(kcal/日)	2000	1100	1100
たんぱく質(g)	80	70	50
脂質(g)	50	32	32
炭水化物(g)	285	135	153
Nバランス(mg N/kg/日)	+14±15	+1±14	−30±18*
対照に対する変化			
active protein pool	−	1.02±0.14	0.41±0.23*
たんぱく合成率	−	0.75±0.29	0.67±0.41

*$p<0.05$ (paired t-test), means±SD (n=6)

　食生活だけでなく社会環境も著しく変化している中で新たに栄養問題が惹起されてきたことを認識しておく必要がある．たとえば，核家族化した社会での老人の栄養バランスは，高齢化するほど悪くなっている．また，情報化社会となった今日健康指向も加わって「体に悪いからそれを食べない」とか「良いからたくさん食べる」といったことで，誤った食事内容になっている人も多い．

　一方，たんぱく質以外の栄養素のバランスをくずす社会環境としては，男性と同じレベルで仕事をする女性が増えたことがある．栄養のバランスはどのような食品を摂取するかによっても異なるが，調理に費やす時間とも関係する．厚生省の資料によれば，ビタミンA，B_2あるいはCaが1日の必要量に達するためには，夕食の調理時間は45分以上，また，鉄は15分以上を必要とする．調理された惣菜や外食産業の進出といった環境の変化も，せっかく改善された栄養のバランス

をくずすリスクをもっている．心不全も含めてこれからの栄養治療はそれぞれの人がおかれている社会環境をも考慮した指導内容が要求される．食事療法は薬物に勝る効果を示すだけに，常に「誤った食事内容による副作用」の予防にも留意する必要がある．

f. 栄養士の役割

高血圧や糖尿病，高脂血症などの治療および虚血性心疾患の予防の絶対的な方法として，食事療法（栄養管理）が位置づけられて久しい．しかし，それが必ずしも発展・普及していない．その大きな原因は1人の患者に治療として行う場合と広い意味での健康維持・増進を目的として行う場合とを区別していないことかもしれない．すなわち，臨床栄養学と公衆栄養学との混同であり，また栄養診断と食事診断とを混同していることも原因の1つといえる．従来より腎疾患の食事療法が摂取量（食事診断）とは無関係に浮腫があれば塩分の制限，血清カリウムの上昇があればK含有食品の制限といった具合に栄養診断を行ったうえで処方し，それに基づいて指導内容を食事診断して指導するように特定の栄養成分のコントロールはからだ側からの情報に基づいて行ってきた．そこには，医師と栄養士の役割がはっきりしているわけである（図1.12）．

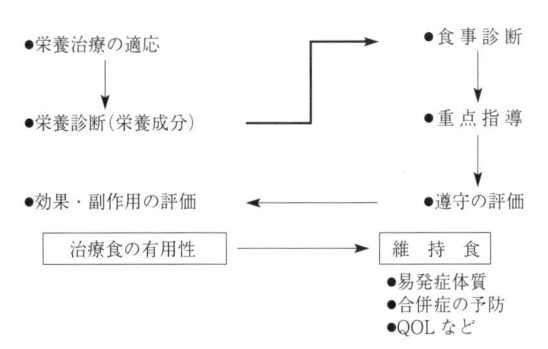

```
●栄養治療の適応           ●食事診断
                              ↓
●栄養診断(栄養成分)        ●重点指導
                              ↓
●効果・副作用の評価 ←──  ●遵守の評価

 ┌─────────┐         ┌─────────┐
 │ 治療食の有用性 │ ───→ │  維 持 食  │
 └─────────┘         └─────────┘
                           ●易発症体質
                           ●合併症の予防
                           ●QOLなど
```

図1.12 栄養治療（臨床栄養）における医師と栄養士の役割

医師は身体的所見に基づいてその疾患に栄養治療が必要かを決め，そして諸検査の結果に基づいてどの栄養成分をコントロールすることがその疾患の改善に最も有効かを診断して処方する．その食事処方に基づいて栄養士は栄養摂取状況を把握したうえでどの食品から処方された栄養成分をコントロールするかを診断して指導するわけである．治療食の時期はまず目的とする疾患の指標とする異常が改善されなければならないため，処方された栄養成分について重点的に指導を行い，この過程では専門的な役割において医師と栄養士とはコメディカルという立場に置かれているため，相互に診療カルテを通して情報の交換がなされる．この際，栄養診断がなされていなければ，栄養士から医師へ栄養診断に必要な検査を依頼をすべきであろう[11]．

指導後は，まず，重点指導をどう守ったかを栄養士が評価することから始まる．したがって，再来日の指示や指導効果を評価するために必要な検査依頼を医師にする必要がある．ここではじめて食事療法の有効性が目的とした疾患で認められるかを医師が評価するわけである．これが治療食である．

その患者の食事内容が変わったことによる副作用，QOLあるいは合併症全般にわたって行う指導は維持食の期間であり，また，易発症体質の改善を目的とする指導もこの時期に行う．このような基本的な考えで食事療法を行うことが望まれる．

おわりに 過剰栄養は現代の日本における食生活の特徴といえるが，1つの栄養素の過剰に基づく疾患の発症を考慮する前に，その背景にある生活環境によって造られた易発症性をもつ体質の是正を基盤とした食事療法が望まれる．塩分，飽和脂肪，線維，あるいは各種ビタミンなどに関する情報が氾濫する今日，動脈硬化に対する治療あるいは予防の試みは，1つの栄養素をコントロールすることによって疾患を治癒させようとするのではなく，発症背景となっている病態の改善や薬剤の用量を最少限にかつ薬剤などによる治療効果をより高めうる状態をつくることを目的とする栄養学的管理も必要であろう．

文　献

1) Report of a WHO Expert Committee: Prevention of coronary heart disease. WHO Technical Report Series 678, 1982.
2) Gordon T, Kannel WB: Predisposition to atherosclerosis in the head, and legs. The Framingham Study. *JAMA* **221**: 661, 1972.
3) Hollander W: Role of hypertension in atherosclerosis and cardiovascular disease. *Am J Cardiol* **38**: 786, 1976.
4) Miller GJ, Miller NE: Plasma high-density lipoprotein concentration and development of ischemic heart disease. *Lancet* **1**: 16, 1975.
5) Logan RL, et al: Risk factors for ischemic heart-disease in normal men aged 40 (Edinburgh-Stockholm study). *Lancet* **1**: 949, 1978.

6) Stout RW: Diabetes and atherosclerosis — The role of insulin. *Diabetologia* **16**: 141, 1979.
7) The Lipid Research Clinics Coronary Primary Prevention Trial Resuts: 1. Reduction in incidence of coronary heart disease. *JAMA* **251**: 351, 1984.
8) Randomised trial of cholesterol lowering in 4444 patients with coronary heart disease: the Scandinavian Simvastatin Survival Study (4S). *Lancet* **344**: 1383, 1994.
9) Veterans Administration Cooperative Study Group on Antihypertensive Agents: Effects of treatment on morbidity in hypertension II. Results in patients with diastolic blood pressure averaging 9.0 through 114 mmHg. *JAMA* **213**: 1143, 1970.
10) The University Group Diabetes Program (Final report): Effects of hypoglycemic agents on vascular complications in patients with adult-onset diabetes. *Diabetes* **31** (suppl 5): 1, 1982.
11) 南部征喜：外来診療での有効な食事療法．*J Integrated Medicine* **6**: 296, 1996.
12) 南部征喜，洪　秀樹，脇　昌子：高脂血症の治療域と食事療法指導の実際．日本臨床 **46**：701，1988.
13) 南部征喜，山本　章：高血圧症ならびに高脂血症の栄養管理．医学のあゆみ **120**：540, 1982.
14) Toshima H, et al: Changes in the prevalene of hypertension and obesity. *Kurume Med J* **30**: 57, 1983.
15) Nambu S, et al: Obesity and morbid condition: an overview on epidemiological study. Progress in Obesity Research 7 (ed by Angel A, et al), pp 573-579, John Libbey, London, 1996.
16) Toshima H, et al: Studies on the time trend of cardiovascular risk factors. *Jap J Med* **19**: 378, 1980.
17) Hubert HB, et al: Obesity as an independent risk factor for cardiovascular disease: a 26-year follow-up of participants in the Framingham heart study. *Circulation* **67**: 968, 1983.
18) Reaven GM: Role of insulin resistance in human disease. *Diabetes* **37**: 1595, 1988.
19) Matsuzawa Y: Classification of obesity with respect to morbidity. *Proc Soc Exp Biol Med* **200**: 194, 1992.
20) 南部征喜：シンドロームX，その概念と健康問題への寄与．*New Diet Therapy* **11**: 145, 1996.
21) 南部征喜：栄養とインスリン抵抗性－食事脂肪・タンパク質とインスリン抵抗性．栄養－評価と治療 **11**：43，1994.
22) 原　均，山木戸道郎：ハワイ-ロスアンゼルス-広島医学調査．総合保健科学 **5**：51，1989.
23) 南部征喜，ほか：動脈硬化の予防－食事療法．動脈硬化 **12**：481，1984.
24) 南部征喜：心疾患の栄養評価．臨床栄養 **83**：262, 1993.
25) 南部征喜：臨床栄養の最前線－循環器疾患．栄養－評価と治療 **1**：48，1990.
26) Kimura N, et al: Population survey on cerebrovascular and cardiovascular disease. The ten years experience in the farming village of Tanushimaru and the fishing village of Ushibuka. *Jap Heart J* **13**: 118, 1972.
27) Nambu S, et al: The role of serum protein in congestive heart failure. Nutritional Support in Organ Failure (ed by Tanaka T, Okada A), pp 45-52, Excepta Medica, Amsterdam, New York, Oxford, 1990.

献立の実際

(1) 遵守させることを目的とする

食事療法が治療の効果を増幅させるとともに再発予防と進展防止に欠くべからざる役割を果たしている（図1.13）ことは周知のところであるが，指導をいかに遵守させるかが重要なポイントである．ことに動脈硬化の場合，その要因が食生活に起因することを理解しながらも，長期間を要するため積極的に実行しようとする意欲を欠いている事例もある．

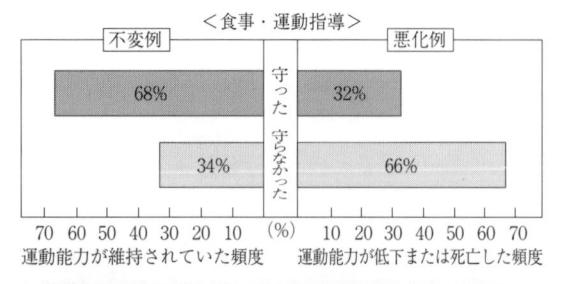

図1.13　食事・運動指導の遵守と退院後の運動能力の変化 虚血性心疾患(狭心症・心筋梗塞)患者の7年間の追跡調査．

一般的に，家庭における食事療法は失敗するケースをしばしば見受けるが，そのほとんどが食内容あるいは食パターンを急激に変えようとしていることが原因としてあげられる．もちろん無理解によるものもあるが，これらを解決する動機づけとして主要な事項について重点的に指導することによって効果をあげることができる．

(2) 重点的指導の要点

重点的指導について具体的な1例をあげると，動脈硬化のリスクファクターとして，基本的な因子となっている体脂肪除去を目的として主食のみ減量した低エネルギー食の実施である．その内容は実行を容易にした食品構成例（表1.22）のように2000 kcalを1000 kcalに減量する場合でも抵抗なく実行できるように副食は従来の食内容を維持し，主食のみ1/3に減量するものである．

これによる体重減少は当然期待できるうえ，とくに意識しないで減塩効果まで達成されることを経験して

1.4 動脈硬化

表1.22 実行を容易にした食品構成例

	食品名	分量(g)	エネルギー(kcal)	たんぱく質(g)	VB₁(mg)	VB₂(mg)	VC(mg)
2000 kcal	米　飯	1050	1554	27	0.32	0.11	0
	あ　じ	300	432	56	0.36	0.48	3
	ほうれんそう	200	50	7	0.26	0.46	65
	合　計		2032	90	0.94	1.05	68
	(1/2)		(1016)	(45)	(0.47)	(0.53)	(34)
1000 kcal	米　飯	350	518	9	0.11	0.04	0
	あ　じ	300	432	56	0.36	0.48	3
	ほうれんそう	200	50	7	0.26	0.46	65
	合　計		1000	72	0.73	0.98	68
所要量（例）				70 g	0.4 mg/1000 kcal	0.53 mg/1000 kcal	50 mg

いる．しかしこの方法は，食事療法に関しては初心者である場合や，薬物効果の増強をねらった危険因子の早急な除去などを要する際に有効であって，万能ではない．国立循環器病センターでは低エネルギーのほか，塩分摂取制限，高コレステロール血症に対する動物性脂肪制限などを実施したが，いずれも高率の有効性を認めている．

(3) 入院患者に対する低エネルギー食教育

低エネルギー食を必要とする入院中の患者に対しては当初2000 kcal（表1.23）を給与するが，約1週間を経過した後1000 kcal食に移行させて，喫食しながら内容を理解させるよう努めている．内容は表1.22の趣旨と同じであるが，外来患者と異なり時間的な余裕もあるので，バランスについてまで理解を深めるための教育が可能である．

(4) バランスを理解させるための食糧構成

重点指導の利点は食事療法がよく理解されていない状況にあっても，目的とする低エネルギーあるいは減塩などの1つを達成することはできる．しかし予後の管理，すなわち予防医学の見地からすると今後の食生活を支える知識は養っておかねばならない．たとえばコレステロール除去に専念するあまり，たんぱく質が不足となり，ヘモグロビンやアルブミンの減少をきたすなどの防止は患者自身が行わねばならないからである．

図1.14以降は食品を組み合わせながら各種栄養素がいかに変化するかを理解しやすく作成したものである．

1500 kcalを要する場合（図1.14），米飯1050 gを摂取することで目的を果たすことは可能である．しかし他の必要とする栄養素が不足していることは明らかである．

表1.23 低エネルギー食への移行

入院当初		入院1週間後	
2000〜2100 kcal		1000 kcal	
食品名	分量(g)	食品名	分量(g)
米　飯	540	米　飯	220
パ　ン	80	パ　ン	40
い　も	100	い　も	
果　実	100	果　実	100
魚	100	魚	100
肉（牛肉赤身）	120	肉（若鶏）	120
卵	30	卵	30
豆　腐	100	豆　腐	100
牛　乳	200	牛　乳	180
植物油	20	植物油	
緑黄色野菜	100	緑黄色野菜	100
その他の野菜	150	その他の野菜	150
海　草	2	海　草	2
砂　糖	20	砂　糖	

（南部ら[1]，1984）

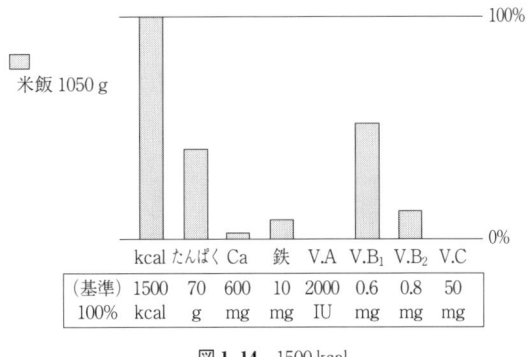

	kcal	たんぱく	Ca	鉄	V.A	V.B₁	V.B₂	V.C
(基準)100%	1500 kcal	70 g	600 mg	10 mg	2000 IU	0.6 mg	0.8 mg	50 mg

図1.14 1500 kcal

図1.15では米飯を750 gまで減量し，副食として魚300 gを付加したが，無機質およびビタミンを補うまでにいたっていない．このようにエネルギー調整のため米飯を減量しながら，図1.16では魚を200 gにした

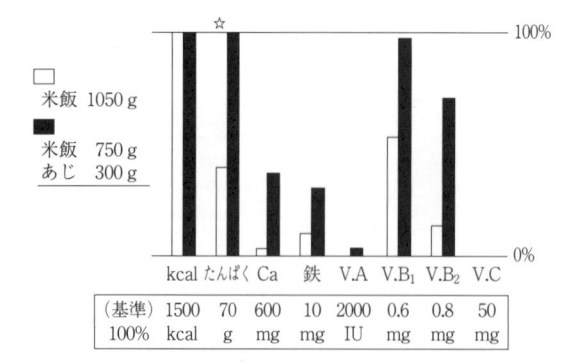

図 1.15 1500 kcal

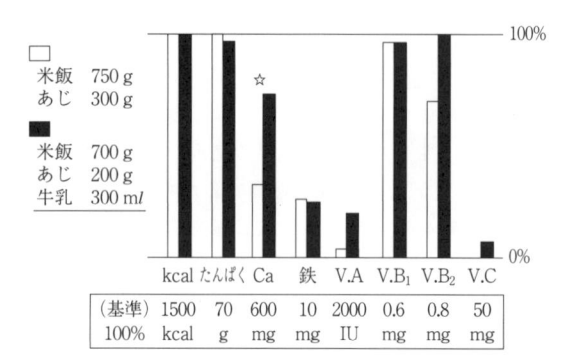

図 1.16 1500 kcal

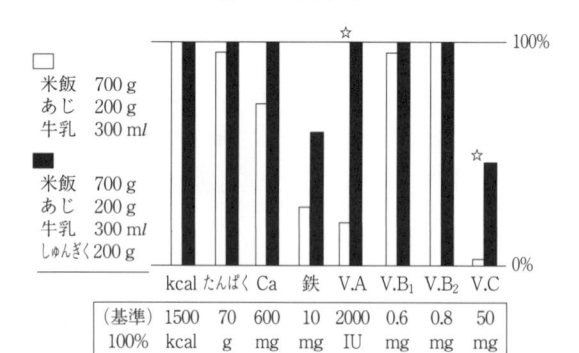

図 1.17 1500 kcal

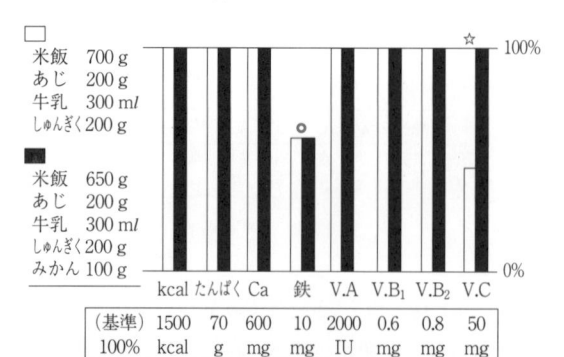

図 1.18 1500 kcal

図 1.19 1500 kcal

うえで牛乳300mlを，図1.17では緑黄色野菜をそれぞれ追加してもなお不満は残るが，最終的に図1.18に示すとおり果物（みかん）を加えてほぼ完了の段階まで到達する．この後は食習慣や嗜好を考慮しながら患者とともに考えることで参加意識もあって非常に理解はよい．

図1.19は特定の人に限って利用しているが，栄養のバランスを考えるうえで飲酒が無駄であることを強調している．

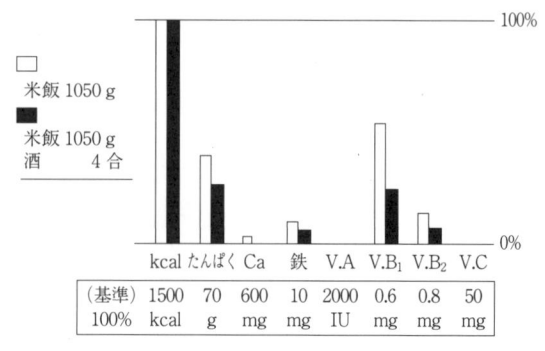

(5) 献立および調理上のポイント

a) コレステロール

血清コレステロール増加の因子として動物性食品に多く含まれる飽和脂肪酸（S）に対して，逆にコレステロール低下作用を促す植物性食品の多価不飽和脂肪酸（P）のP/Sは1～2とし，食品から摂取するコレステロールは1日300mgまでとする食事を一応の目安とするのが常識的である．したがって食品の選択に際しては脂肪の多い動物性食品を避け，たんぱく源として植物性のだいずやその製品（豆腐など）を中心とすることが理想である．

動物性食品のなかでも皮のつかない鶏肉や白身の魚類は脂肪も少ないので利用できる．鶏卵（卵黄）や魚卵，また肝臓などの内臓は多量のコレステロールを含む代表的食品である．

b) 塩分

1日10g以下が目安であるが，汁物や漬物を極力避けることがコツである．

調理の基本は1品重点の調味をするよう心がける．たとえば全部の料理に減塩するのでなく，塩分をまったく使わない料理と使っている料理の組み合わせを配慮するとよい．

献立表 1.4 動脈硬化

この献立の栄養価は，おおよそ熱量 1500 kcal，たんぱく質 90 g，脂質 30 g，コレステロール 150 mg，塩分 7 g．

	献立名	食品名	分量 (g)
朝食	米飯	米飯	140
	みそ汁	みそ	15
		豆腐	40
		青ねぎ	10
	焼き魚	さば	40
	おろしだいこん	食塩	0.5
		だいこん	30
		しょうゆ	3
	お浸し	ほうれんそう	70
		糸かつお	0.5
		しょうゆ	3
	果物	甘なつみかん	100
昼食	米飯	米飯	160
	牛肉のしょうが焼き	牛肉赤身	90
		おろししょうが	3
		しょうゆ	8
		酒	5
		みりん	5
		パセリ	1
	野菜ソテー	キャベツ	70
		ピーマン	30
		サラダ油	5
		食塩	0.5
		こしょう	少々
	きゅうり浅漬け	きゅうり	30
		食塩	0.5
	牛乳	牛乳	200
夕食	米飯	米飯	160
	水たき	たら	150
		焼き豆腐	70
		はくさい	100
		生しいたけ	20
		白ねぎ	20
		にんじん	20
		しゅんぎく	20
		ポン酢	30
		だいこん	30
	含め煮	かぼちゃ	100
		砂糖	5
		しょうゆ	3
	果物	りんご	75

〔南部征喜〕

2. 呼吸器疾患と食事療法

2.1 慢性閉塞性肺疾患

近年，さまざまな分野における入院患者の栄養状態の評価がなされているが，一般内科病棟，外科病棟，整形外科病棟などにおける栄養障害の発生率は30～50%にも達するといわれている．Weinsterら[1]の研究によると，正常な栄養状態で入院してきた内科病棟の患者の75%が入院中に栄養指標が悪化するという．Butterworth[2]によれば，その原因は医原性であり，度重なる診断・治療手技のための食待ち，絶食，主治医の交代による栄養管理面での責任の分散，患者の栄養状態に対する医師やパラメディカルの無関心に起因するとされている．

本稿では，慢性肺気腫，呼吸不全，レスピレーターによる呼吸管理中の症例における栄養管理について解説する．

a. 慢性肺気腫
(1) 疾患の概念

慢性肺気腫は，慢性気管支炎，気管支喘息などと臨床的または病態生理面において類似した疾患群であり，これらを慢性閉塞性肺疾患（chronic obstructive pulmonary disease, COPD）と総称する場合もある．1950年代後半になり，イギリスで慢性気管支炎の病型分類がなされ，それと並行してアメリカで肺気腫のシンポジウムが開催された．

Gaensler（1959，アメリカ）がボストンで肺気腫と診断した症例の68%がイギリスの慢性気管支炎に相当し，またBurrows（アメリカ）がシカゴの肺気腫とロンドンの慢性気管支炎を同一の尺度を用いて診断したところ，同一疾患が多かったという成績がある．Ciba Guest Symposium（1959）では，全体を慢性非特異性肺疾患と総称し，これを慢性気管支炎，気管支喘息（可逆性閉塞性障害），非可逆性閉塞性肺疾患（従来の肺気腫に相当する）とに分け，肺気腫を"終末気管支梢から末梢含気区域が正常の範囲をこえて増加するもの"として肺の過膨張も含めていた．その後，WHOやアメリカ胸部疾患学会（American Thoracic Society, ATS）は，1962年に肺気腫を"肺胞壁の破壊的変化により終末気管支梢から末梢の含気区域が異常に拡大しているという解剖学的特徴を有する疾患"と定義した．

(2) 病態生理

本症の特徴的変化は細気管支，肺胞などの肺実質破壊と肺毛細血管床の破壊および器質的変化である．慢性の低酸素血症をきたしている症例では，機能的肺動脈収縮すなわち，hypoxemic pulmonary vasoconstriction（HPV）も加わり，肺循環動態異常を呈するようになる．上述のような解剖学的変化は肺容量，換気機能，ガス交換，酸塩基平衡，心血管機能異常を惹起する．

換気面での基本的変化は肺実質的構造の破壊と気道閉塞であり，炎症や感染による気道分泌物の増加や気管支壁肥厚のため末梢気道領域の閉塞が起こる．肺実質破壊のためelastic recoil（肺弾性収縮力）が低下し，これがさらに気道閉塞を助長する．

肺内ガス分布不均等性に肺血管血流障害が加わると血液ガス異常は高度となる．肺動脈系の器質的変化，機能的収縮に起因する肺血流異常と肺内ガス分布異常とにより，換気血流の不均等性が生じ，A-aDo$_2$は開大し，高度の低酸素血症となる．

(3) 診断のポイント

臨床症状，打聴診所見，胸部X線所見，肺機能検査などを総合して診断を下す．

慢性肺気腫の診断根拠としては，労作時呼吸困難，ビヤ樽状胸郭，鼓性打診音，胸部X線での透過性増大と過膨張所見，横隔膜平低化，肺機能検査でのFVC 1秒量の減少などがあげられる．

(4) 栄養管理
a) なぜ栄養管理が必要か

肺気腫などのCOPD症例は，外来通院状態で27%

に体重減少が認められ，末期状態では71％に体重減少がみられたという[3]．通常，肺気腫患者が急性悪化をくり返して入院してくる場合には，患者はすでに低栄養状態にあると考えられる．

では，なぜ肺気腫患者では低栄養状態がみられるのであろうか．これには諸説があり，いまだに見解の一致がみられない．その例をあげてみると，横隔膜平低化による胃腸の圧迫，消化性潰瘍の合併，摂食中にPaO_2が低下して呼吸困難となり食欲不振となる．呼吸筋酸素消費量増加などによる代謝亢進説などがある．

Wilsonら[4]によれば，肺気腫症例の低栄養状態は，肺機能の悪化とともに徐々に進行するのではなく，"階段状"に急激に悪化するという．すなわち，肺気腫患者が感染などを契機として急性悪化すると，エネルギー消費が亢進し，エネルギー供給が間に合わなくなるわけである．

b）患者の栄養状態の評価

栄養管理のために栄養療法を開始するに当たって，患者の栄養状態を正確に把握する必要がある．視診，触診により患者の皮下脂肪や骨格筋の量はほぼ推測できる．内分泌疾患など直接に代謝過程に影響を及ぼす基礎疾患の有無，体重の変動や発熱の程度，患者のPS（performance status）や栄養摂取状況など病歴の問診も不可欠である．ノギスを用いて上腕三頭筋の皮下脂肪の厚さを測定し，上腕中央部周囲の長さと皮下脂肪厚との差から求める上腕筋量を標準値と比較することで，より客観的に栄養状態を評価できる．

筋たんぱくの消耗度を知るのに用いられるのが，1日尿中クレアチニン排泄量であり，次式からクレアチニン・身長指数（creatinine height index, CHI）として算定される．

$$CHI = \frac{1日尿中クレアチニン排泄量（患者）}{1日尿中クレアチニン排泄量（同身長の健常者）} \times 100$$

しかし，腎機能の低下した患者では評価は困難である．

血漿アルブミン値は測定が容易であるが，瘻孔などからの体外への喪失，血管内外への移動，アルブミン投与，輸液などにより増減するため，やや不正確である．アルブミンに比し半減期の短いたんぱく（rapid turnover protein）が鋭敏さの点で優れているものと思われる．アルブミンの半減期が14日なのに比して，トランスフェリンが約9日，プレアルブミンが2～3日，レチノール結合たんぱくは0.5日とされ，栄養状態の変動をみるのに有用である．

患者の免疫能も，栄養状態をよく反映する．総リンパ球数1500以下は免疫不全を示唆し，遅延型細胞性免疫を反映する皮内反応も有用である．さらに，血清補体成分とくにC_3の減少も栄養障害を示唆する所見である．

これらのいくつかの指標を組み合わせて栄養状態を評価する試みがなされており，下記の式に従い栄養指数（prognostic nutritional index, PNI）を算出している．

Buzbyの式[5]

$$PNI = 158 - 16.6（Alb）- 0.78（TSF）- 0.20（TFN）- 5.8（DH）$$

Niedermanの式[6]

$$PNI = 158 - 16.6（Alb）- 0.78（TSF）- 0.20（TFN）- 5.8（LS）$$

Alb：アルブミンg/dl，TSF：上腕皮下脂肪の厚さ，TFN：トランスフェリンmg/dl，DH：遅延型皮内反応，LS：末梢血中リンパ球数/mm^3

c）栄養管理の実際

栄養管理を開始するにあたっては，どの程度のエネルギー量を投与すべきかの目標を設定する必要がある．患者によって年齢，体格，栄養状態，基礎疾患，感染の有無などの諸条件が異なるため表2.1のようなbasal energy expenditure（BEE）の計算式により基礎エネルギー消費量を算出する．通常，1日安静エネルギー消費量は25kcal/kgであり，窒素平衡を陽性にするには少なくともこの1.5倍のエネルギーと1日200～400mg/kg体重のアミノ酸が必要である．一般に，ストレス時には1.4～2.0倍あるいは+1000kcal/日が必要とされている．

表2.1 エネルギー消費量の算定
（HarrisとBenedictの予測値）

成人男性
　エネルギー消費量の予測値（kcal/24時）
　＝ 66.473 + 13.7516 × 体重（kg）+ 5.0033 × 身長（cm）- 6.7550 × 年齢（年）

成人女性
　エネルギー消費量の予測値（kcal/24時）
　＝ 655.0995 + 9.563 × 体重（kg）+ 1.8496 × 身長（cm）- 4.5756 × 年齢（年）

栄養の投与法には経腸栄養と経静脈栄養とがある

が，より生理的で感染の危険の少ない経腸栄養が第1選択となる．もっとも望ましいのは経口摂取であり，この場合，うがいにより口腔，上気道内を清潔に保つように心がける．糖質を大量に投与すると，O_2消費量が増加してCO_2産生量が増え，換気量の増大という形で呼吸筋に負担をかける．このような傾向は，呼吸機能が低下している状態ではさらに著明となる．呼吸商を低下させるという意味では脂肪の投与は有効であるが，脂肪乳剤を投与すると，トリグリセリドが上昇し高脂血症を誘発してD_{LCO}の低下，$PaCO_2$の低下，A-aDO_2の開大という形で呼吸機能に影響し，とくに胸部手術後にはこの傾向は著明となる．

大まかな目安として，先述の計算式で基礎代謝量を算出し，それを1.2～1.6倍した量を基準エネルギーとする．炭水化物の量については，総エネルギーのうちの脂質の量により異なってくる．標準的な体格の日本人で，基礎代謝量を1400kcalとすると，1日必要なエネルギーは約2000kcalとなる．脂質により25％のエネルギーを供給すると仮定すると，約1500kcalを糖質で補給する必要がある．たんぱく質は窒素平衡からみて1g/kg/日が必要であり，アミノ酸としては1.25g/kg/日以上であることが望ましい．しかし，肺気腫などによる呼吸不全の患者ではたんぱくの異化作用が亢進していることが多く，実際にはアミノ酸で2g/kg/日とされているが，日本人の場合1～1.5g/kg/日が適量とされている．脂質は必須脂肪酸供給のためにも，長期の中心静脈栄養には10％ intralipidで200m*l*/日以上は必要である．しかし，投与速度は0.5g/kg/時を超過しないほうがよい．

b．呼吸不全
(1) 疾患の概念・定義

呼吸不全は広く末梢臓器での組織呼吸も総括的に考慮して"原因のいかんを問わず，動脈血ガス，とくにO_2，CO_2が異常な値を示し，そのために生体が正常な機能を営みえない状態"とする定義がある．しかし，さらに簡単に「呼吸不全は，呼吸器系の本質的機能である，生体と外界とのガス交換過程が障害され，その結果，PaO_2の低下，または$PaCO_2$の上昇をきたした状態」と定義したほうがよい．

この場合，動脈血ガスの異常値のレベルをどのように設定するかが問題となる．その主要なものを列挙してみると，空気呼吸下，sea-levelで，

1) PaO_2 60 Torr以下，$PaCO_2$ 50 Torr以上
2) PaO_2 60 Torr以下，$PaCO_2$ 49 Torr以上
3) PaO_2は次式により計算した正常値
   60±5 Torr以下，$PaCO_2$ 40±5 Torr以上
4) PaO_2 75 Torr以下，$PaCO_2$ 47 Torr以上

など実に多彩である．本来，動脈血ガス分析値は肺でのガス交換障害の直接的・間接的結果であり，それは組織レベルでの呼吸に影響を及ぼしてくるが，それ自体が必ずしも組織呼吸を反映するものではない．このような観点から，組織の酸素化の結果をより正確に反映するとされている混合静脈血酸素分圧を呼吸不全を把握するための指標にすべきとの考え方もある．

(2) 呼吸不全の原因疾患

呼吸不全には，急性呼吸不全，慢性呼吸不全，慢性呼吸不全の急性悪化があり，その原因疾患は実に多彩である．急性呼吸不全の原因疾患については，表2.2, 2.3にまとめてある．

慢性呼吸不全の原因疾患としては，肺-気道系の疾患，とくに慢性に経過する疾患が重要である．さらに呼吸中枢の機能異常に起因する呼吸調節機能異常，呼吸筋異常に起因する呼吸運動障害などもみられる．

表2.2 急性呼吸不全の原因となる状況

1) 外傷
2) ショックまたは出血
3) 全身感染（敗血症）
4) 大手術
5) 尿毒症
6) 肺炎
7) 急性意識障害と誤飲性肺炎（各種中毒）
8) 心不全
9) 高地への移動
10) 激しい運動

表2.3 急性呼吸不全の病態分類

1) 血液および代謝系の障害
   ショック・感染性ショック
   DIC
   長時間の体外循環
   大量輸血・輸液
2) 肺血管系の障害
   ショック・DIC
   肺塞栓
   高地肺水腫
   低酸素性肺水腫
3) 肺間質の障害
   肺線維症
   間質性肺炎・過敏性肺臓炎
4) 気道および肺胞からの障害
   肺炎
   誤飲性肺炎
   無気肺
   酸素中毒

(3) 呼吸不全の診察のポイント

呼吸不全の診断基準としては，表2.4に示すように厚生省特定疾患「呼吸不全」調査研究班のそれがある．この表のⅠの項目に，「またはそれに相当する呼吸障害を呈する異常状態」とある．これは，患者の個人差や動脈血ガス分析ができない状況，さらにレスピレーターを装着していたりO_2吸入から室内気呼吸に戻せない状況を考慮する基準となっている．

表2.4 呼吸不全の診断基準

Ⅰ．室内気吸入時の動脈血O_2分圧が60 Torr以下となる呼吸器系の機能障害またはそれに相当する異常状態を呼吸不全と診断する．
Ⅱ．呼吸不全の型を2型に分け，動脈血CO_2分圧が45 Torrを超えて異常な高値を呈するものとそうでないものとに分類する．
Ⅲ．慢性呼吸不全とは呼吸不全の状態が少なくとも1か月間持続するものをいう．なお動脈血O_2分圧が60 Torr以上あり，ボーダーライン（60 Torr以上，70 Torr以下）にあり，呼吸不全に陥る可能性の大なる症例を準呼吸不全として扱う．

（横山[8]，1982）

これから，さらに検討を要する課題としては，慢性呼吸不全の定義と準呼吸不全という概念である．

まず，慢性呼吸不全を，「呼吸不全状態が少なくとも1か月持続するもの」と定義しているが，1か月という期間の病態生理学あるいは臨床的意味づけは実に曖昧である．高二酸化炭素血症への腎性代償という点からみれば，数日の持続と1か月の持続とに果たして有意な差があるだろうか？　一方，低酸素血症への順応現象を，血色素やヘマトクリット値の変化から評価するとすれば，6～8週間を必要とする．さらに，COPDにみられるような慢性呼吸不全とARDSに代表されるような急性呼吸不全を，単純に時間的経過の差としてとらえることには問題があり，また，慢性呼吸不全の急性悪化と急性呼吸不全との間にも大きな相違があると考えるべきであろう．

動脈血O_2分圧が61～70 Torrを準呼吸不全としているが，その理由として，動脈血O_2分圧70 Torr以下を呼吸不全とするという考え方や，60 Torr以下と61～70 Torrの患者群との間には，臨床的背景に差があるとする報告があり，今後さらに慎重に検討すべき問題と思われる．準呼吸不全が呼吸不全の前駆状態であるか否かという点についても，単純には決められないものと考えられる．

(4) 栄養管理

呼吸不全状態で，十分な酸素投与にもかかわらず，動脈血O_2分圧が60 Torr以上に上昇しなかったり，動脈血CO_2分圧が50 Torr以上あり，CO_2 retensionがある場合には，気管内挿管，気管切開，人工換気が必要となる．本稿では，したがって，これらも含めて論ずることにする．

栄養管理の必要性，患者の栄養状態の評価，栄養管理の実際などは基本的には肺気腫と同様である．呼吸不全，人工呼吸の状態では，患者の栄養状態はかなり劣悪になっているものと考えてよい．

呼吸筋のなかでも，横隔膜，肋間筋，補助呼吸筋群といった呼吸筋の疲労は，呼吸仕事量が多く，エネルギーの需要が供給を超過したときに起こり，呼吸不全の悪化の原因となる．Kvetanら[9]によると，急性呼吸不全の初期には，基礎代謝量の1.0～1.2倍のエネルギーを投与し，状態が安定してくると1.4～1.7倍のエネルギーを投与するとよいという．その際にエネルギーとしての糖は1日2～4 g/kgまでにすべきであるとしている．多量の糖負荷は生体において，CO_2産生，O_2消費を促進し，これが呼吸機能，循環機能に負担を強いる結果となる一方，糖の投与が過剰になると，耐糖能の低下した状態（ステロイド起因性糖尿病など）では高血糖をきたす結果となる．このような場合にはインスリンを適量使用する必要がある．fructose, maltose, sorbitolなどを使用すると血糖値も上昇せず副作用も少ないとする報告もある．

代謝が亢進している場合や，異化作用が亢進している場合には，エネルギー補給が不十分であれば，たんぱく代謝が亢進してたんぱく量が不足する．たんぱくの不足は抗体産生の障害，血球新生や細胞新生の障害，筋肉の萎縮，細菌やウイルスなどの日和見感染を招来する．また，血液の膠質浸透圧を低下させて，浮腫の発現を促すことになる．たんぱく質は1 g/kg/日が必要でアミノ酸としては1.25 g/kg/日以上が望ましい．呼吸不全の患者ではたんぱくの異化作用が非常に亢進しており，アミノ酸で2 g/kg/日程度投与した方がよいと考えられる．血液製剤（アルブミン，凍結血漿）は一時的に血漿たんぱくを上昇させ，膠質浸透圧を高める働きがあるが，栄養補強としての意味はない．

脂肪乳剤の投与量は，欧米では成人で2～3 g/kg/日とされているが，わが国ではこの半量が適当と考えられる．ただし，投与速度は0.5 g/kg/hrを超過しない

ように注意する．脂質はエネルギー源としてエネルギーが高く，しかも呼吸商（RQ）が0.7と低い．したがって糖とは異なり，炭酸ガスの排出量も少なく，液体の量も少なくできるため，高炭酸ガス血症の呼吸不全患者には適する．

急性悪化をきたした呼吸不全患者の場合，投与エネルギーは1800～2000 kcal/日とし，糖質50％，脂質30％，たんぱく質20％を大まかな目安としてよい．栄養補給の方法としては，経口摂食が最も望ましい．経口摂食することにより，患者は"たべる楽しみ"を享受できるのみならず，消化性潰瘍の発症も少なくなる[10]．

文　献

1) Weinster RL, et al: Hospital malnutrition. A prospective evaluation of general medical patients during the course of hospitalization. *Am J Clin Nutr* **32**: 418, 1979.
2) Butterworth CE: The skeleton in the hospital closet. *Nutr Today* **9**: 4, 1974.
3) Brawn SR, et al: The prevalence and determinants of nutritional changes in chronic obstructive pulmonary disease. *Chest* **86**: 556, 1984.
4) Wilson DO, et al: Nutrition and chronic lung disease. *Am Rev Resp Dis* **96**: 1347, 1985.
5) Buzby GP, et al: Prognostic nutritional index in gastrointestinal surgery. *Am J Surg* **139**: 160, 1980.
6) Niederman MS, et al: Nutritional status and bacterial binding in the lower respiratory tract in patients with chronic tracheostomy. *Ann Intern Med* **100**: 795, 1984.
7) 矢野清隆，ほか：呼吸不全の病態および予後に関する研究－2年間（1980年～81年）における全国調査のまとめ．厚生省特定疾患「呼吸不全」調査研究班（班長横山哲朗）昭和58年度研究業績集，p289, 1984.
8) 横山哲朗：厚生省特定疾患「呼吸不全」調査研究班昭和56年度研究業績集，p 1, 1982.
9) Kvetan V: Nutritional support in ventilatory failure. International Symposium on Nutritional Support in Organ Failure, Osaka, 1988.
10) 中村治雄，ほか：老人の臨床栄養学，p104-118，南山堂，東京，1992.

〔北村　諭〕

献立の実際

前項にあるように，慢性閉塞性肺疾患の栄養基準は，高エネルギーで，たんぱく質・脂肪のエネルギー比率を高くすることが望まれている．しかし，本疾患の患者には消化性潰瘍，食欲不振などがみられることが多く，医療スタッフが期待する栄養量が確保しにくい状況にある場合が多い．このような状況で，患者の状態を把握し，食事内容の工夫を図り，経口摂取量を高め栄養状態の改善を支援することは，治療上きわめて重要なことである．

(1) 経口栄養摂取量の決め方

医師から，指示栄養量を受けると同時に，食べることに関係している状況を把握することが栄養管理の第1歩である．

a) 現在の食物摂取状況および患者の把握

入院患者であれば，医師・看護婦と連絡を取り情報を得る．外来患者であれば，本人または家族から情報を得る．このときには以下のような情報を得るように努める．

i) **食事の摂取量**　　患者は，自分なりに努力して食べようとしているが，食欲がない場合には，本人の努力のわりには，実摂取量が少ないことがある．したがって，食物摂取量には患者の自己申告と実際との間には多少のずれがある場合もある．また，食事内容（主食，副食なかでも魚・肉などたんぱく源となる食品の摂取量），補食の状況によっても栄養量が違ってくる．これらを客観的に把握する．このとき，患者が食事をとることに負担を感じていないか否かも把握しておくようにする．

ii) **食物受容能力**　　咀嚼・嚥下の能力は正常であるか，食事中に呼吸困難などを起こしやすいか，むせやすくないかなど．とくに，受容能力が低下している場合には，食事に時間を要し，疲労する．このような場合には，1回の食事量にも配慮する必要がある．

iii) **嗜好・食習慣**　　とくに，高齢者の場合には，入院食を受け入れにくい場合がある．

iv) **食事摂取への意欲**　　摂取意欲があるのに「肉が堅くて食べられない」，食べたくないのに目の前にたくさん食事がでる．ともに，患者にとっては悲しいものである．食事がおいしいと感じること，食事が全部食べられたことは，患者が病気の回復を自覚する大切な指標でもある．この実感を患者が体験できるように支援するためにも患者の食事に対する姿勢も忘れずに把握する．

b) 栄養量の検討

患者が，医師から指示された栄養量を摂取できるかどうかを栄養士の立場から検討する．多面的に考え，無理と思われる場合には医師と相談する．食事のほかに消化態栄養剤で経腸的に栄養を補う場合には，患者にその意味を説明する．またこれを経口的に与える場合には，患者が飲みやすいものを選ぶようにする．病状は常に変化するものであるから，食事の摂取状況に注意を払い，必要な栄養量を可能なかぎり経口的に摂取できるように支援する．

(2) 献立計画

食欲がない患者に，高エネルギー食をとらせたい場合には，脂肪を有効に使うと量が少なくてもエネルギーがとれる．このことは本疾患にとっては好都合である．また，1回量を少なくして，食事回数を増やすのも工夫の1つである．この場合には，間食としては，患者が食べたいときに食べることができるもの（芋きんとん，サンドイッチ，フルーツなど）を用意したり，患者の嗜好を優先させるようにするのも工夫の1つであろう．

また，同じ脂肪をとらせようと計画した場合でも，てんぷらでとらせようとする場合とシチューや酢豚でとらせようとする場合で，患者の受け入れ方は違う．同じバター味でもポタージュの場合とサンドイッチに塗ったバターとでも違う．同じようにパンに塗ったバターでもトーストにぬった場合とサンドイッチに塗ってある場合でも油の濃さの受け止め方は違ってくる．このように，食材料は「食べるときの温度」「材料の組み合わせ」「味のつけ方」で大きな相違がある．

一般的にいって，高齢者や食欲不振時には濃い味のものを好むように思われる．おかずに濃い味をつけると，ごはんの量が増え，糖質主体の食事となりやすい．日本人の高食塩食が脳血管疾患を多くしていることはよく知られているが，単に食塩が多いことだけでなく，たんぱく質のとり方が少ないことも関係しているといわれている．濃い味つけの食事パターンは低たんぱく食となりやすい．したがって，高たんぱく食を計画する場合には，うす味にすることも大切である．しかし，このことは「食欲不振」対策とは矛盾する．この場合には，減塩食を美味しくするための工夫をとり入れるようにするとよいであろう．また，ごはんとおかずを交互に食べると，ある程度味が濃くないと食べられない．まず，おかずから，しかも味の薄いものから食べるように助言するとよい．

演出もおいしさに影響する．入院食のまずさの原因の1つには演出力の貧しさが起因していると思われる．1汁2～3菜のメニュー，同じ食器に盛られ，肉や魚はパサパサ，しかも，決まった時間に配られてくる．家にいれば，「食べたいものを食べたいとき」に食することができる．出来立ての料理が自分の好む味で食べられる．入院食は，どんなに努力してもこの点では家庭食にはかなわない．しかし，メニューや食器の工夫で視覚的に変化をつける．可能なかぎり患者の好みを受け入れ，入院生活に潤いができるよう協力するなどの姿勢が大切である．

(3) 調　理

献立表に従って実際の料理をする．同じレシピでも実にいろいろな料理が出来上がる．ちょっとした心遣いで食べやすくなる．

おにぎりに巻いてあるのりでも，包丁目を入れると食べやすい．野菜の繊維は煮るだけでは柔らかくなりにくい．繊維の方向を確認し，直角に包丁を入れておくと，歯でかみ切りやすい．肉団子でも，豆腐ややまいもなどのつなぎの工夫でふっくらと柔らかくなる．焼き魚や煮魚がパサパサする場合には，煮汁や「あん」を混ぜるなどの摂取時の工夫でむせるのを防ぐことができる．

香りは，食欲の状況で受け止め方が違う．たとえば，健康であったときは気にならなかった焼き魚のにおいを嫌う人もある．健康なときには食欲増進となったにおいも，病気のときにはいやなものになることもある．食材料の選び方や調味料・香辛料の工夫が求められる．これらは，いわゆる栄養素とはあまり関係しない成分である場合が多い．食欲のない患者の食事計画には食物のもつ栄養素とは別の要因にも注意する必要があるであろう．

献立表 2.1　閉塞性肺疾患

(1) 目標量 2000 kcal, Pro 80〜100 g, Fat 60〜70 g

区分	料理名	食品名	正味重量(g)	エネルギー(kcal)	Pro(g)	Fat(g)	C·H(g)
朝食	ロールパン	ロールパン	90	251	7.9	4.6	44.5
		マーガリン	10	76	0.0	8.2	0.1
	半熟卵	鶏卵	50	81	6.2	5.6	0.5
		塩	0.2				
	人参ポタージュ	にんじん	60	19	0.7	0.1	3.7
		たまねぎ	25	9	0.3	0.1	1.9
		サラダ油	5	46	0.0	5.0	0.0
		スープ	200	—			
		精白米	8	28	0.5	0.1	6.0
		牛乳	50	30	1.5	1.6	2.3
		塩	0.5				
		砂糖, こしょう	各少々	2	0.0	0.0	0.5
		生クリーム	15	31	0.4	3.0	0.6
	野菜サラダ	レタス	20	3	0.2	0.0	0.4
		きゅうり	20	2	0.2	0.0	0.3
		ヤングコーン	20	20	0.7	0.3	3.7
		トマト	30	5	0.2	0.0	1.0
		シーチキン	40	40	9.3	0.2	0.0
		フレンチドレッシング	10	40	0.0	4.1	0.6
	紅茶	紅茶液	100	—			
		砂糖	3	12	0.0	0.0	3.0
		レモン	1切	—			
昼食	にしんそば	干しそば	80	288	10.9	2.1	56.2
		汁					
		だし汁	250	—			
		清酒	10	11	0.0	0.0	0.5
		みりん	8	19	0.0	0.0	3.4
		しょうゆ	20	12	1.5	0.0	1.4
		にしん					
		身欠きにしん	40	160	11.7	11.7	0.1
		砂糖	5	19	0.0	0.0	5.0
		みりん	3	7	0.0	0.0	1.3
		清酒	10	11	0.0	0.0	0.5
		しょうゆ	10	6	0.8	0.0	0.7
		青ねぎ	5	1	0.1	0.0	0.2
		七味とうがらし					
	みぞれ和え	だいこん	70	13	0.6	0.1	2.4
		夏みかん	50	19	0.4	0.2	4.4
		枝豆	10	14	1.2	0.4	0.9
		酢	10	2	0.0	0.0	0.1
		砂糖	3	12	0.0	0.0	3.0
		塩	0.5				
	さくらんぼ	さくらんぼ	70	38	0.7	0.1	9.2
夕食	米飯	米飯	170	252	4.4	0.9	53.9
	みそ汁	だし汁	120	—			
		みそ	10	19	1.3	0.6	1.9
		たまねぎ	30	11	0.3	0.0	2.3
		生わかめ	10	2	0.2	0.0	0.4
	鶏ささ身ロール焼き	鶏ささ身	80	84	19.0	0.4	0.1
		塩	0.8				
		こしょう	少々				
		サラダ油	3	28	—	3.0	—
		にんじん	20	6	0.2	0.0	1.2
		いんげん	15	3	0.4	0.0	0.4
		アルミホイル					
		パセリ	1枚				
	奴豆腐	絹ごし豆腐	70	41	3.5	2.3	1.2
		糸がつお	1	4	0.8	0	0
		青ねぎ	3	1	0.1	0.0	0.3
		しょうゆ	5	3	0.4	0.0	0.4
	揚げなすの煮物	なす	60	11	0.7	0.1	2.0
		サラダ油	8	74	0.0	8.0	0.0
		だし汁	100〜150	—			
		砂糖	2	8	0.0	0.0	2.0
		酒	3	3	—	—	—
		しょうゆ	5	3	0.4	0.0	0.0
		しょうが	少々				
	グレープフルーツ	グレープフルーツ	80	29	0.6	0.1	7.1
間食	焼きいも	さつまいも	70	86	0.8	0.1	20.1
	抹茶ミルク	牛乳	150	89	4.4	4.8	6.8
		抹茶	少々				
		砂糖	5	19	0.0	0.0	5.0
	1日分計			2104	93.6	68.1	264.6

(2) 目標量 2000 kcal, Pro 80〜100 g, Fat 60〜70 g

区分	料理名	食品名	正味重量(g)	エネルギー(kcal)	Pro(g)	Fat(g)	C·H(g)
朝食	米飯	米飯	170	252	4.4	0.9	53.9
	みそ汁	だし汁	120	—			
		みそ	10	19	1.5	0.6	1.9
		はくさい	40	5	0.4	0.0	0.8
		油揚げ	3	12	0.6	1.0	0.1
	納豆	納豆	40	80	1.6	4.0	3.9
		鶏卵	20	32	2.5	2.2	0.2
		しょうゆ	5	3	0.4	0.0	0.4
		ねぎ	3	1	0.0	0.0	0.2
		とき辛子	少々	—			
	お浸し	ブロッコリー	100	43	5.9	0.1	6.7
		糸がき	1	4	0.8	0.0	0.0
		しょうゆ	3	2	2.1	0.2	0.0
	浅漬け	かぶ	40	1	0.1	0.1	0.1
		かぶの葉	5	0	0.0	0.0	0.0
		塩	0.4				
	オレンジ	オレンジ	100	37	0.9	0.1	1.0
昼食	サンドイッチ	食パン	120	312	10.1	4.6	57.6
		マーガリン	10	76	0.0	8.2	0.1
		ねり辛子	少々	—			
		鶏卵	20	32	2.5	2.2	0.2
		マヨネーズ	5	35	0.1	3.8	0.2
		パセリ	少々	—			
		ローストビーフ	30	58	6.5	3.1	0.3
		きゅうり	20	2	0.2	0.0	0.3
		塩	0.1	—			
		トマト	30	5	0.2	0.0	1.0
		アスパラガス(缶)	10	2	0.2	0.0	0.3
		マヨネーズ	3	21	0.0	2.3	0.1
	サラダ	りんご	40	20	0.1	0.1	5.2
		きゅうり	30	3	0.3	0.1	0.5
		塩	0.1				
		黄桃(缶)	30	25	0.2	0.0	6.1
		マヨネーズ	7	49	0.1	5.3	0.1
		生クリーム	5	22	0.1	2.3	0.1
		レタス	10	1	0.1	0.0	0.2
	牛乳	牛乳	200	118	5.8	6.4	9.0
夕食	米飯	米飯	200	296	5.2	1.0	63.4
			170	252	4.4	0.9	53.9
	清し汁	だし汁	120	—	—	—	—
		塩, しょうゆ	0.5, 少々	—	—	—	—
		酒	3	3	0.0	0.0	0.2
		しじみ	20	10	1.4	0.2	0.5
	刺身	まぐろ脂身	40	129	8.6	9.8	0.0
		ひらめ	60	55	11.5	0.7	0.0
		だいこん	40	7	0.3	0.0	1.4
		花穂じそ					
		しその葉					
		わさび					
		しょうゆ	5	3	0.4	0.0	0.4
	辛子和え	ほうれんそう	60	15	2.0	0.1	2.2
		和辛子	少々				
		しょうゆ	3	2	0.2	0.0	0.2
	わかめのさっと煮	生わかめ	30	0	0.6	0.1	1.1
		にんじん	10	3	0.1	0.0	0.6
		ちりめんじゃこ	2	6	1.4	0.1	0.0
		しょうが	少々				
		だし汁	20〜30	—			
		いりごま	2	12	0.4	1.1	0.3
		しょうゆ	3	2	0.2	0.0	0.2
		みりん	3	7	0.0	0.0	1.3
	いちご	いちご	70	25	0.6	0.1	5.3
間食	じゃがいもパンケーキ	じゃがいも	100	77	2.0	0.2	16.8
		塩	0.3				
		こしょう	少々				
		バター	7	52	0.0	5.7	0.0
		パセリ	少々				
	番茶	番茶	150				
	1日分計			1981	85.3	66.2	254.0

2.1 慢性閉塞性肺疾患

(3) 目標量 2000 kcal, Pro 80～100 g, Fat 60～70 g

区分	料理名	食品名	正味重量(g)	エネルギー(kcal)	Pro(g)	Fat(g)	C･H(g)
朝食	米飯	米飯	170	252	4.4	0.9	53.9
	みそ汁	だし汁	120				
		みそ	10	19	1.3	0.6	1.9
		さといも	40	24	1.0	0.1	4.9
		根深ねぎ	5	1	0.1	0.0	0.3
	はんぺん	はんぺん	100	91	9.9	0.3	11.4
	黄味焼き	卵黄	10	36	1.5	3.1	0.1
		みりん	1	2	0.0	0.0	0.1
		酒	2	2	0.0	0.0	0.1
		絹さや	10	3	0.3	0.0	0.6
	ひじきの煮物	ひじき	7	0	0.7	0.1	3.3
		にんじん	10	3	0.1	0.0	0.6
		油揚げ	3	12	0.6	1.0	0.1
		油	5	46	—	5.0	—
		砂糖	2	8	0.0	0.0	2.0
		しょうゆ	4	2	0.3	0.0	0.3
		酒	3	3	0.0	0.0	0.1
	ぬか漬け	かぶ	20	4	0.2	0.0	0.6
		かぶの葉	5	1	4.6	0.0	0.1
	フルーツ	いちご	50	18	0.5	0.1	3.8
昼食	米飯	米飯	160	237	4.2	0.8	50.7
	卵豆腐の清し汁	だし汁	150				
		塩, しょうゆ	0.5, 2				
		鶏卵	30	24	1.8	1.7	1.9
		だし汁	15				
		塩	0.1				
		貝割れだいこん	3	1	0.0	0.0	0.1
	豆腐のホイル焼き	もめん豆腐	150	116	10.2	7.5	1.2
		たまねぎ	20	7	0.2	0.0	1.5
		生しいたけ	10	0	0.0	0.0	0.5
		プロセスチーズ	20	68	4.5	5.2	0.3
		ピーマン	5	1	0.0	0.0	0.2
		マーガリン	7	53	—	5.7	—
		バター	3	22		2.4	
	わさびあえ	だいこん	60	11	0.5	0.1	2.0
		かまぼこ	15	15	1.8	0.1	1.5
		みつば	5	1	0.1	0.0	0.7
		うす口しょうゆ	4	2	0.2	0.0	0.3
		粉わさび	少々	—	—	—	—
夕食	米飯	米飯	170	252	4.4	0.9	53.9
	豚ばら肉とだいこんの煮込み	豚ばら肉(皮下脂肪なし)	80	283	12.0	24.6	0.2
		だいこん	120	22	1.0	0.1	4.1
		しょうが					
		酒	40	42	0.2	0.0	2.0
		砂糖	5	19	0.0	0.0	5.0
		しょうゆ	15	9	1.1	0.0	1.1
	酢の物	きゅうり	40	4	0.4	0.1	0.6
		生わかめ	5	1	0.1	0.0	0.1
		酢	7	1	0.0	0.0	0.1
		砂糖	3	12	0.0	0.0	3.0
		塩	0.4	—	—	—	—
		あじ	40	58	7.5	2.8	0.0
		塩	0.4	—	—	—	—
		酢	4				
	浅漬け	はくさい	40	4	0.4	0.0	0.8
		塩	0.4				
	フルーツ	温州みかん	100	39	0.5	0.1	10.0
間食	カステラ	カステラ	50	158	3.8	2.6	30.4
	ミルクティー	紅茶液	30	88	—	—	—
		牛乳	150	88	4.4	4.8	1.8
		スキムミルク	10	36	3.7	0.1	5.1
		砂糖	5	19	0.0	0.0	5.0
		シナモン	少々	—	—	—	—
	1日分計			2032	83.8	66.0	273.3

(4) 目標量 2000 kcal, Pro 80～100 g, Fat 60～70 g

区分	料理名	食品名	正味重量(g)	エネルギー(kcal)	Pro(g)	Fat(g)	C･H(g)
朝食	米飯	米飯	170	252	4.4	0.9	53.9
	みそ汁	だし汁	120				
		わかめ	5	0	0.1	0.0	0.2
		じゃがいも	30	23	0.6	0.1	5.0
		みそ	10	19	1.3	0.6	1.9
	さんまの干物	さんま	60	137	11.6	9.4	0.6
		だいこん	30	5	0.2	0.0	1.0
		しょうゆ	2	1	0.2	0.0	0.1
		しょうが	少々	—			
	きんぴらごぼう	ごぼう	50	38	1.4	0.1	8.1
		にんじん	10	3	0.1	0.0	0.6
		ごま油	3	28	0.0	3.0	0.0
		砂糖	1.5	6	0.0	0.0	1.5
		しょうゆ	4	2	0.5	0.0	0.3
		七味とうがらし	少々				
	ゆこう漬け	はくさい	40	5	0.4	0.0	0.8
		塩	0.4				
		ゆず	少々				
	フルーツ	りんご	60	30	0.1	0.1	7.9
昼食	米飯	米飯	170	252	4.4	0.9	53.9
	みそ田楽	もめん豆腐	150	116	10.2	7.5	1.2
		さといも	40	24	1.0	0.1	4.9
		ししとうがらし	10	3	0.2	0.0	0.5
		赤みそ	20	37	2.6	1.1	3.8
		砂糖	8	31	0.0	0.0	7.9
		みりん	2	5	0.0	0.0	0.8
		酒	3	3	0.0	0.0	0.1
		卵黄	3	11	0.5	0.9	0.0
	お浸し	しゅんぎく	60	13	1.7	0.1	1.6
		黄菊	6	2	0.2	0.0	0.4
		しょうゆ	3	2	0.2	0.0	0.2
		糸がつお	1	4	0.8	0.0	0.0
	もずく酢物	もずく	30	0	0.6	0.4	0.5
		酢	3	0	0.0	0.0	0.0
		砂糖	1.5	0	0.0	0.0	1.5
		しょうゆ	2	1	0.2	0.0	0.1
		しょうが汁	少々				
夕食	米飯	米飯	170	252	4.4	0.9	53.9
	かきたま汁	だし汁	150				
		塩, しょうゆ	0.5, 2	1	0.2	0.0	0.1
		かたくり粉	1.8	6	0.0	0.0	1.5
		鶏卵	15	24	1.8	1.7	0.1
	和風ハンバーグ	牛ひき肉(赤身)	100	120	22.3	2.6	0.3
		塩	0.3				
		こしょう	少々				
		マーガリン	3	23	0.0	2.5	0.0
		生パン粉	5	19	0.5	0.3	3.5
		牛乳	7	4	0.2	0.2	0.3
		たまねぎ	30	11	0.3	0.0	2.3
		バター	3	22	0.0	2.4	0.0
		サラダ油	8	73	0.0	8.0	0.0
		しょうゆ	7	4	0.5	0.0	0.5
		酒	3	3	0.0	0.0	0.2
		みりん	3	7	0.0	0.0	1.3
		しめじ	30	0	0.6	0.1	1.1
		貝割れだいこん	3	1	0.1	0.0	0.1
	かぼちゃのサラダ	かぼちゃ	100	73	1.7	0.2	17.5
		マヨネーズ	10	70	0.2	7.5	0.2
	フルーツ	柿	80	48	0.3	0.2	12.4
間食	ロールサンドイッチ	食パン	30	78	2.5	1.1	14.4
		バター	3	22	0.0	2.4	0.0
		辛子	少々				
		シーチキン	20	20	4.5	0.1	0.0
		たまねぎ	5	2	0.1	0.0	0.4
		マヨネーズ	2	14	0.4	1.5	0.1
		サラダ菜	3	0	0.0	0.0	0.0
	フライドポテト	じゃがいも	40	31	0.8	0.0	6.7
		サラダ油	4	37	0.0	4.0	4.0
	ミルクコーヒー	インスタントコーヒー	2	0	0.0	0.0	1.2
		牛乳	100	89	4.4	4.8	6.8
		砂糖	5	19	—	—	5.0
	1日分計			2132	89.0	60.8	293.4

(5) 目標量 2000 kcal, Pro 80〜100 g, Fat 60〜70 g

区分	料理名	食品名	正味重量(g)	エネルギー(kcal)	Pro(g)	Fat(g)	C・H(g)
朝食	食パン	食パン	80	208	6.7	3.0	38.4
		マーガリン	5	38	0.0	4.1	0.0
		イチゴジャム	15	40	0.1	0.0	10.0
	チーズ入りスクランブルエッグ	鶏卵	60	97	7.4	6.7	0.5
		プロセスチーズ	20	68	4.5	5.2	0.3
		牛乳	10	6	0.3	0.4	0.5
		塩	0.2				
		こしょう	少々				
		マーガリン	4	30	0.0	3.3	0.0
		バター	2	15	0.0	1.6	0.0
		パセリ	1枚				
	トマト	トマト	100	16	0.7	0.1	3.3
		塩	0.3				
	牛乳	牛乳	200	118	5.8	6.4	9.0
	フルーツ	キウイフルーツ	60	34	0.6	0.2	7.5
昼食	手こねずし	米	70	249	4.8	0.9	52.9
		水	100				
		こんぶ, 酒あわせ酢					
		酢	10	2	0.0	0.0	0.1
		砂糖	1	4	0.0	0.0	1.0
		塩	0.7	—	—	—	—
		かつお	70	90	18.1	1.4	0.3
		しょうゆ	6	3	0.5	0.0	0.4
		みりん	2	5	0.0	0.0	0.8
		いりごま	7	42	1.4	3.8	1.1
		しょうが	1かけ	—	—		
		青じその葉	3〜4枚				
	清し汁	とろろこんぶ	3	0	0.2	0.0	1.4
		しらす干し	5	9	1.9	0.1	0.0
		青ねぎ	3	1	0.1	0	0.1
		しょうゆ	3	2	0.2	0	0.2
		ゆ	150				
	グリーンアスパラガスのお浸し	グリーンアスパラガス	100	20	1.9	0.0	3.3
		糸がき	1	4	0.8	0.1	0.0
		しょうゆ	3	2	0.2	0	0.2
	フルーツ	びわ	50	22	0.2	0.0	5.6
夕食	米飯	米飯	170	252	4.4	0.9	53.9
	家常豆腐	木綿豆腐	150	116	10.2	7.5	1.2
		豚ロース	25	53	4.9	3.3	0.2
		しょうゆ	1	1	0.1	0	0.1
		酒	1	1	0.0	0.0	0.1
		かたくり粉	1	3	0.0	0.0	0.8
		さやえんどう	8	2	0.3	0.0	0.4
		干ししいたけ	3	0	0.6	0.1	1.6
		ゆでたけのこ	40	14	1.4	0.0	2.7
		根深ねぎ	少々				
		しょうが	少々				
		にんにく	少々				
		赤みそ	5	9	0.7	0.3	1.0
		しょうゆ	15	9	1.1	0.1	1.1
		酒	5	5	0.0	0.0	0.3
		砂糖	1	4	0.0	0.0	1.0
		サラダ油	15	138	—	—	15.0
		豆板醬	少々				
	大根ときゅうりの梅じそづけ	だいこん	70	13	0.6	0.1	2.4
		きゅうり	30	3	0.3	0.1	0.5
		梅じそ	5	6	0.0	0.0	1.5
		赤うめ酢	10	2	0.0	0.0	0.0
	わかめスープ	スープ	180	3	0.1	0.1	0.4
		生わかめ	10	0	0.2	0.0	0.4
		しょうが汁	少々				
		長ねぎ	5	1	0.1	0	0.3
		いりごま	3	18	0.6	1.6	0.5
		塩	1.3				
		酒	少々				
間食	蒸し切干し	さつまいも	60	172	2.0	3.4	47.0
		蒸し切干し					
		日本茶	150				
	1日分計			1970	84.0	69.6	254.4

〔宮本佳代子〕

2.2 気管支喘息

a. 一般的臨床像
(1) 概念

気管支喘息は，ゼーゼー，ヒューヒューという喘鳴を伴う発作性呼吸困難が，アレルゲン，薬物，食事，運動，大気汚染，ウイルス感染などの外因によってとくに夜間に反復性に誘発される病歴が診断の決め手である．つまり，気管支喘息の臨床像の特徴は，いろいろな刺激に対して気道系の反応性が高まっており，広範な気道狭窄が生じ，発作性の呼吸困難が起こるが，その狭窄が自然にまたは治療によって変化することである．したがって，臨床像によりその診断そのものは，一般に比較的容易である．

近年，喘息の機序についての解明が進むにつれ，気管支喘息の病態の本質は，マスト細胞や好酸球など多くの細胞が関与する気道の慢性的炎症性障害と認識されるようになってきている[1]．

(2) 喘息の分類
a) 機序による分類
i) アトピー型と感染型

吸入性あるいは食物性アレルゲンなど環境中の感作物質（すなわち環境アレルゲン）に対する特異的IgE抗体とマスト細胞や好酸球との反応をもたらす遺伝的素因，すなわちアトピー体質をもった人に生じる喘息をアトピー型喘息，環境アレルゲンが明らかでなく，気道感染を契機として，多くは中年以降に発症する感染型喘息と両者の特徴をもった混合型喘息に分類される．

ii) その他
1) アスピリン喘息

アスピリンをはじめとする酸性鎮痛解熱薬や食品添加物が喘息発作の誘因となる．その機序としてアラキドン酸代謝過程の異常が示唆されているがまだ不明の点が多い[2]．

2) 運動誘発性喘息

運動により喘息発作が誘発されるもので，小児，学童に多くみられる．運動時に気道から水分や熱の喪失，過換気による刺激のためヒスタミンなどの化学伝達物質が遊離されること，運動後，相対的に副交感神経が優位となることが機序として考えられている．

3) 月経喘息

女性の難治化した喘息のうち，月経前になると症状の悪化をみるものをいう．利尿薬が有効といわれている．

4) 心因性喘息

精神的葛藤が自律神経や抗原抗体反応に影響を与えて，発作が誘発されたり，喘息の難治化要因になって

表2.5 日本アレルギー学会気管支喘息重症度判定委員会基準
（発作強度と発作頻度の組み合わせで判定する）

a) 喘息症状（発作）強度の分類—喘息症状（発作）の程度

発作強度	呼吸困難	会話	日常生活	チアノーゼ	意識状態	PEF, FEV$_{1.0}$（参考）
喘鳴／胸苦しい	急ぐと苦しい 動くと苦しい	普通	ほぼ普通	なし	正常	80%以上
軽度（小発作）	苦しいが横になれる	ほぼ普通	ほぼ普通 やや困難	なし	正常	70〜80%
中等度（中発作）	苦しくて横になれない	やや困難	困難（トイレ，洗面所にかろうじていける）	なし	正常	50〜70%
高度（大発作）	苦しくて動けない	困難	不能	あり	正常ないし意識障害，失禁	50%以下

〔注〕① 発作強度はおもに呼吸困難の程度で判定し，他の項目は参考事項とする．
② 異なった発作強度の症状が混在するときは発作強度の重いほうをとる．

b) 喘息重症度の分類

重症度	臨床症状の特徴	発作間欠期	日常生活	治療前のPEF, FEV$_{1.0}$（参考）
軽症	喘鳴*・咳* 呼吸困難 週1〜2回以内 月1〜2回以内 夜間に症状 ただしその他は無症状	明らか	普通	80%以上 変動20%以下
中等症	週に1〜2回の発作 日常生活や睡眠が妨げられる 夜間発作が月2回以上あり慢性的に症状があり，β$_2$刺激薬吸入がほとんど毎日必要	不明瞭	しばしば障害	60〜80% 変動20〜30%
重症	（治療下でも）しばしば増悪する 症状持続 しばしば夜間発作 日常生活制限	なし	不能	60%以下 変動30%以上

*週3回以上でも軽症とする．

b) 重症度による分類

喘息患者の治療のうえで，病因とともに喘息発作の重症度も非常に大切である．表2.5に日本アレルギー学会の重症度分類を発作，慢性期に分けて示す[3]．

(3) 診　　断

病歴により，喘息の特徴である気道過敏性と可逆性の気道攣縮による発作性反復性呼吸困難をとらえることが診断のポイントとなる．さらに，家族歴，既往歴，環境，職業，発作の誘因（感冒，過労，運動，食事など）について尋ねる．

中高年齢者では，喘息症状を呈する他の疾患の頻度も高くなり，また症状も非典型的になりがちのため，鑑別診断は慎重に行うべきである．鑑別すべき疾患として，慢性肺気腫と慢性気管支炎が重要であるが，これらの疾患には喘息がしばしば合併する．

(4) 治　　療

急性発作時の症状を急速に緩和させる治療と，根本にある気道炎症を抑制する治療が異なることを銘記すべきであろう．

喘息の根本的治療法がまだ確立されていないので，喘息治療の目標としては症状をコントロールし，正常な日常生活の活動レベルを保ち，さらに喘息の薬物療法の副作用をできるだけ防止することにある．

まず，喘息のトリガー（引き金）を回避することが大切である．原因が明らかであればこれを除去または避けることが可能であるかどうかを考慮する．減感作療法は，特殊な例を除いてあまり試みられなくなっている．

次に薬物療法については，喘息は気道の慢性の持続性炎症性疾患であるとの認識より，コルチコステロイドやクロモグリク酸ナトリウム（DSCG）などの抗炎症薬吸入による薬物療法が基本となる．急性発作時には，β刺激薬の吸入やキサンチン製剤などの気管支拡張薬が投与される．

医師の指導下での簡易な肺機能測定器であるピークフローメーターの使用による喘息自己管理が試みられている．このことは高血圧の患者が自宅で血圧を測定したり，糖尿病の患者が尿糖や血糖を自らチェックして服薬量を加減したり，食事を管理するのと類似している．

b. 食事療法

少なくとも成人喘息に限って考えれば，特殊な場合を除き食事療法の意義は糖尿病，高血圧，高尿酸血症などに比してそれほど大きくはない．気管支喘息の治療で食事療法が問題となるのは，食物の摂取が喘息発作の原因または誘因となっている場合であるが，実際に気管支喘息に関与する食物因子がどの程度であるかは決定することが困難であることが多い．

食物の摂取が喘息発作に関与する機序として，次の4つがあげられる．

1) 食物アレルギー
2) ヒスタミン，コリンなどの気管支収縮性の化学伝達物質を含む食物の摂取
3) 防腐剤，人工着色剤などの食品添加物の摂取
4) 食道逆流による喘息誘発

ここで，症例を呈示する．

〔症　例〕

31歳，女性．母方の祖父，父方の祖母が気管支喘息であった．5歳ごろより，気管支喘息の既往がある．当時，家のほこりやネコによって発作が誘発されたが，そば，生卵や半熟卵，牛乳などの摂取によっても喘息発作が誘発された．高校生，大学生のとき，そば饅頭の摂取により強い喘息発作が生じた．以降は食事にも注意をして，喘息発作は割合コントロールされていた．24歳時，妊娠を契機にして喘息が出現し，当科を受診した．総IgE 2000 IU, RAST scoreは，ダニ，ハウスダスト，ネコ，カンジダに3+，牛乳2+，そば1+，卵白0であった．

現在では牛乳では発作は生じないが，生卵や半熟卵では喉頭部の狭窄感，そばでは強い発作が生じるため牛乳は飲んでいるが，卵は固ゆでしか食べず，また旅行に行くときは枕を持参し，そばを原料にした食物は口にせずにいる．

このように成人喘息の場合，食事性のアレルゲンだけが原因である場合は少ないが，吸入性のアレルゲンとともに喘息の引き金の1つとなることがある．

食物アレルギー

食物摂取がアレルギー反応を引き起こすことは，古代より知られており，アレルゲンとなる食物の摂取により喘息を含む典型的なアレルギー症状を呈する気管支喘息患者の存在は疑いもない．しかし，食物摂取から症状発現までの時間が一定でなく，また必ずしも毎回出現するとはかぎらず客観性と再現性に乏しいこと

が多く，原因となる食物と症状発現の因果関係を明らかにすることが困難であることが多い．

食物アレルギーは，一般に幼児や子供に多く，食物摂取後腹痛，下痢，嘔吐などの腹部症状が最初に出現し，ついで皮膚や呼吸器症状が現れる．成人になると消化器症状が弱くなり，呼吸器症状が前景に出てくる．食物摂取後より症状発現までの時間は，1時間以内の即時型反応，その後に現れる非即時型反応に分けることができる．

(1) 診 断

a) 問診，食物日誌

喘息発作と食物との関係は，最初臨床経過から気づかれることが多い．食物日誌をつけてもらい，患者が食べた食事内容と，発作発現の状態を記録して，原因食物の摂取と症状発現の因果関係をつかむように努める．しかし，問診だけで診断するのは難しい．

本人および家族にアトピーなどのアレルギー歴はないかどうか，嘔吐，腹痛，下痢，便秘などの消化器症状がないかどうか，たとえば急性腸炎後に発症したとかのような症状発現に関与する要因がないかどうか，牛乳と大豆たんぱくなどのように交差反応の存在にも気をつける．

b) 免疫学的検査

血清総IgEや好酸球数の増加は，アトピー体質の患者にみられる．

RAST (radioallergosorbent test) 法による特異的IgE抗体の証明や皮膚反応は，スクリーニング法として一般臨床の場で広く実施されているが，吸入性アレルゲンに比べて食物アレルギーではその診断価値は低い．

リンパ球芽球化反応や血中の抗体，流血中の抗原免疫複合体の存在などについてはまだ研究段階である．

c) 除外・誘発試験

診断上最も確実なのは，食物の除外・誘発試験である．この場合，厳密な食事除去の必要性と誘発試験の危険性を考え，入院して検査することが望ましい．Goldmanの診断基準[4]として，① 原因と推定される食物の除外後，症状が軽減または消失する，② 再投与により48時間以内で症状が出現，③ 再投与により始まり，持続時間，臨床症状が似た陽性反応が生じる，④ 再び食物を除去して症状が消失する．

誘発試験では，患者の心理的状態の影響が大きいため，BockやBernsteinは原因と推定される食物を除外した後，症状が消失したときに2重盲検法による投与を推奨している[5]．しかし，アナフィラキシー反応を起こした患者には誘発試験はすべきでない．

(2) 治 療

食物アレルギーのアレルゲンとしては，3歳までの乳幼児では牛乳，だいず，3歳以上では牛乳，鶏卵，ピーナッツ，成人ではトマト，牛乳，チョコレートなどが多いといわれている．ほかに魚類，貝類，肉類などの動物性たんぱく質はアレルゲンとなる．しかし，一般に肉類，牛乳，鶏卵などは調理や加熱により抗原性が低下する．

食物アレルギーを引き起こすアレルゲンが確定できればその物質の摂取を避ける．交差反応を起こす物質や一見無害とみえる食物にかくされている場合もあり，食物のラベルに注意する．

完全に除去することが理想であるが，減少させるだけでも症状は軽減することが多い．

時とともに，食物摂取による症状が軽快することが幼児や子供にはあるので，いたずらに食事制限を長期間にわたって継続してはならない．暫時，再投与していくことも必要である．たとえば，ミルクアレルギーの場合，0.5ml から 5ml のミルクを与え，症状が出なければ倍量ずつ増量していく．これは，害のある食物を減らすとともに，栄養学的に健全な食事を摂取するために必要である．しかし，アナフィラキシー反応を起こした食物に対しては再投与は禁忌である．専門の栄養士に相談することは，とくに多種類の食物を避けねばならない場合は必要である．

a) 食物内のヒスタミン，コリンなどの化学伝達物質の摂取

ヒスタミン，コリンなどの化学伝達物質を含む食物を摂取することにより，アレルギー性機序を介さずに喘息発作を誘発する場合があり，これらは仮性アレルゲンと呼ばれている．

コリンを含むものとして，たけのこ，やまのいも，さといも，そば，くり，くわい，まつたけ，ヒスタミンを含むものとして，鮮度の落ちたワイン，チーズ，魚類，両者を含むものとしては，なす，ほうれんそうなどがあり，これらの食物摂取で喘息発作が誘発されたことがあれば，以後は摂取を避けるべきである．また，食物中には含まれていないが，生体内のマスト細胞に働いてヒスタミンの遊離を起こす食物として，いちご，貝類などがある．

b) 食品添加物摂取

気管支喘息患者は，防腐薬，着色料などの食品添加物に対して，過敏反応を起こすことが知られている．とくにアスピリンをはじめとする酸性鎮痛解熱薬に対して強い喘息発作を起こすいわゆるアスピリン喘息患者は，防腐薬や着色料などの食品添加物に対して，過敏反応を起こす頻度が高い．

食品添加物は300をこえる品目が許可されているが，そのなかでタートラジン（黄色4号），安息香酸ナトリウム，パラオキシ安息香酸エステル（パラベン）は，アスピリン喘息においてアスピリンと交叉反応性を示すことが知られている[2]．

タートラジンは，黄色，赤色，褐色，緑色などの着色料として広く用いられており，食用人工色素の47%を占めているとされている．清涼飲料水，和洋菓子類，乾物類，魚肉練り製品のみならず医薬品にも使用されている．安息香酸ナトリウム（パラベン）は，防腐薬として食品，医薬品に広く用いられている．

表2.6に末次らのアスピリン喘息患者指導に用いているパンフレットを示す．疑わしいものは除外する．新鮮な肉や魚介類，一部のものを除いた野菜類を添加物を使用していない調味料で調理することを基本にしている．トマト，きゅうり，アーモンド，プラムなどの自然界のサリチル酸を多く含有する食品も摂取を避

表2.6 AIAにおける誘発物質除外療法

1. あなたの喘息，じん麻疹などの症状の原因はこれらの薬です．	
痛み止め（ノーシン，セデス，エキセドリン，バッファリン，ポンタール，ケロリン，スルピリンなど） 咳止めのドロップ，トローチなど ピリン系，非ピリン系のかぜ薬 ドリンク剤 着色のある薬（ビタミン剤，抗生物質など多数） サロンパス，サロメチールなどの肩こり，しっぷに使う薬 ※ 売薬はもちろん病院でもらった薬でも発作を起こす可能性があります．	

いけないもの	**かわりになるもの**
インスタント食品 インスタントラーメン，うどん，そば，カレー，シチュー，インスタントコーヒー，クリープ，ティーバッグの紅茶，日本茶など多数	決して飲食してはいけません．無添加の中華そば，うどん，そばを用いて下さい．コーヒー豆からひいて下さい．日本茶，紅茶については3を参照して下さい．
めん類 一般に市販されているものの大部分は添加物を含んでいます．	無添加のうどん，そばが販売されていますので利用して下さい．
嗜好品 アイスクリーム，ラクトアイス，ジュース，コーラ，サイダーなどの清涼飲料水，乳酸菌飲料水，野菜ジュース，清酒，ビール，ウイスキー，ワイン，市販のプリン，ヨーグルト，ゼリー，パン，ドーナツ，菓子類，紅茶，日本茶	嗜好品には多数の添加物が含まれています．アイスクリーム，プリン，ヨーグルト，ゼリーはエッセンス，着色剤を使わずに自家製にする．ジュースは自家製にすることが必要ですが3を参照して下さい．

2. 人工着色剤，香料，防腐剤，酸化防止剤は数多くの食品に含まれており，あなたの喘息，じん麻疹などの原因となっています．

いけないもの	**かわりになるもの**
調味料 しょう油，みそ，味しお，漂白してある砂糖及び小麦粉，ソース，酢，化学調味料，だしの素，ケチャップ，マヨネーズ，ドレッシング，粉わさび，マスタード，からあげ粉，けずりぶしパックエッセンス カレー粉，カレーのルー，シチューの素，パン，ドーナツ，ケーキ類，ぽん酢，ポッカレモン，チーズ，タバスコ，バター，マーガリン，サラダ油などの油 かん詰，びん詰の食品	添加物をいっさい含まない，酢，砂糖，塩，しょうゆ，みそ，小麦粉，油などを使用するる．かつおぶしは自分でけずったものを使用して下さい．パック入りのものは化学調味料がふりかけてあります． 無漂白小麦粉を使い自家製にすること．添加物を含まない酢としょう油でつくる．添加物を含まない油を使う． かん，びん，パック入りの食品は長時間，味，色が変わらないように処理してあります．摂取しない方が安全です．
人工着色剤使用の食品 つくだに，キャビア，たらこ，いくら，わかめ，ごま（白，黒），つけもの，菓子類など多数	つけものは自家製にする．たくわん，白菜づけは可ですが色はついていないきゅうりのつけものはいけません．ごま，わかめにも漂白剤，着色剤が使用してある危険性があるので無添加のものを使用して下さい．
加工食品 かまぼこ，竹輪などの練製品，ウインナーソーセージ，ハム，ソーセージ，冷凍食品，ひもの，塩ざけ類	自家製のハム，ウインナーソーセージならば可です．いか，えび，かに，くじらの肉をはじめ冷凍食品は防腐剤をはじめ抗生物質など多くの添加物が含有されている可能性があります．新鮮な肉，魚介類，生鮮食品を使って下さい．

3. 自然の食品にもサリチル酸を含むものがあります．発作をおこす原因となる可能性があります．

いけないもの	**かわりになるもの**
野菜 トマト，きゅうり	だいこん，にんじん，まめ，いも類，ピーマン，かぼちゃなど多くの野菜が可能です．
果物 アーモンド，リンゴ，すもも，もも，ぶどう，すぐり，いちご，さくらんぼ，プラム，ネクタリン，みかん，オレンジ，レモン，パインアップル，バナナなどほとんどの果物	
茶 日本茶，紅茶，コーヒー	

4. 日常よく使うものに誘発物質があります．注意すべきです．歯みがき粉（あら塩を使うこと），薬用石けん，化粧水，香水，香料の入ったシャンプー，パーマの液，毛染めなど．

※ 上記以外の食品，医薬品についても常に注意をはらう必要があります．

(梅田ら[2], 1985)

けるべきである[2]．

c) 食道逆流による喘息誘発

喘息患者の45〜75％に食道逆流が認められること，食道逆流の治療により喘息症状が軽快する症例も多く認められることより，気管支喘息と食道逆流との関係があることが推定されているが，その機序についてはまだ不明な点が多い．喘息発作のため，食道逆流を起こしやすいことも考えられるが，少量の誤嚥が関与していると推定されている[7]．

食道逆流の防止のためには，1日3回の規則正しい食事摂取，食事摂取後すぐに横臥しない．睡眠直前の食事摂取は避ける．肥満者は体重を減らし，タバコは食道括約筋圧の著しい低下を引き起こすので禁煙する．食道逆流を悪化させることが考えられている，脂肪，アルコール，チョコレート，ペパーミントなどの摂取を避け，柑橘類ジュース，トマトジュースも逆流症状を悪化させる．

薬物療法としては，H_2ブロッカーやプロトンポンプインヒビター，アルミゲルなどの制酸薬の投与が行われている．

文　献

1) 滝島　任（監修），井上洋西（訳）：喘息の診断と管理のための国際委員会報告（日本版），ライフサイエンス出版，東京，1992．
2) 梅田博道，末次　勤，ほか：アスピリン喘息と気道過敏性．気道過敏性の基礎と臨床（滝島　任，宮本昭正 編），p 42，文光堂，東京，1985．
3) 中島重徳，長坂行雄：気管支喘息の慢性期の管理．Progress in Asthma Management（中島重徳編），ライフサイエンス出版，東京，1995．
4) Goldman AS, et al: Oral challenges with milk and isolated milk proteins in allergic children. *Pediatrics* **9**: 425, 1963.
5) Bock SA, et al: Studies of hypersensitivity reactions to foods infants and children. *J. Allergy Clin Immunol* **62**: 327, 1978.
6) Bock SA: Natural history of severe reactions to foods in young children. *J Pediatr* **107**: 676, 1985.
7) Bernstein M, Day JH, Welsh A: Double-blind food challenge in the diagnosis of food sensitivity in the adult. *J Allergy Clin Immunol* **70**: 205, 1982.
8) Farrel MK: Gastroesophageal reflex and esophageal dysfunction. Bronchail Asthma (ed by Weiss EB, Stein M), pp1023-1029, Little, Brown, Boston, 1993.

〔北田　修・杉田　實〕

献 立 の 実 際

気管支喘息において食事療法が問題となるのは，摂取された食物が喘息発作に関与する場合である．したがって食事療法の意義は，その原因となる食物を取り除くことにつきる．

(1) 食事療法の基本方針

食物アレルギーによる喘息発作は，6歳以下の幼児や小児に起こりやすいが，成人でも起こりうる．

a) 牛乳，鶏卵，だいずの除去

食物アレルゲンのうちで重要なのは牛乳，鶏卵，だいずであり，原則的には可能なかぎりこれらを除去する．しかし，日頃摂取している食物を完全に除去すると栄養面の欠陥も起こり，必要な栄養素の確保ができかねるので，除去する食物の代替品を考慮し，補給することが必要となる．

牛乳，鶏卵，だいずを完全に除去するためには，これらの食物とこれらを含む製品も除く．除去して過敏性が低下し，発作も軽減すれば漸次少量ずつ増やし，食物制限をゆるめるのも一方法である．しかし，アトピー性体質の人には，厳格に除去することが望ましい．具体的には表2.7〜2.9よりそれぞれの代替品をみつけ，献立を立案する．

表2.7　牛乳を除去するときの食品

除去する食品	それに代わる食品
牛乳　やぎ乳　粉ミルク	→MA-1　706 A　650 Z　だいず乳
牛乳を含む飲料　　コーヒー牛乳　フルーツ牛乳　　ミルクセーキ　ミルクココア　　乳酸飲料（カルピス　ヤクルト）　　ヨーグルト　ジュース・コーラ類	→サイダー　ラムネ　100％果汁　コーヒー
牛乳を含む菓子　　チョコレート　キャラメル　　ドロップ　チューインガム　　ケーキ　カステラ　ホットケーキ　　ビスケット　くだものの缶詰　　プリン　アイスクリーム　　食パン　菓子パン	→牛乳を除いて自家製で　→ゼライス　かき氷　→牛乳を含まないパン
牛乳を含む料理　　クリームシチュー　グラタン　　ホワイトシチュー　ポタージュ　　インスタントラーメン　　インスタントカレールー	→牛乳を除いて自家製で　寒天，白玉，くずもち，氷砂糖，水あめ
酪農製品　　バター　チーズ　マーガリン　　ショートニング　サラミソーセージ	
牛　肉　　牛肉を使った料理	→ほかの肉を使う　豚肉，鹿肉，兎肉

表2.8 卵を除去するときの食品

除去する食品	それに代わる食品
生卵　ゆで卵	
卵を使った料理	→卵を使わない
卵焼き　オムレツ　茶わん蒸し	
揚げ物の衣（カツ，てんぷら，フライ）	→純粋な小麦粉で衣を作る
マヨネーズ	→自家製のドレッシング
マヨネーズ入りのサラダ	
卵を含む菓子	→自家製の菓子
カステラ　ケーキ　ホットケーキ	→ゼライス　かき氷
ビスケット　プリン　ミルクセーキ	
ドーナツ　アイスクリーム	
シュークリーム	
砂糖を塗ったせんべい	→しょうゆやのりのせんべい
栗まんじゅう　菓子パン	
白あんの入った和菓子	
卵を含む食品	
だて巻　かまぼこ　焼き竹輪	→表示されていなくても入っていることがあるので注意
ウインナー　ハム	
鶏肉　鶏もつ	
鶏肉を使った料理	→ほかの肉を使う
コンソメスープ　スープの素	
インスタントラーメン	

表2.9 だいずを除去するときの食品

除去する食品	それに代わる食品
だいず乳	→粉ミルク　MA-1 706A　605Z
だいずを含む食品	
豆腐　納豆　おから　油揚げ	
がんもどき　きな粉	
みそを使った料理	→だいずノンみそ
みそ汁　みそ漬け	
しょうゆを使った料理	→だいずノンしょうゆ
せんべい	
だいず油（市販のほとんどの油）	→だいず油を含まない油
サラダ油　紅花油　ごま油	日食コーンサラダ油
菜種油　てんぷら油	ボーソーコメサラダ油
マーガリン	
だいず油を含む食品	→自家製で
てんぷら　カツ　油揚げ　生揚げ	
みりん干し　くんせい	
ドレッシング　マヨネーズ	
インスタントラーメン・カレールー	
だいず油を含む菓子	
ポテトチップス　カール　えびせん	
かりんとう　コーンフレーク	
まんじゅうのあんこ類	→いもあん　いもようかん
ようかん　せんべい	
豆類	
あずき　ピーナッツ　えだまめ	
いんげん　もやし　グリンピース	
チョコレート　コーヒー	
ココア　コーラ	

b) 卵，植物油，牛乳の除去

最近，小児喘息の食物アレルゲンとして，卵，植物油，牛乳が注目されている．3歳以下の幼児に関与する場合が多い．母親の栄養的な偏りや，離乳をあせりすぎて早期から卵，植物油，牛乳を与え過ぎることが小児喘息の増加の1因とも考えられている．この3食品を除くことにより発作がおさまった例をよく耳にする．牛乳の関与は比較的少ないが卵と油の除去は大切で，発作が消失するまで除去を続ける．油についてはこれまで植物油がよいといわれてきたが，必ずしもそうとはいえず，リノール酸を主体とした植物油の大量摂取はロイコトリエンの発生により，アレルギー反応を助長することが判明している．近年，日常の食生活において，油の多い料理や加工品が増えている．油に関しては，だいず油，コーン油，なたね油，米油，ごま油などがある．油を使った料理としては，揚げ物，炒め物，油焼き，ドレッシング，マヨネーズなどがあり，油の入った加工品としては，油揚げ，ラーメン，さつま揚げ，ミンチボール，スナック菓子など，油の入った食物は多い．

c) 食物内のヒスタミン，コリン，セレトニンなどの化学伝達物質の除去

コリンを含むものには，たけのこ，小いも，さといも，そば，くり，くわい，まつたけなど，ヒスタミンを含むものには，ほうれんそう，なす，トマト，チーズ，ワインなど，セレトニンを含むものには，バナナ，キウイフルーツ，パイナップルなどがある．これらの食品摂取により発作が起きた体験があれば除去する．

d) 食品添加物の除去

食品添加物による過敏反応が知られている．アスピリン喘息では，防腐剤，着色料などの食品添加物を除去することが必要である．しょうゆ，みそ，砂糖，ソース，ケチャップ，油は表示をよく見て，添加物を含まない特殊な調味料を使用する．

(2) 献立の留意点

食物アレルギーによる喘息は，その食物，食品が何であるかを個別に確認することが必要である．そのうえで献立を作成する．

1) 除去すべき食品が確認できれば完全に除去し，代替品を利用し栄養を補給する．
2) 除去すべき食品が含まれている加工品は避ける（表2.7～2.9を参照）．
3) 高たんぱく，高エネルギー食になりすぎないように配慮するとともに，バランスのよい食品を組み合わせる．
4) 夕食の過食は避け，ひかえめにする．喘息発作は夜間におきる場合が多いので，とくに夕食はひかえめにし，消化吸収の良い食品を選び献立する．
5) 和食を主体とした献立にする．生活の欧米化とともにアレルギー疾患が増加しているので，和

食をすすめたい．

除去食品が多くなると料理は単調になりがちであるが，嗜好も尊重し，栄養のバランスを考え，食べやすい献立を作成することが治療効果を高める．

(3) 食品の選択と調理上の注意点

食品選択にあたっては，新鮮な素材を使用する．とくに動物性食品については，鮮度の高いものを選ぶ．加工食品は食品添加物が使用されていることが多いので避け，手作りの食事が望ましい．アレルゲンを弱めるためには生食は避け，加熱調理をする．また，あくのあるものは前処理としてゆでこぼしてあく抜きをしたり，流水でさらすなどして抗原性を弱める．食品が制限されるので，切り方，色彩りなど食品の組み合わせにも気をつける．"だし"はこんぶ，かつおからとり，インスタントだしの素や，グルタミン酸ソーダ，インスタントスープの素は使用しない．油の使用時はよく精製された新しいものを選び，特殊なしそ油を使用するのもよい．調味料はそれぞれの除去食にあわせて選択し，表示をよく見て味つけする．香辛料，刺激物は使用しない方がよいので，ゆず，レモン，ごまなどの香りを利用して，おいしく調味する工夫をする．

献立，食品の選択，調理に際しては，以上のごとくの心がけ，家族の理解と協力，ふれ合い，団らんを味わうことのできる食事療法が確立されてこそ，成果は上がるものと考えられる．

(4) 食品構成および献立

小児および成人に大別し，アレルゲンとなる食品の除去食を分類し，それぞれの食品構成および献立を示す．

文 献

1) 松本健治，飯倉洋治：子どものぜんそく．からだの科学 **170**：49, 1993.
2) 真野健次：大人のぜんそく．からだの科学 **170**：54, 1993.
3) 岩崎英作：植物アレルギーと除去食療法．臨床栄養 **81**：35, 1992.
4) 荒井康男：食品添加物をアレルギー．臨床栄養 **81**：47, 1992.
5) 岩崎栄作，渡辺昭子：アレルギー．アトピー体質の子の食事，pp 42-47, 保健同人社，東京，1993.
6) 永田良隆，隅川喜子：アレルギーの人の食事，pp 93-106, 女子栄養大学出版，1993.

献立表 2.2 気管支喘息

(1) 卵・牛乳・だいず除去食（小児4〜5歳）

食品構成

食品群別	数量(g)
米飯	600
小麦粉	5
いも類	100
砂糖	30
油	10
魚類	100
肉類	50
緑黄色野菜	130
その他野菜	130
果物	130

栄養量

エネルギー	1400〜1500 kcal
たんぱく質	50〜55 g
脂質	15〜20 g
糖質	250〜280 g

〔備考〕
いも：じゃがいも
魚：たい，かれい
肉：豚ヒレ
油：だいず除去油を使用
添加物をいっさい含まない酢，砂糖，塩，雑穀しょうゆ，小麦粉を使用．
人工漂白剤，着色料・香料・防腐剤を含む食品は除く．

献立例

	献立名	食品名	分量(g)
朝食	米飯	米飯	150
	塩焼き	白身魚	30
		塩	0.3
	グリーンサラダ	しゅんぎく	40
		雑穀しょうゆ	2
		なたね油	少々
	コーンスープ風	コーン	20
		野菜スープ	
		塩	0.5
	焼きのり	焼きのり	1
昼食	米飯	米飯	200
	かれい甘酢あん	かれい	50
		塩	0.5
		しそ油	6
		にんじん	5
		たまねぎ	10
		きぬさや	5
		でんぷん	1
		りんご酢	2
		砂糖	2
		雑穀しょうゆ	2
	旨煮	れんこん	30
		じゃがいも	40
		にんじん	10
		砂糖	3
		雑穀しょうゆ	4
	菜種菜ごまよごし	菜種菜	20
		ごま	0.5
		雑穀しょうゆ	1
間食	フルーツポンチ	メロン	20
		いちご	20
		りんご	20
		はちみつ	10
夕食	米飯	米飯	200
	ちびっこ焼売	豚ヒレミンチ	40
		生しいたけ	5
		ねぎ	10
		でんぷん	5
		小麦粉	15
		塩	0.5
		雑穀しょうゆ	1
		砂糖	1
	付け合わせ炒菜	チンゲンツァイ	50
		塩	0.3
		ごま油	3
	わかめの煮卸し和え	だいこん	50
		わかめ	0.5
		雑穀しょうゆ	3
		酢	5
	潮汁風	たい	30
		はくさい	20
		ねぎ	3
		塩	0.5
		雑穀しょうゆ	1
	りんごとさつまいもの重ね煮	りんご	10
		さつまいも	50
		砂糖	10
	果物	すいか	70

エネルギー 1482 kcal　脂質 17.6 g
たんぱく質 54.3 g　糖質 269 g

（2）卵・牛乳・だいず除去食（成人）

食品構成

食品群別	数量(g)
米飯	840
小麦粉	5
いも類	100
砂糖	20
油	15
魚類	120
肉類	60
緑黄色野菜	130
その他野菜	170
果物	150

栄養量

エネルギー	1900～2000 kcal
たんぱく質	65～70 g
脂質	20～25 g
糖質	340～350 g

〔備考〕
いも：じゃがいも
魚：たい、かれい
肉：豚ヒレ
油：だいず除去油を使用
添加物をいっさい含まない
酢、砂糖、塩、雑穀しょうゆ、小麦粉を使用．
人工漂白剤、着色料・香料・防腐剤を含む食品は除く．

献立例

献立名	食品名	分量(g)
朝食		
米飯	米飯	280
焼き魚	かれい	40
	塩	0.3
磯香和え	青菜	30
	根みつば	10
	雑穀しょうゆ	3
	のり	0.5
くず煮	かぶら	20
	塩	0.5
	かたくり粉	1
果物	りんご	80
昼食		
米飯	米飯	280
ちり蒸し	たい	50
	くるまえび	20
	はくさい	80
	しゅんぎく	30
	はるさめ	10
	にんじん	10
ぽん酢	酢	10
	雑穀しょうゆ	10
そぼろ煮	かぼちゃ	60
	豚ヒレミンチ	20
	砂糖	3
	雑穀しょうゆ	6
果物	メロン	80
間食		
茶巾しぼり	さつまいも	60
	レーズン	3
	砂糖	10
夕食		
米飯	米飯	280
豚肉マッシュルームソース	豚ヒレ肉	60
	塩	1.5
	小麦粉	5
	油	5
	マッシュルーム	20
ゆで野菜	ブロッコリー	30
	塩	0.2
フライドポテト	じゃがいも	50
	油	3
	塩	0.2
煮生酢	だいこん	50
	にんじん	10
	酢	4
	塩	0.3
	砂糖	2
	ごま	1
れんこんのきんぴら	れんこん	50
	油	2
	砂糖	2
	雑穀しょうゆ	3

エネルギー 2000 kcal　脂質 24.1 g
たんぱく質 72.0 g　糖質 372 g

（3）卵・牛乳・油除去食（小児4～5歳）

食品構成

食品群別	数量(g)
米飯	600
小麦粉	5
いも類	100
砂糖	30
だいず製品	50
魚類	80
肉類	30
緑黄色野菜	130
その他野菜	130
果物	130
豆乳	150

栄養量

エネルギー	1400～1500 kcal
たんぱく質	50～55 g
脂質	10～15 g
糖質	270～280 g

〔備考〕
いも：じゃがいも
魚：たい、かれい
肉：豚ヒレ
豆乳：レギュラー豆乳
添加物をいっさい含まない
酢、砂糖、塩、しょうゆ、みそ、小麦粉を使用．
漂白剤、着色剤を使用していないわかめを使用．

献立例

献立名	食品名	分量(g)
朝食		
米飯	米飯	160
みそ汁	わかめ	1
	庄内ふ	2
	みつば	3
	みそ	11
煮おろしかけ	絹豆腐	50
	だいこん	40
	ねぎ	2
	しょうゆ	3
お浸し	青菜	40
	糸かつお	1
	しょうゆ	2
果物	バナナ	70
昼食		
三色おにぎり人参ごはん	米飯	160
	にんじん	5
	砂糖	0.5
のり巻き	焼きのり	0.3
ピースごはん	グリンピース	5
照り焼き	豚ヒレ肉	30
	砂糖	1
	しょうゆ	1.5
茶巾ポテト	じゃがいも	100
	塩	0.5
	砂糖	5
ブロッコリー	ブロッコリー	20
	塩	0.1
ベークドトマト	トマト	40
	塩	0.2
間食		
かぼちゃ入り蒸しパン	小麦粉	30
	裏ごしかぼちゃ	30
	干しぶどう	3
	砂糖	10
	豆乳	150
	はちみつ	10
夕食		
米飯	米飯	160
ホイル包み焼き	たい	80
	花にんじん	10
	しめじ	20
	たまねぎ	20
	塩	1
	しょうゆ	2
	レモン	1切
ボイルグリーンアスパラ	グリーンアスパラ	20
	塩	0.1
フルーツサラダ	りんご	40
	オレンジ	20
	レタス	30
	パセリ	1
	酢	5
	砂糖	3
	塩	0.3
はくさいとゆばの煮つけ	はくさい	70
	ゆば	2
	みりん	2
	しょうゆ	3

エネルギー 1472 kcal　脂質 13.8 g
たんぱく質 58.2 g　糖質 273 g

2.2 気管支喘息

（4）卵・牛乳・油除去食（成人）

食品構成

食品群別	数量(g)
米飯	840
小麦粉	5
いも類	100
砂糖	30
だいず製品	80
魚類	100
肉類	50
緑黄色野菜	130
その他野菜	170
果物	150
豆乳	150

栄養量

エネルギー	1900～2000 kcal
たんぱく質	70～75 g
脂質	15～18 g
糖質	360～370 g

〔備考〕
いも：じゃがいも
魚：たい，かれい
肉：豚ヒレ
豆乳：レギュラー豆乳
添加物をいっさい含まない酢，砂糖，塩，しょうゆ，みそ，小麦粉を使用．
漂白剤，着色剤を使用していないわかめを使用．

献立例

	献立名	食品名	分量(g)
朝食	米飯	米飯	280
	煮奴	絹豆腐	60
		花かつお	1
		あさつき	1
		しょうゆ	3
	清し汁	ふ	2
		わかめ	1
		みつば	2
		塩	0.5
		しょうゆ	3.5
	一夜漬風	はくさい	50
		塩	0.8
	果物	りんご	50
昼食	米飯	米飯	280
	ゆで豚	豚ヒレ肉	50
	ねぎみそだれ	塩	0.2
		しょうが	1
		みそ	4
		みりん	1
		ねぎ	3
	粉吹き	じゃがいも	50
		塩	0.2
	ボイル	グリーンアスパラ	20
		塩	0.1
	煮浸し	こまつな	60
		干しえび	3
		しょうゆ	2.5
		みりん	0.5
		しめじ	10
	焼ききのこ	生しいたけ	10
		しょうゆ	1
間食	いもようかん	さつまいも	50
		砂糖	15
		寒天	1
	豆乳	豆乳	150
		砂糖	10
夕食	米飯	米飯	280
	煮つけ	かれい	80
		だいこんおろし	50
		砂糖	2
		塩	0.1
		しょうゆ	6
	五目豆	だいず	15
		れんこん	20
		にんじん	20
		ごぼう	20
		こんぶ	1
		砂糖	3
		塩	0.2
		しょうゆ	4
	香り和え	キャベツ	40
		にんじん	10
		たまねぎ	10
		しその葉	1
		酢	2
		しょうゆ	2.5
	果物	メロン	100

エネルギー 1970 kcal　脂質 17.3 g
たんぱく質 74.9 g　糖質 368 g

（5）アスピリン喘息食（小児4～5歳）

食品構成

食品群別	数量(g)
米飯	540
小麦粉	20
いも類	50
砂糖	25
油	5
豆腐	50
魚類	60
肉類	40
卵類	25
牛乳	100
緑黄色野菜	130
その他野菜	140
果物	100

栄養量

エネルギー	1400～1500 kcal
たんぱく質	45～50 g
脂質	20～22 g
糖質	240～250 g

〔備考〕
・魚，肉類は，ねり製品，加工品を除く．
・野菜は，トマト，きゅうりなどサリチル酸を多く含むものやヒスタミンを含むものは除く．
・調味料は，添加物を含まない酢，砂糖，塩，しょうゆ，みそ，油などを使用する．
・小麦粉は，無漂白，無添加のものを使用する．
・人工着色剤，香料，防腐剤，酸化防止剤を含む食品は禁ずる．

献立例

	献立名	食品名	分量(g)
朝食	米飯	米飯	180
	ひじきの炒り煮	ひじき	5
		れんこん	10
		にんじん	7
		三温糖	3
		雑穀しょうゆ	5
		しそ油	1.5
	ココット風	キャベツ	35
		生マッシュルーム	10
		卵	25
		塩	0.5
昼食	三色ごはん	米飯	180
		牛ミンチ	40
		雑穀しょうゆ	4
		三温糖	2
		にんじん	15
		三温糖	1
		雑穀しょうゆ	2
		きぬさや	10
		塩	0.1
	野菜クリームスープ	かぶ	15
		たまねぎ	20
		ブロッコリー	20
			1
		牛乳	70
	野菜のソテー	もやし	40
		ピーマン	10
		しそ油	1.5
		塩	0.3
間食	さつまいもあん入りどらやき	さつまいも	50
		三温糖	3
		小麦粉	20
		三温糖	10
		しそ油	2
夕食	米飯	米飯	180
	鯛の塩焼き	まだい	60
		塩	0.7
	ゆで	とうもろこし	20
		塩	0.1
	炒り豆腐	絹豆腐	50
		にんじん	15
		ねぎ	3
		三温糖	3
		雑穀しょうゆ	4
		塩	0.3
	青菜の煮浸し	こまつな	50
		雑穀しょうゆ	2
	果物	すいか	100

エネルギー 1431 kcal　脂質 21.4 g
たんぱく質 50 g　糖質 250 g

（6）アスピリン喘息食（成人）

食品構成

食品群別	数量(g)
米飯	750
小麦粉	5
いも類	60
砂糖	20
油	5
豆腐	100
魚類	80
肉類	60
卵類	25
牛乳	100
緑黄色野菜	150
その他野菜	150
果物	100

栄養量

エネルギー	1750～1800 kcal
たんぱく質	60～65 g
脂質	25～30 g
糖質	305～310 g

〔備考〕
小児アスピリン喘息食の備考欄を参照

献立例

	献立名	食品名	分量(g)
朝食	米飯	米飯	250
	わかめとねぎの清し汁	生わかめ	3
		ねぎ	3
		雑穀しょうゆ	4
		塩	0.6
	中華風炒め煮	生しいたけ	10
		はくさい	70
		にんじん	10
		卵	20
		しそ油	2
		塩	0.5
		雑穀しょうゆ	1
	自家製一夜漬け	キャベツ	30
		塩	0.2
昼食	米飯	米飯	250
	かれいの煮魚	かれい	60
		雑穀しょうゆ	4
		三温糖	3
	付け合わせ	オクラ	20
		塩	0.2
	豆腐田楽	絹豆腐	70
		雑穀みそ	7
		三温糖	4
		だいこん	40
	煮なます	にんじん	5
		りんご酢	3
		塩	0.2
		三温糖	2
間食	牛乳羹	牛乳	70
		三温糖	10
		無漂白寒天	1/7 本
		えんどうまめ	15
	えんどうご飯	米飯	250
		塩	1.0
	ポークピカタ	豚もも	60
		小麦粉	5
		卵	10
		しそ油	0.6
		塩	0.6
		レタス	10
夕食	焼きカラーピーマン	ピーマン緑	8
		〃 黄色	8
		〃 赤	8
		塩	0.2
	野菜の炊き合わせ	さつまいも	60
		花にんじん	20
		きぬさや	10
		雑穀しょうゆ	4
		三温糖	2
	チンゲンツァイと鯛のスープ煮	チンゲンツァイ	80
		たい	20
		塩	0.7
	果物	メロン	100

エネルギー 1786 kcal 脂質 26.9 g
たんぱく質 63.5 g 糖質 309.8 g

〔田辺節子〕

3. 消化器疾患と食事療法

3.1 消化性潰瘍

周知のように，消化性潰瘍の治療には，①安静，②薬物療法，③食事療法，④外科的療法がある．近年の薬物療法の進歩は目覚ましく，とりわけ，壁細胞の酸分泌機構をめぐる細胞生物学的，分子生物学的新知見に基づく強力な酸分泌抑制薬（H_2ブロッカー，プロトンポンプ阻害薬）の開発，臨床応用は潰瘍治療を著しく容易にさせた．しかしながら，これまでの安静や食事療法をすべて無視できるはずもなく，これらと一体化した治療体系なしには効果的治療は行いえない．とくに出血性潰瘍にあっては，今日でも，従来からの食事療法の基本理念に準じた総合的な治療が必要とされる．

以下，かかる観点から食事療法の史的変遷をふまえつつ，広義の潰瘍治療体系における食事療法の理念と意義，実際について概説したい．

a. 食事療法の史的変遷

消化性潰瘍の食事療法には史的変遷があり，昔から，庇護的制限食（Leube, 1878；南, 1924）にすべきか，積極的自由食（Meulengracht[1], 1935；山川, 1937）にすべきか議論されてきた．前者は欠損した胃・十二指腸粘膜への刺激を避けるため数日間絶食させたのち，徐々に食事内容を高めていくもので，後者は，早期から十分な食事を与えて栄養状態を改善し，潰瘍の治癒促進をはかる考え方に基づく．並木[2]によると，1960年代では原則的には積極的自由食を支持しつつも，中間的立場をとる消化器病医が多かったが，1984年の調査では積極的自由食の方針をとるものが56%を占め，庇護的制限食を支持するのは，8%にすぎなかった．したがって，現在では，出血後の一時期を除き，十分な栄養を積極的に与え，潰瘍治癒を促進しようとするのが一般的となっているようである．

b. 食事療法の基本原則

潰瘍の性状，出血の有無，患者の年齢，性別，嗜好品，ライフスタイルなどさまざまな要因があるため，画一的な食事療法は存在しない．平塚[3]によれば潰瘍食の基本原則は，

1) 胃液分泌を促進させない
2) 胃液酸度を中和する
3) 潰瘍創傷面に物理的・化学的刺激を与えない
4) 積極的に栄養を与えて，粘膜抵抗性の増進を図る
5) 胃内に長く停滞しない
6) 消化・吸収されやすい
7) 潰瘍面からの出血を阻止するビタミン類やミネラルを豊富に含む

とされている．これらは，広く信じられてきたShayの消化性潰瘍発生のバランス説に従って，攻撃因子を抑え，防御因子を強化する考えに準じており，とくに現在の積極的自由食を支持する考え方は，攻撃因子への対策を考慮しつつ，主として防御因子の強化をはかる考え方に近い．強力な酸分泌抑制剤が薬物療法の主体の今日でも，このような面が食事療法が必要とされる根拠とされている．

(1) 出血性潰瘍の食事療法

出血性潰瘍の食事療法の場合も前述の2つの立場，庇護的制限食をとる立場と積極的自由食の立場があろう．

出血直後の患者にただちに食事を与えることは，再出血を引き起こす誘因となったり，露出血管を刺激する可能性があり，一般的には絶食としたほうがよい．また，多くの場合，悪心，嘔吐もあるし，また，自然止血，内視鏡的止血剤のいずれの場合にも，絶食状態の方が，いつでも内視鏡観察ができるといった面もある．したがって，出血後，24〜48時間は絶食とし，非経口的に補液，栄養補給，止血薬の投与を行う場合が多い．しかし，長期にわたる絶食は胃の飢餓収縮を

誘発し，好ましくない．筆者らは止血を確認した後，消化のよい流動食から開始し，順次，三分がゆ，五分がゆ，七分がゆ，全がゆと速やかに移行し，10～14日で常食としている．近年，経腸栄養療法が進歩し，種々のものが使われており，胃の負担がなく，十分なエネルギーを摂取できることから，経腸栄養剤を使用することも可能である．

(2) 活動期および治癒過程期の食事療法

悪心・嘔吐，心窩部痛，胸やけなどの多彩な自・他覚症状を訴え，内視鏡的に活動期潰瘍と診断される場合にも，入院，外来を問わず，全がゆ・軟菜食など，胃に負担にならない程度の食事療法をすすめる．酸味，辛味の強いものや繊維の多い固いものは避けるように指導する．空腹，胃内空虚状態は飢餓収縮の誘発のほかにも，ガストリン刺激，胃酸分泌を促すので，食間に少量の食物を摂取させたり，牛乳を飲ませたりすることも考慮されるべきであろう．

自覚症状も消失し，内視鏡的にも治癒過程期と診断される場合には，ごく一般的な食事指導ですませる場合が多い．

平塚[4]によれば，胃粘膜を刺激する食事性因子として表3.1に示すものをあげており，これらを少なくする食事に心がけたい．また，食事療法の一般的心がけとして，

1) 消化吸収のよい食事内容
2) 薄い味つけ
3) 1回の量を少なめとし，回数を多くし，しかも規則的にとる
4) 栄養のバランスのよい食事を毎回とる

などが望まれる．

表3.1 消化管粘膜を刺激する食事性因子

化学的刺激
　香辛料（唐辛子，カレー粉，わさび粉など）
　アルコール飲料（日本酒，ウイスキー，ブランデーなど）
　カフェイン（コーヒー，濃い紅茶，濃い緑茶）
　エキス分（魚，肉などの濃厚な煮だし汁）
　ニコチン（タバコ）
物理的刺激
　調味料によるもの（濃い塩味・砂糖味などは浸透圧の関係で粘膜を刺激する）
　温度によるもの（冷たすぎたり，熱すぎたりする飲食物も刺激を与える）
機械的刺激
　組織によるもの（繊維の多い食品，硬いもの，長いもの）
　ガスによるもの（炭酸飲料）

（平塚[4]，1988）

栄養素としては，良質なたんぱく質や糖質を十分にとらせ，極端に繊維の多い野菜類はひかえさせる．脂肪は一般に滞胃時間が長いので植物性脂肪がすすめられる（表3.2）．一般的事項ではあるが，時間的にゆとりをもってゆっくりと食事をし，食後30分程度のくつろぎの時間をもつといったライフスタイルをもちたい．

表3.2 食品の胃内滞留時間

食品名	摂取量	めやす量	滞胃時間（時間.分）
水	200 ml	コップ1杯	1.30
ビール	200 ml	コップ1杯	1.30
半熟卵	100 g	2個	1.30
牛乳	200 ml	コップ1杯	2.00
米飯	100 g	軽く1杯	2.15
もち	100 g	中2枚	2.30
生卵	100 g	2個	2.30
パン	100 g	厚切2枚	2.45
うどん	100 g	1/3玉	2.45
牛肉薄切り	100 g	4切れ	2.45
たい刺身	100 g	5切れ	2.45
かれい煮物	100 g	大1切れ	2.45
焼卵	100 g	中3切れ	3.00
焼いも	100 g	中1本	3.00
たい塩焼	100 g	大1切れ	3.15
板かまぼこ	150 g	4切れ	3.15
バター	50 g	大さじ5杯	12.00

（藤井[5]，1989）

(3) 瘢痕期および維持療法期の食事療法

治癒過程期における食事療法の遵守と，その継続が望まれるが，年余におよぶ食事療法は現実的でもないし，その必要性も疑問がある．個々人のライフスタイルを十分に考慮，尊重し，前述の食事療法の一般的心がけをすすめる程度とし，自由食を原則とした経過観察で十分であろう．

c. 日常生活上の留意（嗜好品，その他）

消化性潰瘍と嗜好品との関連性はさまざまに論じられてきた．とくに本項ではアルコール，喫煙，コーヒーについてふれる．

(1) アルコール

高濃度アルコールが直接的に胃粘膜障害を引き起こすことは，古くからよく知られている．実際，高濃度アルコールは胃粘膜障害動物モデルの作成にも使われている．しかし，飲酒歴と消化性潰瘍との関連性については否定的な見解が多い．中村ら[6]の報告によっても，消化性潰瘍の治癒率および再発率と飲酒との関連

はないとされている．過度の飲酒が上部消化器症状を誘発することは日常よく経験されることなので，少なくとも症状のある急性期はひかえさせることは必要である．

低濃度アルコールは胃粘膜内因性プロスタグランジン（PG）合成を介し，いわゆるadaptive cytoprotection作用[7]を示すことが報告されている．胃粘膜保護作用はEタイプのPGに主として認められ，その機序の一部は粘液分泌刺激作用による．さらに，壁細胞上にEP$_3$タイプのPGE$_2$受容体が存在し，これを介して，酸分泌抑制作用を示すことも報告されており，この機序も推定されている．また，低濃度アルコールが胃粘膜血流を増加させることも知られており，いずれにせよ，少量のアルコールは潰瘍治癒の面からは，むしろ好都合とする報告が多い．ビールは，アルコール以外にペプチド性の胃酸分泌促進物質が含まれるので避けたほうがよい．

（2）喫　煙

消化性潰瘍と喫煙との関連性についても，さまざまな面から検討されてきた．疫学的検討では，古くはFriedmanら[8]が喫煙者の潰瘍発生頻度は非喫煙者の2.1倍であると報告し，わが国では川井ら[9]は男性の胃潰瘍，十二指腸潰瘍において喫煙が，そのリスクを高め，正常もしくは慢性胃炎と比較して相対危険度は胃潰瘍で2.29と有意に高いと報告している．潰瘍治癒との関連では，Kormanらは十二指腸潰瘍の6週治癒率が喫煙者44%，非喫煙者85%と明らかに差があるとしているが，一方，Herrmannらは治癒率に差はないと報告している．喫煙の影響は潰瘍治療法によっても左右され，英ら[10]の報告では，H$_2$ブロッカー以外の従来の抗潰瘍薬で治療された胃潰瘍での治癒遅延に喫煙は関与するが，H$_2$ブロッカー治療群においては関与は少ないとされている．また，潰瘍再発との関連では，喫煙者では，胃潰瘍，十二指腸潰瘍を問わず，高い再発率を示すとする報告が多い．しかし，近年，胃潰瘍，十二指腸潰瘍の再発と*Helicobacter pylori*（*H. pylori*）との関連が指摘され，Borodyら[11]は，6年間の内視鏡による追跡で，*H. pylori*が除菌された十二指腸潰瘍においては，喫煙者，非喫煙者のいずれにおいても再発をまったく認めず，*H. pylori*が除菌されていると喫煙はリスクファクターにはならないことを報告している．

喫煙と消化性潰瘍の関連はあるにしても，他のさまざまな要因が介存している可能性があり，今後の検討が必要であろう．

（3）コーヒー，ソフトドリンク

コーヒーに含まれるカフェインが胃酸分泌を促進することから，潰瘍発生との関与が推定されるが，これまでの疫学的報告では有意な関与ではないとするものが多い．上東ら[12]の報告でも，コーヒーと潰瘍治癒率，再発との関連は認められていない．したがって，コーヒーをあえて厳しく制限する必要はないが，摂取量が多くなれば胃酸分泌を亢進させるので，控え目にする程度にとどめたい．この場合にも，砂糖とミルクを入れると，その作用が軽減されるので，そのような指導も必要であろう．

ソフトドリンクを含む炭酸飲料は胃壁の伸展を介し，ガストリン分泌，胃酸分泌を促進させるので，多量の摂取は避けたい．

まとめ　H$_2$ブロッカーやプロトンポンプ阻害薬の出現によって，容易にかつ，きわめて強力に攻撃因子である酸分泌を抑制でき，潰瘍の食事療法は軽視されがちにある．しかし，とくに出血を伴う潰瘍治療にあっては，食事療法は重要であり，その基本的な原則は今日であっても変わらない．また最近は，潰瘍の成因についての新たな，そして重要な新知見が知られつつあり，その面からも食事療法のあり方を再び考える時期がくるものと思われる．いずれにせよ，潰瘍治療体系における食事療法の意義は変わることはなく，その基本理念の理解は必要である．

文　献

1) Meulengracht E: Treatment of hematemesis and melena with food. *Lancet* **2**: 1220-1222, 1935.
2) 並木正義：消化器疾患と食事療法　3.1消化性潰瘍．食事療法ハンドブック（五島雄一郎編），pp 83-99，朝倉書店，東京，1987．
3) 平塚秀雄，松村百合子：消化性潰瘍の食事指導と生活指導の実際．治療 **59**：2039-2044, 1979．
4) 平塚秀雄：消化性潰瘍の食事療法．*Medicina* **25**: 458, 1988．
5) 藤井ег波：消化性潰瘍－治療　食事療法．図説内科診断治療講座7　消化性潰瘍（三輪　剛編），pp190-193，メジカルビュー社，東京，1988．
6) 中村孝司，鎌上孝子，大国篤史，ほか：消化性潰瘍の経過に及ぼす喫煙，飲酒ならびにコーヒーの影響に関する検討．日消誌 **80**：2493-2503, 1983．
7) Robert A, Nezamis JE, Lancaster C, et al: Cytoprotection by prostaglandins in rat. *Gastroenterology* **77**: 433-443, 1979.
8) Friedman GD, et al: Cigarettes, alcohol, coffee and peptic

ulcer. *N Engl J Med* **290**: 469, 1974.
9) 川井啓市, 渡辺能行, 東 あかね：胃・十二指腸潰瘍患者の嗜好と生活指導. *Current Therapy* **4**: 413-418, 1986.
10) 英 尚良, 民野 均, 根井仁一：難治性胃潰瘍の臨床的検討―背景因子についての分析. *Gastroenterol Endosc* **30**: 368-374, 1988.
11) Borody TJ, George LL, Brandl S, et al: Smoking does not contribute to duodenal ulcer relapse after *Helicobacter pylori* eradication. *Am J Gastroenterol* **87**: 1390-1393, 1992.
12) 上東洋一, 中村孝司：潰瘍治療にあたってのその他の考慮, 一般的注意―食事, 嗜好品, 日常生活. 臨床消化器内科 **5**: 1105-1114, 1990

〔杉山敏郎・矢花 剛・谷内 昭〕

献 立 の 実 際

食事療法の内容は，病態によって大きく異なる．活動期で出血がみられる場合には，胃の運動や消化液の分泌を抑制するために一時的に禁食し，食事形態を流動食，かゆ食，そして普通食へと徐々に移行していく（表3.3～3.5）.

食事療法の目的は，粘膜の抵抗性を増大させるために十分な栄養素を補給することと，胃液分泌を抑制するために刺激性食品をひかえることである．病気の回復力を高め，また再発を防止するよい治癒状態にするためにも，食事療法が大切である．

食事療法のポイント

1) 高たんぱく質，高エネルギー，高ビタミンでバランスのとれた食事

表3.3 消化性潰瘍顕出血後の食事療法

食事形態	病態と適応食
絶 食	絶食期：悪心，嘔吐，出血など自覚症状が激しい発作時には，一時的に絶食し，経静脈的な栄養補給を行う．しかし，症状がおさまったら，できるだけ早い時期から，流動・三分・五分・七分・全がゆ・常食へと，徐々に移行し，経口食開始後10日前後で常食になるようにする．
流動食	流動食期：内視鏡検査で持続性動脈性出血がなく，悪心・嘔吐がなければ流動食を開始．徐々に，消化がよく，かつ栄養価の高い食品を少量ずつ増やしていく．流動食期は栄養の補給よりも胃の飢餓収縮を防ぎ，水分を補給し，食事に慣らすことに主眼をおく．通常流動食期には，輸液が行われる． 1. 食事内容 おもゆ，くず湯，牛乳，卵黄，野菜スープ，アイスクリームなど． 2. 給与方法：頻回食 1日量を頻回に分けて給与する． はじめのころは，1回量を100～200 mlとする．
三 分がゆ食	三分がゆ期の食事内容：三分がゆ，牛乳，半熟卵，白身魚のすり流し汁，はんぺんふわふわ煮，たいみそ，実なし茶わん蒸し，マッシュポテト，野菜スープ，りんごコンポート，アイスクリーム（口に含んで，とかして飲みこむ），絹ごし豆腐煮つけ，果汁（りんご・白桃など），など．
五 分がゆ食	五分がゆ期の食事内容：五分がゆ，パンとバター少量，牛乳，半熟卵，刺身（ひらめ・えびなど），白身魚煮つけ・クリーム煮・フレーク煮，絹ごし豆腐含め煮，煮豆うらごし，うらごしポテト，ポタージュ，ほうれんそう葉先煮浸し，野菜スープ，りんごコンポート，バナナ，ウエハース，ビスケット，果汁，アイスクリームなど．
七 分がゆ食	七分がゆ期の食事内容：五分がゆの食事に次の食品を加えたもの．七分がゆ，凍り豆腐含め煮，引き割り納豆，とりささ身，チーズ，ヨーグルト，軟らかく調理した野菜（ブロッコリー，カリフラワー，皮むきなす・きゅうり，ゆり根など），湯引きトマト，うすい実なしみそ汁，カステラ，マヨネーズなど．
全がゆ	1. 全がゆ期の食事内容：七分がゆの食事に次の食品を加えたもの．全がゆ，うどん，そうめん，（生野菜）サラダ菜・レタス・皮むきトマト・きゅうりなど（頻回多量に用いるのは避ける），（果物）酸味の強いかんきつ類・種の多いものは避ける． 2. 給与期間と栄養量 止血後8～10日前後まで適用．1日の給与栄養量は，患者の栄養必要量を十分に満たすようにする．
常 食	1. 適した食品 1) 主食‥米飯，おじや，トースト，うどん，そば，もちなど． 2) 汁物‥みそ汁（豆腐など），はんぺん清し汁，かき玉汁，トマトスープ，グリーンポタージュ，かぼちゃスープなど． 3) 豆製品，豆腐料理‥湯豆腐，月見豆腐，豆腐田楽，炒り豆腐，納豆，うずら煮豆，ふ煮つけなど． 4) 魚料理‥白身・赤身魚の煮つけ，たらちり鍋，蒸し魚，黄身焼き，ムニエル，まぐろ山かけ，はんぺん煮つけ，たいみそ，かきグラタンなど． 5) 肉・チーズ料理‥ささみの霜降り・水炊き・とりひき肉のくずかけ，牛・豚肉（筋・脂肪のないところ）のやわらか煮・焼き，ハム，チーズなど． 6) 卵料理‥炒り卵，半熟卵，目玉焼き，ポーチドエッグ，茶わん蒸し，オムレツ，巣ごもり卵，卵豆腐，だて巻，だし巻，素巻など． 7) 野菜料理‥野菜含め煮，ふろふきだいこん，ほうれんそう浸し，カリフラワー・ブロッコリーのクリーム煮など． 8) 菓子‥ミルクセーキ，プディング，蒸しパン，ブラマンジェ，カップケーキ，カステラ，シュークリーム，アイスクリーム，ホットケーキ，ビスケットなど． 2. 食事回数は1日3回でよい．

表 3.4 食べてもよい食品・控えめにしたい食品

	食べてもよい食品	控えめにしたい食品
主 食	米飯, おもゆ, かゆ (三分・五分・七分・全), うどん, そば, パン, もち, くず湯	冷飯, 硬飯, 麦飯, 肉飯, まつたけ飯, たけのこ飯, しょうゆ飯, すし
主 菜	鶏肉・牛肉・豚肉, 魚類（白身・赤身）, 貝類, 卵（生・半・熟), 豆腐, ふ	脂肪の多い獣肉, すじ肉, ベーコン, ロースハム, くん製肉, 佃煮類, 塩辛類
副 菜	こまつな, ほうれんそう, にんじん, なす, きゅうり, キャベツ, カリフラワー, ブロッコリー, たまねぎ, ねぎ, だいこん, かぶ, じゃがいも, さといも, 長いも, かぼちゃ, りんご, みかん, もも, 洋なし, バナナ, いちご, メロン, 牛乳・乳製品	にら, にんにく, れんこん, ごぼう, たけのこ, わらび, ぜんまい, 福神漬, みそ漬, 塩漬, そらまめ,（海草, きのこ, こんにゃく）‥できるだけ控えたい食品 夏みかん, レモンなど酸味の強いかんきつ類, 柿
嗜好品	プリン, ビスケット, プディング, カステラ, あめ, チョコレート	（酒, ビール, ウイスキー, ワイン, コーヒー, 紅茶, 抹茶, ココア, 炭酸飲料）‥禁止食品
調味料		各種香辛料, 酢, 油

2) 味つけは, 食欲をそこなわない程度のうす味にする. 香辛料, 脂肪の過量を避け, 軟らかくて, 胃内に長く停滞しないような食事とするために, 次のような食品は避ける.
・刺激の強い食品
・脂肪の多い食品
・繊維の多い食品
・発酵しやすい食品
・熱すぎたり, 冷たすぎる食品

3) 食事は規則正しく, ゆっくり, よくかんで楽しく食べるようにする.

表 3.5 消化性潰瘍顕出血後の食品構成表

食品名	絶食		流動食			三分がゆ食	五分がゆ食	七分がゆ食	全がゆ食		常食
止血後日数	1	2	3	4	5	6	7	8	9	10	11
おもゆ			350	400	400						
くず湯			50	50	50						
牛 乳			200	300	400	600	600	600	600	600	200
砂 糖			5	5	5	7	7	7	10	10	10
卵				卵黄15	卵黄15	全卵	全卵	全卵	全卵	全卵	全卵
				15	全50	100	150	150	150	150	50
野菜スープ				150	150	150	150	150			
アイスクリーム					50	50	50	50	50	50	
か ゆ						300	400	500	400	400	660
豆 腐						絹50	絹100	木綿100	木綿100	木綿100	木綿150
パ ン							50	120	120		
果 汁					100	100	100	100	100		
バター							8	10	15	15	10
白身魚							35	50	80	80	100
じゃがいも							50	50	70	70	70
実なしみそ汁 (だし汁＋みそ10g)								150	150	150	150
とりささみ								15	20	20	80
ヨーグルト								100			100
ふ									5	5	
ソーメン										200	
チーズ									25	25	
小麦粉											10
緑黄色野菜							うらごし15	葉先20	葉先30	葉先60	100
その他の野菜								葉先30	葉先70	葉先90	100
果 物											100
スキムミルク											20
分 量			605	920	1120	1357	1715	2202	2095	2225	1910
エネルギー(kcal)			319	406	636	825	1234	1727	1935	1889	1943
たんぱく質(g)			7.6	13.0	24.1	36.3	58.1	80.8	95.5	93.4	93.5
脂質(g)			7.0	14.7	27.5	36.7	53.0	60.7	72.4	69.3	36.6
糖質(g)			45.7	53.2	69.8	83.9	124.6	206.0	216.6	211.3	296.4

献立表 3.1 消化性潰瘍

(1) 消化性潰瘍顕出血後の三分がゆ食

	献立	食品名	分量(g)	エネルギー(kcal)	たんぱく質(g)	脂質(g)	糖質(g)
朝食	三分がゆ	三分がゆ	100	38	0.7	0.2	8.0
	野菜スープ	スープ	100	—	—	—	—
	半熟卵	温泉卵	50	81	6.2	5.6	0.5
	牛乳	牛乳	200	118	5.8	6.4	9.0
昼食	三分がゆ	三分がゆ	100	38	0.7	0.2	0.8
	アイスミルク	アイスクリーム	50	90	2.0	4.0	11.6
		牛乳	150	89	4.4	4.8	6.8
	炒り煮	絹ごし豆腐	50	29	2.5	1.7	0.9
		卵	20	32	2.5	2.2	0.2
		砂糖	2	8	0	0	2.0
	果汁	りんご	80	35	0.2	0.1	9.4
夕食	三分がゆ	三分がゆ	100	38	0.7	0.2	8.0
	茶わん蒸し	卵	30	49	3.7	3.4	0.3
		だし汁	30	—	—	—	—
		牛乳	50	30	1.5	1.6	2.3
		砂糖	2	8	0	0	2.0
	ホットミルク	牛乳	200	118	5.8	6.4	9.0
		砂糖	3	12	0	0	2.9
	野菜スープ	野菜スープ	50	—	—	—	—
		果汁	20	9	∅	∅	2.3
	合計		1357	822	36.7	36.8	83.2

(2) 消化性潰瘍顕出血後の五分がゆ食

	献立	食品名	分量(g)	エネルギー(kcal)	たんぱく質(g)	脂質(g)	糖質(g)
朝食	五分がゆ	五分がゆ	200	100	2.0	0.6	21.2
	スクランブルエッグ	卵	80	130	9.8	9.0	0.7
		牛乳	20	12	0.6	0.6	0.9
		バター	4	30	∅	3.2	∅
	そぼろ煮	白身魚	35	36	6.7	0.8	0.1
		砂糖	2	8	0	0	2.0
	牛乳	牛乳	200	118	5.8	6.4	9.0
	アイスクリーム	アイスクリーム	50	90	2.0	4.0	11.6
昼食	パンがゆ	角食	50	130	4.2	1.9	24.0
		牛乳	180	106	5.2	5.8	8.1
	半熟卵	温泉卵	50	81	6.2	5.6	0.5
	βカロチン入りマッシュポテト	牛乳	100	59	2.9	3.2	4.5
		じゃがいも	50	39	1.0	0.1	8.4
		うらごしにんじん	15	5	0.2	∅	0.9
		バター	4	30	∅	3.2	∅
	果汁	りんごジュース(100%)	100	44	0.2	0.1	11.7
夕食	五分がゆ	五分がゆ	200	100	2.0	0.6	21.2
	ふわふわ煮	絹ごし豆腐	100	58	5.0	3.3	1.7
		野菜スープ	50	—	—	—	—
		砂糖	3	12	0	0	3.0
	野菜スープ	野菜スープ	150	—	—	—	—
	カスタードゼリー	牛乳	100	59	2.9	3.2	4.5
		卵	20	32	2.5	2.2	0.2
		砂糖	2	8	0	0	2.0
		ゼラチン	1.2	4	1.0	0.1	0
	合計		1766	1291	60.2	53.9	136.2

(3) 消化性潰瘍顕出血後の七分がゆ食

	献立	食品名	分量(g)	エネルギー(kcal)	たんぱく質(g)	脂質(g)	糖質(g)
朝食	七分がゆ	七分がゆ	250	145	3.0	0.5	30.4
	実なし汁	みそ	10	19	1.3	0.6	1.9
		だし汁	150	—	—	—	—
	洋風炒り卵	卵	50	81	6.2	5.6	0.5
		牛乳	50	30	1.5	1.6	2.3
		とりささ身2度挽	15	16	3.6	0.1	∅
		バター	2	15	∅	1.6	∅
	牛乳	牛乳	200	118	5.8	6.4	9.0
	果汁	りんごジュース(30%)	100	49	∅	∅	12.6
昼食	フレンチトースト	角食	120	312	10.1	4.6	57.6
		卵	50	81	6.2	5.6	0.5
		牛乳	100	59	2.9	3.2	4.5
		砂糖	3	11	0	0	3.0
		バター	5	37	∅	4.1	∅
	ひらめバター焼飾りパセリそえ	ひらめ	50	23	9.6	0.6	0.1
		バター	3	22	∅	2.4	∅
		パセリ	2	∅	∅	∅	∅
	マッシュポテト	じゃがいも	50	39	1.0	0.1	8.4
		牛乳	50	30	1.5	1.6	2.3
		砂糖	2	8	0	0	2.0
	キャロットスープ	線にんじん	5	2	0.1	∅	0.3
		スープ	150	—	—	—	—
	アイスクリーム	アイスクリーム	50	90	2.0	4.0	11.6
夕食	七分がゆ	七分がゆ	250	145	3.0	0.5	30.4
	菊花豆腐	木綿豆腐	100	77	6.8	5.0	0.8
		かたくり粉	3	10	∅	∅	2.5
	白雲とじ	カリフラワー	30	8	1.0	∅	1.3
		にんじん	15	5	0.2	∅	0.9
		卵白	37	18	3.9	∅	0.3
		砂糖	2	8	0	0	2.0
	ヨーグルトシェイク	牛乳	30	3	0.9	1.0	1.4
		卵黄	13	47	2.0	4.1	0.1
		ヨーグルト	100	79	3.5	0.1	15.5
	ホットミルク	牛乳	170	100	4.9	5.4	7.7
	合計		2217	1684	81.0	58.7	209.9

(4) 消化性潰瘍顕出血後の全がゆ食

	献立	食品名	分量(g)	エネルギー(kcal)	たんぱく質(g)	脂質(g)	糖質(g)
朝食	全がゆ	全がゆ	200	144	2.8	0.6	30.4
	チーズオム	卵	70	113	8.6	7.8	0.6
	レツブロッ	チーズ	15	51	3.4	3.9	0.2
	コリー添え	牛乳	20	12	0.6	0.6	0.9
		バター	5	37	0	4.1	0
		ブロッコリー	30	13	1.8	0	2.0
	麩おろし煮	ふ	5	19	1.4	0.1	2.8
		だいこん	45	8	0.4	0	1.5
		にんじん	5	2	0.1	0	0.3
		砂糖	2	8	0	0	2.0
	みそ汁	みそ	10	19	1.3	0.6	0.9
		キャベツ	25	6	0.4	0	1.2
		だし汁	150	—	—	—	—
	牛乳	牛乳	200	118	5.8	6.4	9.0
	ヨーグルト	ヨーグルト	100	76	3.5	0.1	5.5
	ゼリー	牛乳	100	59	2.9	3.2	4.5
		ゼラチン	2	7	1.7	0	0
		砂糖	4	15	0	0	4.0
昼食	3色ソーメン	ゆでソーメン	200	256	6.8	1.4	50.8
		鶏ささ身2度挽き	20	21	4.7	0.1	0
		ほうれんそう	20	5	0.7	0	0.7
		卵	20	32	2.5	2.2	0.2
	茶きん蒸し	えび	20	15	3.4	0.1	0
		木綿豆腐	100	77	6.8	5.0	0.8
		絹さや	5	2	0.2	0	0.3
		卵	10	8	1.2	0.6	0
		砂糖	2	8	0	0	2.0
	アイスクリーム	アイスクリーム	50	90	2.0	4.0	11.6
	果汁	ピーチネクター	100	55	0.2	0.1	13.6
夕食	全がゆ	全がゆ	200	144	2.8	0.6	30.4
	刺身	ひらめ	60	55	11.5	0.7	0.1
	糸だいこんそえ	糸だいこん	20	4	0.2	0	0.7
	プレーン	卵	50	81	6.2	5.6	0.5
	茶わん蒸し	牛乳	30	18	0.9	1.0	1.4
		砂糖	2	8	0	0	2.0
	じゃがいもの	じゃがいもうらごし	70	54	1.4	0.1	11.8
	チーズ焼き	チーズ	10	34	2.3	2.6	0.1
		バター	5	37	0	4.1	0
		牛乳	50	30	1.5	1.6	2.3
	牛乳	牛乳	200	118	5.8	6.4	9.0
	合計		2232	1859	95.8	63.6	204.1

(5) 消化性潰瘍顕出血後の常食

	献立	食品名	分量(g)	エネルギー(kcal)	たんぱく質(g)	脂質(g)	糖質(g)
朝食	米飯	米飯	220	326	5.7	1.1	69.7
	みそ汁	みそ	10	19	1.3	0.6	1.0
		木綿豆腐	50	39	3.4	2.5	0.4
		だし汁	150	—	—	—	—
	半熟卵	温泉卵	50	81	6.2	5.6	0.5
	ロールキャ	キャベツ	70	17	0.7	0.1	2.8
	ベツクリー	ささ身挽肉	20	21	4.7	0.1	0
	ム煮	スキムミルク	20	72	6.9	0.2	10.7
		小麦粉	10	37	1.0	0	7.3
		砂糖	2	8	0	0	2.0
		バター	5	37	0	4.1	0
	牛乳	牛乳	200	118	5.8	6.4	9.0
昼食	米飯	米飯	220	326	5.7	1.1	69.7
	煮魚	かれい	100	102	19.0	2.2	0.3
		砂糖	3	11	0	0	3.0
	湯豆腐	木綿豆腐	100	77	6.8	5.0	0.8
	糸かき湯びきねぎ	糸かき	0.2	0	0	0	0
		長ねぎ	5	1	0.1	0	0.3
	フレンチ	ほうれんそう	40	10	1.3	0.1	1.4
		にんじん	10	3	0.1	0	0.6
	果物	りんご	100	50	0.2	0.1	13.1
夕食	米飯	米飯	220	326	5.7	1.1	69.7
	チキンボール	若鶏もも挽肉	60	127	10.4	8.8	0.1
	中華風煮	たまねぎ	20	3	0.2	0	1.5
	糸にんじん・	食パン	10	26	0.8	0.4	4.8
	絹さや盛り	卵	10	16	1.2	1.1	0.1
		砂糖	2	8	0	0	0.2
		かたくり粉	3	10	0	0	2.5
		にんじん	3	1	0	0	0.1
		絹さや	2	1	0.1	0	0.1
	じゃがいもの	じゃがいも	70	54	1.4	0.1	11.8
	バター煮	グリンピース	3	3	0.2	0	0.4
		バター	5	37	0	4.1	0
		砂糖	3	11	0	0	3.0
	お浸し	こまつな	50	11	1.3	0.1	1.5
	糸かきかけ	糸かき	0.2	0	0	0	0
	ヨーグルト	ヨーグルト	100	76	3.5	0.1	5.5
	合計		1946	2065	93.7	45.2	295.8

〔成田博子・堀江俊子・伊藤若子・菊地真理〕

3.2 慢性胃炎

慢性胃炎は日常的に診断される．多くは上腹部不定愁訴の際や健康診断時に診断されるが，しばしば症状を有しない慢性胃炎にも遭遇する．それゆえその病態は多種多様で，その本態もはっきりしない部分がある．そして，その原因も不明で経過も不可逆的とされている．本来，慢性胃炎は病理学的診断名で組織学的な慢性炎症と臨床的に使われる慢性胃炎の間にはかなり違いがあり，新しい分類診断が必要になってきている．治療は根本的治療もなく，有症状者は対症療法にたより外来にて経過観察を行っているのが現状である．そして，それら患者は薬物療法にたよらなくとも精神療法および食事療法で十分改善する例もあり，器質的なもの以外に問題となっていることが多い．これら慢性胃炎の診断，治療手順を新しい分類を含め述べる．

a. 分　類

慢性胃炎は1947年，Schindlerにより軟性胃鏡を使って分類された．Schindlerは慢性胃炎を特発性と随伴性に分け，このうち特発性を表層性胃炎，萎縮性胃炎，肥厚性胃炎に分け，さらに肥厚性胃炎を組織学的に間質性，増殖性，腺の3型に分けている（図3.1）[1]．この表層性胃炎，萎縮性胃炎，肥厚性胃炎が俗にいうSchindlerの分類である．そのなかで肥厚性胃炎は否定的な意見が多いが，現在においても内視鏡診断における胃炎の分類として広く使われている．その後いくつかの分類がなされるうち，内視鏡的胃炎像と組織学的胃炎像の間に不一致が報告され，胃炎の新しい分類の必要性から1990年シドニーで開催された世界消化器病会議の際，欧州6か国の研究者が検討を加え新しい胃炎の分類としてシドニー分類が提唱された[2,3]．これは胃炎の分類を形態学により組織学的所見を重視した分類で，最近報告の多い*Helicobacter pylori*（*H. pylori*）と胃粘膜障害も含めた分類である（図3.2）．この新しい分類の特徴は図に示すように組織学的部門（histological division）と内視鏡部門（endoscopic division）で構成されていることであり，また成因と組織学的その広がりを記載し，内視鏡的広がり粘膜所見を記載することになっている．シドニー分類は*H. pylori*と胃炎との関連性を重要視しており，胃炎の成因のなかでも最も重要なものの1つであると指摘している．新しい分類であるシドニー分類の胃炎では内視鏡的には7タイプに分類される．すなわち

1) endoscopic erythematous/exudative gastritis
2) endoscopic flat erosive gastritis
3) endoscopic raised erosive gastritis
4) endoscopic atrophic gastritis
5) endoscopic haemorrhagic gastritis
6) endoscopic rugal hyperplastic gastritis
7) endoscopic enterogastric reflux gastritis

であり，いずれも冒頭にendoscopicをつけ，最後にその広がり部分を記載することになっている．このような新しい分類が発表され4年が経とうとしているが，少なくとも日本においては依然としてSchindlerの分類を用いていることが多い．これは分類の使いやすさよりもなれの問題と思われる．いずれにしても世界の胃炎研究者たちによって作成された，いままでの分類より合理的なものであり，今後の胃炎研究にとって有意義なものとなることを期待したい．

b. 臨床症状

慢性胃炎はその病態と臨床症状の相関はなく，本症に特有の症状はない．一般的には上腹部の不定愁訴で腹痛，腹部不快感，腹部膨満感，腹部重圧感，食欲不振，嘔気，胸やけなどが多い．いずれの症状も非特異的で症状からの診断は困難である．また，内視鏡検査

CLASSIFICATION OF CHRONIC GASTRITIS

```
                    Chronic Gastritis
           ┌──────────────┴──────────────┐
        Idiopathic           Accompanying Other Gastric Pathology
   ┌───────┼────────┐       ┌──────────┬──────────────────────┐
Superficial→Atrophic Hypertrophic  Tumor Gastroduodenal In the Postoperative Stomach
              Hyperplastic                    Ulcer
     Interstitial Proliferative Glandular
                    APPENDIX
                  Gastropathies
           Gastric Atrophy   Gastric Hypertrophy
```

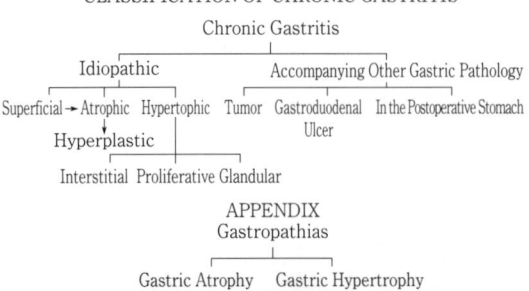

図3.1 シンドラー分類[1]

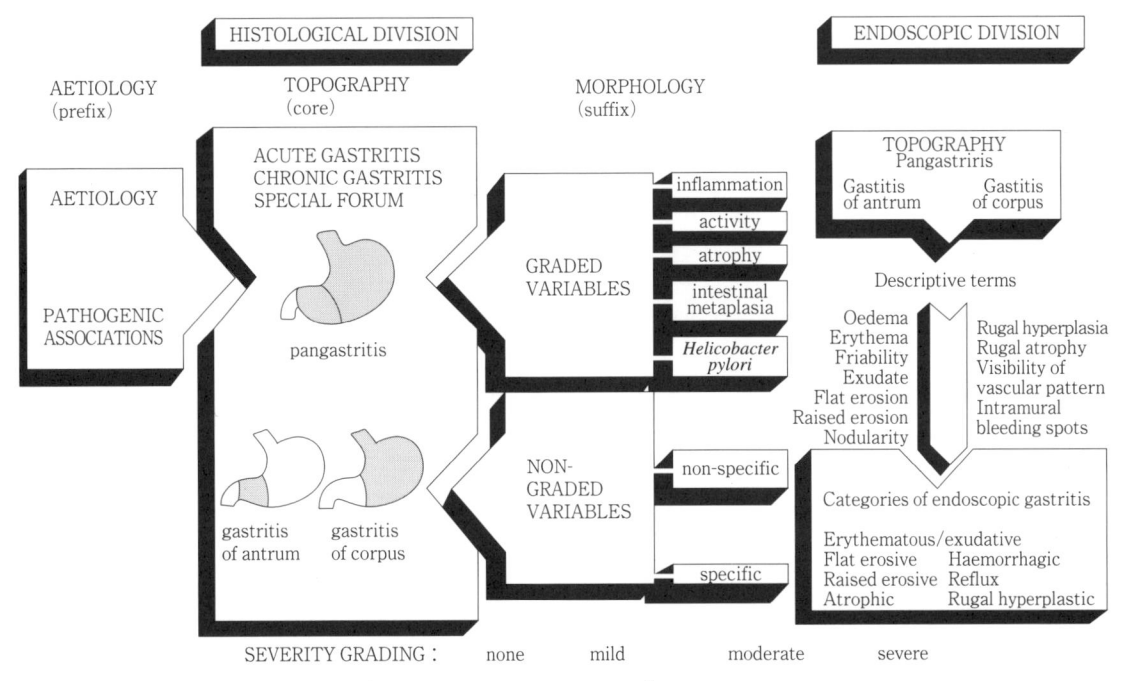

図 3.2 シドニー分類[2]

上明らかな慢性胃炎の所見があっても，まったく症状を有しない例も多い．これら症状は心因性，神経性要因に影響されることがしばしばあり，不眠，過労，ストレスなどで増悪することもある．

c. 診　断

(1) 上部消化管造影

一般的にはX線的診断は困難で，萎縮性胃炎に伴う腸上皮化生が胃小区の不整として認められるのみであるため，慢性胃炎を診断する方法としては適当ではないと思われる．

(2) 胃内視鏡検査

今日まで，あるいは今日でもよく使われるSchindler分類では，萎縮性胃炎は粘膜の菲薄化，血管の透見像，粘膜の変色や色むらとして認められる．この萎縮性変化は前庭部から体部に小彎線を先端として加齢とともに進行する．また，萎縮性胃炎には腸上皮化生がよく伴い癌の発生母地と考えられている．それは内視鏡的に散在性にみられ白色斑状の小隆起として認められるが，腸上皮の特徴を利用してメチレンブルーで染色し診断されることが多い．萎縮性過形成性は前庭部に高頻度にみられ，上皮の斑状過形成が起こるので凸凹な粘膜として認められる．表層性胃炎は櫛状発赤，粘液の付着，浮腫などをもって内視鏡診断している．シドニー分類では浮腫（oedemaまたはswelling），発赤（erythemaまたはrednessまたはhyperaemia），もろさ（friability），滲出液（exudate），平坦びらん（flat erosion），隆起びらん（raised erosionまたはvarioliform erosion），粘膜ひだ過形成（rugal hyperplasiaまたはhyperrugosity），粘膜ひだ萎縮（rugal atrophyまたはhyporugosity），血管の透見性所見（visibility of vascular pattern），壁内出血斑（intramural bleeding spots），結節性変化（nodularity）などの所見を4段階に分けてその広がりを前庭部炎，胃体部炎，pangastritisに分類し記載する[2]．

(3) 組織学的検査

慢性胃炎の組織学的分類は1958年Woodらに始まり諸研究者により種類の分類がなされているが，WarrenらはnormaI, chronic gastritis, active chronic gastritisに分け，このうちactive chronic gastritisを示すものはH. pyloriをほぼ全例に認め，逆に組織学的に異常を認められない例ではH. pylori陽性率は数パーセントにすぎないと，胃粘膜障害とH. pyloriとの関係を報告している[4]．胃粘膜と発赤との報告もなされており，芳野らは発赤のみでは症状を伴うことは少なく，発赤部と非発赤部との組織像を比較すると，発赤部で

は急性炎症を示す例と，萎縮の中に血管像のため局所的に赤くみえる例の両者があると報告した[5]．浅香らは内視鏡で発赤粘膜と非発赤部の組織学的比較では細胞浸潤に変化はなく，また斑状発赤部は非発赤部に比較して多核白血球が多く，斑状発赤部に急性の炎症が生じていると報告している．しかし，櫛状発赤は，発赤部と非発赤部との間に炎症細胞浸潤の間に差がみられないため櫛状発赤とは異なり，急性炎症による発赤ではないことを報告している[3]．斎藤らも胃粘膜の発赤の検討のなかで，発赤は粘膜の萎縮の程度と無関係に急性炎症に関連して出現していることが示唆され，慢性表層性胃炎の指標として適切でないと述べている[6]．シドニー分類では組織学的診断を重視しており，生検箇所を前庭部と体部のそれぞれの前後壁の4か所を推賞している．

それらの場所でiflammation, activity, atrophy, intestinal metaplasia, *H.pylori* を検索しそれぞれをnone, mild, moderate, severeの4段階に分類し，内視鏡診断と同様に広がりを記載する．

(4) 病態生理的検査
a) 胃酸分泌検査

検査法は日本消化器病学会胃液測定法検討委員会の方法で酸分泌としてMAO (maximal acid output), BAO (basal acid output), ペプシン分泌を測定する．胃酸分泌は胃固有腺の萎縮の程度とともに低下するが，肥厚性胃炎は空腹時痛を訴えることが多く，上腹部痛は胃酸の過剰分泌によると考えられている[7]．ペプシン分泌は中等度萎縮までは維持され，高度萎縮で著明に低下を認める．

b) 胃運動機能検査

当科ではアセトアミノフェン法により胃排出検査を行っているが，酸分泌の低下と胃排出能は相関関係はなく，胃粘膜の萎縮と運動機能は無関係である[8]．あるものは亢進状態がみられ，大部分は運動異常がみられず，またあるものは運動機能低下状態を呈し，non ulcer dysplasiaと呼ばれるものになる．この機能低下が腹部膨満感，重圧感，胃部存在感，嘔気，上腹部不快感，食欲不振など胃内容物の排出の遅延によって起こるものとされており，機能亢進では心窩部痛，上腹部痛，胸やけ，げっぷなどの愁訴があげられる[9]．

d. 治療

これらさまざまな慢性胃炎をどういうふうに治療すべきかが問題である．少なくとも症状を有する患者の自覚症状の改善であり，検診で指摘されたような自覚症状を有しない患者に，慢性胃炎という病名を告げて病識をもたせることは避けなければならない．とくに老人の場合，そのことが症状の誘発や憎悪をさせることになり，医原性の病人をつくりかねないため注意を要する．

(1) 心理療法

慢性胃炎という病名をより患者に理解させることが重要で，患者の訴えをよく聴き，よく診察をし，よく病状の説明をすることが必要である．そのことによって患者の種々の不安を取り除き，心理的社会的側面までも総合的にみることである．とくに老人や精神的に不安定な患者には，説明内容にも注意が必要で，たとえば慢性萎縮性胃炎は不可逆的変化で食事や薬でもとには戻らないなど医学的に間違いでなくとも，患者にとって不用意な言動は慎しむべきである．

(2) 食事療法

慢性胃炎の場合その治療期間が長期にわたることもあり，極度な食事制限はかえって精神的負担を招き悪影響を及ぼすことになるので，患者の趣向をできるだけ損なうことのないような食事指導が患者を飽きさせることなく指導できる．今日では酸分泌は胃粘膜に影響を与えるものとされているので，年齢も加味し酸分泌のうえから食事内容を考えられている[10]．

a) 高酸の場合

まず，物理的に胃を刺激しないため暴飲暴食を避け規則正しい食事時間を守ることが必要で，朝食をとらないことや深夜の食事は避けなければならない．内容としては胃に化学的刺激のある香辛料やアルコール，コーヒー，炭酸飲料，極端に冷たいものや熱いものは避けたほうがよい．たんぱく質は良質なものであれば問題ないが，脂肪の多い部分の肉や魚はひかえる．脂肪は胃酸分泌を低下させるので適量とるのはよいが，過量摂取は食物の胃内貯留時間を長くするので過量は慎しむ．

b) 低酸の場合

極度の低酸の場合ペプシンの分泌も低下しているので，たんぱく質の消化も低下しており，そのため胃内停滞時間も長くなっているため，より消化のしやすいものをとるように心がける．

また，喫煙は胃血流量の減少や胆汁の逆流をみる頻度が非喫煙者と比べて多く認められ，これらのことが

胃粘膜障害を引き起こすことが考えられるため，喫煙は避けたほうがよいと思われる．以上，いずれの場合もある程度の軽い制限をおくが，それにあまり神経質にさせないことが重要であり，禁止させることのないように指導する．適量のアルコールや香辛料を避けさせたためにかえって食欲が減り，食生活がつまらないものとならないようにすることが必要である．とくに老人の場合は注意すべきで，ほとんどの老人に萎縮性胃炎がみられる．これら老人の数少ない楽しみの1つである食生活をやたらに制限することは避けなければならず，消化機能も衰えた老人には消化のよいものを食べ，歯の悪い老人にはゆっくりかみ，ゆっくり食べ，適量を食べさせるように指導し，基本的に本人または家族の常識範囲のものとする[11]．

(3) 薬物療法

これら心理療法や食事療法の無効な例には補助的に薬を投与することにより，症状を早期に改善させることができる．しかし，内視鏡検査上ではなかなか改善されず，そのため症状が消失している患者に漫然と長期に投薬をつづけることは適当でない．薬は内視鏡所見や自覚症状から選択すべきで，内視鏡検査で表層性胃炎であり，上腹部症状のある場合は，制酸薬，粘膜保護薬や酸分泌抑制薬が望ましい．また，萎縮性変化が主体で症状が酸分泌や胃運動機能低下によると思われる場合には，ペプシンの低下を補い消化を助ける目的で消化酵素薬，胃排出能低下を補う目的で運動機能調節薬が有効と思われる．さらに，精神的要因の大きいと思われる患者の場合には，抗うつ薬や抗不安薬の必要もある[12]．

これら薬剤を患者の症状に合わせて組み合わせ，適時増量や減量をしてゆき，同じ薬剤が不必要に長期投与されるのを避けなければならない．

おわりに　慢性胃炎の治療は治療後に症状の改善とはうらはらに内視鏡所見や組織学的な改善がみられないことが多いが，食事療法をふくめ総合的な医療が必要である．

文　献

1) Schindler R: Gastritis, Heinemann, London, 1947.
2) Misiewicz JJ, Tytgat GNJ, Goodwin CS, et al: The Sydney system – A new classification of gastritis. Working party reports. *J Gastroenterol Hepatol* 1-10, 1990.
3) 朝香正博，ほか：新しい概念による胃炎の検討－シドニー分類を中心に．クリニカ **19** (4): 253-257, 1992.
4) Warren JR, Marshall BJ: Unidentified curved bacilli on gastric epithelium in active chronic gastritis. *Lancet* I: 1273-1275, 1983.
5) 芳野純治：症状および生検標本の面より．クリニカ **19** (4): 265-268, 1992.
6) 斎藤洋子，ほか：内視鏡下に観察される発赤と表層性胃炎に関する病理組織学的検討．*Gastroenterol Endoscopy* **34** (1): 39-47, 1992.
7) 竜田正晴，ほか：慢性胃炎と不定愁訴．*Therapeutic Research* **12** (11): 3338-3341, 1991.
8) 原澤　茂，三輪　剛：慢性胃炎と胃機能．臨床消化器内科 **2**: 107-114, 1987.
9) 原澤　茂，三輪　剛：慢性胃炎．治療 **64** (7): 1075-1079, 1982.
10) 細田四郎，馬場忠雄：食事療法の現状とその評価．現代医療 **14**: 243-247, 1982.
11) 並木正義：消化器疾患の食事療法．*Geiatric Medicine* **22**: 161-164, 1984.
12) 市岡四象，ほか：慢性胃炎の治療．消化器科 **11** (3): 367-376, 1989.

〔木村典夫・三輪　剛〕

献立の実際

慢性胃炎は胃痛，過酸，減酸，食欲減退，消化不良などの症状を繰り返す疾患であるが，自覚症状のない場合もある．

また，先述されているように，慢性胃炎の分類は組織学的部門と内視鏡的部門からなされているが，食事療法の実践を行う際には，臨床症状から，過酸胃炎と低酸胃炎に大別される．

(1) 食事療法の基本方針

食事療法を指導するにあたり，過酸胃炎および低酸胃炎の共通したポイントは以下の3点である．

1) 病気の進行を阻止し，胃の消化力に負担をかけないもので，胃粘膜の機能の回復を図るための「易消化食で栄養価に富んだ食事」とする．

2) 慢性的に食欲がないため低栄養状態に陥りやすい状態となっているため，全体の体力の向上と，それに伴い胃粘膜の回復および強化のための「栄養価に富みバランスのとれた食事」とする．

3) 慢性疾患であることに加え，心理的にも影響を及ぼしやすいため「飽きのこない季節変化の富んだ食事」とする．

過酸胃炎と低酸胃炎の食品構成の基本を表3.6, 3.7に示す.

表3.6 食品構成（高酸）

基準量	エネルギー	たんぱく質	脂　質	糖　質
	2000 kcal	80 g	45〜55 g	295〜320 g

エネルギー比　P 16%：F 20〜25%：C 59〜64%

食品名	数　量(g)	エネルギー(kcal)	たんぱく質(g)	脂　質(g)	糖　質(g)
米　飯	600	888	15.6	3.0	190.2
小麦粉類	20	50	1.4	0.6	9.4
いも類	60	51	1.0	0.2	11.7
砂糖類	20	71	0	0	18.0
魚介類	70	96	12.7	3.6	2.2
肉　類	70	90	15.3	2.5	0.2
卵　類	60	97	7.4	6.7	0.5
豆　類	100	143	10.0	7.3	8.3
乳, 乳製品類	300	201	9.9	9.6	18.3
油脂類	20	181	0.3	19.5	0.4
緑黄色野菜	100	28	2.1	0.2	3.6
その他の野菜	200	48	2.6	0.2	9.2
果物類	100	53	0.7	0.2	13.4
合　計		1997	79.0	53.6	285.7

表3.7 食品構成（低酸）

基準量	エネルギー	たんぱく質	脂　質	糖　質
	200 kcal	80 g	40〜45 g	320〜330 g

エネルギー比　P 16%：F 18〜20%：C 64〜66%

食品名	数　量(g)	エネルギー(kcal)	たんぱく質(g)	脂　質(g)	糖　質(g)
米　飯	600	888	15.6	3.0	190.2
小麦粉類	50	124	3.6	1.5	23.4
いも類	60	51	1.0	0.2	11.7
砂糖類	30	106	0	0	27.0
魚介類	70	96	12.7	3.6	2.2
肉　類	70	90	15.3	2.5	0.2
卵　類	60	97	7.4	6.7	0.5
豆　類	120	171	12.0	8.8	10.0
乳, 乳製品類	200	134	6.6	6.4	12.2
油脂類	10	91	0.1	9.7	0.2
緑黄色野菜	100	28	2.1	0.2	3.6
その他の野菜	200	48	2.6	0.2	9.2
果物類	100	53	0.7	0.2	13.7
合　計		1977	79.7	43.0	304.1

(2) 過酸胃炎の食事療法のポイント

胃液分泌が高まり, 炎症を起こしている胃の粘膜を刺激するために, 胸やけや痛みなどの症状が現れる. 胃の痛みを恐れるあまり, 空腹でいれば痛みが和らぐと誤解して食事をとらない場合があるので, 指導においては注意する.

1) 欠食をしたり, 食事時間の間隔を不規則にしないように食事時間を決め規則正しい食生活とする. すなわち胃酸を適度に中和させることが必要であるため, 不規則, 不摂生な食事はひかえさせる.

2) 胃の運動を亢進したり胃液分泌を促進させる食品はひかえた食品の選択と調理方法を選ぶ.

食品の持ち味を生かし, 濃すぎないようにし, 極端な甘味, 酸味, 塩味はひかえる.

3) 脂肪は胃液分泌を抑制し分泌時間の短縮を図ることができるので, 消化吸収のよい脂肪を適度に使用する.

4) 過酸性胃炎の場合は食事面だけでなく, 生活の管理にも注意する. 不規則な生活, 過労, ストレス, 酒, 喫煙など, 食事管理面だけでなく生活面での指導を行う.

(3) 低酸胃炎の食事療法のポイント

胃粘膜に萎縮が起こり, 胃液分泌および運動の低下を起こす. 過齢とともに起こりやすい症状であるため, そのような場合は年齢を加味した食事とする.

1) 胃粘膜が弱くなっているので, 胃壁を傷つけないように易消化食に加え胃液分泌や胃の運動を促進させるような食品を選ぶ.

2) 胃酸分泌の低下から殺菌作用の低下がみられるため鮮度のよい食品を選ぶ.

3) 胃の機能の衰退により食欲不振から, 貧血, 消化不良症, 低栄養状態が慢性的に起こる可能性があるので, 十分注意し, このような合併症を予防する.

献立表 3.2 慢性胃炎

(1) 春

		高　酸			低　酸		
	献立名	食品名	分量	献立名	食品名	分量
朝食	米飯	米飯	200	米飯	米飯	200
	みそ汁	ほうれんそう	40	みそ汁	ほうれんそう	40
		だし汁, みそ	10		だし汁, みそ	10
	生揚げのおかか煮	生揚げ	70	納豆	納豆	50
		かつお節	0.5		ねぎ	5
		だし汁, 砂糖	3		辛子	
		しょうゆ	5	ピーナツ和え	いんげん	50
	ピーナツ和え	いんげん	50		にんじん	10
		にんじん	10		ピーナツバター	5
		ピーナツバター	5		砂糖	3
		砂糖	3		しょうゆ	2
		しょうゆ	2	焼きのり	のり	1
	焼きのり	のり	1	ヨーグルト和え	いちご	50
	牛乳	牛乳	200		ヨーグルト	50
昼食	米飯	米飯	200	米飯	米飯	200
	和風ロールキャベツ	キャベツ	100	ロールキャベツ	キャベツ	100
		豚もも・ひき肉	50	カレー風味	豚もも・ひき肉	50
		たまねぎ	20		たまねぎ	20
		卵	3		卵	3
		パン粉	2		パン粉	2
		塩	0.3		塩	0.3
		だし汁, 砂糖	3		コンソメ	1
		しょうゆ	6		塩	1
		塩	0.3		カレールウ	5
		かたくり粉	2		カレー粉	少々
	かぼちゃのチーズ焼き	かぼちゃ	60		かたくり粉	2
		ナチュラルチーズ	10	かぼちゃのチーズ焼	かぼちゃ	60
	シルバーサラダ	はるさめ	10		ナチュラルチーズ	10
		きゅうり	20	シルバーサラダ	はるさめ	10
		ボンレスハム	15		きゅうり	20
		マヨネーズ	12		ボンレスハム	15
		塩	0.2		マヨネーズ	12
					塩	0.2
間食	ヨーグルト	ヨーグルト	100	牛乳	牛乳	100
				カステラ	カステラ	50
夕食	米飯	米飯	200	米飯	米飯	200
	ムニエル	白身魚	70	ムニエル	白身魚	70
	ゆでブロッコリー	塩	0.5	ゆでブロッコリー	塩	0.5
	グラッセ	小麦粉	7	グラッセ	小麦粉	7
		バター	5		バター	5
		ブロッコリー	30		ブロッコリー	30
		にんじん	30		にんじん	30
		スープ, 砂糖	2		スープ, 砂糖	2
		マーガリン	1		マーガリン	1
	大根の金平	だいこん	70	中華風金平	だいこん	70
		にんじん	10		ごま油	3
		油	3		中華風味だし	0.5
		砂糖	3		しょうゆ	2
		しょうゆ	5	卵スープ	卵	20
	卵豆腐	卵豆腐	100		たまねぎ	20
		だし汁, 塩	0.2		鶏がらスープ	100
		しょうゆ	1		塩	0.6
		みりん	2		こしょう	少々
	フルーツ	バナナ	100	フルーツ	はっさく	100
合計	エネルギー 2008 kcal	たんぱく質 81.9 g	脂質 48.8 g	糖質 303.2 g	エネルギー 2008 kcal	たんぱく質 79.4 g	脂質 45.3 g	糖質 312.8 g

(2) 夏

	高酸			低酸		
	献立名	食品名	分量	献立名	食品名	分量
朝食	パン	食パン	90	パン	食パン	90
	ジャム	りんごジャム	20	ジャム	りんごジャム	20
	スクランブルエッグ	卵	60	スクランブルエッグ	卵	60
	パセリ	牛乳	10	パセリ	牛乳	10
		たまねぎ	30		たまねぎ	30
		塩	0.5		塩	0.5
		バター	5		バター	5
		パセリ	3		パセリ	3
	盛り合わせサラダ	カリフラワー	40	甘酢漬け	カリフラワー	40
		きゅうり	20		きゅうり	20
		トマト	20		砂糖	3
		サウザンドレッシング	10		塩	0.5
	フルーツ	もも	60		酢	4
	牛乳	牛乳	200	フルーツゼリー	もも缶	40
					水	80
					砂糖	8
					ゼラチン	2
				牛乳	牛乳	200
昼食	米飯	米飯	200	米飯	米飯	200
	塩焼き	あじ	70	あじのたたき	あじ	70
	おろし	塩	0.5	つま	だいこん	30
		だいこん	50	薬味	しょうが	5
	ビーフンソテー	ビーフン	15		万能ねぎ	3
		かに缶	15	ビーフンソテー	ビーフン	15
		たまねぎ	20		かに缶	15
		にんじん	3		たまねぎ	20
		ピーマン	3		にんじん	3
		油	3		ピーマン	3
		塩/しょうゆ	0.5/1		油	3
	お浸し	ほうれんそう	50		塩/しょうゆ	0.5/1
		きざみのり	0.3	お浸し	ほうれんそう	50
	フルーツ	すいか	120		きざみのり	0.3
				フルーツ	すいか	120
間食	ヨーグルト	ヨーグルト	100	ジュース	オレンジジュース	200
				ビスケット	ビスケット	30
夕食	米飯	米飯	200	米飯	米飯	200
	擬製豆腐	鶏胸皮なし・ひき肉	40	擬製豆腐	鶏胸皮なし・ひき肉	40
		木綿豆腐	100		木綿豆腐	100
		たまねぎ	20		たまねぎ	20
		にんじん	5		にんじん	5
		砂糖/塩	2/0.3		砂糖/塩	2/0.3
		しょうゆ/かたくり粉	0.5/2		しょうゆ/かたくり粉	0.5/2
		油	3		油	3
		だし汁, 砂糖	3		だし汁, 砂糖	3
		しょうゆ/塩	3/0.2		しょうゆ/塩	3/0.2
		かたくり粉	1		かたくり粉	1
	トマトサラダ	トマト	70	トマトサラダ	トマト	70
		ツナ缶	20	オニオンドレッシング	たまねぎ	20
		マヨネーズ	8		みじんパセリ	2
	含め煮	じゃがいも	80		酢	3
		だし汁, 砂糖	4		しょうゆ	3
		しょうゆ	4	鶏レバーの梅酒煮	鶏レバー	40
					梅酒	10
					砂糖/しょうゆ	1/3
合計	エネルギー 1981 kcal	たんぱく質 80.5 g	脂質 53.9 g 糖質 284.3 g	エネルギー 1981 kcal	たんぱく質 82.5 g	脂質 43.5 g 糖質 305.0 g

(3) 秋

	高酸			低酸		
	献立名	食品名	分量	献立名	食品名	分量
朝食	米飯	米飯	200	米飯	米飯	200
	みそ汁	ふ	1	みそ汁	ふ	1
		こまつな	30		こまつな	30
		だし汁, みそ	10		だし汁, みそ	10
	はんぺんの磯焼き	はんぺん	60	はんぺんの磯焼き	はんぺん	60
	パセリ	青のり	0.3	パセリ	青のり	0.3
		パセリ	3		パセリ	3
	炊き合わせ	高野豆腐	7.5	炊き合わせ	高野豆腐	7.5
		かぼちゃ	40		かぼちゃ	40
		にんじん	30		にんじん	30
		だし汁, 砂糖	4		だし汁, 砂糖	4
		しょうゆ	4		しょうゆ	4
	牛乳	牛乳	200	フルーツ	グレープフルーツ	100
				飲むヨーグルト	飲むヨーグルト	150
昼食	米飯	米飯	200	米飯	米飯	200
	豚肉のチーズ焼き	豚ヒレ肉	40×2	豚肉の七味焼き	豚ヒレ肉	40×2
	ゆでブロッコリー	塩	0.6	お浸し	しょうゆ/みりん	5/4
		生しいたけ	10		七味唐辛子	少々
		たまねぎ	30		油	2
		バター	2		ほうれんそう	30
		粉チーズ	2	マカロニサラダ	マカロニ	15
		パン粉	2		かにかまぼこ	10
		ナチュラルチーズ	15		きゅうり	20
		油	3		たまねぎ	5
		ブロッコリー	30		マヨネーズ	10
	マカロニサラダ	マカロニ	15		塩	0.3
		きゅうり	20	浅漬け	はくさい	40
		にんじん	5		塩	0.3
		マヨネーズ	10			
		塩	0.3			
	浅漬け	はくさい	40			
		塩	0.3			
間食	フルーツ	ぶどう	150	ジュース	乳酸菌飲料（希釈用）	30
					水	120
				ジャムサンド	食パン	30
					いちごジャム	10
夕食	米飯	米飯	200	米飯	米飯	200
	洋風卵焼き	ツナ缶	20	洋風卵焼き	ツナ缶	20
	プチトマト	たまねぎ	20	プチトマト	たまねぎ	20
		にんじん	5		にんじん	5
		ピーマン	5		ピーマン	5
		卵	70		卵	70
		塩	0.5		塩	0.5
		油	3		油	3
		プチトマト	20		プチトマト	20
	長芋の揚げ出し風	長芋	60	長芋の揚げ出し風	長芋	60
		油	5		油	5
		しょうゆ/みりん	5/5		しょうゆ/みりん	5/5
		だいこん	20		だいこん	20
	たたききゅうりの	きゅうり	60		ゆずの皮	少々
	和えもの	しらす干し	3	たたききゅうりの	きゅうり	60
		ごま油	2	和えもの	しらす干し	3
		だし汁/しょうゆ	3/3		ねぎ	3
					しょうが	0.3
					しょうゆ/酢	4/2
合計	エネルギー 2000 kcal	たんぱく質 80.6 g	脂質 55.9 g　糖質 280.1 g	エネルギー 2001 kcal	たんぱく質 80.6 g	脂質 42.4 g　糖質 310.7 g

(4) 冬

	高 酸			低 酸		
	献立名	食品名	分量	献立名	食品名	分量
朝食	米　飯	米　飯	200	米　飯	米　飯	200
	みそ汁	絹豆腐	30	みそ汁	絹豆腐	30
		さやえんどう	10		さやえんどう	10
		だし汁, みそ	10		だし汁, みそ	10
	目玉焼き	卵	50	目玉焼き	卵	50
	ボイルキャベツ	油	2	コールスロー	油	2
		キャベツ	40		キャベツ	40
	炒め煮	切干し大根	10	炒め煮	切干し大根	10
		にんじん	20		にんじん	20
		竹　輪	10		竹　輪	10
		油	3		油	3
		砂糖／しょうゆ	3／5		砂糖／しょうゆ	3／5
	ヨーグルト	ヨーグルト	100	フルーツ	みかん	80
昼食	米　飯	米　飯	200	米　飯	米　飯	200
	かきとたらの	か　き	45	かきとたらの	か　き	45
	クリーム煮	た　ら	40	クリーム煮	た　ら	40
		ほうれんそう	30		ほうれんそう	30
		にんじん	30		にんじん	30
		バター／小麦粉	5／5		バター／小麦粉	5／5
		牛　乳	100		牛　乳	100
		コンソメ／塩	1／1		コンソメ／塩	1／1
	含め煮	さといも	60	含め煮	さといも	60
		だし汁, 砂糖	3		だし汁, 砂糖	3
		しょうゆ	3		しょうゆ	3
	お浸し	チンゲンツァイ	60	辛子和え	チンゲンツァイ	60
		糸がき	0.3		しょうゆ	3
					辛子	少々
				煮　豆	うぐいす豆	30
間食	牛　乳	牛　乳	200	牛　乳	牛　乳	200
				ホットケーキ	ホットケーキ	40
夕食	米　飯	米　飯	200	米　飯	米　飯	200
	すきやき風	牛もも肉	50	牛肉の	牛もも肉	50
		焼豆腐	70	オイスター炒め	キャベツ	60
		はくさい	70		たまねぎ	50
		はるさめ	10		生しいたけ	10
		しいたけ	10		油	4
		油	4		しょうが／にんにく	0.3／0.3
		砂糖	5		オイスターソース	5
		しょうゆ	8		塩／しょうゆ	0.5／2
	大根サラダ	だいこん	50	焼豆腐のおかか煮	焼豆腐	100
		にんじん	10		かつお節	0.5
		かいわれ	3		だし汁, 砂糖	3
		鶏ささみ	20		しょうゆ	6
		マヨネーズ	10	生　酢	だいこん	50
		塩	0.3		にんじん	5
	フルーツ	バナナ	100		塩／砂糖	0.3／3
					酢	3
合計	エネルギー　たんぱく質　　脂質　　　糖質			エネルギー　たんぱく質　　脂質　　　糖質		
	2001 kcal　　80.6 g　　49.3 g　　299.4 g			1996 kcal　　80.8 g　　45.2 g　　305.3 g		

〔藤井穂波〕

3.3 胆石・胆嚢炎

a. 食事療法に関連した病気の特色
(1) 胆　石[1～4]

わが国の胆石保有者は，臨床的に愁訴をもたない健康人を対象とした人間ドックで対象者の3.5%と高率に認められる[1]．胆石発作時に上腹部痛，発熱，黄疸など激しい症状を現し，胆石症は古くから消化器病の分野で重要な疾患の1つとして扱われている．

胆石はその成分によってコレステロールを主成分とするコレステロール胆石と，カルシウム塩を主成分とする色素石に分けられ，色素石はビリルビンカルシウム石と黒色石に分類される．食生活の欧米化などにより，最近ではコレステロール胆石が増加し，ビリルビンカルシウム胆石が減少している．

コレステロールは肝細胞で合成され，胆汁中に排泄されるか，肝内で胆汁酸に変換される．胆汁中ではコレステロールは胆汁酸とレシチンが形成するミセルのなかに溶存している．このミセル内の胆汁酸レシチン/コレステロール比が低下するとミセル形成が不十分となり，コレステロールが過飽和となり，コレステロール結晶が析出する結果となる．これが大きく発育したものがコレステロール胆石である．肝のコレステロール負荷を亢進させる因子として，高エネルギー食（糖質の多量摂取はコインスリンの過剰分泌を招き，コレステロール産生を亢進させる），高コレステロール食，高脂肪食，女性ホルモン，肥満などがある．ここで注意すべきことは，肥満者が体重減少を続けていくと，胆道を通って胆汁中にコレステロールが排泄され，コレステロール過飽和胆汁となり，胆石ができやすくなることである[5]．同様に食事間隔を長くあけると胆石のできる危険度が高くなる[6]．また，加齢はコレステロールの胆汁酸への異化を減少させる．なお胆嚢胆石の生成には胆汁排泄能の低下が関与している．

ビリルビンカルシウム胆石は胆道感染によって主に胆管内に形成される．感染胆汁では，大腸菌の菌体由来のβ-グルクロニダーゼにより，抱合型ビリルビンが非抱合型ビリルビンとなり，胆汁中のカルシウムと結合して析出，凝集して胆石となる．胆汁中にはグルカロ-1,4ラクトンが存在し，これがβ-グルクロニダーゼを抑制しているが，低栄養，低たんぱく状態ではこれが減少し，胆石の発育を促進する．

黒色石はビリルビンカルシウム胆石と異なり，その発生には細菌感染や胆汁うっ滞は関与せず，溶血性貧血，肝硬変，長期非経口栄養者，心臓弁置換術後や胃切除後などでみられることが多い．

(2) 胆嚢炎・胆管炎

生理的状態では胆道内胆汁には細菌は存在しないが，胆石や腫瘍などにより胆嚢管や胆管が閉塞され胆汁うっ滞が生じると，細菌感染を併発して胆嚢炎や胆肝炎を起こす．上腹部痛，発熱，黄疸などの症状がみられる．重篤な場合には，壊疽性胆嚢炎の穿孔により腹膜炎を起こしたり，急性化膿性閉塞性胆肝炎では細菌性エンドトキシンショック，DICを併発し，死に至る場合もある．

慢性胆嚢炎では，胆嚢胆石を伴うことが多く，急性炎症のくり返しや持続する細菌感染によって胆嚢壁が肥厚し，胆嚢は萎縮状となる．

b. 食事療法の基本方針と日常生活で注意すべき事項

(1) 胆　石

胆石の食事療法として次の項目があげられる．

a) 胆石生成の予防と胆石成長の遅延もしくは縮小

コレステロール胆石に関しては，その生成と食事との関連が深いため，精製糖の大量摂取，高コレステロール食，高脂肪食を避け，肥満にならないように注意する必要がある．また，肥満者が減量している間には，胆汁酸を補って胆汁コレステロール過飽和を抑制したほうがよい．

食事間隔もあまり長くあけないようにし，規則的な胆嚢収縮と胆汁排出のリズムをくずさないようにする．

一方，食物繊維の摂取は胆石形成に予防的に働くので大切である．食物繊維は胆汁酸の腸管吸収を抑制し，コレステロール異化，胆汁酸合成を亢進させて胆石形成を阻害するだけではなく，糖質の胃から小腸への排出移行を遅延させ，吸収を阻害し，血糖上昇を抑制し，

インスリン上昇を抑制することによっても胆石形成を阻害するからである．

ビリルビンカルシウム胆石形成の予防と食事療法については，β-グルクロニダーゼ活性の抑制因子としてのグロカロ-1,4ラクトンを多く含む高たんぱくの摂取が必要と考えられる．

b）胆石発作の予防

胆石発作は過食，とくに油性食品や高たんぱくの摂取後に発現することが多い．わが国では食習慣上から夕食のエネルギーが最も多く，発作も夜間に起こることが多いので過食に注意する必要がある．しかし，脂質，たんぱく質は胆囊を収縮させ，胆囊胆汁を排出させて，うっ滞を防止し，胆石生成性を低下させる作用もあり，適当量の脂質，たんぱく質摂取は必要である．

c）胆石発作後の食事療法

胆石発作後の食事では，脂質以外の刺激物も避ける必要がある．コーヒー，酸味の強い果汁，アルコールや炭酸飲料，ココア・チョコレート，その他の香辛料などがあげられる．

(2) 胆 囊 炎

急性胆囊炎発症時には絶食し，輸液療法を行う．抗生物質の点滴静注投与などによる感染症の沈静が第1となる．回復期には経口摂取を開始するが，糖質を中心とした流動食からはじめ，自他覚症状をみながら，しだいに普通食に戻す．脂肪は発作を誘発しやすいので，制限する．

慢性胆囊炎の食事療法は，胆石の食事療法に準ずる．

c. 薬物療法との関連

胆石の薬物療法としてはコレステロール胆石に対して，ウルソデオキシコール酸，ケノデオキシコール酸の内服があり，食事療法とともに行われている．また，血清脂質改善薬であるクロフィブレート，ニコチン酸などの薬剤投与によって胆石が生成されやすくなるので注意する[7]．

文 献

1) 大藤正雄：胆石症とは．胆石症（大藤正雄編），p1，南江堂，東京，1990.
2) 馬場忠雄，吉岡うた子，細田四郎：栄養療法をめぐる最近の進歩 話題16．胆道・膵疾患．臨床栄養 **83**(4)：487, 1993.
3) 梶山梧朗：病態栄養 胆石．肝胆膵 **27**(1)：27, 1993.
4) 大栗茂芳，菅田文夫：栄養管理 胆石の栄養管理―主としてコレステロール，および生成予防．肝胆膵 **27**(1)：71, 1993.
5) Liddle RA, Goldstein RB, Saxton J: Gallstone formation during weight reduction dieting. *Arch Intern Med* **149**: 1750, 1989.
6) Sichieri R, Evehart JE, Roth H: A prospective study of hospitalization with gallstone disease among women: Role of dietary factors, fasting, period, and dieting. *Am J Public Health* **81**: 880, 1991.
7) 梶山梧朗：常用薬・その他 胆囊疾患．肝胆膵 **27**(3)：407, 1993.

〔早坂 章・大藤正雄〕

献 立 の 実 際

献立作成にあたっての注意点につき簡単にふれる．

(1) 胆石発作時の食事

胆石発作時に激痛，発熱，悪心・嘔吐がひどい場合には絶食し，輸液を行う．発作がおさまり症状が軽快したら，重湯や果汁などの腸管刺激の少ない糖質を中心に経口摂取を開始する．症状をみながら，流動食を開始し，しだいにかゆの量を多くしながら，豆腐，白身魚などを加えていく．脂質は発作後数日間は極力少なくし（1g程度），なるべく植物性脂肪を中心とする．しだいに脂質も増量していくが，この時期では20g程度を限度とする．病期や症状によって異なるが，たんぱく質40g，脂質10g，糖質180g，エネルギー1000kcal前後の食事基準量（表3.8）が考えられる．

表3.8 胆石発作時の食事基準例

食品名	数量(g)	エネルギー(kcal)	たんぱく質(g)	脂質(g)	糖質(g)	備考
全がゆ	600	432	8.4	1.8	91.2	
いも類	100	76	1.7	0.1	16.6	
砂 糖	30	115	—	—	29.8	
豆 類	100	122	7.5	5.5	7.5	1)
魚 類	50	53	8.6	1.8	1.1	2)
とり肉ささ身	30	32	7.1	0.2	—	
ヨーグルト	100	76	3.5	0.1	15.5	3)
緑黄野菜類	80	25	2.1	0.1	4.3	
その他野菜類	150	32	1.8	—	6.1	
果物類	70	47	0.4	—	12.1	
合 計		1010	41.1	9.6	184.2	

1) 油で揚げた食品は除外する．
2) 白身魚を主体とする．
3) ヨーグルトの代替はスキムミルクにする．
その他刺激物，消化吸収の悪い食品は除外する．

3.3 胆石・胆嚢炎

表3.9 有症状時の食事基準例

食品名	数量(g)	エネルギー(kcal)	たんぱく質(g)	脂質(g)	糖質(g)	備考
米飯	600	888	15.6	3.0	190.2	
いも類	100	76	1.7	0.1	16.6	
砂糖	20	77	—	—	19.8	
植物油	5	45	—	5.0	—	
豆類	100	122	7.5	5.5	7.5	1)
魚類	50	53	8.6	1.8	1.1	2)
とり肉ささ身	40	42	9.5	0.3	—	
卵	50	81	6.2	5.6	0.5	
牛乳	200	118	5.8	6.4	9.0	
緑黄野菜類	80	25	2.1	0.1	4.3	
その他野菜類	150	32	1.8	—	6.1	
果物類	70	47	0.4	—	12.1	
合 計		1606	59.2	27.8	267.2	

1) 油で揚げた食品は除外する.
2) 白身魚を主体とする.
その他,食欲によりきのこ類,藻類の使用は可. 刺激物は禁.

表3.10 無症状時の食事基準例

食品名	数量(g)	エネルギー(kcal)	たんぱく質(g)	脂質(g)	糖質(g)	食物繊維(g)	備考
米飯	600	888	15.6	3.0	190.2	2.4	
いも類	100	76	1.7	0.1	16.6	3.4	
砂糖	20	77	—	—	19.8		
植物油	7	64	—	7.0	—		
ごま	6	35	1.2	3.1	0.9	0.8	1)
みそ	10	19	1.3	0.6	1.9	0.5	
豆腐	100	77	6.8	5.0	0.8	0.4	
魚類	80	85	14.1	2.9	1.8		
肉類	60	68	13.4	1.2	—		2)
卵	50	81	6.2	5.6	0.5		
牛乳	200	118	5.8	6.4	9.0		
緑黄野菜類	150	56	4.4	0.3	10.5	4.9	
その他野菜類	150	48	2.4	—	11.1	2.2	
果物	200	116	1.7	0.5	28.7	4.0	
生しいたけ	20	—	—	—	—	0.8	
のり	3	—	—	—	—	0.9	
合 計		1808	74.6	35.7	291.8	20.3	

1) 植物油と代替可.
2) 牛肉・豚肉は脂身を除く. とり肉は皮を除く. ベーコンなど多脂肪の食品は除く.

流動食から普通食へと進めていくスピードは個々の患者の症状改善の経過によって異なる.

(2) 有症状時の食事

胆石発作の予防の項で述べたように,動物性脂肪と刺激物に注意する必要がある. また,たんぱく質も不足しないようにとるように努める. 食事基準量(表3.9)としては例として,たんぱく質60g,脂質30g,エネルギー1600 kcalなどがあげられる.

(3) 無症状時のための食事

腹部超音波検査などで胆石と診断されたが無症状である場合(silent stone)には普通食基準量(表3.10)でよく,とくに制限する必要はないが,前項(2)で記載した点について留意する. 脂質量も血中コレステロールを上昇させやすく,胆嚢収縮力も強い動物性脂肪を少なめとし,不可欠・不飽和脂肪酸を多く含み,血中コレステロール値をむしろ低下させる植物性脂肪を中心に摂取すれば,1日に40g前後の摂取は差し支えない. また,上述のように食物繊維の摂取は胆石生成に予防的に働くので,1日の標準摂取量とされる20g前後をとることが望ましい.

肥満・高脂血症ではコレステロール胆石ができやすい傾向にあるので,脂質や糖質の摂取をひかえ,体重減量と血清脂質の低下に努める. ただし,上述したように,急激な減量はかえって胆石を生成しやすくするので避け,徐々に減量したほうがよい.

糖尿病患者にも胆石の合併率が比較的高いが,血糖を低下させるための食事療法を守ることは,胆石症にとってもよい.

献立表 3.3　胆石・胆嚢炎

(1) 胆石発作時

献立名	食品名	分量 (g)	栄養価			
			エネルギー (kcal)	たんぱく質 (g)	脂質 (g)	糖質 (g)
朝食	全がゆ	全がゆ	200	144	2.8	0.6	30.4
	みそ汁	みそ	10	19	1.3	0.6	1.9
		だし	少々	—	—	—	—
		さといも	50	30	1.3	0.1	6.2
		さやえんどう	10	3	0.3	—	0.6
	みぞれ煮	豆腐	100	77	6.8	5.0	0.8
		だいこん	40	7	0.3	—	1.4
		砂糖	5	19	—	—	5.0
		しょうゆ	少々	—	—	—	—
	コンポート	りんご	40	20	0.1	—	5.2
		砂糖	5	19	—	—	5.0
昼食	全がゆ	全がゆ	200	144	2.8	0.6	30.4
	蒸し魚	かれい	40	41	7.6	0.9	0.1
	あんかけ	だし汁	40	—	—	—	—
		砂糖	3	12	—	—	3.0
		しょうゆ	少々	—	—	—	—
		かたくり粉	3	10	—	—	2.4
	金山寺和え	ほうれんそう	60	15	2.0	0.1	2.2
		金山寺みそ	7	18	0.5	0.2	3.3
	甘酢和え	かぶ	40	7	0.4	—	1.3
		砂糖	3	12	—	—	3.0
		酢	少々	—	—	—	—
	ヨーグルト	ヨーグルト	100	76	3.5	0.1	15.5
夕食	全がゆ	全がゆ	200	144	2.8	0.6	30.4
	そぼろ煮	とりささ身挽肉	30	32	7.1	0.2	—
		なす	60	11	0.7	0.1	2.0
		にんじん	10	3	0.1	—	0.6
		だし汁	少々	—	—	—	—
		砂糖	7	27	—	—	6.9
		しょうゆ	少々	—	—	—	—
	シュリマンスープ	はるさめ	3	10	—	—	2.5
		はくさい	10	1	0.1	—	0.2
		ピーマン	10	2	0.1	—	0.4
		だし汁	70	—	—	—	—
		塩	少々	—	—	—	—
		しょうゆ	少々	—	—	—	—
	ふぶき和え	さつまいも	40	49	0.5	0.1	11.4
		みかん缶	40	25	0.2	—	6.1
		砂糖	5	19	—	—	5.0
	梅干し	梅干し	7	—	—	—	—
合計			996	41.3	9.2	183.2

(2) 有症状時

献立名	食品名	分量 (g)	栄養価			
			エネルギー (kcal)	たんぱく質 (g)	脂質 (g)	糖質 (g)
朝食	米飯	米飯	200	296	5.2	1.0	63.4
	みそ汁	みそ	10	19	1.3	0.6	1.9
		だし	少々	—	—	—	—
		かぶ	30	5	0.3	—	1.0
		かぶの葉	10	2	0.2	—	0.3
	含め煮	高野豆腐	10	53	5.0	3.3	0.5
		だし汁	少々	—	—	—	—
		砂糖	5	19	—	—	5.0
		しょうゆ	少々	—	—	—	—
	野菜炒め	とりささ身	20	21	4.7	0.1	—
		キャベツ	40	10	0.6	—	2.0
		ブロッコリー	30	13	1.8	—	2.0
		にんじん	10	3	0.1	—	0.6
		植物油	2	18	—	2.0	—
		塩	少々	—	—	—	—
昼食	米飯	米飯	200	296	5.2	1.0	63.4
	焼き魚	あこうだい	50	65	8.4	3.1	0.1
		塩	少々	—	—	—	—
		トマト	20	3	0.1	—	0.7
		レモン	10	—	—	—	—
	クリーム煮	とりささ身	20	21	4.7	0.1	—
		ポテト	80	62	1.6	0.2	13.4
		かぼちゃ	40	29	0.7	0.1	7.0
		にんじん	10	3	0.1	—	0.6
		小麦粉	3	11	0.2	0.1	2.3
		植物油	3	28	—	3.0	—
		牛乳	100	59	2.9	3.2	4.5
		塩	少々	—	—	—	—
	果物	バナナ	50	44	0.6	0.1	11.3
夕食	卵とじうどん	ゆでうどん	250	253	6.3	1.3	50.8
		卵	50	81	6.2	5.6	0.5
		たまねぎ	20	7	0.2	—	1.5
		ほうれんそう	20	5	0.7	—	0.7
		だし汁	150	—	—	—	—
		砂糖	2	8	—	—	2.0
		しょうゆ	少々	—	—	—	—
		のり	少々	—	—	—	—
	フルーツブラマンジェ	牛乳	100	59	2.9	3.2	4.5
		コーンスターチ	7	25	—	—	6.0
		砂糖	10	38	—	—	9.9
		フルーツジュース	30	55	0.7	0.1	14.1
合計			1611	60.7	28.1	270.0

3.3 胆石・胆嚢炎

(3) 間欠期（有症状時）

	献立名	食品名	分量(g)	栄養価 エネルギー(kcal)	たんぱく質(g)	脂質(g)	糖質(g)
朝食	ジャムトースト	食パン	100	260	8.4	3.8	48.0
		ジャム	30	79	0.2	—	20.1
	和風サラダ	卵	50	81	6.2	5.6	0.5
		トマト	30	5	0.2	—	1.0
		玉レタス	20	3	0.2	—	0.4
		サラダ油	2	18	—	2.0	—
		酢	少々	—	—	—	—
		しょうゆ	少々	—	—	—	—
	牛乳	牛乳	200	118	5.8	6.4	9.0
昼食	米飯	米飯	200	296	5.2	1.0	63.4
	煮魚	あじ	50	72	9.4	3.5	0.1
		砂糖	5	19	—	—	5.0
		しょうゆ	少々	—	—	—	—
		パセリ	少々	—	—	—	—
	おひたし	ほうれんそう	60	15	2.0	0.1	2.2
		花かつお	少々	—	—	—	—
		しょうゆ	少々	—	—	—	—
	ごま酢和え	大和芋	80	80	3.4	0.4	16.2
		ごま	6	35	1.2	3.1	0.9
		砂糖	3	12	—	—	3.0
		酢	少々	—	—	—	—
夕食	米飯	米飯	200	296	5.2	1.0	63.4
	田楽	とりささ身	40	42	9.5	0.3	—
		焼き豆腐	30	26	2.3	1.7	0.3
		カリフラワー	30	8	1.0	—	1.3
		さやいんげん	20	4	0.5	—	0.6
		みそ	10	19	1.3	0.6	1.9
		砂糖	7	27	—	—	6.9
		しょうゆ	少々	—	—	—	—
	のり酢和え	キャベツ	60	14	0.8	0.1	2.9
		のり佃煮	7	—	—	—	—
		レモン汁	少々	—	—	—	—
	小倉ゼリー	うずら豆佃煮	15	39	1.1	0.2	7.9
		かんてん	1	—	—	—	—
		砂糖	7	27	—	—	3.0
	合　計			1595	63.9	29.8	258.0

(4) 無症状時

	献立名	食品名	分量(g)	栄養価 エネルギー(kcal)	たんぱく質(g)	脂質(g)	糖質(g)
朝食	ジャムつきパン	食パン	100	260	8.4	3.8	48.0
		りんごジャム	30	81	0.1	—	20.6
	ゆで卵のケチャップ煮	卵	50	81	6.2	5.6	0.5
		ケチャップ	少々	—	—	—	—
	ソテー	キャベツ	30	7	0.4	—	1.5
		たまねぎ	30	11	0.3	—	2.3
		たけのこ缶	20	4	0.5	—	0.6
		にんじん	10	3	0.1	—	0.6
		植物油	2	18	—	2.0	—
		塩	少々	—	—	—	—
		こしょう	少々	—	—	—	—
	果物	バナナ	100	87	1.1	0.1	22.6
	牛乳	牛乳	200	118	5.8	6.4	9.0
昼食	米飯	米飯	200	296	5.2	1.0	63.4
	陣笠蒸し	生しいたけ	20	—	—	—	—
		とりささ身挽肉	60	63	14.2	0.3	0.1
		たまねぎ	20	7	0.2	—	1.5
		小麦粉	3	11	0.2	0.1	2.3
		塩	少々	—	—	—	—
		こしょう	少々	—	—	—	—
		玉レタス	20	3	0.2	—	0.4
		トマト	20	3	0.1	—	0.7
		ソース	少々	—	—	—	—
	白和え	豆腐	100	77	6.8	5.0	0.8
		ひじき	5	—	—	—	—
		にんじん	10	3	0.1	—	0.6
		ごま	6	35	1.2	3.1	0.9
		砂糖	7	27	—	—	6.9
		塩	少々	—	—	—	—
	重ね煮	さつまいも	60	74	0.7	0.1	17.2
		りんご	50	25	0.1	0.1	6.6
		砂糖	5	19	—	—	5.0
夕食	米飯	米飯	200	296	5.2	1.0	63.4
	包み焼き	あこうだい	70	91	11.8	4.3	0.1
		塩	少々	—	—	—	—
	ひたし	こまつな	60	13	1.6	0.1	1.7
		レモン	10	—	—	—	—
		花かつお	少々	—	—	—	—
		しょうゆ	少々	—	—	—	—
	金平ごぼう	ごぼう	30	23	0.8	—	4.9
		にんじん	15	5	0.2	—	0.9
		植物油	2	18	—	2.0	—
		砂糖	5	19	—	—	5.0
		しょうゆ	少々	—	—	—	—
	みそ汁	みそ	10	19	1.3	0.6	1.9
		だし	少々	—	—	—	—
		かぼちゃ	40	29	0.7	0.1	7.0
		ねぎ	10	3	0.1	—	0.6
	合　計			1829	73.6	35.7	296.7

(5) 無症状予防期

	献立名	食品名	分量(g)	エネルギー(kcal)	たんぱく質(g)	脂質(g)	糖質(g)
朝食	米飯	米飯	200	296	5.2	1.0	63.4
	みそ汁	みそ	10	19	1.3	0.6	1.9
		だし	少々	―	―	―	―
		もやし	40	6	0.9	―	1.0
		わかめ(干)	1	―	―	―	―
	納豆	納豆	40	80	6.6	4.0	3.9
		辛子	少々	―	―	―	―
		しょうゆ	少々	―	―	―	―
	なめたけ卸し	だいこん	40	7	0.3	―	1.4
		なめたけ水煮	30	―	―	―	―
		酢	少々	―	―	―	―
	りんごジュース	りんご	80	40	0.2	0.1	10.5
		砂糖	10	38	―	―	9.9
昼食	米飯	米飯	200	296	5.2	1.0	63.4
	山かけ	まぐろ(赤身)	80	91	17.8	1.7	0.1
		大和芋	70	70	2.9	0.4	14.2
		わさび	少々	―	―	―	―
		しょうゆ	少々	―	―	―	―
	ごま和え	ほうれんそう	80	20	2.6	0.2	2.9
		ごま	6	35	1.2	3.1	0.9
		砂糖	3	12	―	―	3.0
		しょうゆ	少々	―	―	―	―
	巣ごもり汁	卵	50	81	6.2	5.6	0.5
		生わかめ	10	―	―	―	―
		だし	130	―	―	―	―
		塩	少々	―	―	―	―
		しょうゆ	少々	―	―	―	―
間食	牛乳	牛乳	200	118	5.8	6.4	9.0
	果物	パイン缶	80	64	0.3	0.1	16.0
夕食	米飯	米飯	200	296	5.2	1.0	63.4
	ロールレタス和風煮	レタス	60	8	0.6	0.1	1.2
		豚挽肉(赤身)	60	76	12.9	2.1	0.3
		たまねぎ	20	7	0.2	―	1.5
		だし汁	70	―	―	―	―
		砂糖	5	19	―	―	5.0
		しょうゆ	少々	―	―	―	―
	あちゃら風はす煮	はす	40	26	0.8	―	6.0
		砂糖	5	19	―	―	5.0
		酢	7	―	―	―	―
		塩	少々	―	―	―	―
	生姜じょうゆかけ	なす	50	9	0.6	1.0	1.7
		植物油	7	63	―	7.0	―
		しょうが	少々	―	―	―	―
		しょうゆ	少々	―	―	―	―
	合計			1796	76.8	35.4	286.1

(6) 無症状予防期

	献立名	食品名	分量(g)	エネルギー(kcal)	たんぱく質(g)	脂質(g)	糖質(g)
朝食	米飯	米飯	200	296	5.2	1.0	63.4
	みそ汁	みそ	10	19	1.3	0.6	1.9
		だし	少々	―	―	―	―
		さといも	70	42	1.8	0.1	8.6
		いんげん	10	2	0.2	―	0.3
	切干し煮つけ	切干し大根	7	17	0.7	―	4.1
		にんじん	10	3	0.1	―	0.6
		豚挽肉(赤身)	30	38	6.5	1.1	0.2
		植物油	3	28	―	3.0	―
		砂糖	5	19	―	―	5.0
		しょうゆ	少々	―	―	―	―
	グラッセ	かぼちゃ	80	58	1.4	0.2	14.0
		砂糖	10	38	―	―	9.9
		塩	少々	―	―	―	―
	果物	オレンジ	80	19	0.5	0.1	4.5
昼食	にら玉うどん	ゆでうどん	250	253	6.3	1.3	50.8
		卵	50	81	6.2	5.6	0.5
		とりささ身挽肉	30	32	7.1	0.2	―
		にら	30	6	0.6	―	0.8
		植物油	3	28	―	3.0	―
		だし汁	120	―	―	―	―
		砂糖	5	19	―	―	5.0
		しょうゆ	少々	―	―	―	―
		かたくり粉	7	23	―	―	5.7
	オクラ納豆	オクラ	15	5	0.3	―	0.9
		花かつお	少々	―	―	―	―
		しょうゆ	少々	―	―	―	―
間食	牛乳	牛乳	200	118	5.8	6.4	9.0
	フルーツ	もも缶	100	82	0.5	0.1	20.2
夕食	米飯	米飯	200	296	5.2	1.0	63.4
	けんちん蒸し	いか	100	76	15.6	1.0	0.1
		豆腐	75	58	5.1	3.8	0.1
		グリンピース	10	9	0.7	―	1.2
		生しいたけ	20	―	―	―	―
		ごま	6	35	1.2	3.1	0.9
		小麦粉	3	11	0.2	0.1	2.3
		サラダ菜	10	1	1.2	―	0.2
		酢	少々	―	―	―	―
		しょうゆ	少々	―	―	―	―
	いそべまき	ほうれんそう	80	20	2.6	0.2	2.9
		のり	1/2枚	―	―	―	―
		しょうゆ	少々	―	―	―	―
	コーンスープ	コーン缶	30	29	0.8	0.2	6.0
		ピーマン	10	2	0.1	―	0.4
		コンソメ	少々	―	―	―	―
		塩	少々	―	―	―	―
	合計			1763	77.2	32.1	282.9

3.3 胆石・胆嚢炎

(7) 無症状予防期

	献立名	食品名	分量 (g)	栄養価 エネルギー (kcal)	たんぱく質 (g)	脂質 (g)	糖質 (g)
朝食	オープンサンド	食パン	100	260	8.4	3.8	48.0
		ボンレスハム	30	37	5.6	1.2	0.5
		ねり辛子	少々	—	—	—	—
		サラダ菜	10	1	1.2	—	0.2
	マセドアンサラダ	かぼちゃ	50	37	0.9	0.1	8.8
		トマト	30	5	0.2	—	1.0
		いんげん	20	4	0.5	—	0.6
		マヨネーズ	10	67	0.3	7.3	—
		ケチャップ	10	—	—	—	—
	果物	キウイフルーツ	80	45	0.8	0.3	10.0
	牛乳	牛乳	200	118	5.8	6.4	9.0
昼食	米飯	米飯	200	296	5.2	1.0	63.4
	卸し煮	生たら	80	56	12.6	0.3	—
		だいこん	40	7	0.3	—	1.4
		砂糖	7	27	—	—	6.9
		しょうゆ	少々	—	—	—	—
	卵豆腐と椎茸のレモンしょうゆかけ	卵	25	41	3.1	2.8	0.3
		だし汁	50	—	—	—	—
		生しいたけ	20	—	—	—	—
		レモン汁	10	2	—	—	0.8
		しょうゆ	7	—	—	—	—
	ピーナッツ和え	山東菜	70	11	0.9	0.1	1.7
		にんじん	10	3	0.1	—	0.6
		ピーナッツ	7	39	1.8	3.3	1.1
		砂糖	3	12	—	—	3.0
		しょうゆ	少々	—	—	—	—
間食	小倉茶巾	さつまいも	60	74	0.7	0.1	17.2
		うずら豆佃煮	30	78	2.2	0.4	15.8
		砂糖	3	12	—	—	3.0
	バナナゼリー	バナナ	50	44	0.6	0.1	11.3
		かんてん	1	—	—	—	—
		砂糖	10	38	—	—	9.9
		抹茶	少々	—	—	—	—
夕食	親子丼	米飯	200	296	5.2	1.0	63.4
		とりささ身	30	32	7.1	0.2	—
		たまねぎ	30	11	0.3	—	2.3
		卵	25	41	3.1	2.8	0.3
		だし汁	50	—	—	—	—
		砂糖	5	19	—	—	5.0
		しょうゆ	少々	—	—	—	—
		のり	少々	—	—	—	—
	ぬた	ねぎ	60	16	0.7	0.1	3.5
		生わかめ	15	—	—	—	—
		みそ	10	19	1.3	0.6	1.9
		砂糖	7	27	—	—	6.9
		酢	5	—	—	—	—
	つけもの	たくあん	20	8	0.3	—	1.6
	清し汁	豆腐	50	39	3.4	2.5	0.4
		みつば	10	2	0.2	—	0.2
		だし汁	130	—	—	—	—
		塩	少々	—	—	—	—
		しょうゆ	少々	—	—	—	—
	合計			1824	72.8	34.4	300.0

〔大野邦子〕

3.4 肝硬変

a. 肝硬変の病態の特色

肝硬変は，広範な線維化と再生結節を伴う肝小葉実質の改築性病変で，中心静脈と門脈域とを結ぶ結合組織の隔壁が広範に形成され，隔壁の中には脈管系の吻合が形成されている状態である．

一般には，慢性肝炎の終末像として理解され，進行につれて肝全体は著明に硬化・萎縮する．このような形態や構造の変化に伴い，肝内の血流，リンパ流，胆汁排泄に悪影響が生じ，全体としての代謝機能が低下する．さらに，消化管の血流低下や，リンパ流の異常，胆汁分泌障害，腹水の発生なども加わり，栄養の吸収，運搬，利用，処理のすべての面で障害が生ずる．以下，簡潔に病態の要点を述べる．

食事療法上で注目すべきことは，肝硬変ではたんぱく・脂質の合成能が低下することである．これによりアルブミンの合成低下が引き起こされると，血中膠質浸透圧の維持や，アルブミンに依存した栄養素の輸送が不十分となり，肝血流低下，腹水貯留，栄養素の欠乏につながる．このうち血液凝固因子の合成低下は，出血傾向を招き，時に致命的ともなる消化管出血にもつながる．

肝硬変では種々の解毒能の低下が起きる．そのうち腸内細菌の働きで生ずるアンモニアやインドール，メルカプタン類，活性アミンなどの解毒処理の働きが低下すると，肝性脳症につながる．側副血行が増すにつれてその可能性が高まる．

肝硬変では肝線維化の進行により門脈圧亢進症を生じ，門脈側副血行路が発達する．これにより食道静脈瘤や胃静脈瘤が形成され，出血の危険が生ずる．また，門脈圧亢進により脾機能亢進が引き起こされ，白血球や血小板が破壊されて，感染抵抗性の低下や出血傾向の助長が生ずる．

肝硬変では腹水貯留が生ずるが，その背景は，血清アルブミン低下による血管内膠質浸透圧の低下，門脈圧亢進，リンパ管流通障害，レニン-アンギオテンシン-アルドステロン系の賦活による高アルドステロン血症（腎血流低下による），肝での抗利尿ホルモン代謝低下などの出来事が重なるからである．腹水が生ずると，代謝や循環や栄養状態の悪化が相互に重なりあって病態は急速に増悪する．

肝硬変の原因はB・C型のウイルス，アルコールが大部分を占める．特殊な型として，自己免疫性肝炎（PBC，自己免疫性肝炎），うっ血性，2次性胆汁性（閉塞性黄疸），ウイルス以外の感染（日本住血吸虫，先天性梅毒），先天性または代謝性（Wilson病，ヘモクロマトーシス）などがあげられる．

b. 肝硬変での食事療法の位置づけ

肝硬変の病因が不明であったころには，肝臓病の対策として，食事療法には大きな役割が割り当てられていた．近年はC型肝炎ウイルスが同定され，従来はアルコール性と考えられていた肝硬変にもかなりの率でウイルスが原因として関与していることが認識されつつある．ウイルス自体に対処するインターフェロン療法が積極的に検討されている現代では，食事療法に対する期待は以前ほど大きなものではなくなったともいえる．

しかし，患者やその家族にとっては，処方薬をきちんと服用するということ以外に，疾病に対して自分でできる一番たしかな対策が食事であるから，食事指導を通じて病態に対する患者や家族の自覚を高め，食事にちなんで疾患全体を管理する姿勢を養ってもらうことは今後も有意義であると思われる．

肝硬変の5年生存率は，1960年代には40％程度であったのが，最近は60％前後に高まり，10年生存率も40％程度になっている．これは肝不全や食道静脈瘤などの合併症に対する治療法と肝臓癌の治療法とが進歩したためである．

しだいに延長する肝硬変の予後をよりよい状態で過ごすためには，「食事・栄養」と「運動・安静」という生活管理上の問題点を的確に扱うことが重要である．

c. 肝硬変の食事療法の注意事項

肝硬変は大別すると代償期と非代償期との区別があり，代償期と非代償期ではその治療方針がかなり異な

っている．非代償期とは腹水，黄疸，脳症，出血傾向のいずれかを伴うものをいう．

一般に，代償期では十分に社会生活が続けられる．非代償期には，一時的な入院期間が必要とされるが，合併症にそのつどの治療によって適切に対処すれば，社会生活を継続できる人が増えつつある．

d. 食事療法の基本方針
（1） 代償期の食事治療

代償期の肝硬変は生活を維持していくに足るだけの肝臓の代謝能力が残っている状態である．そこで，治療の基本方針は，それ以上病気を進行させず，肝機能を悪化させないように工夫することにある．

この段階の特効薬はないと考えられているので，治療の眼目は，肝臓に負担をかけないように安静を守ることと，肝臓の働きを維持するのに必要な栄養を補給するため，適切な食事療法を行うこととの2本の柱におく（C型ウイルスによる肝硬変に対して行われているインターフェロン治療の成果しだいでは，特効薬はないという常識が今後は変化することも考えられる）．

代償性の場合（すなわち，腹水や浮腫などの症状が表面化していない場合）の食事療法は慢性肝炎とほぼ同じに考えてよい．

基本は高たんぱく，適正エネルギー，高ビタミン，高ミネラルの食事を心がけることにある．栄養のバランスがよければ，量は自由に食べてよい．

成人男性の1日量の目安は，総エネルギー量2200～2300kcal，たんぱく質60～90g，糖質300～350g，脂肪40～50gである（たんぱく1～1.5g/kg，エネルギーは40kcal/kgと考えてもよい）．

成人女性では，タンパク質と脂肪は同じとし，糖質を減らして，総エネルギーを1800～1900kcalにする．

理想体重を10％以上オーバーしている場合には，もちろん肥満の対策としてのエネルギー制限が必要になる．

たんぱく質は，肉，魚，卵，牛乳，だいずなどでとる．良質で消化のよい卵，とり肉のささ身，白身魚，豆腐，納豆などがよい．牛乳や卵はアミノ酸バランスがよいとされる．

食品添加物を含む加工品，ふるくなった油，果物の皮，魚の焼けこげなどは，肝臓に解毒の負担をかけるので，避けるのが望ましい．

一般に肝障害が進行すると，ビタミンの貯蔵能力が低下するので，ビタミンは多めにとるとよいとされる．アルコール性肝硬変症では，ビタミンA，C，Eのほか，とくにB_1や葉酸などのB群の欠乏がみられる．ビタミンB_1や葉酸は胚芽米を主食に用いて摂取するのもよいといわれる．

代償期であっても，低たんぱくが認められない場合は，たんぱく摂取をとくに多くすることはない．

代償期でも，アルブミンの低下が認められるようになったら，たんぱく摂取を多くする．ただし，非代償期では，逆にたんぱくを制限する．

（2） 非代償期の食事療法

非代償期の場合（すなわち，腹水，浮腫，脳症，出血傾向がある場合）は，代償期とは異なった対策が必要になる．

腹水，浮腫のある場合は，塩分をできれば1日に3g以下に制限する．また，1日水分摂取量も1000（～1500ml）に制限する．

肝性脳症のある場合は，代償期と違って，食事中のたんぱく質を減らす必要がある．

一般に，非代償期になると入院を要することが多いので，肝不全の症状や，合併症に対する理解が得られるようにあらかじめ教育しておくことが大事である．

臨床的には，肝性脳症を伴う非代償性肝硬変症においては，高アンモニア血症を伴うことが多く，低たんぱく血症を改善させるために高たんぱくを給与すると，脳症の再発をみることが多い．そこでたんぱく制限が必要となり，栄養状態はさらに悪化するという悪循環が生まれる．また，このような状態では，腹水や腹部膨満などにより，摂取量の低下も著しく，絶対的なエネルギー量の不足もみられる．

非代償性肝硬変症では，肝性脳症を予防し，低栄養状態を改善するために，エネルギー量1500kcal（～1600kcal）程度で，かつたんぱく量は30g（～40g）程度のたんぱく制限食として，分岐鎖アミノ酸を多く含有した肝不全経口栄養剤の補充投与をすることが有用である．

非代償期には，消化管出血を避けるために，刺激の強い嗜好品は避けるように指導する．

e. 生活管理上の注意事項
（1） 代償期の生活管理

患者は，そもそも1度は説明を聞かないと病態を理解することもできないし，何がよく，何が悪いかの判

断をする根拠ももつことができない．その意味で，自己管理に役立つ内容については，代償期の段階でひととおりの説明をしておく必要がある．

a）自覚症状

代償期には一般に自覚症状はあまり現れない．食欲不振やだるさなどが現れる場合は，トランスアミナーゼも高くなっていることが多く，そのような場合は安静を必要とする．

b）仕　事

自覚症状がない場合は仕事に従事してよいが，どの程度まで仕事をするかは，トランスアミナーゼの数値も参考にできる（ただし，肝硬変の進行につれてトランスアミナーゼは低下するので，むしろ，アルブミン，コリンエステラーゼ，ビリルビン，プロトロンビンなどの値を重視する）．

原則としては，肉体労働などの重労働や残業は避けて，疲労を蓄積しない状態で，規則正しい生活をすることがよい．精神的なストレスも避けるのが望ましい．

c）安　静

食後1時間くらいは臥位になるか，安静にするのがすすめられているが，代償期の場合には通常の生活をしていて構わない症例が多い．臥位がすすめられるのは，横になることで肝臓への血流が増えて，肝臓の働きを高めるからである．安静が必要な理由も同様で，安静状態にないと筋肉への血流が増えて，その間肝臓の働きが低下するからである．

肝臓は，栄養を全身に送り出して老廃物を処理しているので，安静にしていれば肝臓の作業も少なくてすみ，乳酸などの処理も早くすむ．肝臓内の血流は，臥位から立位になると血流量は80～70％に減少し，立位で運動を行うと50～20％に減少する．

とくに食後の安静がすすめられており，入浴後や，仕事で疲労した際にも横になるとよい．

ただし，過度の安静状態を長期間維持すると，筋肉が萎縮してしまうので，疲労が残らない程度の軽い運動や家事や趣味の活動は必要である．

d）栄養指導

代償性肝硬変症では，栄養障害を認めることが少なく，一般には細かい栄養指導は必要がない．しかし，病変が進展してくると，種々の栄養代謝障害がみられる．これらの原因としては，血漿アミノ酸の不均衡が関与したたんぱく合成の低下，たんぱく異化の亢進と窒素出納のネガティブバランス，耐糖能異常や，エネルギー消費の亢進などがあげられる．これらが進展してきた場合は，非代償性の治療方針に移行する．

e）アルコールの取り扱い

一般にアルコール性の肝硬変症の場合には，節制が困難なことが多いので，アルコールは厳禁とする．黄疸や腹水が出ていても，入院して安静を守り，アルコールを禁止すれば，急速に回復に向かうことが多い．

一方，アルコール性でない場合は，少量の飲酒，たとえば，1回に1合，週に2回くらいは許される．ただしGOT，GPTが100をこえている間は禁止するという基準を設けるとよい．一般に，飲酒は肝硬変の進展を加速すると考えられており，肝臓癌の再発率も飲酒量が多いものほど高いという報告もある．

肝硬変症で，食道静脈瘤のある患者では，飲酒が出血のきっかけになる場合もあるので，ウイスキー，ブランデー，焼酎など15度以上の強い酒をストレートで飲むことは避けることが望ましい．飲酒は消化性潰瘍を誘発する可能性があることも注意しておく．

（2）代償期の合併症の精査

代償期には，定期的に外来での検査（超音波検査，肝機能検査）を行うようにすすめる．この際に，合併症の有無を検討しておく．とくにC型，およびB型の肝硬変症では，肝細胞癌を発症する確率が高いので，早期発見を目指して，超音波検査を3か月ごとに行うべきである．

外来受診時には，たんぱくの過剰摂取や塩分量などの食事内容や，水分の過剰摂取や便秘の有無などを注意し，併せて，飲酒や安静度のチェックなどの生活指導をする．

肝硬変自体に対する薬物療法としては，HCV陽性の肝硬変症に対し，インターフェロンの投与も試みられている．肝硬変症では病変の進展に伴いウイルスが増加していると考えられており，現時点では病変の進展を阻止し，予後の改善に有用といえるかどうかは十分な結論が得られていない．

（3）非代償期の生活管理

非代償期には，腹水や脳症や出血傾向などの症状が出てくるので，それぞれの合併症の管理を行うとともに，臥位安静時間を長くしたり，過激な運動や過重な労働を避けることが必要となる（たとえば，運動は朝夕の散歩程度にして疲労が残らないようにする）．

代償期以上に，生活のリズムの乱れをなくすことや，禁酒を心がけるべきである．病気を悪化させない生活

管理が予後を規定する.

f. 非代償期の合併症の管理

(1) 肝性脳症の対策

肝不全になると,肝性脳症が生ずる.これも患者にあらかじめの注意事項として起きる可能性と症状の概略(振戦や,精神機能の低下,行動異常など)を説明しておかねばならない.

脳症が生じたときには速やかに来院し,必要に応じてアミノ酸製剤(ロイシン,イソロイシン,バリンなどの分岐鎖アミノ酸を混合した製剤)を用いて点滴治療あるいは,経口治療をする旨を伝えておくことが大事である.

(2) ビタミン不足,出血傾向

肝不全になると,ビタミンの産生障害などから,凝固因子が低下して,出血傾向を示す.このことも生活管理のうえで自覚をしてもらうことが大事である.凝固因子の不足を補うためにはビタミンKの製剤を経口で投与する.

(3) 食道静脈瘤の対策

食道静脈瘤は肝硬変の進展とともに肝内有効門脈血流が低下して,シャント血流が増え,その一部がバイパスの経路を形成し,食道粘膜に発達することによって発生する.静脈瘤の悪化は予後を悪化させる重大な因子であるが,内視鏡的硬化療法や,最近では内視鏡的結紮療法(EVL療法)にて,予防的にも治療的にも内科的に対処できる方向にきている.

出血は致命的になることがあるばかりでなく,肝不全を増悪させる因子でもあるので,患者の理解を徹底し,出血しやすいと判断される静脈瘤については,早めに処置をしておく決断が必要である.

(4) 浮腫の対策

肝硬変のある時期になると,たんぱく質の合成が低下して低アルブミン血症になり,浮腫が出現する.これはすでに非代償期に入り始めていることを意味する.そのような時期には利尿剤の適応がある.これは次の腹水の治療とも通ずるので,次の項目を参照されたい.

(5) 腹水の対策

非代償性肝硬変になると腹水が出現してくる.腹水の治療に関しては,歴史的な変遷があった.そもそもは1940年代にはPatekが提唱した高たんぱく高エネルギー食が試みられた.しかし,その治療は肝性昏睡を招く恐れがあり,腹水に関しても治療効果は乏しかった.

1950年代には,飲食物中のNa制限が腹水治療に有効であると提唱され,日本でも,そのような治療が一般化した.1960年代になって,サイアザイド利尿剤がファーストチョイスとして使われるようになったが,やがて1970年代ごろから抗アルドステロン剤がファーストチョイスとされ,フロセミドが必要に応じて用いられるようになり,この両者が薬物療法の主体となってサイアザイドは顧みられないようになった.

1960年以降は,肝硬変で生ずる腹水に対して治療法としての腹水穿刺を行うことは,低ナトリウム血症,低栄養,肝性脳症,急性腎不全などの合併症を出現させるために禁忌とされていた.それが1985年ごろからは,Na制限,水制限,アルブミン静注を併用した腹水穿刺は安全で有効であるという意見が出てきた.

薬物,腹水穿刺,いずれの治療法を採用するにせよ,食事中のNa制限をするという基準は今も有効である.目安は1日50mEq(NaClで3g)とする.水分制限は一般には必要がない.ただし,血清Na濃度が125mEq/l以下,または尿中Na排泄量が25mEq/日以下の場合に必要がある.

(6) 疲労感の対策

疲労感が著しいときは,肝機能も悪化していることが多いので,安静をすすめることが大事である.もちろん,非代償性の時期には入院治療を原則とする.

(7) 肝臓癌の早期発見

肝硬変が一定の割合で肝臓癌を発症することはよく知られている.したがって,患者にその事実を適切に伝達しておくことが必要である.その対策として,AFPの増大をチェックすることも肝臓癌の発見に役立つが,直径が小さいうちは上昇しない例が多いので,定期的な超音波検査(3か月に1回)を受けて,画像診断で早期発見を試みることを常識化しなければならない.

GOT,GPTの数字の低下が肝硬変の治療の目安になると信じている人は今も少なくない.そのような発想のみで肝硬変に対処している患者も少なくないので,肝硬変で予後を決定する致死的な因子が何かについて十分に知らせておく必要がある.

(8) 便秘の対策

便秘になると一般に肝機能は悪化し,肝不全を誘発しやすいので,便秘にならないように処方を工夫すべ

きである．

肝性脳症を発症する例では，ラクツロースを用いて有害な腸内細菌を抑制し，アンモニアの吸収を低下させる．1日2, 3回の軟便が出る程度の調節がよいとされる．

同様に下痢も脱水を通じて肝機能低下につながるので，早めに治療を開始すべきである．

(9) 迷信対策も大事

患者のなかには，ふるくからある言い伝えや民間療法などに頼って肝硬変の自己治療をしている場合がある．そのようなときにも的確な指導ができるように，問診を綿密に行うとともに，一般的な知識を蓄えておくことが望ましい．

文献

1) 鵜沼直雄：肝臓病もこれで安心, pp 139-223, 小学館, 東京, 1991.
2) 原田 尚：肝臓病の治し方, pp 86-97, 主婦の友社, 東京, 1990.
3) 鈴木 宏：経過，予後（治療を含む）．内科シリーズ No.21 肝硬変のすべて（織田敏次編）, pp 135-147, 南江堂, 東京, 1975.
4) 藤沢 洌：肝硬変患者の管理と治療．内科 MOOK No.34, 肝硬変, pp 260-272, 金原出版, 東京, 1987.
5) 藤沢 洌, 佐伯節子, 宗像伸子：四群点数法の食事．肝臓病, pp 44-83, 女子栄養大学出版部, 東京, 1981.
6) 黒木哲夫, ほか：肝硬変での栄養管理の実際, 一般食事療法．日本臨牀 52 (1): 197-202, 1994.
7) 高橋 陽：肝硬変の食事療法　肝硬変を中心に．医療 45 (11): 1083-1085, 1991.
8) Salerno F, et al: Repeated paracentesis and i.v. albumin infusion to treat tense ascites in cirrhotic patients. *Hepatology* 5: 102-108, 1987.
9) Gines P, et al: Randomized comparative study of therapeutic paracentesis with and without intravenous albumin in cirrhosis. *Gastroenterology* 94: 1493-1502, 1989.

〔栗田昌裕・小俣政男〕

献立の実際

ウイルス・アルコールのいずれが原因でも，多くの場合肝炎の終末像は肝硬変といわれる．

(1) 代償期の食事管理

肝臓に生活を維持していくのに足るだけの代謝能力が残っている状態があるので，それ以上の肝機能を悪化させないためにも，また肝細胞の再生のためにも，不規則な食習慣や偏食をさけ，バランスのよい食事を摂る．

代償期では栄養指標である血清アルブミン・総たんぱくは低値を示さず，浮腫・腹水も現れない時期であるから塩分制限も厳しくなく食べやすい食事となる．

糖質については，摂取エネルギーは標準体重（または理想体重）に合わせたものにする．インスリンの不足はないが糖代謝の悪い場合があり，その際はエネルギーを下げる必要がある．常に標準体重を目安にし，肥満は避ける．一般的に肝硬変患者は自覚症状が乏しく食欲が旺盛なので注意が必要である．

たんぱく質については，良質のたんぱく質を適量（日本人の所要量程度，または目安として体重当たり 1~1.2g）とる．この時期でもとりすぎないよう注意が必要である．

脂質については，とくに制限の必要はない．ただし，胆嚢炎，胆石のある場合は肝臓の働きが低下するといわれている．そのほかに，肉や魚などに含まれる脂肪はさしつかえないが，脂の多いものは避けたほうがよい．消化吸収のよい乳化タイプのバター，マヨネーズなどは適量とる．

ビタミン類は代謝の補酵素として重要な作用を有しているので十分にとる．とくにビタミン K は不足すると，血液が固まるときに必要なプロトロンビンが減少し，出血しやすくなる．ビタミン K は，しゅんぎく・めキャベツ・ほうれんそう・こまつな・ブロッコリーなどの緑黄色野菜，牛レバー，海草，肝油，納豆に多く含まれている．

アルコールは予後を悪くするので制限か禁酒とする．

(2) 非代償期の食事管理

腹水，浮腫，脳症，出血傾向のある非代償期の食事管理については，利尿剤を使用している患者，または静脈瘤のある患者は塩分制限の必要がある．ただし，塩分制限の食事はどうしても食欲低下を招くので，料理には工夫を要する．

たんぱく質については，脳症，とくに高アンモニア血症の患者では制限する．たんぱく制限食の食品の選択はアミノ酸組成のよいものを使用する．アミノ酸組成のバランスもよく，消化吸収もよい消化態高栄養流

動食（MA-3；約20年前に国立がんセンターで開発，森永乳業製造）の経口摂取は，低たんぱく血症の予防と脳症・腹水の改善が可能である．浸透圧も適度に調整されており，下痢の心配はない．

ビタミンやミネラルは代償期と同様に十分摂取する．アルコールは禁止する．

便秘の防止については，十分な睡眠時間が必要になるので，生活時間の管理に注意を要する．

〔減塩食のポイント〕
1) 味つけは主菜などの1品に重点的に使用し，他の料理は無塩でもおいしい料理を選ぶ（酢の物，ケチャップ煮，ごま酢あえなど）．
2) 煮汁にとろみをつけ，塩分をまとめる．
3) だし汁や酢などで，しょうゆを割って量を増やす．
4) 酸味や香りのあるものを利用する．

〔MA-3の標準組成〕

たんぱく質	(g)	2.5
脂肪	(g)	1.8
炭水化物	(g)	18.6
灰分	(g)	0.6
水分	(g)	84.0
エネルギー	(kcal)	100
ビタミンA	(IU)	[150]
ビタミンB_1	(mg)	[0.01]
ビタミンB_2	(mg)	[0.03]
ビタミンC	(mg)	[0.5]
ナトリウム	(mg)	93
カリウム	(mg)	167
塩素	(mg)	150
カルシウム	(mg)	45
リン	(mg)	36
マグネシウム	(mg)	3
鉄	(mg)	0.3

[ ] 内は実測値

(3) 肝不全の食事管理

肝性昏睡または昏睡時よりの回復期については医師の指示が，給与する栄養源としては糖質中心の無たんぱく流動食から始まり，容態の回復状況に合わせてたんぱく質も増量する．固さも，流動から分がゆ食，全がゆ食へと移行する．

消化態高栄養流動食と水分補給で容態の改善を試みている症例もある．

文献

1) 織田敏次：肝臓の生物学，東京大学出版会．
2) 高橋 陽，小西福子：肝臓・胆のう・膵臓病の食事療法，pp 1～35，医歯薬出版．

献立表 3.4 肝硬変

(1) 代償期の献立例 (1) (エネルギー 2000 kcal, たんぱく質 80 g, 塩分 7〜8 g)

	献立名	食品名	分量 (g)	エネルギー (kcal)	たんぱく質 (g)	脂質 (g)	糖質 (g)	塩分 (g)
朝食	パン	ロールパン (2個)	60	182	4.9	4.7	29.8	0.7
		りんごジャム	25	68	0.1	—	17.2	
	プレーンオムレツ	卵	75	122	9.2	8.4	0.7	
		塩・こしょう	0.3					0.3
		バター	5	37	—	4.1	—	0.1
	サラダ	サニーレタス	10	1	0.1	—	0.2	
		じゃがいも	30	23	0.6	0.1	5.0	
		にんじん	5	2	0.1	—	0.3	
		たまねぎ	5	2	0.1	—	0.4	
		きゅうり	10	1	0.1	—	0.2	
		マヨネーズ	6	42	0.1	4.5	0.2	0.1
		レタス	10	1	0.1	—	0.2	
		クレソン	5	1	0.1	—	0.1	
		グリーンアスパラガス	10	2	0.2	—	0.3	
		塩・こしょう	0.5				0.6	0.5
	フルーツ	パパイヤ	75	37	0.5	0.2	8.9	
		ぶどう	75	42	0.4	0.2	10.8	
	牛乳	牛乳	200	126	6.2	6.8	9.6	
	小計		607	689	22.8	29.0	84.5	1.7
昼食	米飯	米飯	220	326	5.7	1.1	69.7	
	あじの塩焼き	あじ (1匹)	60	86	11.2	4.1	0.1	
		大葉	1枚	—	—	—	0.1	
	おろし	だいこん	30	5	0.2	—	1.0	
		レモン	10	4	0.1	0.1	1.0	
		塩	0.2					0.2
	炊き合わせ	かぼちゃ	70	51	1.2	0.1	12.3	
		たけのこ	30	10	1.1	—	1.8	
		京がんも	30	70	4.6	5.3	0.6	
		絹さやえんどう	3	1	0.1	—	0.2	
		砂糖	5	19	0	0	5.0	
		しょうゆ	6	3	0.5	—	0.4	0.8
	蛇腹きゅうりの酢の物	きゅうり	40	4	0.4	0.1	0.6	
		たこ	20	15	3.3	0.1	—	
		針しょうが	2	1	—	—	0.1	
		砂糖	3	12	0	0	3.0	
		酢	4	1	—	0	0.1	
		塩	0.2					0.2
	みそ汁	みそ	10	19	1.3	0.6	1.9	1.2
		たまねぎ	20	7	0.2	—	1.5	
		えんどう	20	6	0.6	—	1.1	
		だし						
	小計		583.4	640	30.5	11.8	100.5	2.4
間食	ブラマンジェ	かたくり粉	7	23	—	—	5.7	
		牛乳	60	38	1.9	2.0	2.9	
		砂糖	10	38	0	0	9.9	
		ブルーベリーソース	15	24	—	—	6.0	
	小計		92	123	1.9	2.0	24.5	
夕食	米飯	米飯	220	326	5.7	1.1	69.7	
	ポーク薬味ソース	豚もも	70	88	15.1	2.5	0.4	
		塩・こしょう						
		ねぎ	10	3	0.1	—	0.6	
		しょうが	1	—	—	—	0.1	
		白すりごま	1	6	0.2	0.5	0.2	
		ごま油	1	9	0	1.0	0	
		砂糖	1.5	6	0	0	1.5	
		しょうゆ	4	2	0.3	—	0.3	0.6
		酢	2	1	—	0	0.1	
	付け合わせ	にんじん	30	10	0.4	0.1	1.8	
		絹さやえんどう	3	1	0.1	—	0.2	
		ブロッコリー	40	17	2.4	—	2.7	
	なすじんだ和え	なす	60	11	0.7	0.1	2.0	
		えだまめ	10	14	1.2	0.7	0.9	
		砂糖	3	12	0	0	3.0	
		塩	0.2					0.2
	キャベツとわかめのお浸し	キャベツ	30	7	0.4	—	1.5	
		わかめ	5	0	0.1	—	0.2	0.1
		えのき	10	0	0.3	0.1	0.5	
		みょうが	2	—	—	—	—	
		しょうゆ	2	1	0.2	—	0.1	0.3
		だし						
	けんちん汁	だいこん	20	4	0.2	—	0.7	
		にんじん	10	3	0.1	—	0.6	
		絹さやえんどう	3	1	0.1	—	0.2	
		ごぼう	10	8	0.3	—	1.6	
		ねぎ	5	1	0.1	—	0.3	
		油揚げ	5	19	0.9	1.7	0.1	
		しょうゆ	3	2	0.2	—	0.2	0.5
		塩	0.2					0.2
	小計		561.9	552	29.1	7.8	89.5	1.9
	合計			2004	84.3	50.6	299.0	6.0

3.4 肝硬変

(2) 代償期の献立例 (2) (エネルギー 2000 kcal, たんぱく質 80 g, 塩分 7～8 g)

	献立名	食品名	分量 (g)	エネルギー (kcal)	たんぱく質 (g)	脂質 (g)	糖質 (g)	塩分 (g)
朝食	米飯	米飯	220	326	5.7	1.1	69.7	
	生揚げのつけ焼き	生揚げ (1/2)	90	136	9.6	10.2	0.9	
		しょうが汁	3	1	—	—	0.2	
		しょうゆ	3	2	0.2	—	0.2	0.5
	野菜のうすくずあんかけ	か ぶ	50	9	0.5	0.1	1.4	
		いんげん	10	2	0.2	—	0.3	
		生しいたけ	5	—	0.1	—	0.3	
		にんじん	10	3	0.1	—	0.6	
		たまねぎ	15	4	0.1	—	2.5	
		とりこま	20	41	4.1	0	2.0	
		砂 糖	2	8	0	—	0.3	
		しょうゆ	4	2	0.3	—	4.9	0.6
		かたくり粉	6	20	—	—	0.9	
	浸 し	ほうれんそう	60	15	2.0	0.1	2.2	
		花かつお	0.5	2	0.4	—	—	
		しょうゆ	3	2	0.2	—	0.2	0.5
	焼きのり	焼きのり (1袋)	2	—	0.8	—	0.8	
	小 計		503.5	573	24.3	14.0	84.9	1.6
昼食	パ ン	ロールパン (1個)	30	90	2.5	2.4	14.9	0.36
		クロワッサン (1個)	40	145	2.7	8.0	15.6	0.48
		バター	5	37	—	4.1	—	
	ひらめのワイン蒸し	ひらめ	70	64	13.4	0.8	0.1	
		たまねぎ	15	4	0.1	—	0.9	
		生しいたけ	10	—	0.2	—	0.5	0.2
		ピーマン	5	1	—	—	0.2	
		白ワイン	5	6	—	0	0.6	
		サラダ菜	7	1	0.1	—	0.1	
		塩・こしょう	0.2	0	0	0	0	0.2
	ドレッシングサラダ	きゅうり	30	3	0.3	0.1	0.5	
		にんじん	10	3	0.1	—	0.6	
		紫キャベツ	10	3	0.1	—	0.5	
		ホールコーン	10	10	0.3	0.1	2.0	
		レタス	15	2	—	—	—	
		かいわれ菜	3	1	0.1	—	0.1	
		酢	3	1	—	0	0.2	
		サラダ油	5	46	0	5.0	0	
		塩・こしょう	0.3	0	0	0	0	0.3
	ブロッコリーの辛子しょうゆ	ブロッコリー	40	17	2.4	—	2.7	
		辛 子	少々					
		しょうゆ	3	2	0.2	—	0.2	0.5
	牛 乳	牛 乳	200	126	6.2	6.8	9.6	
	小 計		516.5	561	28.7	27.3	49.3	1.84
間食	10時　果　物	みかん	200	88	1.6	0.2	21.8	
	15時　草　餅	草 餅	50	115	2.2	0.3	25.8	
	煎　茶	煎 茶	130					
	小 計		380	203	3.8	0.5	47.6	
夕食	菊花ごはん	米 飯	220	326	5.7	1.1	69.7	
		生 菊	5	2	0.1	—	0.4	
	牛肉の野菜ロール	牛肩ロース (乳用脂あり)	70	167	13.0	11.8	—	
		にんじん	15	5	0.2	—	0.1	
		セロリー	15	2	—	—	0.9	
		いんげん	10	2	0.2	—	—	
		小麦粉	3	11	0.4	0.1	0.3	
		油	4	37	0	4.0	2.1	
		ケチャップ	8	10	0.1	—	0	0.28
	付け合わせ	サニーレタス	10	1	0.1	—	2.3	
		トマト	30	5	0.2	—	0.2	
	炊き合わせ	とうがん	60	8	0.2	0.1	1.0	
		な す	40	7	0.4	—	1.6	
		オクラ	10	3	0.2	—	1.4	
		だし汁					0.6	
		しょうゆ	6	3	0.5	—	0.4	0.9
		砂 糖		19	0	0	5.0	
	茶碗蒸し	卵	25	41	3.1	2.8	0.2	
		みつば	3	1	—	—	0.1	
		花かつお	1	4	0.8	—	—	
		砂 糖	0.5	4	0	0	1.0	
		塩	0.2	0	0	0	0	0.2
		しょうゆ	1	1	—	—	0.1	0.2
		かたくり粉	1	3	—	—	0.8	
		さといも	30	18	0.8	0.1	3.7	
		油揚げ	5	19	0.9	1.7	0.1	
		赤みそ	10	19	1.3	0.6	1.9	1.3
		万能ねぎ	5	1	0.1	—	0.2	
		だし汁						
	小 計		592.7	719	28.3	22.3	94.1	2.88
	合 計		1992.7	2056	85.1	64.1	275.9	6.32

(3) 非代償期の献立例 (1) (エネルギー 1500 kcal, たんぱく質 40 g, 塩分 3 g)

	献立名	食品名	分量 (g)	エネルギー (kcal)	たんぱく質 (g)	脂質 (g)	糖質 (g)	塩分 (g)	水分 (ml)
朝食	米飯	夢ごはん	90	154	0.8	0.7	34.3		54
	目玉焼き	卵	50	81	6.2	5.6	0.5		37.4
		バター	5	37	—	4.1	—	0.1	0.8
		こしょう	少々						
		ソース	5	6	0.1	—	1.3	0.4	3.1
	付け合わせ	レタス	20	3	0.2	—	0.4		19.1
		グリーンアスパラ	10	2	0.2	—	0.3		9.3
	春菊酢しょうゆ和え	しゅんぎく	40	8	1.1	—	0.4		36.8
		しめじ	10	—	0.4	0.1	0.4		9.0
		酢	3	1	—	—	0.2		2.7
		だし割りしょうゆ	5	2	—	—	0.1	0.4	0.8
	フルーツ	りんご	30	15	0.1	—	3.9		25.7
	MA-3	MA-3	150	150	3.8	2.7	27.9		126
	小 計		418	457	12.9	13.2	69.7	0.9	324.7
昼食	米飯	夢ごはん	90	154	0.8	0.7	34.3		54
	更紗むし	さわら	40	71	8.0	3.9	—		27.4
		こんぶ							9.1
		生しいたけ	10	—	0.2	—	0.5		
		にんじん	10	3	0.1	—	5.2		9.0
		糸みつば	2	—	—	—	0.1		1.9
		かたくり粉	2	7	—	—	1.6		0.4
		みりん	2	6	0.2	—	1.0		0.6
		しょうゆ	3	2	0.2	—	0.2	0.5	2.1
		だし汁	0.3						
	バター煮	かぼちゃ	60	44	1.0	0.1	10.5		47.1
		バター	5	37	—	—	—	0.1	0.8
		砂糖	5	19	0	4.1	5.0		
		しょうゆ	2	1	0.2	0	0.1		1.4
	蒸しなすごまみそ	なす	50	9	0.6	0.1	1.7		47.1
		しそ	1	—	—	—	0.1		0.9
		白ごま	1	6	0.2	0.5	0.2		
		砂糖	4	15	—	—	4.0		
		みそ	4	8	0.5	0.2	0.8	0.5	1.8
	MA-3	MA-3	150	150	3.8	2.7	27.9		126
	フルーツ	みかん缶	40	25	0.2	—	6.1		33.5
	小 計		481.3	557	16.0	12.3	99.3	1.1	363.1
夕食	米飯	夢ごはん	90	154	0.8	0.7	34.3		54
	豚もも肉ソテー	豚もも肉	30	38	6.5	1.1	1.0		22.0
		小麦粉	2	7	0.2	—	1.5		0.3
		塩	0.2	—	0	0	0	0.2	
		こしょう	少々						
		バター	5	37	—	4.1	—	0.1	0.8
	ソース	マッシュルーム	5	—	0.2	—	0.1		4.6
		ケチャップ	3	4	—	—	0.9	0.1	
		ウスターソース	1	1	—	—	0.3	0.1	0.6
		赤ワイン	3	4	—	0	0.4		2.3
		水	3						3.0
		サラダ菜	5	1	0.1	—	0.1		4.8
	チンゲンツァイ辛子和え	チンゲンツァイ	20	2	0.3	—	0.3		19.0
		トマト	30	5	0.2	—	1.0		28.5
		しょうゆ	3	2	0.2	—	0.2	0.5	2.1
		辛子	0.2		0.1		0.1		
	MA-3	MA-3	200	200	5.0	3.6	37.2		168
	フルーツ	ぶどう	80	45	0.4	0.2	11.5		67.5
	小 計		480.4	500	14.0	9.7	88.9	1.0	377.5
	合 計		1379.7	1516	42.9	35.2	257.9	3.0	1065.3

3.4 肝硬変

(4) 非代償期の献立例 (2) (エネルギー1500 kcal, たんぱく質40 g, 塩分3 g)

	献立名	食品名	分量(g)	エネルギー(kcal)	たんぱく質(g)	脂質(g)	糖質(g)	塩分(g)	水分(ml)
朝食	米飯	夢ごはん	90	154	0.8	0.7	34.3		54
	ポトフ	牛肉	30	60	5.8	3.8	0.1		20.0
		にんじん	30	10	0.4	0.1	1.8		27.1
		じゃがいも	40	31	0.8	0.1	6.7		31.8
		チンゲンツァイ	20	2	0.3	−	0.3		19.0
		コンソメの素	1.5	3	0.1	0.1	0.5	0.9	−
		こしょう	少々						
	ソテー	トマトピューレー	10	4	0.2	−	0.9		8.7
		キャベツ	30	7	0.4	−	1.5		27.7
		もやし	10	2	0.2	−	0.2		9.4
		ピーマン	10	2	0.1	−	0.4		9.4
		バター	5	37	−	4.1	−	0.1	
		塩	0.2					0.2	
		こしょう	少々						
	フルーツ	りんご (1/4個)	80	40	0.2	0.1	10.5		68.6
	MA-3	MA-3	150	150	3.8	2.7	27.9		126
	小計		506.7	502	13.1	11.7	85.1	1.2	401.7
昼食	米飯	夢ごはん	90	154	0.8	0.7	34.3		54
	帆立てバター焼き	ほたてがい (2個)	40	31	5.5	0.5	0.7	0.2	32.5
		塩	0.2					0.2	
		こしょう	少々						
		アスパラガス缶	20	4	0.4	−	0.6		18.6
		ブロッコリー	30	13	1.8	−	2.0		25.5
		バター	5	37	−	4.1	−	0.1	0.8
		レモン	10	4	0.1	0.1	1.0		8.7
	グリーンサラダ	サラダ菜	8	1	0.1	−	0.1		7.6
		クレソン	10	2	0.3	−	0.2		9.3
		レタス	20	3	0.2	−	0.4		19.1
		きゅうり	20	2	0.2	−	0.3		19.2
		トマト	30	5	0.2	−	1.0		28.5
		こしょう	少々						
		塩	0.2					0.2	
		ノンオイルドレッシング	10	6	0	0	1.4	0.2	8.4
	フルーツ	パパイヤ	70	34	0.4	0.1	8.3		60.3
	MA-3	MA-3	150	150	3.8	2.7	27.9		126
	小計		513.4	446	13.8	8.3	78.2	0.9	418.5
夕食	五目ごはん	夢ごはん	90	154	0.8	0.7	34.3		54
		干ししいたけ	1	−	0.2	−	0.5		0.1
		にんじん	10	3	0.1	−	0.6		9.0
		かんぴょう	1	3	0.1	−	0.6		0.2
		油揚げ	5	19	0.9	1.7	0.1		2.2
		絹さやえんどう	5	2	0.2	−	0.3		4.5
		しょうゆ	3	2	0.2	−	0.2	0.5	2.1
		砂糖	3	12	0	0	3.0		−
		だし汁							
		白ごま	0.5	3	0.1	0.3	0.1		−
	かぼちゃ豆腐あんかけ	かぼちゃ	30	22	0.5	0.1	5.3		23.6
		卵	40	65	4.9	4.5	0.4		29.9
		しょうゆ	3	2	0.2	−	0.2	0.5	2.1
		砂糖	1	4	0	0	1.0		−
		だし汁	30						30
		みつば	5	1	0.1	−	0.2		4.7
		かたくり粉	5	17	−	−	4.1		0.9
	ほうれんそうバター炒め	ほうれんそう	40	11	1.5	−	1.6		36.0
		バター	5	37	−	4.1	−	0.1	0.8
	フルーツ	パインアップル缶	30	24	0.1	−	6.0		23.7
	MA-3	MA-3	200	200	5.0	3.6	37.2		168
	小計		507.5	581	14.9	15.0	95.7	1.1	391.8
	合計		1527.6	1529	41.8	35.0	259.0	3.2	1212.0

〔宇津木晶子〕

3.5 慢性肝炎

ヒトの肝臓は成人で約1.5kgあり，人体でもっとも重い臓器であり，生体における代謝の中心的な臓器となっている．腸管から吸収された糖質，脂質，たんぱく質はすべて門脈を介して肝臓に運ばれ種々の重要な代謝を受ける．さらに表3.11に示すように多くの代謝産物，毒物の解毒にもあずかっている．そのため慢性肝疾患とくに進行例においては，種々の代謝異常ならびに栄養異常が生じていると報告されている．なかでもたんぱくエネルギー栄養不良は慢性肝疾患ではとくによく認められ，肝再生や肝予備能の保持の障害となっている．そのため肝臓の主要な構成要素であるたんぱくの保持のために窒素バランスを正に保つことはとくに重要であり，糖質，脂質，たんぱく質のバランスのとれた摂取が必要である．さらに，各種のビタミンや微量元素は肝臓における代謝過程の補因子として重要である．一方，クワシオルコル（kwashiorkor）に認められるように，健常人であっても著しいたんぱく質エネルギー栄養失調においては著明な脂肪肝，肝硬変を生じることが報告されている．そのため，黄疸を伴う急性肝炎や腹水，肝性脳症を伴う非代償性肝硬変ではもちろん，比較的無症状な慢性肝炎症例においても肝障害のさらなる進展を押さえ，肝再生に適した環境を保持する意味でも，栄養療法は重要と考えられている．

一方，慢性肝炎は肝臓に炎症が6か月以上持続している病態と定義されているが，原因，病勢，予後，治療法の異なる多くの疾患群を含んでおり，それぞれに応じた対応が必要となる．慢性肝炎の原因としては，ウイルス性，自己免疫性，薬剤性，遺伝代謝性（Wilson病，$α_1$アンチトリプシン欠損症，糖原病），アルコール性があげられる．このなかでとくに食事療法が問題となるのは慢性かつ進行性に経過するウイルス性とアルコール性である．欧米では肝疾患死の7～8割はアルコールであるが，わが国でも近年アルコール性肝炎の頻度が増大してきているものの，やはりウイルス肝炎が主である．図3.3，3.4は金沢大学附属病院における肝硬変症例の成因別分類と肝細胞癌症例の成因別分類である．ウイルス性では慢性肝炎を引き起こすのはB型，C型，D型が主であり，まれではあるがサイトメガロウイルス，風疹ウイルスにおいても慢性化が報告されている．D型肝炎ウイルスによる慢性肝炎は日本ではごくまれと考えられ，B型，C型が問題になる．B型，C型ではキャリア率はともに1%程度で，それぞれ150万人程度と考えられ，慢性肝炎患

表 3.11 肝臓の機能

(1) 代謝機能
 (a) 糖質代謝
  グルコースの取り込み，グリコーゲンの合成・貯蔵
  グルコースの解糖酸化
  グルコースの新生
  ガラクトース，フルクトースの代謝
 (b) 脂質代謝
  脂肪酸，中性脂肪，リポたんぱくの合成
  コレステロール，リン脂質の合成
  脂肪酸の取り込みと分解，ケトン体の生成
  レシチンコレステロールアシルトランスフェラーゼの合成
 (c) アミノ酸・たんぱく代謝
  たんぱく合成と分解，アンモニアの処理
  核酸代謝
 (d) ビタミン・ホルモンの代謝
  ビタミンの活性化，貯蔵
  ホルモンの不活化，分解
(2) 解毒機能
 薬物代謝酵素系（滑面小胞体，P-450）による薬物の酸化・水酸化
 アルコールの代謝
 アンモニアの処理
 クッパー細胞の食作用
(3) 排泄機能
 胆汁，コレステロール，ビリルビンなどの排泄，分泌
(4) 循環調節作用

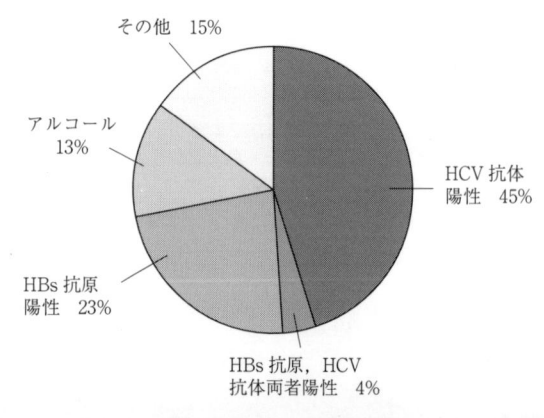

（織田[4]，1990より改変）

図 3.3 肝硬変の成因別分類
- HCV抗体陽性 45%
- HBs抗原陽性 23%
- HBs抗原，HCV抗体両者陽性 4%
- アルコール 13%
- その他 15%

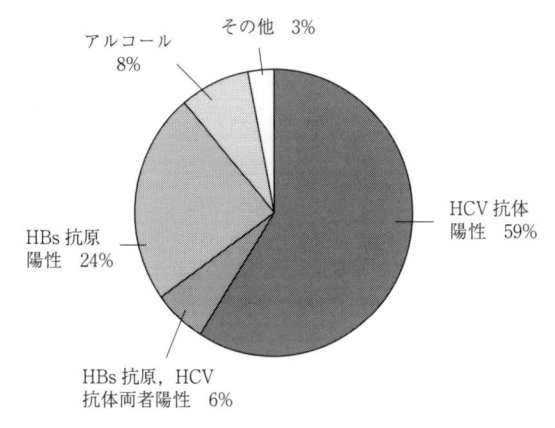

図3.4 肝細胞癌基礎病変の成因別分類

者は合わせて120万人程度と考えられる．これらのうち，肝硬変非進展例でとくに問題になるのはウイルス性慢性肝炎の急性増悪期，さらに肝硬変に近い状態まで進展し肝不全を呈する症例である．これらの症例ではさまざまな程度の，全身倦怠感，体力低下，体重減少，黄疸，さらには肝性脳症の出現を認め，薬物療法に加え肝硬変症による肝不全に準じた食事療法による管理も必須となる．一方，比較的無症候の慢性肝炎症例や代償性肝硬変症においても，前記のように肝再生に適した環境をつくり，肝予備能の保持をはかることが，慢性肝炎における食事療法の目的といえる．

a. 慢性肝炎に対する栄養療法の変遷

Laennecによる肝硬変（Cirrhose）の記載（1819），Virchowによるカタル性黄疸の記載（1864）により，病理像としての肝硬変と，流行性の黄疸が存在していることは明らかとなったが，その中間に比較的無症状な慢性肝炎が存在することが指摘されたのは比較的最近のことである．弘好文（1941），MacCallum（1944）による黄疸患者濾過血清によるヒトに対する感染実験の後，Barkerらにより慢性肝炎の概念が導入された．さらに，LaDue（1953），Wrobleski（1954）により血清中のGOT，GPTの測定が可能となり，無症状患者での肝障害を測定できるようになった．当初はたんぱく質は肝性脳症を誘発する原因としてむしろ有害と考えられており，高糖質，低たんぱく，低脂肪が肝臓病の食事療法の基本となっていた．しかし，1948年Patekらによって1日4300kcal，たんぱく140gの高エネルギー高たんぱく食による治療効果が報告され，高たんぱく質投与が行われるようになった．その後，現在まで数々の実験あるいは臨床試験により後述する栄養療法が行われるようになった．

b. 慢性肝炎患者の栄養状態の評価

適切な栄養療法を施行するためには，患者の栄養状態を正確に把握することが重要である．文献的には，肝硬変患者では60％に皮膚過敏反応の低下が，12％に20％以上の体重減少が認められると報告されており，栄養不良が存在するのは明らかである．一方，慢性肝炎患者においても12％が栄養不良状態にあり，種々の程度の脂肪便，脂溶性ビタミン欠乏症，たんぱく質エネルギー栄養失調症を呈しているとされている．このように，慢性的な栄養不良状態にある慢性肝疾患患者，とくに進展した症例では栄養状態により予後が左右されることが報告されており，栄養状態の適切な把握とその補正が必要となる．栄養状態の把握には理学的には体重，上腕伸側皮下脂肪厚，上腕周囲径の測定がある．肝疾患症例においてはNa，水貯留が存在するので体重の評価は慎重を要するが，6か月間での20％以上の体重減少では中等度以上の栄養不良があると考えられる．また，血液生化学上は血清アルブミン値，トランスフェリン値を指標とするのが簡便である．さらに，白血球とくにリンパ球数から栄養状態の評価が可能であり，1000/μl以下では免疫能の低下が存在し，栄養不良状態にあると評価できる．

c. 慢性肝疾患の栄養療法の基本方針

一般的に無症候，無症状の慢性肝炎患者に対しては，とくに栄養指導，栄養療法は行われていないのが現状である．バランスのよい食事を摂取していれば十分であり，とくに制限を加える必要はないと考えられる．ただし，アルコールの摂取はウイルス肝炎の進展を相乗的に進めるとの報告もあり，禁酒することが望ましい．さきに述べたように，栄養療法が重要となるのは，一見無症候にみえても，上記のような栄養不良状態の存在する進展した冠疾患症例と慢性肝疾患の急性増悪期に黄疸，腹水などの肝不全症状を呈した症例である．つまり，慢性肝疾患症例における栄養療法の目的は表3.12に示すように，慢性肝疾患で存在するたんぱくエネルギー栄養不良の予防と改善，肝性昏睡の予防と改善，肝壊死の修復の補助などである．残念ながら，現在まで報告されている栄養療法では慢性肝疾患における生命予後の改善は認められていない．

表 3.12 慢性肝疾患における栄養療法の目的

たんぱくエネルギー栄養不良の予防と改善
肝性昏睡の予防と改善
肝における創傷治癒と肝再生の促進
quality of life の改善と維持
肝移植後の生命予後の改善
薬物療法の補助
薬物療法時の副作用の予防

(Nompleggi と Bonkovsky[3])

栄養組成の決定に際して重要なのは,患者の肝臓の組織学的進展度と肝予備能,さらに進展度に含まれるが,血行動態としての門脈圧亢進症の程度を正確に把握することである.組織学的に進行した症例や早期より門脈圧亢進症が高度な症例では,血中アンモニア濃度,アミノ酸分析により肝性脳症発症の危険を予知し,無症候の時期からたんぱく制限をする必要がある.

エネルギーと各構成成分 ヒトにおける安静時のエネルギー必要量(REE: resting energy expenditure)はHarris-Benedictの式より算出されるが,慢性肝疾患患者ではその1.2〜1.4倍,すなわち,25〜30kcal/kg体重が必要とされている.通常の入院生活や肉体労働を伴わない一般生活では,これよりやや多めのエネルギー摂取が必要である.しかし,エネルギー過剰,とくに糖質の過剰は肝臓におけるlipogenesisを促進し,肝障害を助長するためひかえなければならない.一方,脂肪摂取量に関しては全摂取エネルギーの50%以上を脂肪として摂取した場合の術後死亡率の増加などが報告されており,肝疾患患者においては総エネルギーの25〜30%が適当であり,多くても40%をこえてはならない.さらに,肝不全および播種性血管内凝固症候群などの凝固異常の存在時には脂質は使用しない.たんぱくに関しては成人においては1日約60gのたんぱく質が異化されていると報告されている.そのため,脳症がないかぎり,最低1g/kg体重が必要であり,100g/日程度が適当とされる.脳症が存在する場合には,1g/kg体重/日として治療を行う.脳症が抵抗性の場合はさらに40g/日まで制限し,必要エネルギーは糖質で与える.この状態では,窒素バランスは負となるが,分岐鎖アミノ酸製剤を投与することにより補充につとめる.しかし,分岐鎖アミノ酸のみの補充では窒素バランスは正にはならない.必須アミノ酸および肝硬変特異的必須アミノ酸(conditionally essential amino acid)すなわちコリン,システイン,タウリン,チロシンの補充が必要である.表3.13は慢性肝疾患症例での栄養療法の基本原則のまとめである.

表 3.13 慢性肝疾患での栄養療法の原則

全エネルギー	1.2〜1.4×(安静時エネルギー消費量) 最低 30 kcal/kg 体重
たんぱく	1.0〜1.5 g/kg 体重
脂肪	全エネルギーの 30〜35% とする. (肝不全,凝固異常時は除外) 不飽和脂肪酸と必須脂肪酸を確保する.
炭水化物	全エネルギーの 50〜55% とする.
ビタミンとミネラル	Wilson病, hemochromatosis 以外は自由
Naと水	水・電解質バランスにより制限を考慮
摂取方法	経口,経管栄養を優先する.

(Nompleggi と Bonkovsky[3])

d. 日常生活で注意すること

日本では慢性肝疾患はB型,C型のウイルス肝炎が多く,またその多くは無症状である.C型肝炎においてはインターフェロン治療の導入によって,一部の症例においてウイルスの排除による治癒が期待できるが,多くの場合は一生のつきあいとなる.そのため,多くの健常な社会的生活を送っている患者に対しては,食後の安静による肝血流の保持などひととおりの指導を行うが,あくまでも患者個人の社会生活を尊重している.アルコール摂取はウイルス性慢性肝炎の増悪因子となるので禁酒が望ましいが,完全に実施することは困難であるので,急性増悪期には当然禁酒を守ってもらうが,通常はつきあい程度は許容している.また,肥満その他による脂肪肝の合併は慢性肝炎の程度の推測を困難にするので,肥満の改善を指導している.

要するに,慢性肝炎に特異的な日常生活上の注意は存在せず,規則正しい食事,睡眠が通常と同様に重要といえる.

文献

1) 岩本 淳,宗像伸子:家庭で出来る肝臓病の食事療法.病気の知識とおいしい治療食の作り方(織田敏次監修),日本文芸社,東京,1994.
2) 鵜沼直雄,柴田勝代:すこやか食生活シリーズ1,肝臓が悪い人の食事,保健同人社,東京,1992.
3) Nompleggi DJ, Bonkovsky H: Nutritional supplementation in chronic liver disease: An analytical review. *Hepatology* 19: 518-533.
4) 織田敏次:肝臓の生物学,東京大学出版会,東京,1990.

〔河合博志・金子周一・小林健一〕

献立の実際

慢性肝炎に対する栄養療法の基本的な考え方は，適切なたんぱく質，エネルギー量の摂取に加え，ビタミン，ミネラルの確保である．

戦後日本人の食生活が欧米化し，肉，卵，牛乳などの良質たんぱく質が十分摂取されるに至って，近年の平均的な摂取量はたんぱく質，エネルギーとも慢性肝炎の栄養療法にほぼ適ったものとなった．バランスのとれた食事さえしていれば，ビタミンを含めて必要量は確保されているわけであるが，一方では食習慣の多様化による個人差が著しく，エネルギー過剰や，潜在的なビタミン・ミネラル不足状態のある例がみられる．すなわち，日常的な朝食の欠食，昼食の外食，夕食の遅延および過食，アルコールの飲み過ぎ，菓子類のとり過ぎや，インスタント食品の普及などによるものである．これらについては，入院期間中の栄養療法のみでは不十分であり，患者自身にその後の栄養管理を委ねるうえでも，栄養指導を実施して個々の生活に合わせた食習慣の是正をはかることが必要である．

（1）エネルギー

たんぱく質をエネルギー源として消費しないように，栄養所要量に見合ったエネルギーを設定するが，肥満，耐糖能異常，糖尿病，脂肪肝，高脂血症などを合併している場合はエネルギーを制限する．

（2）たんぱく質

卵，牛乳，チーズ，肉類，魚類などの動物性たんぱく質はそのアミノ酸組成が人体の構成たんぱくに近く，利用効率も高いので積極的にとりたい食品であるが，同時に動物性脂肪を多くとることになるので過剰摂取に注意したい．牛乳は低脂肪牛乳に，肉類は脂肪の少ない部分を選ぶなどの質的考慮も必要である．また，植物性たんぱく質のなかでもだいず，だいず製品は動物性たんぱく質に近いアミノ酸組成をもっているので魚類とともにたんぱく質源として利用するとよい．さらに，肉，魚類の加工品には合成着色料や合成保存料などが使用されている場合も多く，肝臓での分解が必要となるので，汎用を避けることが望ましい．

（3）脂肪

脂肪の多量摂取は胆汁排泄量および消化液の必要量増大につながるため，脂肪量を若干制限し，質的にも消化吸収のよいエマルジョン化されたマヨネーズ，乳化ドレッシングやバターなどを中心に摂取する．揚げ物などの油を多量摂取する調理法やラード，ヘッドなど動物性脂肪の使用はひかえたほうがよい．また，DHA（ドコサヘキサエン酸），EPA（イコサペンタエン酸）などの不飽和脂肪酸を多く含む魚類（いわし，さば，にしんなど）は高コレステロール血症による虚血性心疾患の予防に効果があるので，新鮮なものを積極的に取り入れるとよい．高コレステロール血症をすでに合併している場合は上記に加えて卵，魚卵，レバーなどの高コレステロール食品を制限する．

（4）糖質

エネルギー源としての糖質不足は，たんぱく質を代替エネルギーとして使用することになり，ある程度確保しなければならないが，肝障害時には耐糖能障害を起こしやすいので過剰摂取を防止する必要がある．一般に，肝障害をもつ患者は「栄養のあるものをたくさん食べなければ」と考えがちだが，逆に栄養過剰による中性脂肪の上昇やひいては脂肪肝，糖尿病の合併につながる場合もあるので留意が必要である．

耐糖能異常または糖尿病を合併している場合は「何をどの程度食べるのが適当か」を糖尿病食品交換表などを利用して目安量を指示する．血中の中性脂肪上昇や肝臓の脂肪沈着がみられる場合も患者は脂肪制限が必要と考える傾向があるが，主として主食，いも類，果物，菓子類，アルコールなどの多量摂取によるエネルギー過剰に加えてたんぱく質，ビタミン不足によることがあるため，同様に糖質制限，バランスを重視した食事をとるよう指導する．

（5）ビタミン，ミネラル

栄養素の代謝に補酵素として働く場合が多く，新鮮な野菜，果物を十分量摂取する必要があるが，調理による水溶性ビタミン減少を考慮するあまり生野菜や果物偏重になり，他のビタミン補給に優れた緑黄色野菜の不足や，果糖の多量摂取により脂肪肝を招くこともあるので注意したい．また，ビタミン類をほどんど含まない加工品，インスタント食品を日常的に摂ると，ビタミンB群の必要量が増大し，相対的なビタミン不足となりやすいので制限する．またそのビタミン不足をビタミン剤，ドリンク剤などで補給するという安易な食生活も是正しなくてはならない．

献立表 3.5　慢性肝炎

(1)

	献立名	食品名	分量(g)
朝食	米飯	米飯	240
	みそ汁	わかめ	2
		じゃがいも	40
		みそ	12
	温泉卵	卵	60
		あさつき	5
		しょうゆ	適宜
		みりん	2
	わさびマヨネーズあえ	しゅんぎく	70
		竹輪	20
		白ごま	3
		マヨネーズ	7
		粉わさび	適宜
	果物	バナナ	100
昼食	肉うどん	うどん	240
		牛肉もも	70
		たまねぎ	60
		砂糖	3
		料理酒	2
		しょうゆ	適宜
	いり煮	さつま揚げ	40
		れんこん	30
		にんじん	20
		ごぼう	15
		こんにゃく	10
		絹さやえんどう	5
		油	3
		みりん	3
		しょうゆ	適宜
	果物	いちご	80
間食	牛乳	牛乳	200
夕食	米飯	米飯	240
	塩焼き	さけ	80
		塩	適宜
		レモン	10
		オクラ	10
	豆腐田楽	もめん豆腐	150
		なす	30
		ピーマン	15
		かぼちゃ	30
		油	5
		みそ	5
		白みそ	10
		砂糖	2
		こはだ甘酢漬	30
	酢の物	きゅうり	40
		しょうが	1
		しょうゆ	適宜
	漬物	だいこんぬか漬け	15
合計	エネルギー　たんぱく質　脂質　糖質		
	2143 kcal　97.3 g　56.5 g　295.3 g		

(2)

	献立名	食品名	分量(g)
朝食	トースト	食パン	120
		ジャム	20
	ハムエッグ	卵	60
		ロースハム	30
		油	3
		キャベツ	30
		ソース	適宜
	ピクルス	きゅうり	30
		セロリー	15
		にんじん	20
		カリフラワー	20
		ワインビネガー	適宜
		ローリエ	適宜
		砂糖	3
		塩・こしょう	適宜
	牛乳	牛乳	200
昼食	米飯	米飯	240
	鶏肉みそ焼き	若鶏皮なし	80
		しょうが	1
		にんにく	1
		はちみつ	5
		みそ	5
		ししとうがらし	6
		オレンジ	20
	塩いため	チンゲンツァイ	80
		干しえび	5
		油	3
		塩・こしょう	適宜
	千切り二杯酢	長芋	70
		花かつお	1
		しょうゆ	適宜
		酢	適宜
	果物	パインアップル	50
夕食	米飯	米飯	240
	クラムチャウダー	はまぐり	50
		ベーコン	15
		じゃがいも	60
		にんじん	20
		スイートコーン缶	10
		マッシュルーム缶	10
		牛乳	150
		小麦粉	5
		バター	5
		塩・こしょう	適宜
	ローストビーフサラダ	ローストビーフ	50
		クレソン	10
		レタス	40
		トマト	30
		粒マスタード	適宜
		ドレッシング	15
	フルーツゼリー	ゼリー	90
		メロン	30
合計	エネルギー　たんぱく質　脂質　糖質		
	2235 kcal　90.7 g　64.7 g　312.8 g		

3.5 慢性肝炎

(3)

	献立名	食品名	分量(g)
朝食	米飯	米飯	240
	みそ汁	あさり	15
		あさつき	5
		みそ	12
	焼き油揚げおろし添え	生揚げ	100
		だいこん	30
		しらす干し	5
		しょうが	1
		しょうゆ	適宜
	きんぴら	にんじん	60
		絹さやえんどう	10
		白ごま	1
		ごま油	2
		しょうゆ	適宜
		砂糖	1
	果物	りんご	70
昼食	チャーハン	米飯	240
		焼き豚	20
		卵	30
		ねぎ	20
		グリンピース	3
		油	7
		塩・こしょう	適宜
	シーフードサラダ	えび	20
		いか	15
		ほたて貝柱	20
		生わかめ	15
		トマト	40
		かいわれ大根	5
		ドレッシング	15
	中華スープ	スイートコーン	15
		中華スープの素	適宜
		塩・こしょう	適宜
	果物	キウイフルーツ	60
夕食	米飯	米飯	240
	つけ焼き	まながつお	70
		みりん	2
		しょうゆ	適宜
		はじかみ	30
	炊き合わせ肉団子	若鶏挽き肉	60
		卵	3
		さやいんげん	40
		かぼちゃ	60
		砂糖	3
		しょうゆ	適宜
	ひたし	ほうれんそう	60
		しめじ	15
		のり	1
		しょうゆ	適宜
	さつま汁	豚肉もも	10
		だいこん	15
		にんじん	10
		さつまいも	15
		こんにゃく	10
		ねぎ	10
		みそ	12
合計	エネルギー 2191 kcal	たんぱく質 91.7 g	脂質 53.3 g 糖質 311.2 g

(4)

	献立名	食品名	分量(g)
朝食	ロールパン	ロールパン	120
		マーガリン	8
	千切りサラダ付け合わせ	ツナ缶	35
		卵	30
		だいこん	40
		かいわれ大根	5
		セロリー	10
		にんじん	5
		ドレッシング	15
	カフェオレ	コーヒー	150
		牛乳	100
	果物	オレンジ	120
昼食	米飯	米飯	240
	しょうが焼き	牛肉もも	80
		たまねぎ	30
		しょうが	2
		砂糖	3
		しょうゆ	適宜
		油	3
		かぼちゃ	30
		ピーマン	15
	焼きなす	なす	100
		花かつお	1
		酢・しょうゆ	適宜
	みそ汁	豆腐	40
		なめこ	15
		みつば	5
		みそ	12
間食	ブルーベリーヨーグルト	プレーンヨーグルト	150
		ブルーベリージャム	20
夕食	五目ごはん	米	100
		若鶏もも	20
		ごぼう	10
		にんじん	10
		グリンピース	3
		ぎんなん	5
		酒	適宜
		しょうゆ	適宜
	さしみ	あじ	70
		しょうが	2
		大葉	1
		だいこん	30
		あさつき	10
		しょうゆ	適宜
	炊き合わせ	生揚げ	50
		こまつな	80
		しょうゆ	適宜
		砂糖	3
	ごまあえ	いんげん	60
		白ごま	5
		砂糖	2
		みそ	3
	漬物	しば漬け	15
合計	エネルギー 2301 kcal	たんぱく質 107.3 g	脂質 69.5 g 糖質 289.3 g

(5)

	献立名	食品名	分量(g)
朝食	チーズトースト	食パン	120
		スライスチーズ	40
	ソテー付け合わせ	ほうれんそう	70
		スイートコーン缶	20
		フランクフルトソーセージ	30
		トマトケチャップ	7
		油	3
	りんごジュース	りんごジュース	200
昼食	米飯	米飯	240
	炊き合わせ	生干しにしん	60
		じゃがいも	40
		ふき	40
		砂糖	3
		しょうゆ	適宜
	冷やっこ	絹ごし豆腐	150
		あさつき	10
		花かつお	1
		しょうが	2
		しょうゆ	適宜
	オクラとろろ	オクラ	30
		えのきたけ	15
		酢・しょうゆ	適宜
	漬物	野沢菜漬け	15
間食	牛乳	牛乳	200
夕食	米飯	米飯	240
	和風ピカタ	豚ロース	70
		卵	10
		みりん	3
		しょうゆ	適宜
		油	3
		ブロッコリー	40
		レモン	10
	オランダ煮	さつま揚げ	40
		なす	80
		つきこんにゃく	30
		ししとうがらし	10
		ごま油	1
		砂糖	3
		しょうゆ	適宜
	なめこおろし	なめこ	20
		だいこん	60
		みそ	3
		砂糖	1
		酢	適宜
	果物	ぶどう	100
合計	エネルギー 2292 kcal	たんぱく質 95.2 g	脂質 65.5 g　糖質 320.7 g

〔松本いずみ〕

3.6 大腸疾患

回腸末端から大腸内へ流入する水分量は1日1500～2500mlである．糞便中の水分は約100mlであり，大腸を通過する間に大部分が吸収される．その過程には，①大腸内に流入する食物繊維などの未吸収多糖類，②腸内細菌，③大腸上皮の吸収，④大腸運動の4つの因子が関与している．小腸の働きが正常であれば，回腸から大腸内に流入する液量・組成は食事内容により変化し，大腸における水分の吸収や運動が影響を受ける．したがって，食事内容は大腸疾患の治療に重要な意義をもっていると考えられる．ここでは大腸疾患について，これら4つの要素を念頭におきながら食事療法について述べることとする．また，食物繊維と大腸癌・大腸憩室の関係に代表される，大腸疾患発症と食生活との関連性についてもふれる．

a. 便 秘
(1) 定 義
一般に，健常者では便通は1日1行であり，糞便重量は約100～200gでその70～80%は水分である．便秘とは便中の水分が少なくなり硬便のため排便に困難を伴う状態をいう．

(2) 食事療法
便秘とはその原因によって，大きく器質性便秘と機能性便秘に分類され．器質性便秘は根本的治療が優先されるべきで，食事療法による改善は望めない．機能性便秘は腸管に器質的な狭窄がないのに生じる便秘で，弛緩性便秘とけいれん性便秘の2つのタイプに分けられ，食事療法が有効である．

a) 弛緩性便秘
大腸の運動・緊張の低下により生じ，その原因として加齢，運動不足，腹圧の低下，繊維の少ない食事の摂取などがあげられる．便意に乏しく，太い硬便が直腸内に停滞する．

食物繊維の摂取により便量を増加させ，排便反射を促す．食物繊維を積極的にとるには小麦ふすま（毎食後に小さじ1杯程度）が推奨されるが，アップルファイバーやファイバー入りウエハースなどで補うこともできる．また水分（とくに冷水），炭酸飲料などは胃・大腸反射により排便を誘発するので，起床後に飲むのがよい．牛乳も乳糖不耐症の人では有効である．脂肪も大腸運動を刺激する．嗜好品としてコーヒーは大腸運動を亢進させるので排便誘発によい．大腸運動の日内変動からみると，起床後と食後には大腸運動が活発となるので，朝食後に排便する習慣を確立する．

b) けいれん性便秘
消化管を支配している副交感神経系の緊張亢進により腸がけいれん性収縮を起こし，腸内腔が通過障害を起こすことによる．便は兎糞状となり少量ずつ排泄される．過敏性腸症候群にみられる便秘はこの型に属する．

腸の緊張と運動亢進があるので，弛緩性便秘で述べたような大腸運動を刺激するものは避ける．食物繊維はかつて刺激物として避けるべきとされていたが，現在では腸内容の減少が腸攣縮と腸内圧の亢進をもたらすとされ，便量を保つために食物繊維をやや多めにとる．

b. 下 痢
(1) 定 義
一般的に，下痢とは便の性状が液状またはそれに近い状態にあるものをいう．1日の排便回数が問題ではなく，基本的には便の性状が水分を多く含むことが条件となる．図3.5に，大腸の水の吸収と下痢の関係を示した．小腸疾患により大腸の吸収予備能をこえる水分が回腸から流入した場合や，大腸疾患により大腸吸収能の低下や分泌・運動の亢進した状態で下痢が起こる[1]．

下痢には細菌や毒物により急激に発症し，一定期間で治癒する急性下痢と長期にわたって持続する慢性下痢がある．慢性下痢の原因としては種々あげられるが，大腸疾患としては過敏性腸症候群の下痢型，炎症性腸疾患が食事療法の対象となる．ここでは過敏性腸症候群（下痢型）の食事療法について述べる．

(2) 食事療法
一般に普通食でかまわないが，便秘の項で述べた腸に刺激を与える食品・嗜好品は避ける．また，日本人

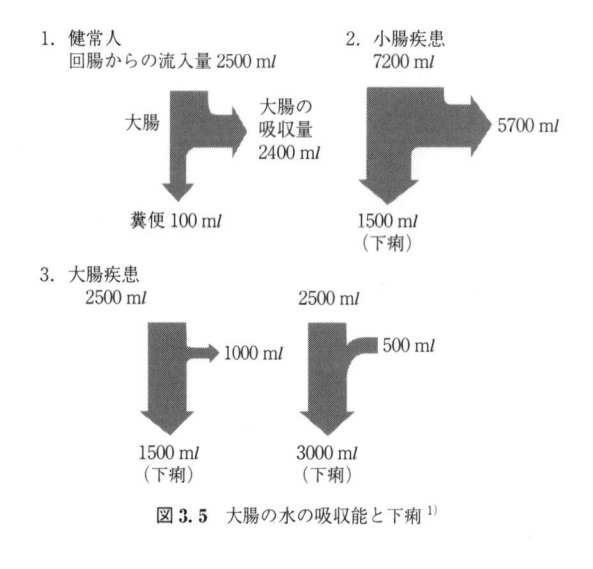

図3.5 大腸の水の吸収能と下痢[1]

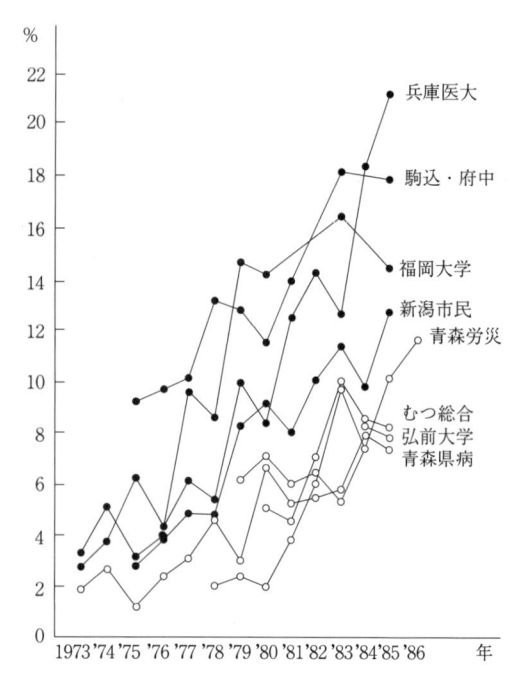

1. 健常人　回腸からの流入量 2500 ml
　大腸の吸収量 2400 ml
　糞便 100 ml

2. 小腸疾患 7200 ml → 5700 ml　1500 ml（下痢）

3. 大腸疾患 2500 ml　1000 ml　1500 ml（下痢）　2500 ml　500 ml　3000 ml（下痢）

図3.6 大腸憩室疾患発見頻度の年次推移 －全国8施設－

には牛乳不耐症が多いが，健康のためにと牛乳を飲んでいる人が多い．過敏性腸症候群の鑑別診断として乳糖不耐症の有無は必ず確認する．

c. 大腸憩室疾患
(1) 概念と特徴

大腸憩室は，脆弱になった大腸壁の筋層間からぶどうの房のように内腔が外部に向かって突出したものをいう．その発生には腸管内圧の異常亢進と大腸壁の脆弱化の2つの因子が関与し，今日高齢者において最もよくみられる疾患の1つである．わが国の発見頻度は，食生活の欧米化に伴い急激に増加している（図3.6）．無症状のことが多いが，合併症（出血，閉塞，穿孔，憩室炎など）を伴い治療の対象となるケースもある．発生部位の特徴として，わが国の大腸憩室疾患は右側型が多く，欧米諸国では左側型が多い．

(2) 大腸憩室と大腸内圧

大腸憩室症例の大腸内圧は健常対象者と比べて安静時および薬剤負荷時ともに高いとする報告が多い．とくに右側型の上行結腸内圧は著しく高く，かつ憩室数が増えるに従って内圧の高くなる傾向がある．

(3) 大腸憩室と食物繊維[2]

大腸憩室疾患の発見頻度と食物繊維摂取量との間に負の相関関係がみられ，脂肪・たんぱく質では相関関係はみられない（図3.7）．また，大腸憩室患者の食事調査では，1日当たりの総食物繊維摂取量は大腸憩室群が約17gで，対照群の約21gより有意に少なく（図3.8），成分別にみるとセルロース・ヘミセルロースで

の減少が有意であった．以上より，食物繊維と大腸憩室の関連性が強く示唆される．

(4) 食事療法

食物繊維の投与は大腸内圧を低下させるとする報告が多く，臨床的にも食物繊維の投与により症状の改善がみられる．したがって，大腸憩室予防のため，あるいは憩室保有者では憩室炎，出血，穿孔などの合併症を予防する意味でも，高繊維食がすすめられる．

d. 潰瘍性大腸炎
(1) 概念と特徴

本症は粘膜および粘膜下層の病変を主体とし，出血を主症状とするびまん性の大腸炎症性疾患である．臨床的には血便のみの軽症例から，高熱と多量の粘血下痢で発症し急激に重篤な状態に陥る急性激症型まで，その重症度や経過は多彩であるが，いずれも寛解と再燃をくり返す慢性難治性疾患である．病因として免疫異常説，感染説，遺伝説，環境因子説などがあげられてきたが，いまだ確立されたものはない．

(2) 腸内細菌叢と短鎖脂肪酸

ヒト大腸では糞便1g当たり$10^{11〜12}$個の嫌気性菌と10^8個の好気性菌が安定な腸内細菌叢を形成している．潰瘍性大腸炎患者の細菌叢は寛解期においても健常者

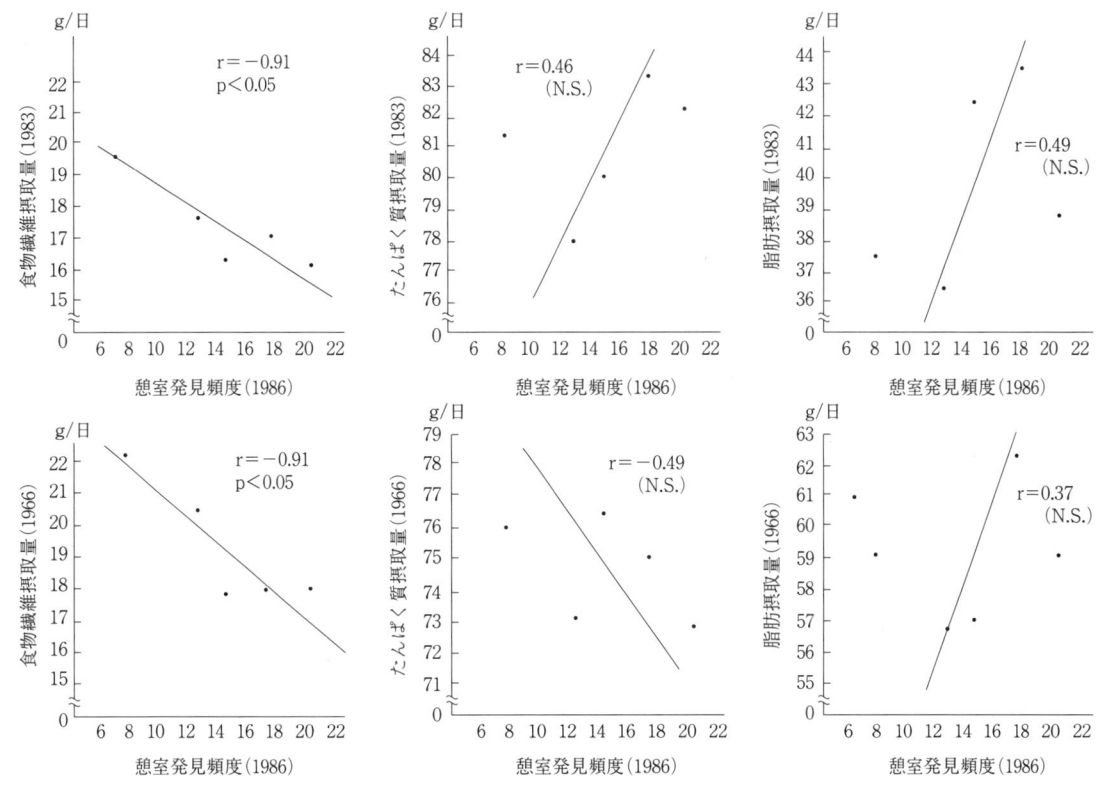

図3.7 大腸憩室発見頻度と食物繊維，たんぱく質，脂肪摂取量の関係

と異なり，さらに活動期や再燃時には異常細菌叢が病勢を反映して変化する[3]．これと平行して糞便中の短鎖脂肪酸の組成も変化し，活動期には糞便中の揮発性脂肪酸（酢酸，酪酸，プロピオン酸など）が激減し，乳酸やコハク酸などの非揮発性脂肪酸が著増する．乳酸の大腸における吸収率は，ヒト大腸においてもほかの揮発性脂肪酸に比べて低く（図3.9），また乳酸は大腸に組織学的変化をもたらすことが動物実験で示されている[4]．炎症を有する大腸粘膜の吸収障害に加え，吸収の良好な揮発性脂肪酸の減少および難吸収性の乳酸の増加により下痢が生じる．また，大腸粘膜細胞の重要なエネルギー源であり，粘膜の修復作用を有する短鎖脂肪酸（とくに酪酸）の減少は，傷害粘膜の修復を遷延させると考えられる．

(3) 食事療法

潰瘍性大腸炎の治療は，サラゾピリン，副腎皮質ホルモン剤や免疫抑制剤などの薬物療法が主体となる．完全静脈栄養（total parenteral nutrition, TPN）や成分栄養（elemental diet, ED）は栄養状態の改善には有用（80％以上）であるが，潰瘍性大腸炎の病変自体の治癒に促進的に働くか否かについては否定的な意見が多いことからも，一般に食事療法，栄養療法の重要性は低く補助的療法と考えられる．

潰瘍性大腸炎では小腸における吸収はほぼ正常であり，一般的には経口的に高たんぱく，高ビタミン，低脂肪の高エネルギー食が投与される．活動期ではさきに述べたような異常腸内細菌叢が存在し，食物残渣が多量に大腸に流入するような食事では発酵異常をきたす可能性がある．したがって低残渣食がすすめられる．活動期で高度の血性下痢や発熱・赤沈亢進を伴い，頻脈・脱水傾向などがみられる重症例では，腸管の安静を図る意味でも絶食のうえTPNで栄養状態の改善を図る．炎症が鎮静化した状態で低残渣食を開始するが，糞便中乳酸が病勢を反映して変動するとされ，経口摂取開始時期の参考となる[3]．

短鎖脂肪酸の創傷治癒促進効果が注目され，潰瘍性大腸炎においても短鎖脂肪酸の注腸による改善が報告されている[5]．その原料となる水溶性繊維質やオリゴ糖の経口的投与が注目されつつある．また，厳密な意味では食事療法とは異なるが，魚油に含まれるエイコ

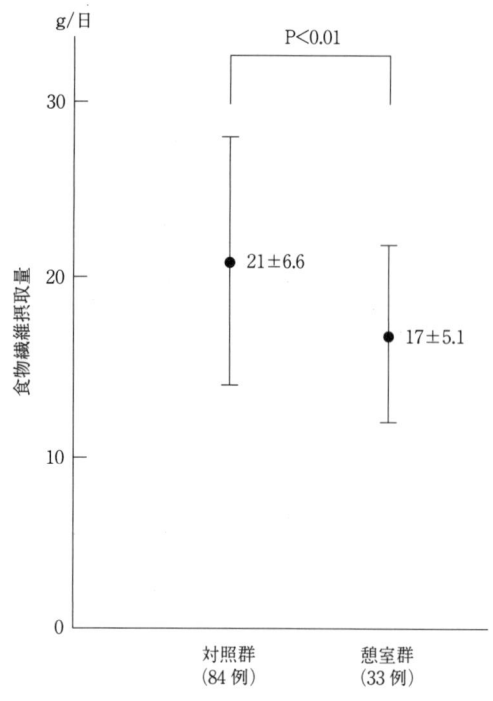

図 3.8 大腸憩室群と対照群の食物繊維量の比較

表 3.14 潰瘍性大腸炎の食事指導

1. 糖質
   好ましいもの：白米，白パン，うどん
   好ましくないもの：黒パン，そば～繊維が多い．
   控えめが望ましもの：いも類，でんぷん類，砂糖，果物
   ～多量にとるとガスを産生する．

2. たんぱく質
   好ましいもの：植物性たんぱく質（豆腐，焼き豆腐，凍り豆腐など）
   　　　　　　　白身魚（たい，かれい，ひらめ，あじなど）
   　　　　　　　皮を取り除いた鳥肉，赤身の牛肉，鶏卵（生は避ける）
   好ましくないもの：豆類～ガスを生産する．
   　　　　　　　　　油の多い魚（さば，いわし，さんま，うなぎなど）
   　　　　　　　　　油の多い獣肉類
   　　　　　　　　　干物，いか，たこ，かに，かまぼこ類，
   　　　　　　　　　薫製品，貝類～消化が悪い．

3. 脂肪：脂肪のとりすぎは下痢を誘発する（1日45g以下が望ましい）．

4. 野菜・果物
   好ましいもの：繊維の少ない野菜（だいこん，たまねぎ，ほうれんそう，
   　　　　　　　　　　　　　　　　はくさい，にんじんなど）
   好ましくないもの：繊維の多い野菜（ごぼう，ねぎ，ふき，セロリーなど）
   　　　　　　　　　繊維の多い山菜（たけのこ，わらび，ぜんまいなど）
   　　　　　　　　　果物（なし，かき）

5. 嗜好品・香辛料：
   アルコール類，炭酸飲料（コーラ，サイダーなど），コーヒー，
   香辛料（こしょう，カレー粉，からしなど）は避ける．
   極端に熱いもの・冷たいものは避ける．

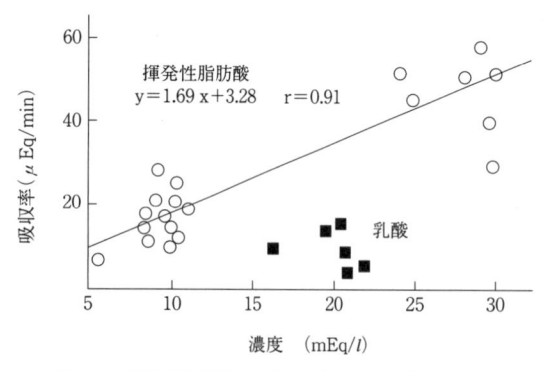

図 3.9 揮発性脂肪酸・乳酸の吸収率（ヒト左側結腸）

サペンタエン酸が炎症自体を抑制する可能性が臨床的，基礎的に示されている[6]．

(4) 食事指導の実際

潰瘍性大腸炎では低残渣食がすすめられる．低残渣食とは食事中の繊維成分を制限し，腸管に負担をかけないような食事をいう．同時に，脂肪の多い食品，発酵しやすい食品，刺激の強い食品なども腸管の負担となるので，避けることが多い（表3.14）．牛乳をはじめとした乳製品に関しては，本症でラクターゼ活性の低下例が多いことを考えると[7]，ひかえるのが望ましい．

e. クローン病

(1) 概念と特徴

クローン病は口腔より肛門までの全消化管を侵しうる，区域性の全層性非特異的炎症性疾患で，原因不明の難治性疾患である．本症の病因に関しては微生物の感染，食事因子，遺伝的素因，免疫異常などが想定され，とくに単球・マクロファージ系細胞を中心とした免疫異常が注目されている．ここではクローン病の食事療法と関連して，クローン病の病因と食事性因子との関係を述べる．

(2) クローン病の発生と食事性因子

クローン病の治療としてTPNやEDの有効性が報告され，また普通食に戻すと短期間に再燃がみられることなどから，食事中に含まれる何らかの物質が本症の病因，増悪因子として密接に関与しているものと考えられる．そのなかで，クローン病の発生頻度の増加と動物性たんぱくおよび脂肪摂取量の増加が強く相関することが示され，食生活の欧米化に伴う食事抗原としての動物性たんぱく質の摂取増加，炎症のメジエータ

ーの前駆物質であるn-6多価不飽和脂肪酸（リノール酸）の摂取増加と抗炎症メジエーターの前駆物質であるn-3多価不飽和脂肪酸（α-リノレン酸）摂取減少によるn-3/n-6比の低下が注目されている（図3.10）[8]．リノール酸の摂取量が増加すると，炎症を誘導するプロスタグランジン2，ロイコトリエンや血小板凝集を誘導するトロンボキサンA2などが過剰に産生され，腸管の慢性炎症が惹起される．一方，α-リノレン酸はエイコサペンタエン酸（EPA）を介して，抗炎症作用を発揮すると考えられる[9]．クローン病の治療に用いられるステロイドとサラゾピリンの作用機序の1つとして，このロイコトリエン，プロスタグランジンの産生阻害があげられている．

（3）クローン病の栄養療法（図3.11）[10]

TPNは，腸管の安静を図るうえで理想的な治療法であり，腸閉塞，消化管出血を合併する例では絶対的適応となる．しかし一方で，その長期使用は腸管の絨毛萎縮やbacterial translocation（腸内細菌が腸管壁を通過して腸間膜リンパ節や腹腔内臓器に移動する現象をいう）などをきたすため，病変の改善が得られたら早期にEDを用いた経腸栄養療法に移行する．

経腸栄養療法には，ED療法と半消化態栄養療法がある．EDはたんぱく源として食事性抗原の主体と考えられるたんぱく質に替えて，抗原性のないアミノ酸が含有され，また脂肪の含有量がきわめて少ない（0.2g/100kcal）製剤である．腸上皮細胞の栄養源として重要なグルタミンを含有しており，障害粘膜の修復を助長しbacterial translocationを抑制するなどの作用をもっている．クローン病の栄養状態の改善，腸管病変の改善に有効であり，ED療法は基本治療（primary therapy）として第1選択の治療法である．使用上の注意点として脂肪含有量がきわめて少ないことにより，必須脂肪酸欠乏症が惹起されることが知られており，通常，週2回程度経静脈的に脂肪乳剤の投与が必要である．半消化態栄養剤は，ある程度消化を要しまた脂肪を多く含んでいることからも，本症の基本治療とはなり難いと考えられている．しかし，経口摂取が可能であり，浸透圧もEDよりも低いため下痢などの副作用が少ない点などから，寛解後の外来患者の栄養管理には有効である．また近年，窒素源としてアミノ酸より吸収が良好なジペプチドやトリペプチドを含有した消化態栄養剤（エンテルード）が開発され，EDと同等の有効性が確認されている．しかしながら，

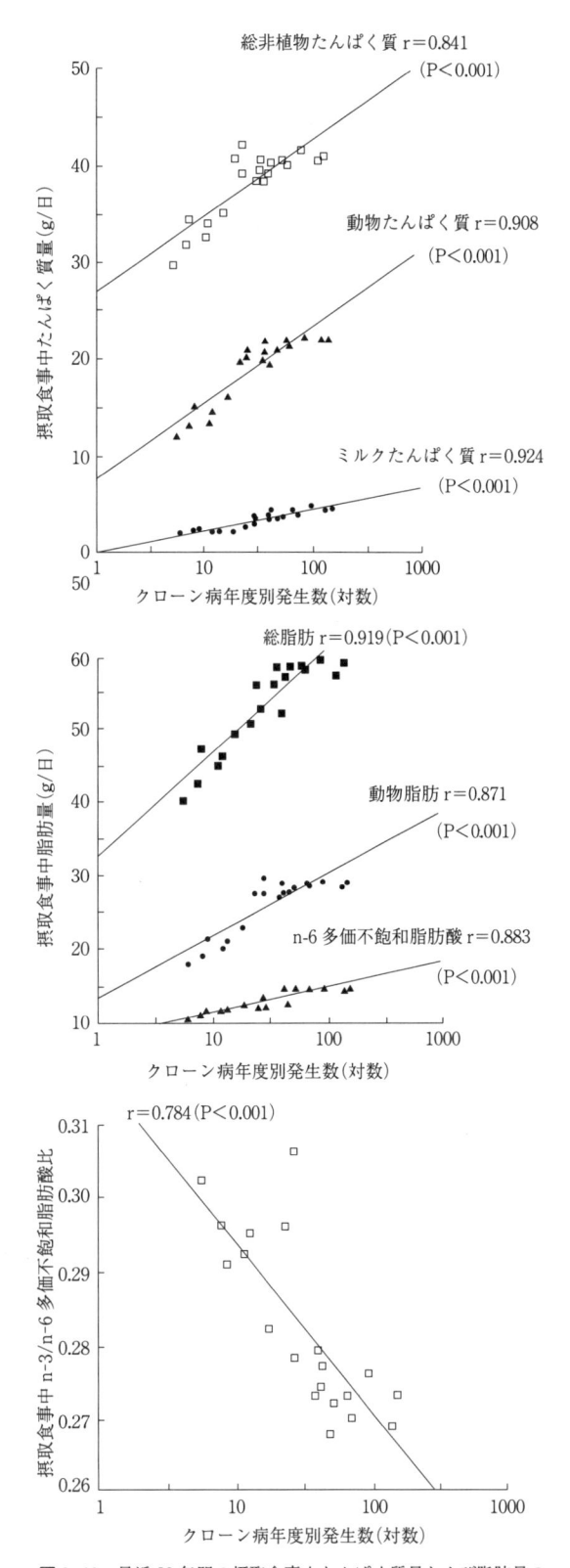

図3.10 最近20年間の摂取食事中たんぱく質量および脂肪量の変化とクローン病発生の相関[8]

窒素源の約15%がたんぱく質（加水分解された）であること，また脂肪含有量も比較的多い（1.2g/100kcal）ことなどから，EDが第1選択として使用されることが多い．

寛解後に栄養療法を中止して食事の経口摂取を開始すると短期間に再燃が起こることが，クローン病の治療を困難なものとしている．この問題点を解決するために，半消化態栄養剤の経口摂取やself-intubation（経鼻的にチューブを自己挿入）により夜間EDを注入し，昼間は低脂肪・低残渣食を経口摂取させる在宅ED療法が考案され，とくに後者では再燃予防効果が確認されている[8,10]．EDを1日1500kcal以上（理想体重1kg当たり30kcal以上）投与できた例で再燃がきわめて低い．

（4） クローン病の食事指導

経口で食品を摂取できるという精神的満足を得ることは，クローン病患者のquality of lifeの向上に不可欠であるが，クローン病の寛解期にEDや半消化態栄養剤と併用する経口治療食の内容については，厚生省の治療指針のなかでも明確な基準は確立されていない．食事性抗原をもたない食品・献立が望ましいが，食事性抗原そのものが不明であり，いまだ試行錯誤の段階でしかない．潰瘍性大腸炎の項で述べたような，低脂肪・低残渣食が基本となる．

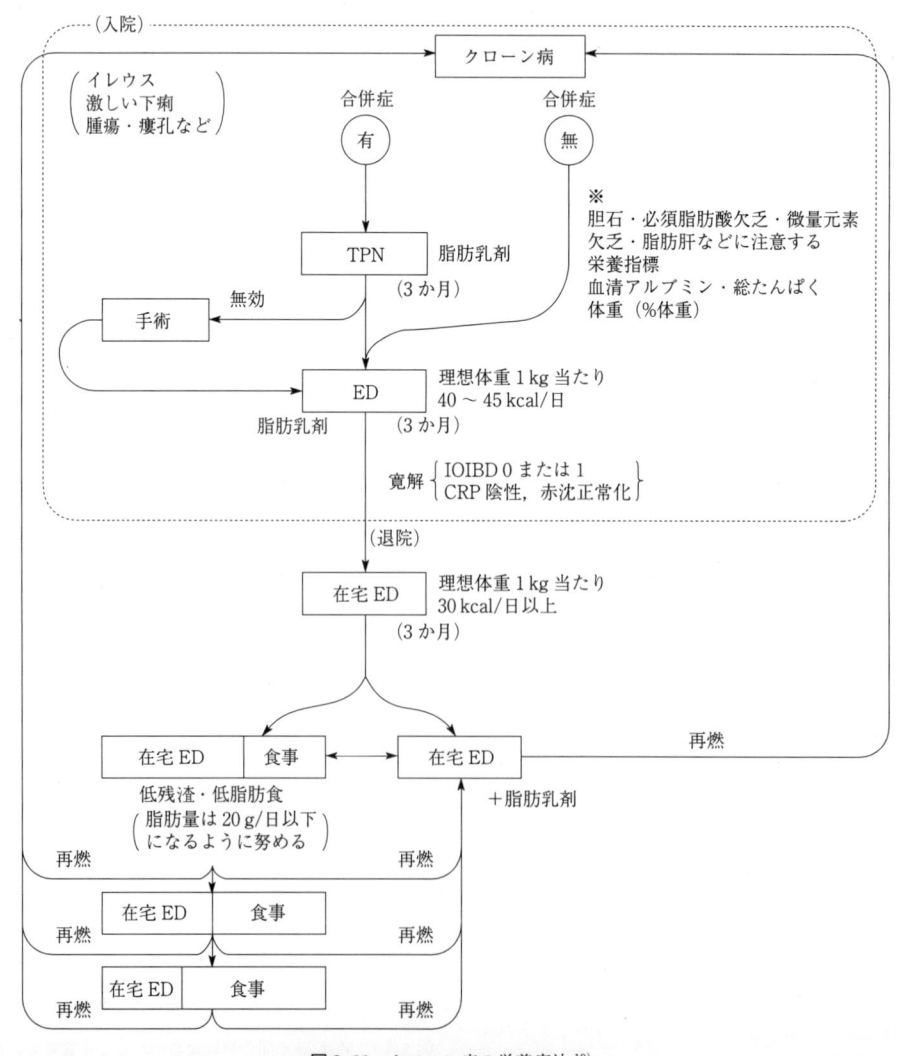

図3.11 クローン病の栄養療法[10]

動物性たんぱく質は腸管内抗原として腸管内粘膜における抗原抗体反応を惹起しやすいと考えられ，低脂肪の植物性もしくは魚介類から摂取する．脂肪に関しては，量だけでなく質を重要視し，さきに述べたn-6多価不飽和脂肪酸（リノール酸：牛・豚・鶏肉の油，紅花油，コーン油，ごま油に多く含まれる）を減らし，n-3多価不飽和脂肪酸（α-リノレン酸：魚の油，えごま油，なたね油に多く含まれる）を使用する．1日使用量は20g以下，n-3/n-6比は0.4以上が望ましい．これによりEDのみでは生じやすい必須脂肪酸の欠乏も防止可能である．食物繊維に関しては非水溶性繊維の多い食品を制限し，水溶性繊維（とくにペクチン，完熟した果物に多い）をすすめる．ペクチンは保水性，ゲル形成能などの特性をもち，下痢の軽減に有用で，また潰瘍性大腸炎の項で述べたように，大腸内発酵で短鎖脂肪酸となり腸管粘膜の栄養源となる．また，小腸病変を有するクローン病では乳糖吸収不良が存在するので[11]，牛乳や乳製品を含む食品はひかえるのが望ましい．

f．大腸癌と食事

大腸癌・大腸ポリープと食事内容に関してはいくつかの仮説がある．代表的なものとして高脂肪・低繊維食と大腸癌の発生との関連があげられる．脂肪の摂取率が年々増加しているのに対して，食物繊維摂取量は逆に年々減少している．これを大腸癌死亡率の経年変化と比較すると，脂肪は大腸癌に促進的に，食物繊維は抑制的に作用していることが推測される（図3.12）．さらに食物繊維の種類によってその作用は異なり，セルロースやヘミセルロースなどの不溶性繊維およびこれらを豊富に含んだ小麦ふすまなどは抑制的に作用し，ペクチンに代表される水溶性繊維は大腸癌発生にあまり関係していない．そのメカニズムとして，食物繊維のカサ効果により発癌物質や促進因子などの管腔内濃度が減少し，また腸管内通過時間の短縮により腸粘膜との接触時間が減ずるためと考えられる．

脂肪の大腸発癌促進作用のメカニズムとしては，一般的に高脂肪食により便中の脂肪酸や遊離胆汁酸が増加し，これらが大腸粘膜を傷害して上皮の増殖を惹起したり，また腸内嫌気性菌の増殖を促して変異原性物質を増加させるなどが考えられている．

脂肪と食物繊維以外の要因としては，ビール，ビタミンA，緑色野菜，Ca，微量元素であるセレンなどがあげられているが，その直接的因果関係は証明されていない．

現時点で大腸癌の予防を目的とした食生活として，脂肪とくに動物性脂肪をひかえめとし，食物繊維が豊富な食事・献立がすすめられる．

おわりに　食事が関連すると考えられる大腸疾患・徴候を取り上げ，治療・予防の見地から食事療法について述べた．クローン病をはじめとして，食事はその病因・病態の解明や治療に深くかかわっており，今後栄養・食事療法の重要性はさらに増していくと考えられる．

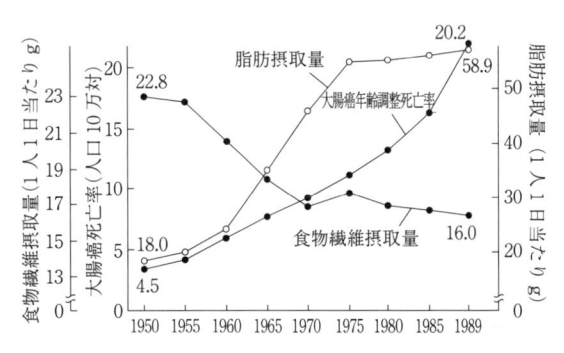

図3.12　食物繊維・脂肪摂取量と大腸癌死亡率の推移

文　献

1) Dobbins JW, Binder HJ: Pathophysiology of diarrhea: Alteration in fluid and electrolyte transport. *Clinics in Gastroenterol* **10**: 605, 1981.
2) 棟方昭博，中路重之，太田昌徳，吉田　豊：病因論　A. 食物繊維，大腸憩室疾患－基礎と臨床（吉田　豊，井上幹夫編），p 93，南山堂，東京，1990.
3) 山村　誠，山本一成，中村正樹，ほか：潰瘍性大腸炎患者の糞便細菌叢と糞便中短鎖脂肪酸．消化器科 **11**（2）：166，1989.
4) 下山　孝，福島恒男，細田四郎，ほか：乳酸の大腸粘膜に及ぼす影響の実験的研究．厚生省特定疾患炎症性腸管傷害調査研究班　平成4年度研究報告書，p 109，1993.
5) Scheppach W, Sommer H, Kirchner T, et al: Effect of butyrate enemas on the colonic mucosa in distal ulcerative colitis. *Gastroenterology* **103**: 51, 1992.
6) O'Morain CA: Nutritional therapy in ambulatory patients. *Dig Dis Sci* **32**: 95S, 1987.
7) 後藤昭平：小腸（粘膜）二糖類分解酵素活性，消化器疾患ならびに食事因子との関連について．日内会誌 **62**：29，1973.
8) 松枝　啓，正田良介：Crohn病の発生病因学的検討：N-3多価不飽和脂肪酸の摂取量の増加はCrohn病の発生を助長するか？　炎症性腸疾患－基礎と臨床（松尾　裕監修，朝倉　均・武藤徹一郎編），p 96，東洋書店，東京，1992.

9) 鳥居新平，山田政功，菊池　哲，伊藤浩明：多価不飽和脂肪酸とアレルギー．臨床栄養 83：625, 1993.
10) 福田能啓，奥井雅憲，小坂　正，ほか：クローン病の在宅経腸栄養療法．臨床栄養 84：159, 1994.
11) 緒方正信，八尾恒良：日本人のCrohn病における乳糖吸収不良に関する研究．日消会誌 89：2655, 1992.

〔福田真作・吉田　豊〕

献 立 の 実 際

大腸疾患における食事療法は，症状により低残渣食，高繊維食と両極端に分かれるが，食事療法によって症状の改善が望めるものとそうでないものとがある．

献立作成にあたって

1) 炎症性腸疾患に対して禁止すべき食品は，高残渣食（りんご，生卵，セロリー，トマト，ごぼうなど），香辛料（カレー粉，わさび，唐辛子，こしょう，しょうがなど），牛乳などである．鶏肉は皮なしとし，鶏卵は固ゆでとする．新鮮な果物や野菜は消化が悪いので野菜は裏ごしとし，果物はみかん缶やりんごジュースとして与える．乳製品を用いる場合は発酵性のもの（ヨーグルト，チーズ，ジョアなど）を選択する．経口摂取開始時，活動期，寛解期の献立例を示した（献立表1〜5）．

2) 弛緩性便秘に対して有効な食品は，食物繊維を多く含む次の食品があげられる．

いも類，豆類，ごぼう，切干し大根，メンマ，芽キャベツ，海草類，きのこ類など．

献立作成上の留意点：1日3食，規則正しい食事をする．とくに食事を抜かないことは，排便のメカニズムを機能させるうえで最も大切な要素である．食物繊維は1日20〜30gを目標にする．油脂類は，油脂に含まれる脂肪酸が腸を刺激して，排便をスムーズにさせる．乳製品の牛乳やヨーグルトなどの乳酸飲料はやさしく腸を刺激し排便を促す．果物は，干しぶどう，干し柿，バナナ，あんずなどの乾果には繊維が多く含まれており，とくにプルーンは有効な緩下剤である（献立表6）．

3) 大腸憩室疾患の献立作成上の留意点：食物繊維を意識的に負荷し高繊維食とする．食物繊維は1日20〜30g以上を目標とする（献立表7）．

献立表 3.6 大腸疾患

(1) 低残渣食（開始期）

	献立名	食品名	分量(g)	エネルギー(kcal)	たんぱく質(g)	脂質(g)	糖質(g)	食物繊維(g)
1日3食	重湯	重湯	150	42	0.7	0.1	8.8	0.1
	スープ	みそ	12	22	1.5	0.6	2.3	0.8
	りんごジュース	果汁(100%)	200	84	0.4		23.0	
	豆乳	豆乳	200	130	6.4	7.2	9.6	
合	計			278	9.6	7.9	43.7	0.9

(2) 低残渣食（活動期）

	献立名	食品名	分量(g)	エネルギー(kcal)	たんぱく質(g)	脂質(g)	糖質(g)	食物繊維(g)
朝食	七分がゆ	七分がゆ	250	135	2.8	0.5	28.5	0.3
	みそ汁	みそ	12	22	1.6	0.7	2.3	0.8
		豆腐	40	31	2.7	0.2	0.3	0.1
		油揚げ	3	12	0.6	1.0	0.1	0.5
	卵豆腐	卵	50	81	6.2	5.6	0.5	
		砂糖	2	8			2.0	
		塩	0.1					
	煮浸し	ほうれんそう葉先	60	15	2.0	0.1	2.2	1.5
		砂糖	1	4			1.0	
		しょうゆ	5					
間食	ジュース	りんご	200	84	0.4		23.0	0.2
昼食	七分がゆ	七分がゆ	250	135	2.8	0.5	28.5	0.3
	煮魚	かれい	80	82	15.2	1.8	0.2	
		砂糖	2	8			2.0	
		しょうゆ	5					
	焼きなす	なす	80	14	0.9	0.1	2.7	1.4
		しょうゆ	5					
	コンポート	りんご	100	50	0.2		13.1	1.6
		砂糖	20	77			20.0	
		塩	少々					
間食	ヨーグルト	ヨーグルト	90	68	3.1	0.1	13.9	
夕食	煮込みうどん	生うどん	150	420	10.2	2.0	85.5	2.1
		だし	3	12			3.0	
		砂糖	20					
		しょうゆ	20					
	鶏ささ身のあんかけ	ささ身	60	63	14.2	0.3	0.1	
		酒	2					
		塩	0.2					
		にんじん	10	3	0.1		0.6	0.2
		ほうれんそう葉先	30	8	1.0	0.1	1.1	0.7
		くず粉	3	10			2.6	
		砂糖	1	4			1.0	
		塩	0.1					
		しょうゆ	1					
	マッシュポテト	じゃがいも	100	77	2.0	0.2	16.8	1.4
		砂糖	2	8			2.0	
		マーガリン	5	38		4.1		
		塩	0.2					
合	計			1469	66.0	17.3	253.0	11.1

(3) 低残渣食（活動期）

	献立名	食品名	分量(g)	エネルギー(kcal)	たんぱく質(g)	脂質(g)	糖質(g)	食物繊維(g)
朝食	七分がゆ	七分がゆ	250	135	2.8	0.5	28.5	0.3
	みそ汁	みそ	12	22	1.6	0.7	2.3	0.8
		豆腐	40	31	2.7	0.2	0.3	0.1
		油揚げ	3	12	0.6	1.0	0.1	0.5
	卵みそ	卵	50	81	6.2	5.6	0.5	
		だし						
		削り節	0.4					
		みそ	8	15	1.0	0.4	1.5	0.5
	とろろ芋	長芋	80	52	1.8		10.8	0.7
		しょうゆ	5					
間食	ジュース	りんご	200	84	0.4		23.0	0.2
昼食	七分がゆ	七分がゆ	250	135	2.8	0.5	28.5	0.3
	煮魚	たい	80	90	15.2	2.7		
		砂糖	2	8			2.0	
		しょうゆ	5					
	煮浸し	はくさい葉先	80	10	0.9	0.1	1.5	0.9
		砂糖	2	8			2.0	
		しょうゆ	5					
	コンポート	りんご	100	50	0.2		13.1	1.6
		砂糖	20	77			20.0	
		塩	少々					
間食	ヨーグルト	ヨーグルト	90	68	3.1	0.1	13.9	
夕食	煮込みうどん	生うどん	150	420	10.2	2.0	85.5	2.1
		だし						
		砂糖	3	12			3.0	
		しょうゆ	20					
	肉団子のスープ煮	鶏皮なし挽肉	80	96	18.3	1.6		
		たまねぎ	30		0.3		11.0	0.5
		にんじん	20	4	0.2		6.0	0.5
		食パン	15		1.3	0.6	39.0	0.4
		砂糖	3	12			3.0	
		塩	0.3					
		しょうゆ	5					
	マッシュサラダ	じゃがいも	100	77	2.0	0.2	16.8	1.4
		にんじん	10	3	0.1		0.6	0.3
		プロセスチーズ	10	34	2.3	2.6	0.1	
		マヨネーズ	10	67	0.3	7.3		
合	計			1603	74.3	26.1	313.0	10.8

(4) 低残渣食（寛解期）

	献立名	食品名	分量(g)	エネルギー(kcal)	たんぱく質(g)	脂質(g)	糖質(g)	食物繊維(g)
朝食	米飯	米飯	200	296	5.2	1.0	63.4	0.6
	みそ汁	みそ	12	22	1.6	0.7	2.3	0.8
		豆腐	40	31	2.7	0.2	0.3	0.1
		油揚げ	3	12	0.6	1.0	0.1	0.5
	卵みそ	卵	70	113	8.6	7.8	0.6	
		だし						
		削り節	0.4					
		みそ	8	15	1.0	0.4	1.5	0.5
	とろろ芋	長芋	80	52	1.8		10.8	0.7
		しょうゆ	5					
	豆乳	豆乳	200	130	6.4	7.2	9.6	
間食	ジュース	りんご	200	84	0.4		23.0	0.2
昼食	米飯	米飯	200	296	5.2	1.0	63.4	0.6
	焼き魚	たい	80	90	15.2	2.7		
		酒	3					
		塩	0.5					
	含め煮	豆腐	100	58	5.0	3.3	1.7	0.3
		砂糖	3	12			3.0	
		しょうゆ	5					
	煮浸し	はくさい葉先	80	10	0.9	0.1	1.5	0.9
		砂糖	2				2.0	
		しょうゆ	5	8				
	コンポート	りんご	100	50	0.2		13.1	1.6
		砂糖	20	77			20.0	
		塩	少々					
間食	ヨーグルト	ヨーグルト	90	68	3.1	0.1	13.9	
	フルーツ	バナナ	100	87	1.1	0.1	22.6	1.5
夕食	米飯	米飯	200	296	5.2	1.0	63.4	0.6
	みそ汁	みそ	12	22	1.6	0.7	2.3	0.8
		だいこん	30	5	0.2		1.0	0.3
		生揚げ	20	30	2.1	2.3	0.2	0.4
	肉団子のスープ煮	鶏皮なし挽肉	80	96	18.3	1.6	0.2	
		たまねぎ	30	11	0.3		2.3	0.5
		にんじん	20	6	0.2		1.2	0.5
		食パン	15	39	1.3	0.6	7.2	0.4
		砂糖	3	12			3.0	
		塩	0.3					
		しょうゆ	5					
	含め煮	白かぶ	100	18	0.9	0.1	3.2	1.3
		砂糖	1	4			1.0	
		塩	0.2					
		しょうゆ	2					
	マッシュサラダ	じゃがいも	100	77	2.0	0.2	16.8	1.4
		にんじん	10	3	0.1		0.6	0.3
		プロセスチーズ	20	68	4.5	5.2	0.3	
		マヨネーズ	15	100	0.4	10.9		
合計				2298	96.1	48.2	355.5	14.8

(5) 低残渣食（寛解期）

	献立名	食品名	分量(g)	エネルギー(kcal)	たんぱく質(g)	脂質(g)	糖質(g)	食物繊維(g)
朝食	米飯	米飯	200	296	5.2	1.0	63.4	0.6
	みそ汁	みそ	12	22	1.6	0.7	2.3	0.8
		豆腐	40	31	2.7	0.2	0.3	0.1
		油揚げ	3	12	0.6	1.0	0.1	0.5
	卵豆腐	卵	70	113	8.6	7.8	0.6	
		砂糖	2	8			2.0	
		塩	0.1					
	煮浸し	ほうれんそう葉先	60	15	2.0	0.1	2.2	1.5
		砂糖	1	4			1.0	
		しょうゆ	5					
	豆乳	豆乳	200	130	6.4	7.2	9.6	
間食	ジュース	りんご	200	84	0.4		23.0	0.2
昼食	米飯	米飯	200	296	5.2	1.0	63.4	0.6
	焼き魚	あじ	80	115	15.0	5.5	0.1	
		酒	3					
		塩	0.5					
	含め煮	高野豆腐	20	107	10.0	6.7	1.1	1.4
		砂糖	3	12			3.0	
		しょうゆ	5					
	焼きなす	なす	80	14	0.9	0.1	2.7	1.4
		しょうゆ	5					
	コンポート	りんご	100	50	0.2		13.1	1.6
		砂糖	20	77			20.0	
		塩	少々					
間食	ヨーグルト	ヨーグルト	90	68	3.1	0.1	13.9	
	フルーツ	バナナ	100	87	1.1	0.1	22.6	1.5
夕食	米飯	米飯	200	296	5.2	1.0	63.4	0.6
	みそ汁	みそ	12	22	1.6	0.7	2.3	0.8
		こまつな	30	6	0.8	0.1	0.9	0.5
		生揚げ	20	30	2.1	2.3	0.2	
	鶏ささ身のあんかけ	ささ身	80	84	19.0	0.4	0.1	
		酒	3					
		塩	0.2					
		にんじん	10	3	0.1		0.6	0.2
		ほうれんそう葉先	30	8	1.0	0.1	1.1	0.7
		砂糖	1	4			1.0	
		くず粉	3	10			2.6	
		塩	0.1					
		しょうゆ	1					
	ブロッコリースープ煮	ブロッコリー	60	26	3.5	0.1	4.0	1.6
		砂糖	0.5					
		塩	0.2					
		しょうゆ	2					
	マッシュサラダ	じゃがいも	100	77	2.0	0.2	16.8	1.4
		砂糖	2	8			2.0	
		マーガリン	5	38		4.1		
		塩	0.2					
合計				2153	98.3	40.5	339.4	15.8

3.6 大腸疾患

(6) 高繊維食（弛緩性便秘）

献立名	食品名	分量(g)	エネルギー(kcal)	たんぱく質(g)	脂質(g)	糖質(g)	食物繊維(g)
朝食							
米飯	米飯	200	296	5.2	1.0	63.4	0.6
みそ汁	みそ	12	22	1.6	0.7	2.3	0.8
	じゃがいも	50	39	1.0	0.1	8.4	0.7
	わかめ	2		0.3	0.1	0.7	0.1
薬味納豆	引割り納豆	40	80	6.6	4.0	3.9	3.8
	長ねぎ	5	1	0.1		0.3	0.1
	しょうゆ	5					
きんぴら風五目炒め	かんぴょう	5	13	0.4		3.0	1.3
	干ししいたけ	3		0.6	0.1	1.6	0.5
	ごぼう	30	23	0.8		4.9	1.1
	にんじん	10	3	0.1		0.6	0.3
	さやいんげん	30	6	0.7		1.5	0.7
	油	5	46		5.0		
	砂糖	2	7			2.0	
	みりん	1	7			3.4	
	しょうゆ	5					
	白ごま	0.3	2	0.1	0.2		
昼食							
天ぷらうどん	生うどん	150	420	10.2	2.0	85.5	2.1
	しょうゆ	20					
	くるまえび	50	47	10.3	0.2		
	ししとうがらし	10	3	0.2		0.5	
	てんぷら粉	15	55	1.3	0.3	11.1	0.3
	油	15	138		15.0		
	長ねぎ	10	3	0.1		0.6	0.2
おかか和え	こまつな	100	21	2.6	0.2	2.9	1.7
	削り節	1					
	しょうゆ	5					
中華サラダ	ひじき	8		0.8		3.8	4.3
	ピーマン	10	4	0.1		0.4	0.4
	もやし	20	5	0.7		0.8	0.2
	かまぼこ	30	29	3.6	0.3	2.9	0.2
	酢	8	7			2.0	
	砂糖	2					
	しょうゆ	5					
	ごま油	2	18		2.0		
フルーツ	りんご(皮付)	150	75	0.3	0.2	19.7	2.4
夕食							
米飯	米飯	200	296	5.2	1.0	63.4	0.6
清し汁	塩	1					
	干しそうめん	10	36	1.0	0.2	7.2	
	かいわれ大根	5	1			0.2	
肉じゃが	豚肉	80	101	17.2	2.8	0.4	
	たまねぎ	50	18	0.5		3.8	0.8
	糸こんにゃく	50		0.1		1.5	
	じゃがいも	100	77	2.0	0.2	16.8	1.4
	さやいんげん	30	6	0.7		0.8	0.7
	油	10	92		10.0		
	砂糖	2	7			2.0	
	しょうゆ	8					
ピーナッツ和え	干し菊	7	21	0.1		4.7	2.1
	ピーナッツ	10	59	2.6	5.1	1.5	0.9
	砂糖	2	7			2.0	
	塩	0.2					
	しょうゆ	2					
マヨネーズかけ	アスパラガス	50	10	0.9	0.1	1.6	0.9
	トマト	80	13	0.6	0.1	2.6	0.6
	マヨネーズ	15	100	0.4	10.9		
フルーツ	バナナ	100	87	1.1	0.1	22.6	1.5
合計			2301	80.2	61.9	356.6	31.3

(7) 高繊維食（大腸憩室疾患）

献立名	食品名	分量(g)	エネルギー(kcal)	たんぱく質(g)	脂質(g)	糖質(g)	食物繊維(g)
朝食							
米飯	米飯	200	296	5.2	1.0	63.4	0.6
みそ汁	みそ	12	22	1.6	0.7	2.3	0.8
	じゃがいも	50	39	1.0	0.1	8.4	0.7
	わかめ	2		0.3	0.1	0.7	0.1
薬味納豆	引割り納豆	40	80	6.6	4.0	3.9	3.8
	長ねぎ	5	1	0.1		0.3	0.1
	しょうゆ	5					
お煮〆	ふき	30	3	0.3		0.5	0.4
	干ししいたけ	3		0.6	0.1	1.6	0.5
	ごぼう	30	23	0.8		4.9	1.1
	にんじん	20	6			1.2	0.6
	ゆでぜんまい	10	2	0.2		0.4	0.3
	こんにゃく	50		0.1		1.1	0.5
	砂糖	2	7			2.0	
	みりん	1	7			3.4	
	しょうゆ	5					
昼食							
たらこスパゲティ	スパゲティ	100	378	13.0	2.2	72.0	2.7
	バター	10	75		8.1		
	たらこ	30	34	7.2	0.5		
	しめじ	50		1.1	0.2	1.9	1.6
	えのきたけ	30		0.8	0.2	1.6	0.9
	たまねぎ	50	18	0.5	0.5	3.8	0.6
	サラダ油	5	46		5.0		
	しょうゆ	1					
おかか和え	こまつな	100	21	2.6	0.2	2.9	1.7
	削り節	1					
	しょうゆ	5					
中華サラダ	ひじき	8		0.8		3.8	4.3
	ピーマン	10	4	0.1		0.4	0.4
	もやし	20	5	0.7		0.8	0.2
	かまぼこ	30	29	3.6	0.3	2.9	0.2
	酢	8	7			2.0	
	砂糖	2					
	しょうゆ	5					
	ごま油	2	18		2.0		
フルーツ	りんご(皮付)	150	75	0.3	0.2	19.7	2.4
夕食							
米飯	米飯	200	296	5.2	1.0	63.4	0.6
みそ汁	みそ	12	22	1.6	0.7	2.3	0.8
	こまつな	30	6	0.5	0.1	0.9	0.5
	生揚げ	20	30	2.1	2.3	0.2	
肉じゃが	豚肉	80	101	17.2	2.8	0.4	
	たまねぎ	50	18	0.5		3.8	0.8
	糸こんにゃく	50		0.1		1.5	
	じゃがいも	100	77	2.0	0.2	16.8	1.4
	さやいんげん	30	6	0.7		0.8	0.7
	油	10	92		10.0		
	砂糖	2	7			2.0	
	しょうゆ	8					
ピーナッツ和え	干し菊	7	21	0.1		4.7	2.1
	ピーナッツ	10	59	2.6	5.1	1.5	0.9
	砂糖	2	7			2.0	
	塩	0.2					
	しょうゆ	2					
ゆり根の甘煮	ゆり根	50	62	1.9	0.1	13.6	3.5
	砂糖	10	38			10.0	
	塩	0.1					
フルーツ	バナナ	100	87	1.1	0.1	22.6	1.5
合計			2125	83.3	47.8	352.4	37.7

〔渋谷澄江〕

3.7 膵臓疾患

膵臓疾患の治療にあたっては，薬物療法のみならず食事療法が重要な役割を担っている．すなわち，膵疾患の病態生理に応じた食事療法は，膵生理機能の恒常性維持という面より不可欠といえる[1]．本稿では，食事療法が重要な意義をもつ病態である急性膵炎および慢性膵炎について，その病態生理ならびに治療法，とくに食事療法を中心に述べる．

a. 食事と膵生理機能[2]

膵臓の機能は主に各種消化酵素の分泌や腸内pHの調節を行う膵外分泌と，主として血糖調節を行う膵内分泌に分けられる．膵液は膵外分泌部から1日約700～1000 ml分泌される．無色透明，pH 7～8の溶液で3大栄養素の消化酵素，$NaHCO_3$，$NaCl$などを含んでいる．たんぱく分解酵素としてはトリプシノーゲン，キモトリプシノーゲンが，脂肪分解酵素としてはステアプシンが，糖質分解酵素としてはアミロプシンが分泌される．通常，食物摂取を開始しようとすると，1～2分で膵液分泌が始まり，食物摂取後，膵外分泌は徐々に増加し，2～3時間続いた後減少する．分泌の過程は，以下の2相に分けられる．

(1) 脳 相

条件反射による膵液分泌（精神分泌相）と，食物の口腔内刺激による無条件反射分泌（中枢神経分泌相）に分けられる．これら両者ともに，迷走神経を介する神経刺激により消化酵素に富む水および重炭酸イオンの少ない膵液が分泌される．

(2) 腸 相

十二指腸の粘膜に酸性び粥，HCl，胆汁，ブドウ糖，脂肪，アルコールなどが触れpHが4.5以下になると，十二指腸粘膜内のS細胞からセクレチンが分泌され，血行を介して膵臓に至り，水・電解質に富む大量の膵液が分泌される．また，脂肪とくに長鎖脂肪酸やたんぱく質は，コレシストキニン（CCK）分泌を刺激し，これにより消化酵素に富む，量の少ない膵液が分泌される．その他，胃を含めた消化管の伸展や浸透圧上昇は副交感神経を介して膵外分泌を刺激する．

一方，膵内分泌は膵Langerhans島から分泌され，インスリンを分泌するB細胞およびグルカゴンを分泌するA細胞などがある．インスリンは，血糖降下作用を有し，ブドウ糖，アミノ酸，消化管ホルモンなどによる分泌の調節が行われている．グルカゴンはインスリンと拮抗するホルモンで，アルギニンや低血糖などにより分泌刺激を受ける．

b. 急性膵炎
(1) 概 念

何らかの機序により，活性化された膵酵素が，間質組織に逸脱して自己消化を生じ，間質浮腫，融解壊死，脂肪壊死，出血をきたす疾患である．臨床的には，急性の腹痛と血中または尿中の膵酵素の上昇で特徴づけられ，しばしば膵のみならず遠隔臓器にも影響を及ぼし，重症化すれば多臓器不全（multiple organ failure, MOF）をもたらす．急性膵炎の発生機序[3]および診断基準を図3.13，表3.15に示す．

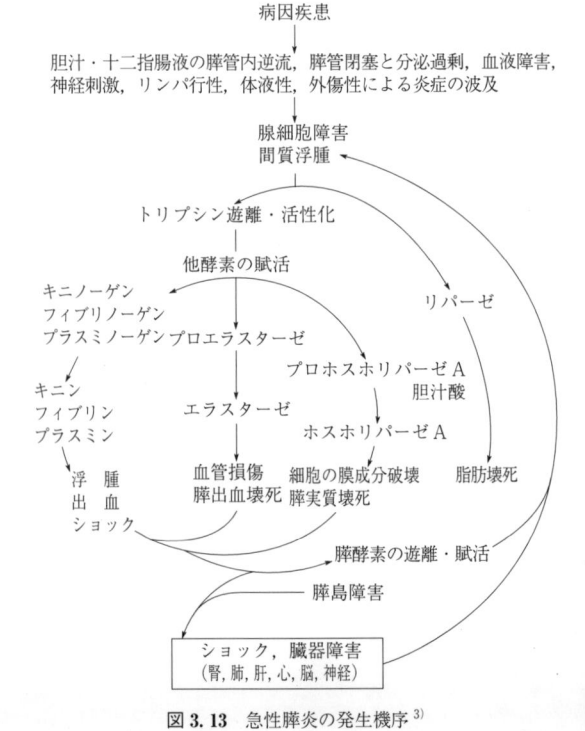

図3.13 急性膵炎の発生機序[3]

表 3.15　急性膵炎臨床診断基準

1. 上腹部に急性腹痛発作と圧痛がある．
2. 血中，尿中あるいは腹水中に膵酵素の上昇がある．
3. 画像で膵に急性膵炎に伴う異常がある．

上記 3 項目中 2 項目以上を満たし，他の膵疾患および急性腹症を除外したものを急性膵炎とする．ただし，慢性膵炎の急性発作は急性膵炎に含める．また手術または剖検で確認したものはその旨を付記する．
注：膵酵素は膵特異性の高いもの（p-amylase など）を測定することが望ましい．

(厚生省特定疾患難治性膵疾患調査研究班，1990)

(2) 原　　因

25％は原因不明であるが，アルコール摂取（40％），胆道疾患（20％）が主要な病因である．その他腹部外傷，膵癌，薬物によるものなどがあるが，いずれも数％である[4]．

a) アルコール摂取

大酒家のアルコール過飲後は，急性膵炎がみられることがあり，同様の腹痛発作が反復して起こることが多い．アルコール過飲後の膵炎では，胃十二指腸での消化管ホルモン遊離による膵外分泌亢進とともに，十二指腸乳頭部の浮腫，Oddi括約筋の攣縮が膵液排出障害を引き起こすと考えられている[3]．

b) 胆道疾患

乳頭部胆管（Oddi括約筋部）の器質的狭窄（胆石嵌頓や乳頭炎）あるいは機能的異常が，膵管内圧上昇による膵液うっ滞と感染胆汁や十二指腸液の膵管内逆流を引き起こすと考えられている[3]．また，感染胆汁や炎症産物のリンパ行性波及，2次性肝障害によるセクレチン不活性化の低下による膵外分泌亢進なども関与する．

c) その他

膵癌，膵管系の狭窄，高脂血症，高カルシウム血症，糖尿病，外傷，感染症，薬物などがある．

(3) 症　　状

a) 腹部症状

腹痛はほとんど必発する主要症状である．程度はさまざまであるが，発症より漸次増強して数時間で持続性の激痛となる．上腹部痛および背部痛は背臥位で増強し前屈位（pancreatic posture）でやや軽減することが本症の特徴である．腹痛は背部へ放散し，しばしば嘔吐を随伴するが，嘔吐によって腹痛の軽減は認められない．

b) 発　熱

発症初期より微熱を呈することが多いが，胆道感染，膵膿瘍を合併する場合には39℃以上の高熱となる．

c) その他

症例によっては循環障害，腎障害，呼吸不全などの多臓器不全を認め，ショック状態となる．

(4) 治　　療

治療の基本は，膵の安静と膵外分泌機能の抑制である．

a) 薬物療法

i) 膵外分泌抑制　　H_2受容体拮抗薬は，胃酸を介した膵外分泌を抑制する目的で使用されるとともに，合併症としての消化性潰瘍の予防としても用いる．また最近，胆嚢収縮と膵外分泌刺激を抑制するCCKの受容体阻害薬が開発されている[5]．

ii) 抗酵素療法　　逸脱して活性化されたトリプシン，エラスターゼなどのたんぱく分解酵素やフォスフォリパーゼA_2などによる膵の自己消化を阻害する目的で抗酵素薬を用いる．また，抗酵素薬は急性膵炎に随伴したショックやMOFによって活性化された酵素に対して阻害作用をもち，全身病変の進展防止の役割も果たす．抗酵素薬として，mesilate（FOY®），nafamostat mesilate（フサン®），urinastatin（ミラクリッド®），citicoline（ニコリンH®）などが使用される．

iii) 鎮　痛　　本症の腹痛は激痛であることが多く，鎮痙薬（抗コリン薬）のみでは一般に効果が少なく，中枢性鎮痛薬（ペンタゾシン，モルヒネなど）と併用して，またはそれらの合剤（オピアト®，オピスコ®など）を用いる．

iv) 感染予防　　急性膵炎の原因としての胆道原性感染症以外にも2次性感染症を生じる場合がある．また，感染症は膵炎の劇症化の誘因となるため，早期より抗生物質投与が必要である．

v) 水・電解質代謝異常の是正，出血およびショックの対策　　体液の補正と栄養補給の目的で大量の補液または中心静脈栄養（IVH）を行う．ショック状態に対しては，昇圧剤，ステロイド剤投与のほか，腎不全，呼吸不全の管理を行う．

b) 食事療法

急性期には，絶飲，絶食とする．症例によっては，胃管を挿入し胃液の持続吸引を行う．これにより胃酸の十二指腸への流入を減少させることにより，セクレチンを介した外分泌の抑制を図る．自覚症状が消失し，検査データ上，膵酵素などの値が正常化すれば，低脂

肪，低たんぱくの流動食より開始する．膵酵素中，elastase Ⅰは，数か月間にわたって高値をとることがあるが，PSTI（pancreatic secretary trypsin inhibitor）が正常なら経口摂取を開始してよい[5]．食事療法の早急な開始は，膵炎の再発や合併症を惹起するので注意を要する．まず，糖質主体の流動食（重湯，葛湯，果汁など）より開始し，その後1日5gずつ50gまで少量ずつたんぱく質を添加していく．脂肪は，膵外分泌に対する刺激が最も大きく，膵液の分泌量，濃度，粘稠性を増す．よって，脂肪の添加は慎重に行い，植物性のものから徐々に動物性食品を加えていく．1日の脂肪制限は，急性期では1日1～10g，回復期では10～20g，安定期では20～30g以内にする．たんぱく質は，急性期には10g以下，回復期には50g，安定期には過剰摂取に留意する[6]．

また，アルコールはOddi括約筋収縮，膵液分泌などの膵管内圧を上昇させ，急性発作疼痛を引き起こすとともに食事摂取量の低下，とくにたんぱく質欠乏を招き膵の修復過程を妨げる．そのため，禁酒はアルコール性のみならず，それ以外の原因の膵炎でも原則である．急性膵炎の病期別，薬物療法，食事療法の概略を図3.14に示す．

c. 慢性膵炎
(1) 概 念
炎症による膵実質の非可逆的な破壊であり，持続的また反復する腹痛に始まり，やがて進行して膵外分泌不全による消化吸収障害と膵内分泌不全による糖尿病を主とする難治性の疾患である．診断基準[8]を表3.16に示す．

(2) 原 因
アルコール性（59%）が最も多く，特発性（原因不明27%），胆道原性（8%）がこれに次ぐ[9]．その他，代謝性疾患（副甲状腺機能亢進症，高脂血症，低栄養），遺伝性疾患，外傷，自己免疫性疾患（Sjögren症候群）などがある．

(3) 臨床病期
慢性膵炎は，代償期，移行期，非代償期に分類される[10]．代償期は急性再燃期と間欠期に分けられる．急性再燃期には，腹痛と血尿中酵素の上昇が主である．

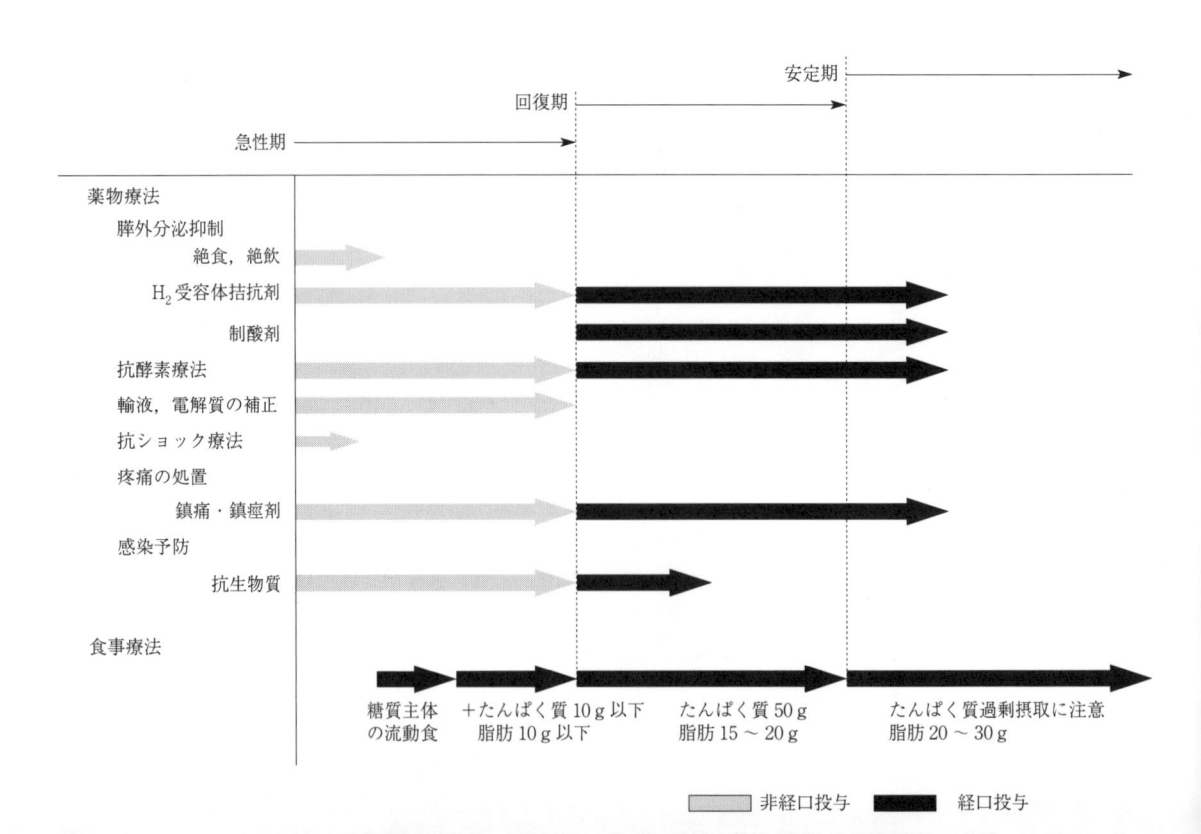

図3.14 急性膵炎の病期別，薬物療法と食事療法（石井・小池[7]を一部改変）

表 3.16 慢性膵炎の臨床診断基準

1. 慢性膵炎の定義
   慢性膵炎とは，組織学的には膵におけるびまん性，または限局性の炎症の持続あるいは炎症の後遺的変化であり，臨床的には膵炎としての臨床像が6か月以上持続または継続していると思われる病態をいう．
2. 慢性膵炎の臨床診断基準
   ① 膵組織像に確診所見がある．
   ② 膵に確実な石灰化像がある．
   ③ 膵外分泌に確実な機能障害がある．
   ④ 膵管像または膵画像に確診所見がある．
   ⑤ 膵酵素逸脱を伴う上腹部痛・圧痛が6か月以上持続または継続し，膵機能，膵管像，膵画像あるいは膵組織像に細則に示す異常所見がある．
   ①～④の項目を1つみたせば，慢性膵炎（Ⅰ群），⑤をみたすものは慢性膵炎（Ⅱ群）とする．
   なお，上記の診断基準をみたさないが，自・他覚所見，細則に示す参考所見，治療効果，除外診断などを総合して慢性膵炎を否定し難い例は，臨床的疑診とする．
3. 上記の診断基準をみたす場合でも，膵領域腫瘍およびそれに随伴する病変は除くものとする．

（日本消化器病学会[8]，1983）

代償期は，膵内外分泌は比較的維持されている．移行期は代償期と非代償期の中間的な臨床像を示す．疼痛は軽減してくるが膵外内分泌機能はしだいに低下してくる．非代償期は膵の線維化が進行し疼痛は消失し，血中膵酵素の上昇がみられなくなる．一方，膵外分泌障害による消化吸収障害と膵内分泌障害のため糖尿病がみられる．

(4) 症状

アルコール性慢性膵炎では，持続性または反復性の上腹部痛が初発症状であることが多い．背部痛も自覚することが多い．胆道原性膵炎では，一般に疼痛は軽度であり，特発性膵炎では経過中まったく疼痛を欠くこともある．疼痛は，飲酒，過食，脂肪食後に増強を認めることが多い．消化吸収障害としては，食欲不振，悪心，嘔吐，体重減少（35～40%），下痢（18%），便秘（9%）[9]を認める．リパーゼ分泌が正常の1/10に低下すれば脂肪便がみられるようになるが，わが国では欧米に比べて慢性膵炎が進行しても脂肪性下痢を認める症例は少ない[9]．2次性糖尿病でも長期経過例では，糖尿病原性末梢神経障害や網膜症，腎症を認める．

(5) 治療

a) 代償期

急性再燃期には，急性膵炎に準じた栄養管理，治療を行う．以下，間欠期について述べる．

i) 薬物療法 腹痛に対しては，鎮痛・鎮痙剤を投与する．とくに，COMT (catechol-o-methyl transferase) 阻害剤（flopropine，コスパノン®）は，Oddi筋を弛緩させるので抗コリン剤と併用すると合理的である．膵消化酵素剤は膵外分泌障害に対する補充療法のみならず，フィードバック機構を介して膵外分泌を抑制することからプロテアーゼ含量の多い消化酵素剤を投与する．膵酵素の膵内活性化を阻止する目的でたんぱく分解酵素（camostat mesilate，フォイパン®）を食後30分に投与する．

ii) 食事療法 膵外分泌刺激作用は脂肪，たんぱく質，糖質の順であるから，腹痛が強ければ，まず脂肪制限（30～35g/日）を開始する．1日あたりの脂肪が制限範囲内でも食事量が偏って1回量が多くなると膵炎を悪化させることがある．胃酸分泌を亢進させる食事（コーヒー，アルコール，香辛料など）や胃内停滞時間の長い食事はひかえる．しかし，腹痛が強くなく，食事摂取に伴う腹痛の誘発がなければ，食事量や内容制限はとくに必要でない．日本人の脂肪摂取量は，1日平均50～60gと欧米人に比べて少ない[11]ため，過度の脂肪食品や油脂で調理した食品を避ける程度でよいと考えられる．ただし，高脂血症が膵炎の原因と思われる症例では，脂肪制限を中心とした食事療法を行う．また，膵は体内臓器でもたんぱく質合成が旺盛で，とくに障害膵の再生修復の過程ではたんぱく質補給が重要である．よって，たんぱく質価やFischer比を考慮した良質のたんぱく質を80g/日摂取させることが望ましい．慢性膵炎では食事摂取による腹痛発作に対して過敏なあまり極端な食事制限から低栄養状態に陥る症例もあり，厳重な食事制限よりもなるべく普通食を自由に摂取させることを原則とし，症状が出現すれば食事内容を検討する．

b) 非代償期

i) 薬物療法 消化障害に対して，リパーゼを多く含む消化酵素剤の大量投与が必要となる．その失括を防ぐため，制酸剤やH₂受容体拮抗剤を併用する．脂肪の吸収障害が高度になると必須脂肪酸，脂溶性ビタミン（ビタミンA・D・Eなど）の吸収も障害されており，必要に応じて経口的あるいは経静脈的に補充する．直接リンパ行路へ入り吸収される中鎖脂肪酸（MCT）を投与する方法もある[1]．2次性糖尿病に対しては，経口血糖降下剤，インスリンを使用する．

ii) 食事療法 非代償期には，脂肪摂取後に腹痛の誘発される危険性は少ないので，脂肪摂取量の制限をできるだけ緩和し（1日40～50g），2次性糖尿病と消化吸収障害に対する療法を主体におく．ただし，

高度の膵外分泌障害を有する症例ではelemental diet（ED）を行う．EDは膵外分泌による消化を必要とせず，また膵刺激も少ないため適している[12]．2次性糖尿病を合併した場合には，食事療法は1次性糖尿病の食事療法に以下のことを考慮する必要がある．本症では脂肪制限を行っているため，相当量の糖質をエネルギー源として摂取する必要が生じる．そのため，血糖の調節が困難となり，経口血糖降下剤やインスリンの使用が必要となる症例が多い．一方，2次性糖尿病では，インスリンのみならずインスリン拮抗ホルモンであるグルカゴンの分泌能も低下しているため，アルギニン負荷や低血糖刺激に対する血中グルカゴンは低反応を示す．さらに，腹痛発作のため経口摂取が不規則となったり，飲酒者は，とくに規則正しい食生活が守れないなどの要素があり，低血糖発作に陥りやすい．したがって，血糖を高めに保って，グリコヘモグロビンや尿糖，体重を指標として，若干ゆるめにコントロールする．膵性糖尿病では消化吸収障害から低栄養に陥りやすいため，バランスのとれた栄養素の補給，とくに良質のたんぱく質摂取が重要である．慢性膵炎の病期別薬物療法と食事療法の概略を図3.15に示す．

まとめ　食事療法ととくに関係の深い膵臓疾患（急性膵炎，慢性膵炎）について，その概念，原因，症状，治療について述べた．急性膵炎においては，膵の安静と膵外分泌の抑制が重要であり，慢性膵炎では，臨床症状のコントロールと低下した膵内・外分泌の補充療法が中心となる．また，食事療法はそれぞれの病態での膵機能に応じた適切な治療を行うことが重要であるといえる．

文　献

1) 小林絢三：慢性膵炎．臨床栄養学（美濃　真編），pp 81-85, 児生館，東京，1990.
2) 中野昭一：小腸における消化．現代の生理学（古河太郎，本田良行編），pp 630-639, 金原出版，東京，1982.
3) 中澤三郎：急性膵炎．内科学（上田英雄，武内重五郎，杉本恒明ほか編），pp 944-947, 朝倉書店，東京，1992.
4) 斎藤洋一（編）：日本における重症急性膵炎診断と治療の手引き，国際医書出版，東京，1991.

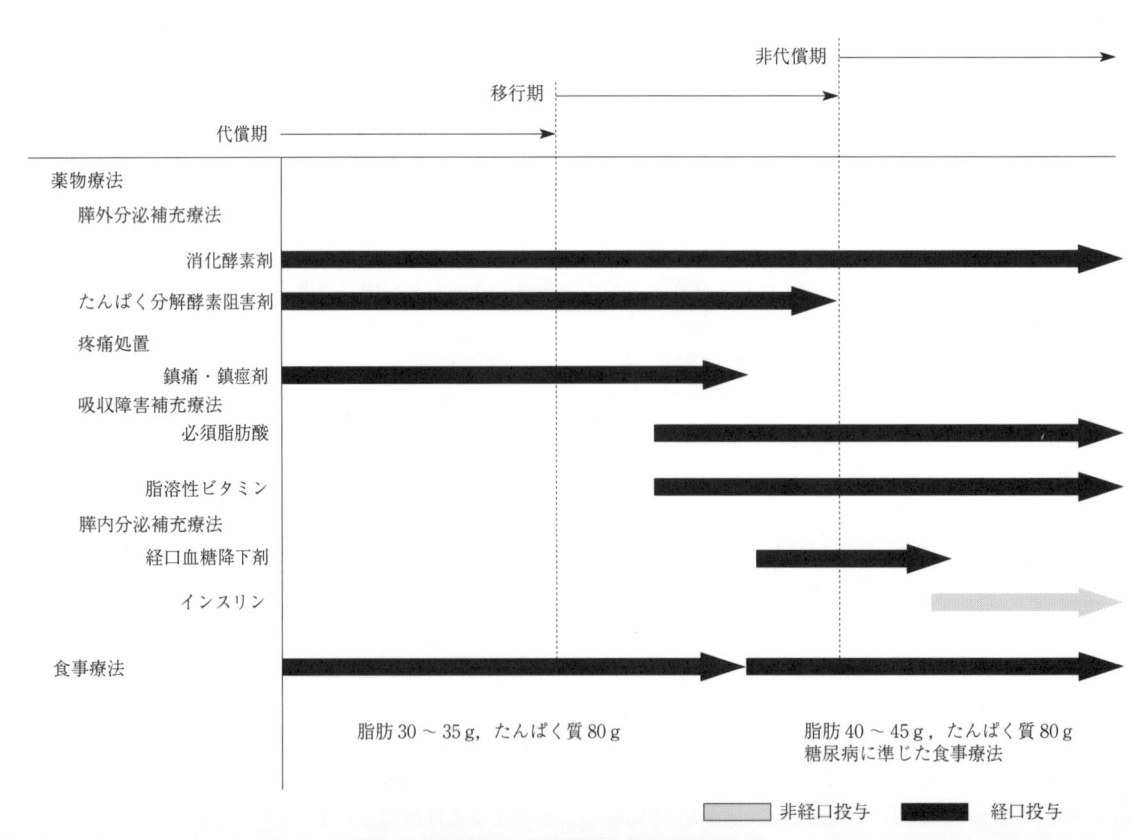

図3.15　慢性膵炎の病期別薬物療法と食事療法

5) 加島　敬：急性膵炎の治療．日本内科学会雑誌 **81**（12）：14-19, 1992.
6) 元村久信：疾患別食事指導の実際．膵炎食事指導のABC（中村丁次編），pp 146-149, 日本医師会, 東京, 1991.
7) 石井兼央, 小池台介：膵臓疾患．食事療法ハンドブック（五島雄一郎編），pp 176-181, 朝倉書店, 東京, 1987.
8) 日本消化器病学会慢性膵炎検討委員会：慢性膵炎の臨床診断基準, 医学図書出版, 東京, 1983.
9) 原田英雄：慢性膵炎．内科学（上田英雄, 武内重五郎, 杉本恒明ほか編），pp 947-950, 朝倉書店, 東京, 1992.
10) 斎藤洋一：慢性膵炎の治療指針．厚生省特定疾患慢性膵炎調査研究班, 昭和54年度研究業績, pp 42-48, 1980.
11) 加島　敬：膵疾患の食事指導．綜合臨牀 **40**（8）：2055-2056, 1991.
12) 馬場忠雄, 吉岡うた子：膵疾患の栄養療法．栄養アセスメント **6**(2)：137-145, 1989.

〔小林絢三・藤原けい〕

献立の実際

(1) 食事の基本について

膵臓は食事との関係がとくに重視される臓器で，食事をとることが膵臓（膵液の分泌）を刺激することになるが，食事内容により膵液の分泌刺激が異なるので，症状，時期により食品の選択を考慮する必要がある．

a) 脂　質

脂質摂取は，たんぱく質，糖質の摂取時に比べ膵液の分泌量，濃度，粘稠性を増すことが知られており，膵液分泌刺激が最も強い栄養素である．脂質の過食により膵炎を発症する例が見受けられたり，症状が軽快した回復期においても脂質の摂取で痛みの再発がみられることなどから，急性膵炎では，急性期，回復期，安定期を通じて，また慢性膵炎においてもそのときの状態によっては脂質制限を第1として考える必要がある．

b) たんぱく質

たんぱく質は脂質についで膵液の分泌を促し，たんぱく質の多い食品は，脂質も多く含む食品が多いので，急性膵炎における急性期は厳重に制限しなければならないが，回復するに従い障害を受けた膵臓組織を修復させ，機能回復をはかるため様子をみながら徐々に良質のたんぱく質の摂取をすすめる必要がある．

c) 糖　質

糖質は膵液分泌に対し直接刺激がないので比較的早期から摂取可能で，経口摂取が可能になれば，一番最初にうすい糖水などを与え様子をみる．疼痛発作などがなければ，おもゆ，くず湯などから開始していくが，1回量が多くなりすぎないよう注意する必要がある．

d) その他

飲酒が膵臓の発作の誘因となることがしばしばみられ，アルコール摂取が膵炎発症の重大な成因であると考えられるので，アルコールは禁止する必要がある．胃液分泌を刺激する食品（エキス分，炭酸飲料，カフェイン飲料，香辛料など）は胃膵反射により2次的に膵液の分泌を促進させるので，濃度，摂取量，時間などに注意する必要がある．また，濃厚な味は胃酸分泌を促し，膵液の分泌刺激につながるので，うす味にする必要があるが，食欲の低下を引き起こさないよう，献立，盛りつけなど工夫する必要がある．

(2) 食事の実際

痛みの激しいときは絶飲絶食とし，非経口的栄養補給の方法をとり，症状が落ち着けば，少量の水またはうすい番茶，5～10%のうすい糖水などを与えて様子をみる．とくに問題がなければ，脂肪や繊維の少ない流動食（おもゆ，くず湯，みそスープ，実なし清し汁，繊維の少ない果汁など）を熱すぎず冷たすぎず，うす味にして，最初の1回量は30m*l*程度から，様子をみながら1日数回，時間をかけてゆっくりと開始する．急性の症状が消失し回復傾向がみえだせば，おもゆから三分がゆ，五分がゆ，七分がゆと順に主食の固さ，使う食品の種類，分量ともに増やしていくが，脂肪や繊維の多い食品は避け，少しずつたんぱく質を増やしていく．たとえば脱脂乳，卵白，ゼラチン，豆腐，みそ，脂肪分の少ない魚や肉などである．食事の進め方は，離乳食と同様に考えるとよく，新しい食品，新しい調理法を追加するときは，少量ずつからはじめる．流動食から三分がゆ食程度の時期は，ベビーフードの果物や野菜，レトルトの野菜のうらごしや果物のうらごしなど手近に利用しやすい形態のものも増えてきているので，上手に利用することにより献立に変化をもたせることができる．

症状が安定し（この時期が結構長い）膵臓組織の回復がみられる頃になれば，主食も全がゆから米飯程度の固さとし，不足しない程度のたんぱく質を効率よく摂取する必要があるが，多すぎるたんぱく質は，膵液の分泌を促し，再発につながる場合もあるので十分に

注意する.
次にそれぞれの時期の献立例と注意点および調理法を記す.

注意点と調理法
回復期1
回復期の初期，主食の固さは三分がゆ，五分がゆ程度とし，副食は胃液分泌を刺激しないようなもので，柔らかく調理され，あまりかまないでも食べられるものが望ましい．分量的にも多くなりすぎないように注意する必要があり，5～6回に分けて食べることも大切である．

＜くずあん蒸し＞
絹ごし豆腐は，食べやすい大きさに切って蒸し碗に入れ，上から調味したあんをはり，5～10分間蒸す．

回復期2
安定期に移行する前段階で主食も七分がゆ，全がゆ程度となり，1回量もだんだん増え，使用食品の種類が増えてくるが，脂質含量の多い食品は避け，柔らかい調理法が大切である．

＜うすくず煮＞
とりささ身は，たべやすいように，そぎ切りにする．だいこんは7mm程度の厚さのいちょう切りとし，柔らかくなるまで十分に煮る．柔らかくなれば，そぎ切りしたささ身を加えて調味し，ささ身に火が通れば全体をくずでとじる．

安定期1
安定期は人によっては長期にわたる場合もあるので，献立に変化をもたせ，飽きがこないように工夫する必要がある．食欲があり空腹感が強い場合には，主食を増やしたり，糖質主体の間食を追加して，エネルギー補給をはかるとよい．

＜レモン蒸し＞
たいは分量を1～2切れにして浅めの蒸し碗に入れ，上から酒，しょうゆ，レモン汁の合わせたものをまわしがけし，蒸し器で8～10分蒸し，輪切りレモンを添える．

安定期2
献立表の安定期1，2とも，脂質は抑え気味にしている．低脂肪牛乳を普通牛乳にかえても制限範囲に納まるが，近ごろは高脂肪の牛乳（4.2％）なども販売されているので，表示内容を十分確認する必要があると思われる．

＜かやくうどん＞
とりむね肉は，分量の調味料で炒りつけておく．かまぼこは2切れ程度に切る．卵は1/2個分をだし巻卵とする．こまつなはゆでて3cm程度に切っておく．火を通したうどんに材料を飾り，調味しただし汁をかける．

代償期1，2
慢性膵炎の場合
1）代償期のうち急性再燃期には，急性膵炎に準じた食事とする．間欠期にあっては，膵臓自身の修復も兼ね，たんぱく質80g程度，脂質30～35g程度の食事とする．制限しすぎて低栄養状態にならないように注意する必要がある．

＜包み焼き＞
魚は軽く塩・こしょうをふっておく．たまねぎ・生しいたけ・にんじんはせん切りにし，ホイルの上に野菜，魚，野菜の順に置き，上にバターを乗せて包み込み，オーブントースターまたはグリルで10～15分焼く．

＜チキンポトフ＞
とりむね肉は2つに切り軽く塩・こしょうをし，白ワインをまぶしておく．じゃがいも，たまねぎ，にんじんは大きく切り，ブイヨン，塩を加え火にかける．野菜が柔らかくなればさきのとり肉も加えて煮込み，味をととのえる．

2）移行期後半から非代償期においては，組織の線維化が起こり，2次性糖尿と消化吸収障害が起こってくるので，許されるかぎり積極的に栄養補給する必要がある．詳細は糖尿病食として対処するとよい．

献立表3.7 膵臓疾患

(1) 回復期 1

朝食	五分がゆ	五分がゆ	250 (g)
	吸いもの	はんぺん	20
		ほうれんそう（葉先）	15
		塩	0.5
		うす口しょうゆ	2
		だし汁	100
	柔らか煮	なす（皮むき）	40
		砂糖	1
		しょうゆ	2
		だし汁	50
間食	低脂肪ヨーグルト		100
昼食	五分がゆ	五分がゆ	250
	くずあん蒸し	絹ごし豆腐	100
		塩	0.5
		うす口しょうゆ	3
		だし汁	100
		かたくり粉	3
	柔らか煮	かぼちゃ	60
		砂糖	1
		うす口しょうゆ	3
		だし汁	50
間食	ブラマンジェ	コーンスターチ	8
		低脂肪牛乳	100
		砂糖	10
		バニラ香料	少々
		ピーチクラッシュ	30
	ジュース	ジュース	100
夕食	五分がゆ	五分がゆ	250
	煮魚	かれい	50
		酒	6
		砂糖	2
		しょうゆ	7.5
	卸し和え	しらす干し	5
		だいこん	60
		しょうゆ	2
間食	りんごゼリー	ゼラチン	2
		りんごジュース	50
		砂糖	10
		水	40
	牛乳	低脂肪牛乳	100
栄養量	エネルギー	878 kcal	
	たんぱく質	40.5 g	
	脂質	11.1 g	

(2) 回復期 2

朝食	全がゆ	全がゆ	300 (g)
	卵とじ	切りふ	7
		砂糖	1
		うす口しょうゆ	3
		だし汁	30
		卵	25
	土佐和え	はくさい	70
		花かつお	1
		しょうゆ	2.5
		だし汁	2
	牛乳	低脂肪牛乳	200
昼食	全がゆ	全がゆ	300
	うすくず煮	とりささ身	20
		だいこん	100
		みりん	3
		うす口しょうゆ	9
		だし汁	100
		かたくり粉	2
	白和え	豆腐	60
		にんじん	10
		ほうれんそう	60
		すりごま	3
		砂糖	2
		塩	0.5
		白みそ	5
		うす口しょうゆ	1
	果物	もも（缶詰）	50
夕食	全がゆ	全がゆ	300
	蒸し魚あんかけ	あまだい	50
		酒	3
		うす口しょうゆ	6
		だし汁	45
		かたくり粉	2
	炊き合わせ	長芋	40
		絹さやえんどう	5
		干ししいたけ（1枚）	3
		みりん	4
		砂糖	3
		塩	1.5
		うす口しょうゆ	3
		だし汁	90
	焼きなす	なす	60
		花かつお	1
		しょうゆ	3
間食	ヨーグルト	低脂肪ヨーグルト	100
	ジュース	ジュース	100
栄養量	エネルギー	1344 kcal	
	たんぱく質	58.8 g	
	脂質	20.2 g	

(3) 安定期 1

朝食	米飯	米飯	160 (g)
	卵とじ	竹輪	20
		砂糖	1
		しょうゆ	2.5
		だし汁	30
		卵	25
	塩もみ	きゅうり	50
		塩	0.5
	牛乳	低脂肪牛乳	200
昼食	米飯	米飯	160
	そぼろ煮	とりささ身（ミンチ）	20
		じゃがいも	80
		たまねぎ	40
		にんじん	15
		砂糖	3
		しょうゆ	7.5
		だし汁	50
	豆腐おろし煮	豆腐	100
		だいこん	60
		みりん	3
		しょうゆ	9
		だし汁	60
	ジュース	ジュース	100
夕食	米飯	米飯	160
	レモン蒸し	たい	50
		酒	5
		しょうゆ	3
		レモン汁	5
		輪切りレモン	1切
	土佐和え	ほうれんそう	60
		花かつお	1
		しょうゆ	2.5
		だし汁	3
	みそ汁	庄内ふ	2
		みつば	5
		みそ	12
		だし汁	130
	果物	いちご	50
間食	バナナミルク	バナナ	50
		低脂肪牛乳	100
		砂糖	3
栄養量	エネルギー	1401 kcal	
	たんぱく質	61.2 g	
	脂質	18.2 g	

(4) 安定期 2

朝食	米飯	米飯	160 (g)
	炊き合わせ	竹輪	30
		かぼちゃ	80
		砂糖	2
		うす口しょうゆ	3
		だし汁	50
	酢のもの	きゅうり	40
		塩	0.5
		わかめ	1
		酢	5
		砂糖	1
		うす口しょうゆ	1
	みそ汁	はくさい	50
		みそ	12
		だし汁	130
	牛乳	低脂肪牛乳	200
昼食	かやくうどん	うどん（1玉）	200
		とりむね肉	20
		酒	1.5
		みりん	0.5
		しょうゆ	1.5
		かまぼこ	15
		卵	25
		油	1
		こまつな	20
		ねぎ	5
		だし汁	400
		みりん	10
		うす口しょうゆ	15
		塩	1
	ヨーグルト和え	バナナ	50
		キウイフルーツ	40
		低脂肪ヨーグルト	70
夕食	米飯	米飯	160
	おろし煮	かれい	50
		酒	5
		砂糖	2.5
		しょうゆ	6
		水	60
		だいこん	30
	えび豆腐	むきえび	80
		豆腐	10
		にんじん	10
		チンゲンツァイ	1
		干ししいたけ	1
		酒	0.5
		塩	2
		うす口しょうゆ	1
		ごま油	2
		かたくり粉	60
	浸し	ほうれんそう	1
		すりごま	2.5
		しょうゆ	3
		だし汁	
栄養量	エネルギー	1383 kcal	
	たんぱく質	68.6 g	
	脂質	20.7 g	

3.7 膵臓疾患

(5) 代償期 1

朝食	トースト	食パン	120 (g)
		いちごジャム	20
	オムレツとソテー	卵	50
		牛乳	10
		塩	少々
		バター	2
		キャベツ	60
		にんじん	10
		油	3
	牛乳	低脂肪牛乳	200
昼食	米飯	米飯	220
	肉じゃが	牛肉（赤身）	50
		じゃがいも	70
		たまねぎ	60
		糸こんにゃく	30
		にんじん	15
		砂糖	4
		しょうゆ	10
		だし汁	50
	湯豆腐	豆腐	100
		ねぎ	5
		花かつお	1
		しょうゆ	4
	浸し	しゅんぎく	70
		すりごま	1
		しょうゆ	2.5
		だし汁	3
夕食	米飯	米飯	220
	包み焼き	メルルーサ	80
		塩, こしょう	少々
		たまねぎ	30
		生しいたけ	10
		にんじん	5
		バター	2
		レモン (1/8個)	15
	塩ゆで	ブロッコリー	40
		塩	
	サラダ	サニーレタス	20
		きゅうり	15
		かいわれ菜	5
		トマト (2/8個)	45
		塩	少々
		レモン (1/8個)	15
	わかめスープ	わかめ	1
		がらスープ	1
		うす口しょうゆ	1
		水	120
	果物	オレンジ	75
栄養量	エネルギー	1702 kcal	
	たんぱく質	82.4 g	
	脂質	32.2 g	

(6) 代償期 2

朝食	チーズトースト	食パン	120 (g)
		スライスチーズ	20
		はちみつ	20
	サラダ	レタス	20
		きゅうり	10
		プチトマト	10
		フレンチドレッシング	10
	牛乳	低脂肪牛乳	200
昼食	米飯	米飯	220
	チキンポトフ	とりむね肉	60
		塩, こしょう	少々
		じゃがいも	80
		たまねぎ	50
		にんじん	40
		ブイヨン	1
		白ワイン	2
		塩, こしょう	少々
		水	100
	ピクルス	だいこん	30
		セロリー	20
		にんじん	10
		塩	0.5
		酢	5
		砂糖	2
	果物	りんご	100
夕食	米飯	米飯	220
	たたき	かつおたたき	50
		だいこんけん	25
		にんじん	5
		しその葉	1
	薬味	ねぎ	5
		土しょうが	5
		ポン酢しょうゆ	10
	炊き合わせ	いか	40
		さといも	60
		三度豆	30
		砂糖	2
		しょうゆ	8
		だし汁	50
	浸し	こまつな	60
		すりごま	1
		しょうゆ	2.5
		だし汁	3
	みそ汁	豆腐	30
		なめこ	20
		わかめ	1
		みそ	15
		だし汁	150
栄養量	エネルギー	1816 kcal	
	たんぱく質	84 g	
	脂質	34.7 g	

〔堀内幸子・渡邉佐智子〕

4. 術後の栄養管理

4.1 胃切除後

　手術を必要とする胃疾患の代表的なものには，良性疾患では胃・十二指腸潰瘍，悪性疾患では胃癌があげられる．手術後の栄養療法は，原疾患や術前の栄養状態や個々の合併疾患によって，また切除範囲によって多少のバリエーションがある．いずれの場合においても，栄養管理を行うことにより栄養状態の改善をはかるだけではなく，術後の経口摂取ならびに退院後に普通の食事摂取ができるということへのアプローチとならなければならない．

a. 疾患の概略と手術適応
(1) 胃・十二指腸潰瘍
　最近ではH_2ブロッカーやプロトンポンプインヒビターなどの薬剤の投与により保存的治療ができるため，潰瘍のためだけに胃切除術を施行することは減少してきた．しかし，潰瘍穿孔，内視鏡などで止血が図れないような出血性潰瘍では緊急手術となる．このような場合は，一般的には広範囲胃切除術が行われる．また，潰瘍の再発・再燃をくり返し社会生活に支障をきたす場合や，潰瘍病変による狭窄のため食物の通過障害がある場合などが手術適応となる．このような場合も一般的には広範囲胃切除術が行われる．潰瘍の再発のみで通過障害のないときは迷走神経切断術（迷切術）が行われることもある．迷切術には幹迷切，選択的胃迷切，選択的近位迷切があり，前2者では幽門形成術を付加する必要がある．高位潰瘍では噴門側胃切除（選択的胃迷切術を付加）が適応となることもある．

(2) 胃癌ならびにその他の腫瘍
　胃癌では上部消化管造影や内視鏡検査により確定診断が得られてから手術となる．主病巣のみならず転移の有無や直接侵潤の状態によって，また開腹時の所見によっても術式の変更を余儀なくされる場合もある．胃癌ならびにその他の悪性腫瘍の一般的な手術法としては，胃全摘，胃亜全摘，胃部分切除があり，膵脾合併切除，結腸切除，肝部分切除などが加わる場合もある．また，切除不能例では食物の通過経路を確保するために胃空腸吻合のみが行われることもある．
　胃肉腫やその他の胃良性腫瘍でも手術術式は胃癌に準じて行われる．

b. 術前の栄養状態と管理
　胃切除または胃全摘術後の栄養管理は，疾患や術前の食事摂取の状態によって栄養状態が著しく異なるため，患者個々の栄養アセスメントを行い正しく栄養状態を把握しなければならない．
　良性の胃・十二指腸潰瘍では，術前に食事摂取が十分に行われている場合は，術後の栄養管理を厳重に行わなくてもよい．しかし，高度の幽門狭窄をきたしている場合や保存的療法により食事制限が長期間続いた場合などでは栄養不良状態に陥っていることがある．
　進行胃癌の場合では，食欲不振や通過障害により食事摂取が不十分なことに加えて，とくに高齢者では食事摂取が可能であっても栄養素が偏っており，低たんぱく血症をきたしていることが多い．また，腫瘍部分からの断続的な出血により貧血をきたしている場合もあり，術前からの積極的な経腸的または経静脈的栄養療法が必要となる．

c. 術前の栄養サポート
　術前の栄養アセスメントにはBuzbyらのprognostic nutritional index (PNI) や，佐藤，小野寺，東口，岩佐らの栄養評価指数と判定基準があり[1]，これらにより術後合併症の危険が予測されるときは何らかの栄養サポートを行う必要がある（表4.1）．嘔気・嘔吐などがなく通過障害がない場合は経口で軟食〜五分がゆ程度を摂取させ，低栄養状態がある場合は静脈栄養を補助的に行う．一般的に消化管機能が保たれている場合は成分栄養剤 (elemental diet, ED) や消化態・半消化

表4.1 各種栄養評価指数と判定基準

1. Prognostic Nutritional Index (PNI)　　(Buzbyら, 1980)
   PNI(%)＝158－16.6×Alb－0.78×TSF－0.22×TFN
   　　　　－5.8×DH
   　　Alb：血清アルブミン (g/dl)
   　　TSF：三頭筋部皮下脂肪厚 (mm)
   　　TFN：血清トランスフェリン (mg/dl)
   　　DH：遅延型皮膚過敏反応 (PPD, mumps, SK-SD, Candida)
   　　　　0＝反応なし
   　　　　1＝1反応で0.5 mm未満の侵潤を伴う
   　　　　2＝1反応以上で0.5 mm以上の侵潤を伴う
   　　PNI≧50%：high risk
   　　40%≦PNI＜50%：intermediate risk
   　　PNI＜40%：low risk

2. 胃癌患者に対する栄養学的手術危険指数 (nutritional risk index, NRI)　　(佐藤 真, 1982)
   NRI＝10.7×Alb＋0.0039×TLC＋0.11×Zn－0.44×Age
   　　TLC：総リンパ球数 (/mm^3)
   　　Zn：血清亜鉛濃度 (μg/dl)　Age：年齢 (year)
   　　NRI＜55：high risk
   　　NRI≧60：low risk

3. 食道癌に対する栄養評価指数 (nutritional assessment index, NAI)　　(岩佐正人, 1983)
   NAI＝2.64×AC＋0.6×PA＋3.76×RBP＋0.017×PPD
   　　－53.8
   　　AC：上腕周囲径 (cm)
   　　PA：プレアルブミン (mg/dl)
   　　RBP：レチノール結合たんぱく (mg/dl)
   　　PPD：長径×短径 (mm^2)
   　　NAI≧60：good
   　　60＞NAI≧40：intermediate
   　　40＞NAI：poor

4. Stage IV 消化器癌および Stage V 大腸癌患者に対する PNI
   　　　　　　　　　　　　(小野寺時夫, 1984)
   　　PNI＝10×Alb＋0.005×TLC
   　　PNI＜40：切除・吻合禁忌

5. 消化器癌に対するPNIr　　(東口高志, 1987)
   PNIr＝－0.147×体重減少率＋0.046×身長体重比
   　　＋0.010×TSF＋0.051×ヘパプラスチンテスト
   　　PNIR＞10：合併症なし
   　　PNIr 10〜5：移行帯
   　　PNIr＜5：合併症必発

表4.2 エネルギー消費量の求め方

基礎エネルギー消費量 (basal energy expenditure, BEE) の求め方
　1) Harris-Benedictの式 (kcal/日)
　　　男性：BEE＝66.47＋13.75×Wt＋5.0×Ht－6.75×A
　　　女性：BEE＝655.1＋9.56×Wt＋1.85×Ht－4.68×A
　　　　Wt：体重 (kg)
　　　　Ht：身長 (cm)
　　　　A：年齢 (year)

　2) 日本人のための簡易式 (kcal/日)
　　　男性：BEE＝14.1×Wt＋620
　　　女性：BEE＝10.8×Wt＋620

間接エネルギー測定による安静時エネルギー消費量の求め方
　Weirの簡便式：
　　REE＝(3.9×$\dot{V}O_2$＋1.1×$\dot{V}CO_2$)×1.44
　　REE：安静時エネルギー消費量
　　　　(resting energy expenditure) (kcal/日)
　　$\dot{V}O_2$：平均酸素消費量 (ml/分)
　　$\dot{V}CO_2$：平均二酸化炭素産生量 (ml/分)

態栄養剤による経腸栄養 (enteral nutrition, EN) が第1選択となるが，上部消化器疾患で経口摂取ができている場合にさらにENを補助的に行うことはかえって患者の負担となることもある．嘔気・嘔吐がある場合や出血，高度の通過障害がある場合は完全静脈栄養 (total parenteral nutrition, TPN) を行う．高度の通過障害や出血もなく，嘔気などもない場合で，経口摂取ができない場合はENの適応となるが，患者の状態に応じていくつかの栄養療法を組み合わせて行うことが多い．栄養療法を行う際は，Harris-Benedictの式による基礎エネルギー消費量 (表4.2) を参考に，あるいは間接エネルギー測定の値などから必要エネルギーを過不足なく投与することが肝要である[2]．術前の投与エネルギーの目安としては50 kcal/kg以上を目標とし，糖質/脂質比を4:1とするのが望ましく，脂質として1.5 g/kgを目安とする．また，たんぱく質は2〜3 g/kgを投与する．術前は栄養状態の改善のみならず，脱水や電解質・酸塩基平衡の異常も補正する必要があり，糖尿病や肝機能低下などの合併疾患のある場合は，とくに患者の状態や血液化学検査所見のモニタリングを緻密に行う必要がある．

d. 術後の栄養管理

　術直後は手術侵襲によって引き起こされる電解質・水分出納，代謝の異常をまず補正して速やかに全身状態の改善をはからなければならない．術式によって経口摂取開始時期は異なる．

(1) 胃全摘術後の栄養管理

　胃全摘術はスキルスや高位の胃癌の場合に行われる．進行癌患者では一般に術前から低栄養状態にあることが多く，高度の狭窄があった場合などは長期間消化管を食物が通過していないため，吻合部の縫合不全をきたしやすい．したがって，術後も積極的な栄養サポートが必要とされる．通常，術後1週間〜10日間は絶食とし，TPNで栄養管理を行う．術直後血糖値上昇のみられるsurgical diabetesの時期は主に電解質輸液を中心にして，以後血糖値をモニターしながら数日間でfull stengthのTPNに移行できる．250〜300 mg/dl以上の高血糖が遷延するときはインスリンを使用する．術後数日で排ガスが認められ正常な腸雑音が聴診できる場合は，ENを開始できる症例もある．

この場合はEDチューブの先端が吻合部を十分こえていることを確認しておかなければならない．通常は術後10～14日目に消化管造影により縫合不全のないことと吻合部の通過状態を確認してから経口摂取を開始する．経口摂取開始第1日目は水，お茶，ジュースとし，第2～3日目は流動食(850kcal/日)，その後は隔日に三分がゆ(1000kcal/日)，五分がゆ(1300kcal/日)，七分がゆ(1600kcal/日)，全がゆ(1700kcal/日)と上げていく[3]．経口摂取開始後数日間は，栄養摂取というよりも食事を開始するということと，術前後の絶食状態から離脱して消化管の機能回復馴化が目的であるため，エネルギーとしてはあまり期待できない．したがって，術後TPNで栄養管理を行っていた場合は経口摂取開始後4～5日間は経静脈的に投与するエネルギーを減らす必要はない．術後1週間前後でENを開始しているような場合は，静脈栄養による投与エネルギーを漸減させることができる．ただし，低たんぱく血症や低アルブミン血症が遷延している場合には，経口摂取の回復を観察しながら積極的な栄養サポートが必要である（表4.3）．

経口摂取開始まもなくは，食事の分割摂取も必要であり，朝・昼・夕以外に午前10時ごろ・午後3時と夕食後（午後8時前後）の6回に分割するようすすめている．しかし，実際には重湯やかゆの場合には嗜好や食事が冷めるなどの理由からあまり摂取していないことがよくある．食事を開始したら患者の毎日の摂取状況を簡単に把握しておく必要がある．筆者らは流動食以上が摂取可能となった場合は，とくに味のよい半消化態栄養剤を選び，50～100 ml/回で1日3～4回補給するよう指導している．術後経過が順調で全がゆ摂取可能となれば，あまり制限は加えていないが食べ過ぎないよう自己管理するよう指導している．常食もしくは軟飯摂取可能となっても入院中・退院後1か月くらいは分割摂取するよう指導している．分割摂取に抵抗を示す場合は3食の食事量を急激に増やさず，間食をとるように指示している[3,4]．

(2) 胃切除後の栄養管理

術直後は胃全摘術と同様に，電解質輸液，静脈栄養を行う．術後2～3日で排ガスが認められ正常な腸雑音が聴診されたら水，お茶の飲水を許可する．その後発熱などの異常がなければ術後4日目ごろより経口摂取を開始する．経口摂取1～2日目は流動食，それ以降は三分がゆ，五分がゆ，七分がゆ，と3食ごとに上

表4.3 胃全摘術後の栄養基準例

術後日数	静脈栄養 (kcal)	経管栄養 (kcal)	経口栄養			
			エネルギー (kcal)	たんぱく (g)	脂質 (g)	糖質 (g)
0	1200～		絶食			
3	1600					
4	1800～	ED 300				
5	2400					
6		600				
7						
8	*	1200	飲水開始			
9			流動食 850	30	25	120
10		1800				
11			三分がゆ 1000	50	30	140
12		2400				
13		*	五分がゆ 1300	60	40	180
14						
15			七分がゆ 1600	65	45	240
16						
18～			全がゆ 1700	80	45	250

＊：総投与エネルギーに応じて以後漸減する．

げてゆく．術後10日目ごろから全がゆとし，2週目ごろから常食も可能である．胃全摘術の場合と同様に，最初は6回に分割して摂取するよう指導する．静脈栄養は経口摂取量の増加に伴い適宜減量し，静脈栄養からの離脱をはかる．

(3) 迷走神経切断術後の栄養管理

選択的迷走神経切断術のみを行い胃切除や幽門形成術を行っていない場合は，手術侵襲も少なく術後の消化管蠕動の回復も早いので，また消化管に縫合部もないので，排ガスが認められたら，ただちに経口摂取を開始できる．流動食から開始し3食ごとに三分，五分，全がゆ，常食と上げていってよい．幽門形成術を行っている場合は，胃切除後の栄養管理に準じて行う．

e. 術後合併症を伴っている場合の栄養管理

(1) 縫合不全

縫合不全は，以前は消化管手術後の最も厄介な合併症の1つであり，時には死に至る場合もあった．栄養療法の発達により，最近では保存的治療が可能となった．縫合不全は，術前の低栄養によって生じやすく，このことからも術前からの栄養療法が重要であることがわかる．縫合不全は一般に術後3日から1週間目に発生し，局所の発赤，腫脹，熱感，疼痛，圧痛，発熱などの症状を呈する．皮膚から比較的浅い部位で漏れが生じた場合は，消化管内容物の貯留により皮膚に波動を触れることもある．腹腔内で縫合不全が生じた場合は，腹膜炎に至ることもある．治療方法は絶食としドレナージを行い，経腸栄養または静脈栄養を行う．

経腸栄養を行う場合は，縫合不全の部位を消化管内容が通過しないように，また消化液が逆流しない投与経路を選択しなければならない．栄養素の欠乏をきたさないように栄養組成にも注意する．とくに長期間静脈栄養を行っているときは，微量元素やビタミン，必須脂肪酸欠乏に注意し十分なエネルギーを投与する．通常，minor leakage でも 2400～3000 kcal/日が必要である．縫合不全の部位と程度にもよるが，2週間から1か月間ぐらいの絶食，高エネルギー投与を要する．major leakage の場合は治癒までにさらに時間がかかり，再手術が必要なこともある．経口摂取を開始する場合には，かならず消化管造影を行い漏れのないことを確認し，流動食から開始する．

(2) 吻合部通過障害

術後消化管造影でとくに異常もなく経口摂取開始した後に，嘔気，嘔吐，胸やけなどの症状を術後1～2週間で訴える場合がある．このとき腹部単純X線撮影や腹部打聴診によりイレウスの除外診断をしておく．消化管造影では吻合部の通過障害が認められる．これは吻合部粘膜の浮腫に起因することが多い．このような場合は，再び流動食にするか絶食とし静脈栄養を行う．多くの場合は数日で軽快してくるが，症状が遷延する場合は消化管内視鏡を行い原因を解明する．症状が軽快したら全がゆなどを投与する．

(3) ダンピング症候群

早期発生ダンピング症候群では，低糖質・高たんぱく・高脂質食とし，患者に発生のメカニズムをよく説明し理解させることが重要である．後期発生ダンピングでは低血糖発作を起こす場合もあり，冷汗，眩暈，脱力感などが現れた場合には，氷砂糖やあめなどを摂取するよう指導する．また，暴飲暴食を避けるよう注意する．

(4) 術後膵炎

膵炎は腹部症状が著しい場合は絶飲食として静脈栄養に切り替え，腹部症状が軽い場合は低脂肪食，流動食～五分がゆとし，電解質補正，補液，たんぱく分解酵素阻害剤などの投与を行う．

(5) 術後肝障害

肝障害では軽度のGPT上昇であれば，肝庇護剤の投与を行う．黄疸やトランスアミナーゼの著明な上昇を認める場合は，分岐鎖アミノ酸（BCAA）含有量の多いアミノ酸製剤や肝庇護剤を投与し肝炎の積極的な治療を開始する必要がある．術後のトランスアミナーゼの上昇は，抗生物質などによる薬物性の肝障害の可能性もあるため，また，長期間静脈栄養のみで栄養管理を行っている場合は，胆汁うっ滞による胆石の発生に起因する場合もあるので，腹部エコーを行い原因を究明し，注意深く経過観察をすることが肝要である．

(6) イレウス

経口摂取開始後しばらくして嘔気，嘔吐，腹部膨満，便秘などが生じた場合は，イレウスを起こしている場合がある．イレウスと診断された場合は絶飲食として消化管内の減圧をはかり，補液を十分行う．麻痺性イレウスの場合は保存的治療で軽快するが，術後の癒着に起因する絞扼性イレウスでは外科的処置が必要となる．イレウスが保存的に改善できた場合は，流動食から開始し，消化剤や消化管運動改善作用のある薬剤を併用して，慎重に固形食に上げていく．手術的にイレウス解除術を施行した場合で腸管切除を行った場合は，腸切除後の管理に準ずる．腸管の切除を伴わないイレウス解除術の場合は，術直後から消化管運動促進剤を投与し，排ガスを認めれば流動食を開始し，漸次固形食に上げていく．

(7) 下痢

胃切除術，胃全摘術後に生じる合併症に，下痢や食後の腹鳴がある．とくに胃全摘後では，胃の消化機能やリザーバーとしての機能低下やダンピング症候群，乳糖不耐症が下痢の原因となる[5]．経口摂取開始後しばらくは腹部症状の訴えがあることがある．下痢は抗生物質による腸内細菌叢の変化による場合が多く，ビオフェルミンの投与が有効である．これらの症状は経口摂取が進むに従ってしだいに軽快するが，術後の状態に消化管が適応するまでは消化のよい食事をとるよう指導する．

(8) 逆流性食道炎

胃切除後や胃全摘後の逆流性食道炎は胆汁や十二指腸，空腸内容の逆流により生じる．胸やけ，胸骨後部の灼熱感や疼痛，苦いものがこみ上げる，つかえた感じがするなどの訴えがある．内視鏡所見では下部食道の発赤，びらんが認められることがある．水酸化アルミニウム（マーロックス®）の内服や牛乳などが有効である．食後はしばらく臥位にならないように，また臥床時上半身を10～15°高くするなどの対策により症状はある程度軽快する．手術時の再建方法によっても発生頻度は異なる[5]．

(9) 残胃胃炎

胃切除後，胃粘膜からの粘液成分の分泌量の減少，十二指腸，空腸内容の残胃内逆流により発生する．一般的に吻合部の残胃に発赤，びらんを生じ，逆流性食道炎と似た症状を訴える．食事は刺激の少ないものを摂取するよう指導し，消化剤，胃粘膜保護剤などの投与により軽快する．

f. 抗癌剤投与中の栄養管理

胃悪性腫瘍の場合は，術直後より抗癌剤を使用する場合があり，全身倦怠感や嘔気，嘔吐，また経口摂取開始後では食欲不振などの症状を呈することがある．この場合は薬剤の副作用であることをまず患者によく説明し，静脈栄養を中心に管理を行う．嘔気などが軽い場合は患者の食べられるものを選ぶようにする．抗癌剤の中止によりこれらの症状は速やかに消失するが，治療の継続が必要な場合はメトクロプラミド（プリンペラン®），ドンペリドン（ナウゼリン®）や5-HT3受容体拮抗剤の塩酸グラニセトロン（カイトリル®），塩酸オンダンセトロン（ゾフラン®），塩酸アザセトロン（セロトーン®）を併用する．

g. 長期的な栄養管理

胃切除後や胃全摘後ではカルシウム（Ca）の摂取量が減少していたり，BillrothⅡ法やRoux-en Y法による再建によりCa吸収に重要な十二指腸や上部空腸の一部がバイパスされることによりCa吸収が減少し，骨軟化症を呈する場合がある[5]．Ca剤やビタミンD_3の投与が有効である．また，牛乳や小魚類などのCaを豊富に含む食品を努めて摂取するよう指導することが大切である．

胃切除により胃酸分泌量が減少し，鉄の吸収が障害され鉄欠乏性貧血が起きる．また，胃全摘後はCastle内因子（intrinsic factor）の欠乏によりビタミンB_{12}の吸収障害が生じるため術後5～7年を経て巨赤芽球性貧血（megaloblastic anemia）が起こる．鉄剤やビタミンB_{12}を定期的に投与する必要がある．とくにB_{12}は2～3μg/日以上を静脈内投与する[5]．

おわりに 胃切除後では退院後に原疾患のフォローアップのみならずその栄養状態もよく把握する必要がある．とくに骨軟化症や貧血などは術後数年以上たってから出現してくるため，良性疾患であっても患者に栄養指導を行い，定期的なフォローアップが必要であることを説明しておかなければならない．また，退院後に普通食の摂取が十分できず体重減少が進行する場合は，原因の検索を行うと同時に，何らかの栄養サポートを行い栄養障害に陥らないよう管理する．

文献

1) 岩佐正人，岩佐幹恵，韓　相宗，小越章平：総合的栄養評価指数．静脈・経腸栄養（特別号），pp 96-100, 1991.
2) 岩佐正人，岩佐幹恵（訳），小越章平（監訳）：栄養サポート手技アトラス（Rombeau JL, Caldwell MD, Forlaw L, Guenter PA, ed: Atlas of Nutritional Support Techniques），メディカル・サイエンス・インターナショナル，東京，1990.
3) 鈴木快輔，仲吉昭夫：胃切除前後．今日の治療食指針，pp 249-254, 医歯薬出版，東京，1988.
4) 小越章平：食道切除前後．今日の治療食指針，pp 246-248, 医歯薬出版，東京，1988.
5) 葛西洋一，白鳥常男，武藤輝一，山本貞博：消化器外科，（佐藤寿雄編著），南江堂，東京，1981.

〔岩佐幹恵・小越章平〕

献立の実際

胃切除後の食事は，組織の損傷部の修復と体力の回復のため高エネルギー・高たんぱく質食の食事が必要である．しかし，個々によって非常に差があり，とくに胃全摘と胃部分切除の場合では回復に要する期間が大きく異なってくる．消化器機能の状態，栄養状態，合併症の有無，患者の食欲などに配慮し，段階的に食事を進めることが大切である．

(1) 術後早期

a) 食事の一般方針

1) 栄養のバランスに注意する．
5つの栄養素を十分に摂取する．
2) 高たんぱく・高エネルギー食とする．
3) 分割食とする．
胃の容積に合わせて1回の摂取量を少なくし，1日5～6回食とする．
4) 食事時間を規則的にする．
5) 十分に咀嚼し，ゆっくり食べる．
6) 食後の安静を守る．

b) 献立作成および調理上の注意

1) 食品の選択について

4.1 胃切除後

表4.4 術後早期は避けたい食品

線維の多い食品	たけのこ，れんこん，ごぼう，ふき，山菜類，海藻類，きのこ類，こんにゃく類など
結合組織の強い食品	いか，たこ，貝類など
刺激性のある食品	こしょう，カレー粉などの香辛料，アルコール飲料，炭酸飲料，コーヒーなどの興奮性飲料，多量の香味野菜類
多脂性食品	うなぎ，ベーコン，ソーセージ，種実類

胃腸に負担をかけない，すなわち ① 消化を受けやすい，② 胃内停滞時間が短い，③ 線維が少なく柔らかい，④ 強い刺激性をもたない，ような食品を選択する（表4.4）．また，胃酸の分泌の低下もしくはまったくないために殺菌力が低下し，腸内での細菌繁殖が起こりやすく，そのためにも新鮮な食品を使用し食品衛生上の安全に注意する．

2) 調理について
a) 食品の不消化部分，固いところなど取り除き，軟らかく調理する．
b) 料理の味つけは全体に薄味とする．

3) 献立作成について
a) 味の組み合わせにできるだけ変化をつける．
b) 料理の数を多くし，1品の分量を少なくする．
c) 食欲がでるように，香りと色彩に配慮する．
d) 早期には，加熱調理を主とし易消化性と食品衛生に注意する．
e) 油脂を多量に使用する料理は避ける．

表4.6 かゆ食の栄養量

種別	配合比 重湯	配合比 かゆ	エネルギー (kcal)	たんぱく質 (g)	脂質 (g)	糖質 (g)
重湯	10	0	28	0.5	0.1	5.9
三分がゆ	7	3	41	0.8	0.2	8.7
五分がゆ	5	5	50	1.0	0.2	10.6
七分がゆ	3	7	59	1.1	0.2	12.4
全がゆ	0	10	72	1.4	0.3	15.2

術後食の栄養基準を表4.5に，かゆ食の栄養量を表4.6に示し，流動食から七分がゆまでの各段階の献立例を献立表(1)～(4)に示す．

(2) 術後後期

術後早期に準ずるが，分割食においては朝・昼・夕の3回を基本とし，2回は牛乳とビスケットなどの組み合わせの間食として職場などでとりやすい形を考える．ほとんどの食品が使用できるが，体の状態に合わせ段階的に進めていくことが大切である．たとえば，① 線維の多い食品は，少量ずつ増やしていく．② 細かく刻むなどの工夫をする．③ てんぷら・フライなど少量の揚げ物も可能であるが，主菜ではなく副菜とするなどである．全がゆ食，軟飯食の献立例を献立表(5)，(6)に示す．

表4.5 術後食栄養基準

	流動食		三分がゆ食	五分がゆ食	七分がゆ食	全がゆ食	軟飯食
エネルギー量 (kcal)	850	エネルギー量 (kcal)	1000	1300	1600	1700	2000
たんぱく質 (g)	30	たんぱく質 (g)	50	60	65	80	80～85
脂質 (g)	25～30	脂質 (g)	30	40	45	45～50	45～50
糖質 (g)	130	糖質 (g)	140	180	240	250	300
食品構成 区分	分量 (g)	食品構成 区分	(g)	(g)	(g)	(g)	(g)
穀類（おもゆ）	300		三分がゆ	五分がゆ	七分がゆ	全がゆ	精白米
みそ	15	穀類	600	750	1000	750	210
砂糖	25	パン類	—	—	—	30	40
牛乳	600	いも類	100	100	100	60	60
卵黄	17	果実類	70	100	150	150	150
脱脂粉乳	20	魚介類	60	80	80	100	100
カルピス	30	獣鳥肉類	—	(ささ身)20	20	50	50
りんご果汁	150	卵類	60	60	60	60	60
かたくり粉	6	だいず製品	100	100	100	100	100
野菜スープ	300	乳類	250	250	400	400	400
		油脂類	3	7	7	7	7
		緑黄色野菜	80	80	100	100	100
		淡色野菜	150	150	150	200	200
		みそ	15	15	15	15	15
		砂糖類	15	15	20	20	20
		菓子類	20	20	20	20	20

献立表 4.1　胃切除後

(1) 流動食例

	料理名	食品名	分量(g)	エネルギー(kcal)	たんぱく質(g)	脂質(g)	糖質(g)
朝食	おもゆ	おもゆ 塩	150 0.3	42	0.8	0.2	8.9
	みそスープ	み　そ かつお節 だし昆布 水	15 150	28	2.0	0.8	2.9
10時食	牛　乳	牛　乳	200	118	5.8	6.4	9.0
	野菜スープ	野菜スープ	100				
昼食	おもゆ	おもゆ 塩	150 0.3	42	0.8	0.2	8.9
	ミルクセーキ	牛　乳 卵　黄 砂　糖 脱脂粉乳	200 17 5 10	118 62 19 36	5.8 2.6 0 3.4	6.4 5.3 0 0.1	9.0 0.1 5.0 5.3
15時食	カルピス	カルピス 水	30 120	72	0.5	0	18.0
	野菜スープ	野菜スープ	100				
夕食	くず湯	かたくり粉 砂　糖 水	6 20 200	20 77	0 0	0 0	4.9 19.8
	牛　乳	牛　乳 脱脂粉乳	200 10	118 36	5.8 3.4	6.4 0.1	9.0 5.3
20時食	りんご果汁	りんご果汁	150	66	0.3	0.2	17.6
	野菜スープ	野菜スープ	100				
	合　計			854	31.2	26.1	123.7

(2) 三分がゆ食献立例

	料理名	食品名	分量(g)	エネルギー(kcal)	たんぱく質(g)	脂質(g)	糖質(g)
朝食	三分がゆ	三分がゆ	120	49	1.0	0.2	10.4
	みそ汁	豆　腐 み　そ	30 15	23 28	2.0 2.0	1.5 0.8	0.2 2.9
	ふわふわ煮	ふ ほうれんそう 砂　糖 しょうゆ	2.5 20 3 5	10 5 12 2	0.7 0.7 0 0.3	0.1 0 0 0	1.4 0.7 3.0 0.3
	ねりうめ	ねりうめ	5	2	0	0	0.4
10時食	三分がゆ	三分がゆ	120	49	1.0	0.2	10.4
	サラダ	卵 じゃがいも トマト マヨネーズ	25 60 20 5	41 46 3 33	3.1 1.2 0.1 0.1	2.8 0.1 0 3.6	0.2 10.1 0.7 0
	たいみそ	たいみそ	5	12	0.4	0	2.6
	牛　乳	牛　乳	100	59	2.9	3.2	4.5
昼食	三分がゆ	三分がゆ	120	49	1.0	0.2	10.4
	みぞれ煮	かれい だいこん 砂　糖 しょうゆ	40 40 3 5	41 7 12 2	7.6 0.3 0 0.3	0.9 0 0 0	0.1 1.4 3.0 0.3
	浸　し	ほうれんそう 糸かつお しょうゆ	50 0.5 2	13 2 1	1.7 0.4 0.1	0.1 0 0	1.8 0 0.1
	果　物	りんご	30	15	0.1	0	3.9
15時食	三分がゆ	三分がゆ	120	49	1.0	0.2	10.4
	白身魚のでんぶ	たい 砂　糖 塩・酒	20 1	22 4	3.8 0	0.7 0	0 1.0
	焼きなす	なす しょうゆ	60 2	11 1	0.7 0.1	0.1 0	2.0 0.1
	牛　乳	牛　乳	100	59	2.9	3.2	4.5
	カップケーキ	カップケーキ	20	84	1.3	4.2	10.3
夕食	三分がゆ	三分がゆ	120	49	1.0	0.2	10.4
	炊きあわせ	さといも だいこん にんじん 砂　糖 しょうゆ	40 40 10 3 6	24 7 3 12 3	1.0 0.3 0.1 0 0.3	0.1 0 0 0 0	4.9 1.4 0.6 3.0 0.4
	空也蒸しあんかけ	豆　腐 卵 塩 砂　糖 しょうゆ かたくり粉	50 35 1 5 1	39 57 4 2 3	3.4 4.3 0 0.3 0	2.5 3.9 0 0 0	0.4 0.3 1.0 0.3 0.8
20時食	ウエハース	ウエハース	6	30	0.2	1.4	4.2
	ピーチ	白桃缶	40	33	0.2	0	8.1
	ヨーグルト	ヨーグルト	50	42	2.0	0.5	7.7
	合　計			1054	49.9	30.7	140.6

(3) 五分がゆ食献立例

	料理名	食品名	分量(g)	エネルギー(kcal)	たんぱく質(g)	脂質(g)	糖質(g)
朝食	五分がゆ	五分がゆ	150	75	1.5	0.3	15.9
	みそ汁	豆腐	30	23	2.0	1.5	0.2
		みそ	15	28	2.0	0.8	2.9
	菜種和え	卵	10	16	1.2	1.1	0.1
		油	1	9	0	1.0	0
		ほうれんそう	50	13	1.7	0.1	1.8
		しょうゆ	2	1	0.1	0	0.1
	金山寺みそ	金山寺みそ	8	20	0.6	0.3	3.8
10時食	五分がゆ	五分がゆ	150	75	1.5	0.3	15.9
	含め煮	かぼちゃ	80	58	1.4	0.2	14.0
	そぼろかけ	ささ身	20	22	4.8	0.1	0
		砂糖	3	12	0	0	3.0
		しょうゆ	5	2	0.3	0	0.3
	おろしあえ	だいこん	60	11	0.5	0.1	2.0
		りんご	30	15	0.1	0	3.9
		しょうゆ	2	1	0.1	0	0.1
	たいみそ	たいみそ	5	12	0.4	0	2.6
昼食	五分がゆ	五分がゆ	150	75	1.5	0.3	15.9
	さけのホワイトソースかけ	さけ	50	84	10.4	4.2	0.1
		小麦粉	3	11	0.3	0.1	2.2
		バター	3	22	0	2.4	0
		牛乳	50	30	1.5	1.6	2.3
	付け合わせ	さやいんげん	15	3	0.4	0	0.4
		じゃがいも	30	23	0.6	0.1	5.0
		塩					
	浸し	ブロッコリー	60	26	3.5	0.1	4.0
		しょうゆ	2	1	0.1	0	0.1
	果物	マスクメロン	50	22	0.5	0.1	5.4
15時食	五分がゆ	五分がゆ	150	75	1.5	0.3	15.9
	いり卵	卵	50	81	6.2	5.6	0.5
		にんじん	10	3	0.1	0	0.6
		たまねぎ	20	7	0.2	0	1.5
		塩					
		油	3	28	0	3.0	0
		キャベツ	20	5	0.3	0	1.0
	なすの土佐和え	なす	60	13	0.8	0.1	2.4
		花かつお	1	4	0.8	0	0
		しょうゆ	2	1	0.1	0	0.1
	ねりうめ	ねりうめ	5	2	0	0	0.4
	牛乳	牛乳	100	59	2.9	3.2	4.5
夕食	五分がゆ	五分がゆ	150	75	1.5	0.3	15.9
	湯豆腐	豆腐	60	46	4.1	3.0	0.5
		はくさい	40	5	0.4	0	0.8
		ほうれんそう	20	5	0.7	0	0.7
		えび	15	14	3.1	0.1	0
		くずきり	8	27	0	0	6.8
		しょうゆ	10	5	0.6	0	0.6
	長芋の煮つけ	長芋	70	46	1.5	0	9.5
		砂糖	2	8	0	0	2.0
		しょうゆ	5	2	0.3	0	0.3
20時食	カステラ	カステラ	20	63	1.4	1.0	12.2
	ホットミルク	牛乳	100	59	2.9	3.2	4.5
		砂糖	3	12	0	0	3.0
	合計			1335	66.4	34.8	185.7

(4) 七分がゆ食献立例

	料理名	食品名	分量(g)	エネルギー(kcal)	たんぱく質(g)	脂質(g)	糖質(g)
朝食	七分がゆ	七分がゆ	200	118	2.2	0.4	24.8
	みそ汁	じゃがいも	30	23	0.6	0.1	5.0
		山東はくさい	10	2	0.1	0	0.2
		厚揚げ	10	15	1.1	1.1	0.1
		みそ	15	28	2.0	0.8	2.9
	盛り込み	しらす干し	10	18	3.8	0.2	0
		だいこん	60	11	0.5	0.1	2.0
		しょうゆ	2	1	0.1	0	0.1
	ねりうめ	ねりうめ	5	2	0	0	0.4
10時食	卵おじや	七分がゆ	200	118	2.2	0.4	24.8
		卵	40	65	4.9	4.5	0.4
		ほうれんそう	20	5	0.7	0	0.7
		塩					
	果物	マスクメロン	70	30	0.7	0.1	7.5
	牛乳	牛乳	100	59	2.9	3.2	4.5
昼食	七分がゆ	七分がゆ	200	118	2.2	0.4	24.8
	あじのムニエル	あじ	50	72	9.4	3.5	0.1
		小麦粉	2	7	0.2	0	1.5
		バター	3	22	0	2.4	0
		油	1	9	0	1.0	0
	付け合わせ	にんじん	30	10	0.4	0.1	1.8
		パセリ 塩	3				
	煮つけ	さといも	70	42	1.8	0.1	8.6
		砂糖	2	8	0	0	2.0
		しょうゆ	5	2	0.3	0	0.3
	たいみそ	たいみそ	5	12	0.4	0	2.6
	果物	すいか	100	31	0.7	0	7.9
15時食	七分がゆ	七分がゆ	200	118	2.2	0.4	24.8
	なすのとりそぼろ	なす	80	14	0.9	0.1	2.7
		ささ身	20	22	4.8	0.1	0
		砂糖	2	8	0	0	2.0
		しょうゆ	5	2	0.3	0	0.3
	もろみ和え	きゅうり	40	4	0.4	0.1	0.6
		もろみみそ	7	14	0.7	0.3	2.6
	カスタードヨーグルト	卵黄	15	54	2.3	4.7	0.1
		砂糖	9	35	0	0	8.9
		小麦粉	1.5	6	0.1	0	1.1
		コーンスターチ	5	18	0	0	4.3
		牛乳	50	30	1.5	1.6	2.3
		ヨーグルト	50	30	1.6	1.5	2.5
夕食	七分がゆ	七分がゆ	200	118	2.2	0.4	24.8
	炊き合わせ	高野豆腐	10	53	5.0	3.3	0.5
		にんじん	15	5	0.2	0	0.9
		しいたけ	10	0	0.2	0	0.5
		砂糖	5	19	0	0	5.0
		しょうゆ	8	4	0.5	0	0.5
	ごま和え	さやいんげん	50	10	1.2	0.1	1.4
		当たりごま	3	17	0.6	1.6	0.6
		しょうゆ	2	1	0.1	0	0.1
20時食	ビスケット	ビスケット	20	90	1.3	2.6	15.3
	牛乳	牛乳	200	118	5.8	6.4	9.0
	合計			1618	69.1	41.6	233.1

(5) 全がゆ食献立例

	料理名	食品名	分量 (g)	エネルギー (kcal)	たんぱく質 (g)	脂質 (g)	糖質 (g)
朝食	全がゆ	全がゆ	250	180	3.5	0.8	38.0
	みそ汁	そうめん	10	36	1.0	0.2	7.2
		たまねぎ	15	5	0.2	0	1.1
		なす	10	2	0.1	0	0.3
		みそ	15	28	2.0	0.8	2.9
	煮浸し	こまつな	70	15	1.8	0.1	2.0
		油揚げ	5	19	0.9	1.7	0.1
		砂糖	2	8	0	0	2.0
		しょうゆ	4	2	0.2	0	0.3
	温泉卵	卵	60	97	7.4	6.7	0.5
		しょうゆ	5	2	0.3	0	0.3
	ねりうめ	ねりうめ	5	2	0	0	0.4
間食	チーズロール	ロールパン	30	84	2.6	1.5	14.8
		チーズ	10	34	2.3	2.6	0.1
		キャベツ	10	2	0.1	0	0.5
		マヨネーズ	3	20	0.1	2.2	0
	牛乳	牛乳	200	118	5.8	6.4	9.0
昼食	全がゆ	全がゆ	250	180	3.5	0.8	38.0
	幽庵焼き	あまだい	80	82	15.0	1.9	0
		みりん	6	14	0	0	2.5
		清酒	6	6	0	0	0.3
		しょうゆ	6	3	0.3	0	0.4
		ゆず					
	炒り豆腐	豆腐	80	62	5.4	4.0	0.6
		たまねぎ	30	11	0.3	0	2.3
		にんじん	10	3	0.1	0	0.6
		しいたけ	10	0	0.2	0	0.5
		油	3	28	0	3.0	0
		砂糖	2	8	0	0	2.0
		しょうゆ	5	2	0.3	0	0.3
	浸し	しゅんぎく	40	8	1.1	0	1.1
		はくさい	40	5	0.4	0	0.8
		しょうゆ	3	1	0.2	0	0.2
間食	ウエハース	ウエハース	20	101	0.8	4.7	13.9
	バナナミルク	バナナ	50	44	0.6	0.1	11.3
	ジュース	牛乳	150	89	4.4	4.8	6.8
		はちみつ	5	15	0	0	4.0
夕食	全がゆ	全がゆ	250	180	3.5	0.8	38.0
	ポトフ	牛肉 もも	50	72	11.2	2.5	0.4
		だいこん	60	11	0.5	0.1	2.0
		じゃがいも	60	46	1.2	0.1	10.1
		キャベツ	40	10	0.6	0	2.0
		にんじん	20	6	0.2	0	1.2
		セロリー	20	3	0.2	0	0.5
		ブイヨン	1	2	0.1	0	0.3
		しょうゆ	3	1	0.2	0	0.2
	ヨーグルト	きゅうり	50	6	0.5	0.1	0.8
	サラダ	トマト	50	8	0.4	0.1	1.7
		生クリーム	5	22	0.1	2.3	0.2
		ヨーグルト	5	3	0.2	0.2	0.3
	乳酸菌飲料	乳酸菌飲料	60	41	0.7	0.1	9.8
	合計			1727	80.5	48.7	232.6

(6) 軟飯食献立例

	料理名	食品名	分量 (g)	エネルギー (kcal)	たんぱく質 (g)	脂質 (g)	糖質 (g)
朝食	軟飯	精白米	70	249	4.8	0.9	52.9
	みそ汁	豆腐	10	23	2.0	1.5	0.2
		油揚げ	5	19	0.9	1.7	0.1
		みつば	5	1	0.1	0	0.1
		みそ	15	28	2.0	0.8	2.9
	千切りだいこ	千切りだいこん	6	17	0.6	0	3.5
	んの卵とじ	卵	30	49	3.7	3.4	0.3
		砂糖	3	12	0	0	3.0
		しょうゆ	5	2	0.3	0	0.3
	たいみそ	たいみそ	5	12	0.4	0	2.6
間食	ハニートースト	食パン	40	104	3.4	1.5	19.2
		はちみつ	10	29	0	0	8.0
	牛乳	牛乳	200	118	5.8	6.4	9.0
		砂糖	3	12	0	0	3.0
昼食	軟飯	精白米	70	249	4.8	0.9	52.9
	ホイル焼き	鶏肉	60	109	11.7	6.4	0.1
		たまねぎ	30	11	0.3	0	2.3
		にんじん	10	3	0.1	0	0.6
		しいたけ	10	0	0.2	0	0.5
		油	2	18	0	2.0	0
		バター	3	22	0	2.4	0
		しょうゆ	2	1	0.1	0	0.1
	サラダ	キャベツ	40	10	0.6	0	2.0
		はるさめ	10	34	0	0	8.5
		さけ缶	10	16	2.2	0.7	0
		にんじん	10	3	0.1	0	0.6
		マヨネーズ	7	47	0.2	5.1	0
	果物	ぶどう	70	39	0.4	0.1	10.1
間食	クラッカー	クラッカー	20	88	1.8	2.3	14.9
	とチーズの	チーズ	15	51	3.4	3.9	0.2
	カナッペ	牛乳	150	89	4.4	4.8	6.8
夕食	軟飯	精白米	70	249	4.8	0.9	52.9
	刺身	たい	80	90	15.2	2.7	0
		だいこん	30	5	0.2	0	1.0
		せいそう	0.5	0	0	0	0
		ゆず					
		しょうゆ	10	5	0.6	0	0.6
	三食白和え	豆腐	50	39	3.4	2.5	0.4
		しゅんぎく	40	8	1.1	0	1.1
		にんじん	10	3	0.1	0	0.6
		はくさい	40	5	0.4	0	0.8
		白甘みそ	5	11	0.5	0.2	1.8
		砂糖	1	4	0	0	1.0
	清し汁	庄内ふ	2	8	0.5	0.1	1.1
		みつば	7	1	0.1	0	0.2
		しょうゆ	2	1	0.1	0	0.1
		塩					
	果物	バナナ	100	87	1.1	0.1	22.6
	合計			1981	82.4	51.3	289.0

〔坂口久美子〕

4.2 食道切除術後

a. 食道切除術と食道癌の特色

食道切除術は大部分食道癌が原因で施行される．そのほか，腐食性食道炎や特発性食道炎などで行われることがある．

食道癌の手術は開胸開腹で食道を切除し，頸部胸部腹部の3領域にわたるリンパ節郭清を行ったうえ，胃あるいは結腸による食道再建術を行うもので，その手術侵襲はきわめて大きい．さらに，高齢者が多いこともあって，術後長期にわたる栄養管理が必要となっている．とくに最近では，手術手技やそのほか治療法の進歩，術前術後管理の進歩により，食道癌の予後もかなり改善され，長期生存例がまれではなくなった．ただでさえ高齢者の多い食道癌症例にあって，長期生存例が増加するに従い，いっそう高齢者が増加することとなる．これら食道再建術後の高齢者に対する食事療法あるいは栄養管理は重要な問題となりつつある．

食道切除術後の栄養管理を行っていくうえで，どのような注意を払うべきか．とくに，手術直後の栄養管理はどうするべきか．術後長期経過例にはどのような注意が必要なのであろうか．食事療法の基本方針，日常生活での注意点，薬物療法との関連，献立作成などにつき述べる．

b. 食事療法の注意点

(1) 一般的事項

a) 高たんぱく・高エネルギー食とする（表4.7）．
b) 喉ごしのよい食事形態とする．
c) 消化吸収のよい食品を選択する．
d) 食事摂取量の増加をはかる．
e) 食欲の増進をはかる．

(2) 食道切除術後早期の食事療法

術後早期からの栄養管理は欠くことのできないものである．

経口摂取は通常10日〜14日目から開始されるが，それまでの間の栄養管理は中心静脈栄養のみで管理する方法と早期からの経腸栄養（図4.1）[2]に末梢輸液を併用する方法の2つに大別される．

中心静脈栄養法が採用される以前は胃瘻あるいは空腸瘻を造設しての経腸栄養が必須であり，管理の容易さ，安全性，自然に近いこと，などから現在でもすて難いものがある．しかし，中心静脈栄養法が普及した現在，特別に経口摂取が遅れる原因となる合併症をみ

表4.7 高たんぱく・高エネルギー食の基本（東海大学）

a) 高たんぱく流動食

種類	内容	投与法	備考
① 高たんぱく流動経口食	食品粗財を加工調理	経口専用	
② 高たんぱく流動経管食	食品粗財を加工調理	経管専用	
③ オクノスA	食品粗財の加工缶詰	経口経管両用	
④ ニューメディエフ	粉末栄養剤	経管用	経口 可
⑤ ハネックスR	〃	〃	経口 可
⑥ サスタジェン★	〃	経管用	経口 難
⑦ エレンタール★	〃	経管用	経口 難

一般流動食とは別途に高たんぱく・高エネルギーとして経管，経口用の濃厚流動食である．
★ 薬価収載

b) 高たんぱく流動経口食

献立名			
朝食	昼食	3時	夕食
三分がゆ	パンがゆ	アイスクリーム	卵黄がゆ
みそスープ	とりささ身汁		豆腐汁
半熟卵	クリーム		ポタージュ
ジュース	ミネラル		ジュース
牛乳			

1日あたり
- エネルギー 1828 kcal
- たんぱく質 73.0 g
- 脂質 59.2 g
- 糖質 251.6 g
- 水分 1945 ml
- 塩分 4.3 g

常用の食品粗材を中心に消化・吸収をしやすくした経口用のミキサー食である．

c) 高たんぱく流動経管食（400 ml 当たり）

食品名	分量(g)	エネルギー(kcal)	たんぱく質(g)	脂質(g)	糖質(g)	水分(ml)	食塩(g)
ニューメディエフ	35	161	6.0	6.0	20.4	0.1	—
スキムミルク	40	144	13.6	0.4	21.3	1.5	—
みそ	5	10	0.6	0.3	1.0	2.3	1.4
牛乳	100	59	2.9	3.2	4.5	88.7	
粉あめ	40	152	—	—	38.8	1.2	
ミネラル	30	73	0.9	0.1	17.1	11.8	
野菜スープ	170	—	—	—	—	170.0	
人参末	0.2						
計(1食当たり)	420.2	599	24.0	10.0	103.1	275.6	1.4

〔注〕1) 経管食は脂肪含有量を少なくし，人参末を使用して下痢の発生を予防する．
2) 1日量は400 mlを3回とする．

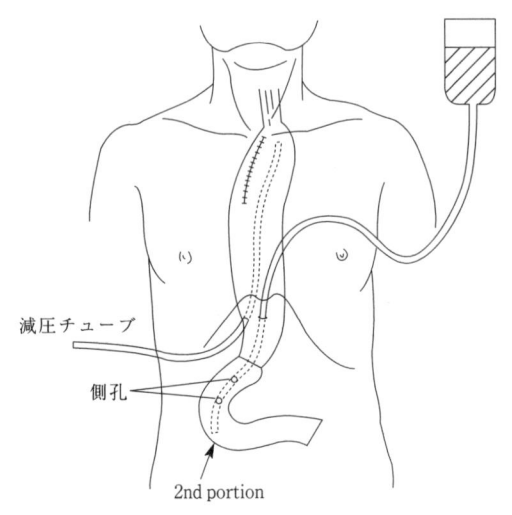

図4.1 胃管より挿入した減圧チューブと経腸栄養チューブ (五関・遠藤[2])

表4.8 食道癌術後嚥下訓練食 (東海大学)[3]

	Part 1	Part 2	Part 3
1日目	バナナ・さといもの各1品	バナナ・さといもの各1品	バナナ・さといもの各1品
2日目	パン (ジャムなどはさんだもの) バナナ さといも	バナナ さといも パンがゆ	バナナ さといも パンがゆ
3日目	うどん (少な目) パンがゆ プリン	さつまいも・さといも・シチュー おやつ10時・15時 マシュマロまたはプリン	胃術後食5日目より
4日目	さつまいも パンがゆ 冷や奴 ゼリー シチュー	パンとコーンスープ そばと茶碗蒸し シチュー おやつ10時・15時 焼き芋またはゼリー	
5日目	茶碗蒸し やまのいも そば ロールパン コーンスープ	胃術後食5日目より (全がゆ)	
6日目	全がゆ		
7日目	常食		

ない場合には、経腸栄養を行わない施設も増加している.

さて、経口摂取が可能となったときには、どのような食事から開始すればよいのであろうか．食道切除術後は胃切除術後とは多少異なった注意が必要である．

食道癌手術も頸部胸部腹部の3領域リンパ節郭清が標準術式となり，頸部リンパ節郭清が徹底的に行われるようになると，①喉頭の挙上障害，②頸部食道の屈曲と吻合部の狭窄などが原因となり誤嚥が発生しやすくなる．さらに，反回神経麻痺や胸式腹式呼吸の制限などによる喀出障害が重なって，嚥下性肺炎が発生しやすくなる．そこで，訓練食を工夫して嚥下訓練を行っている[3]（表4.8）．

バナナやさといもなど，口腔内で分散しにくく，ほどよい粘度があり，飲み込みやすい食品が適している．嚥下運動が良好な症例はpart 3でよいが，嚥下状態と患者の好みによりpart 1と2を適応している．さらに誤嚥しやすい症例では1～4日目をくり返して訓練することとなる．ときどき，水を飲ませてみて誤嚥しないかどうかを検査する．

(3) 誤嚥しやすいとき

症例によっては術後頸部の炎症による線維化が強く残って嚥下障害や誤嚥しやすい状態が長期に続くことがある．さらに，術後，頸部上縦隔に放射線療法を加える症例もあり，いっそう嚥下状態を不良としていることもある．

上記のような症例に対する食事療法はどのようにすればよいのであろうか．嚥下訓練食に準ずればよいわけであるが，あきてしまう欠点がある．嚥下しやすく，喉ごしのよい食事形態をとればよいわけで，食品がまとまって水分が分離せず，軟らかく，滑らかである必要がある．

くず粉，かたくり粉，小麦粉，ゼラチン，鶏卵などで軟らかい食物をまとめてあげると，誤嚥を防ぎ通りもよい．たとえば，魚肉や挽き肉などをかたくり粉でまとめる，果物やジュースはゼリーにする，スープはクリームシチューにする，などの工夫が必要である．

(4) 食事摂取量の少ないとき

摂取量が少ないときの対策としては，① 単位あたりのエネルギーを増加する，②1回摂取量を減少させ摂食回数を増加する．

エネルギーをあげるためには，油，バター，砂糖などの使用量を増加する．下記のような工夫が必要である．

・米　飯 →チャーハン，バターライスなど
・みそ汁 →豚汁，ポタージュ，ビーシーソワーズなど
・雑すい →バターや卵を入れる
・野　菜 →ソテーする

摂食回数を増加するとともに，香辛料，酢，果物などで味つけにも工夫が必要である．しかし，1回摂取量を増加させることも大切である．

再建胃管の内容が小さいと食事量が増加しない．できるだけ大きな胃管をつくることはいうまでもない．

また，胃管の拡張を図らなければならない．

食事は胃管が張って苦しくなるまで食べることが大切である．それでも量が不十分のときに回数を増すこととなる．

(5) 高齢者の場合

高齢者では，高エネルギー高たんぱく食は口に合わないといって，どうしてもさっぱりしたものを食べたがる傾向がある．油物を強要してもかえって食事量が減ったり下痢したりで摂取エネルギーが低下してしまう結果になりかねない．おやつとして，カステラと牛乳，パイ，揚げせんべいなどを与えて補う工夫を心がけたい．また，高齢者，あるいは術後長期生存して高齢となった症例では，経口摂取が不十分となることがある．このような症例では，胸壁前経路で挙上された胃管から空腸へ栄養チューブを挿入し，不十分な経口摂取を補うため，食べ残した食物をミキサーにかけて経管栄養として投与するとよい．もちろん，低残渣食や成分栄養を投与するのもよいが，やや管理がむずかしい面がある[5]．

c. 食道切除術後食事療法の基本方針

何でも食べられるようにする

食事療法の基本としては，食べたいものを食べたいだけ食べるというのが原則であると考えられる．食事指導も，消化の悪いものはだめ，生ものはだめ，海草はだめなどと規制するばかりではよくない．バランスよく何でも食べられるようにしたい．このためにも，吻合部狭窄などは改善すべきであり，外来でのブジーなども必須であろう．

十分な1回摂食量を確保する

正常人と同様に，1日3回の食事でよいようにしたい．そのためには前述のように，① 大きな胃管をつくる，② 苦しくなるまで食べて胃管の拡張を図る，が必要である．

d. 日常生活で注意すべき事項

(1) 発熱，咳嗽

食道切除術の既往のある患者が発熱をみたら，まず第1に誤嚥による嚥下性肺炎を考慮して検査すべきである．とくに咳嗽を伴うものではその可能性が高い．吻合部狭窄の有無，逆流の有無をチェックしなければならない．

(2) 体重減少

食事摂取による胃管の張りや苦しさを気にして摂取量がしだいに減少していることがある．胃管が張って苦しくなってもよいから，また苦しくなるまで食べるように指導しなければならない．このように種々の工夫を行い経口摂取の増加を図っているが，1年後にはほとんどの症例が安定化し，1年6か月から2年くらい経過すると変化しなくなる．しかし，高齢者の多い食道癌症例では，夏の暑さによる食欲不振や冬期の感冒による経口摂取不良などにより体重減少をきたすことが少なくない．このようなときに外来での輸液，入院させて中心静脈栄養を行うことが大切で，このようなきめ細かな栄養管理を行うことにより長期生存が期待できる．

(3) 下痢

食道切除術後は下痢をきたすことが多い．下痢すると摂食量を減らしたりする患者もある．ときどき下痢することもあること，1日1〜2回の下痢はあまり気にしなくてよいこと，を前もって話しておくことと，そのつど話してあげることが必要である．必要に応じて止痢薬を投与する．

(4) ダンピング症状

食事摂取後，あるいはしばらくしてから，動悸，顔面紅潮，冷汗，気分不快，脱力感などを訴える．ダンピング症状であること，しだいに馴れて症状が軽快することを話してあげること，少量ずつ回数を分けて摂食することなどが必要である．

e. 薬物療法との関連

(1) 食道癌の薬物療法と栄養管理

食道癌に化学療法を行っているときは，嘔気，食欲減退をきたしやすい．化学療法の副作用防止のためにも，十分な栄養管理が必須である．嘔気止めの薬剤，ステロイド剤の併用，食欲増進剤の併用とともに，食欲を刺激する食事，すなわち，冷たいもの，熱いもの，香辛料の効いたもの，酸味のあるもの，などで工夫する．

(2) 栄養管理上の薬剤

a) 消化薬

総合消化薬を用いる．剤形は狭窄があれば粉末や顆粒状のものがよいが，そうでなければカプセルか錠剤が服用しやすい．

b) 止瀉薬

下痢しやすい患者では適宜投与を行う．

c) 食欲増進薬

抗ヒスタミン剤系統の薬剤を投与する．

d) ビタミン

総合ビタミンを投与する．

e) 増血薬

鉄剤，ビタミンB_{12}の投与を行う．

文献

1) 滝口 透，遠藤光夫：胸部食道癌．新一般外科術前術中術後管理（西 満正監修），pp 530-538，へるす出版，東京，1993.
2) 五関謹秀，遠藤光夫：食道手術後の早期経腸栄養．外科 **53**：697-702, 1991.
3) 岡田里美，山本桂子，内藤三恵子：食道癌手術後患者の嚥下訓練．看護技術 **39**：46-48, 1993.
4) 山下芳典，平井敏弘，向井秀則，ほか：食道がんに対する術前・術後の積極的栄養管理の検討．JJPEN **12**：299-304, 1990.
5) 森 昌造：食道癌術後の栄養管理．JJPEN **12**：1316-1323, 1990.
6) 田仲 曜，幕内博康，田島知郎，三富利夫：食道再建術後の食事療法と栄養管理．JJPEN **16**：3-8, 1994.
7) 昌子正實：食道切除患者の栄養管理．JJPEN **12**：1003-1005, 1990.

〔幕内博康・三富利夫〕

献立の実際

食道切除後の食事管理は，入院中の食事と退院後の食事を区別して考えなければならない．入院中の食事管理については，静脈栄養，経腸栄養，高たんぱく流動経口および経管食，嚥下訓練食などの方法で行われる．ここでは退院後の食事について述べる．

基本方針

食道切除後の食事管理は，バランスのよい栄養を適量補給し，良好な栄養状態をいかに保つかがポイントである．食事の基本は，高たんぱく，高エネルギー，低残渣の食事が好ましいが，高齢者が多く，しかも胃貯留能力および消化能力の低下，吻合部の通過障害，胃液分泌の減少，神経麻痺による誤嚥などが原因で，食事摂取量が少なくなりやすいことを念頭において献立を作成すべきである．

a) 高齢者の場合

人はそれぞれ食歴があるので長年の食習慣，好み，咀嚼力を重視し，栄養の補給のみにとらわれず心を大切に考える．調理形態もきざむ，つぶす，裏ごしする，軟らかく煮る，ミキサーにかけるなどの配慮が必要である．

b) 嚥下障害がある場合

汁物など水分のあるものは，むせるし，誤嚥しやすいので，ゼラチン，寒天，卵，くず粉を用いて，食物がバラバラにならないようにまとめる．また滑らかで喉ごしよく料理の重さでつるりと落下するように工夫するとともに，料理の素材を大切にし，目で楽しめる料理づくりが食欲を引き出すきっかけになる．

c) 食事摂取量が少ない場合

そのままでは体重減少，免疫能低下の原因となるので半消化態栄養剤，成分栄養剤などの特殊食品を料理に用いて，栄養補給に努めるのも一方法である．

食べ方

1回の摂取量が少ないので，食事回数を多くして必要栄養量を補うことが大切である．摂取量が増加するとともに回数を減らし，しだいに家族と同じ食事をするほうが社会復帰へ努力している本人にとっても温かい支援になる．退院後時間が経過すれば，恐れないでいろいろな料理を食べさせるほうが回復は早い．ただし時間をかけてゆっくりよくかんで食べるよう口添えすることが大切である．

献立表 4.2　食道切除術後

(1) 家庭の献立－1

	献立名	食品名	分量 (g)
朝食	米飯	米飯	160
	みそ汁	豆腐	30
		はくさい	10
		みそ	10
		だし汁	150
	オムレツ	マッシュルーム	10
	トマト	さけ（缶）	20
		卵	60
		バター	4
		塩	0.5
		こしょう	少々
		トマト	30
	そぼろ煮	ポテト	80
		鶏むね挽肉	20
		油	3
		砂糖	4
		しょうゆ	5
		だし汁	60
		かたくり粉	1
昼食	米飯	米飯	160
	ムニエル	むきがれい	80
	ソテー	塩	0.8
	ブロッコリー	小麦粉	8
		油	3
		マーガリン	2
		ツイストマカロニ	15
		油	2
		ケチャップ	10
		ブロッコリー	30
	ごま和え	こまつな	50
		ごま	2
		砂糖	3
		しょうゆ	3
	フルーツ	バナナ	100
夕食	米飯	米飯	160
	冷し鉢	豆腐	120
	酢みそ	鶏ささ身	60
		かにかまぼこ	15
		ほうれんそう	50
		みそ	10
		砂糖	9
		酢	5
	五目炒め煮	キャベツ	50
		にんじん	10
		さやいんげん	10
		生しいたけ	2
		サラダ油	3
		塩	0.5
		砂糖	1
		酒	15
	スイートパンプキン	かぼちゃ	70
		牛乳	2
		砂糖	4
		マーガリン	4
		塩	0.1
間食	ホットミルク	牛乳	200
合計	エネルギー 2021 kcal　たんぱく質 93.7 g　脂質 50.1 g　糖質 286.1 g		
	エネルギー比 (19 %)　(22 %)　(57 %)		

(2) 家庭の献立－2

	献立名	食品名	分量 (g)
朝食	チーズトースト	食パン	60
		バター	5
		チーズ	15
	サラダ	卵	25
		鶏むね肉	30
		トマト	30
		グリーンアスパラガス	20
		かぼちゃ	30
		マヨネーズ	5
	ミルクティー	紅茶	4
		牛乳	80
		砂糖	4
	いちごヨーグルト	いちご	50
		ヨーグルト	50
		砂糖	4
昼食	牡蠣どんぶり	米飯	160
		かき	60
		みつば	10
		卵	50
		砂糖	8
		みりん／しょうゆ	3／6
		だし汁	100
	すり身団子の煮物	むきえび	30
		白身魚	30
		たまねぎ	20
		卵／パン粉	5／5
		塩／青のり	0.6／0.1
		なす	40
		こまつな	30
		砂糖	3
		みりん／しょうゆ	5／8
	清し汁	はんぺん	10
		みつば	3
		だし汁／塩	0.5
		しょうゆ	1
夕食	米飯	米飯	160
	ボイルドビーフ	仔牛肉	70
		塩／こしょう	0.5
		にんじん	30
		セロリー	30
		スープ／酒	150／5
		トマトピューレ	15
	マッシュポテト	じゃがいも	50
		バター／牛乳	3／10
		にんじん	30
		グリンピース	10
		油	2
	クリーム煮	ほたてがい	30
		カリフラワー	30
		ブロッコリー	20
		にんじん	10
		マーガリン／小麦粉	4／4
		スープ／牛乳	30／30
		生クリーム	5
間食	ホットケーキ	ホットケーキミックス	55
		（卵／バター／はちみつ）	20／5／10
	紅茶	紅茶	150
合計	エネルギー 2056 kcal　たんぱく質 95.6 g　脂質 59.5 g　糖質 279.9 g		
	エネルギー比 (19 %)　(26 %)　(55 %)		

(3) 家庭の献立-3

	献立名	食品名	分量 (g)
朝食	米飯	米飯	160
	みそ汁	かぶ	20
		かぶの葉	10
		だし汁／みそ	150／10
	月見豆腐	絹豆腐	130
		うずらの卵	10
		だし汁	30
		しょうゆ／みりん	4／2
	煮物	さといも	60
		いんげん	10
		だし汁／砂糖	4
		しょうゆ／塩	4／0.3
	煮豆	うぐいす豆	25
		砂糖	15
昼食	米飯	米飯	160
	和風ハンバーグ	豚もも挽肉	70
	ソテー	たまねぎ	30
	トマト	パン粉／牛乳	3／5
		卵／塩	3／0.5
		油	4
		だし汁／砂糖	4
		しょうゆ／塩	4／0.2
		かたくり粉	1
		ほうれんそう	60
		油／塩	2／0.3
		トマト	30
	ポタージュ	じゃがいも	60
		たまねぎ	20
		油／チーズ	1／5
		小麦粉／バター	4／4
		牛乳／塩	150／0.6
	バナナセーキ	バナナ	50
		牛乳	100
夕食	米飯	米飯	160
	金目鯛の信州蒸	きんめだい	60
		塩／しょうが汁／酒	0.2／1／2
		乾そば	15
		にんじん	10
		万能ねぎ	3
		刻みのり／だし昆布	0.2／0.2
		だし汁／うす口しょうゆ	40／5
		みりん／酒	5／2
	菜の花和え	卵	20
		油	1
		きゅうり	40
		塩	0.2
		ごま油	1
	おろしあえ	だいこん	60
		きゅうり	20
		かにかま	15
		しょうゆ／酢	3／3
間食	ピザトースト	食パン	30
		バター	4
		ハム／ピーマン	10／10
		トマト／たまねぎ	10／10
		チーズ／ケチャップ	10／10
	飲むヨーグルト	飲むヨーグルト	200
合計	エネルギー 2032 kcal	たんぱく質 90.1 g	脂質 49.1 g 糖質 295.7 g
	エネルギー比	(18 %)	(22 %) (58 %)

(4) 嚥下障害を伴う場合-1

	献立名	食品名	分量 (g)
朝食	全がゆ	全がゆ	150
	みそスープ	じゃがいも (うらごし)	60
		みそ	12
		だし汁	150
	卵豆腐あんかけ	くず粉	5
		卵	40
		だし汁	50
		塩	0.3
		しょうゆ	1
	あん	ほうれんそう (葉先)	20
		むきえび (きざむ)	10
		だし汁	30
		塩	0.2
		しょうゆ	1
		くず粉	1
	かぼちゃのプリン	かぼちゃ (蒸してうらごす)	60
		卵黄	10
		生クリーム	10
		砂糖	10
		塩	0.3
昼食	全がゆ	全がゆ	150
	にんじんのポタージュ	鶏ささ身 (みじん)	10
		にんじん (ミキサー)	40
		たまねぎ (〃)	20
		バター	3
		小麦粉	4
		ブイヨン	60
		牛乳	60
		塩	0.3
	魚のしんじょ	白身魚 (すりつぶす)	40
		大和芋 (〃)	40
		卵白	15
		塩	1.0
		酒	2
	アイソカルゼリー	アイソカル (半消化態)	80 ml
		粉ゼラチン	2
		水	20
夕食	鶏ぞうすい風	全がゆ	150
		鶏ささ身 (みじん)	40
		にんじん (〃)	10
		ほうれんそう (葉先)	20
		卵	50
		だし汁	30
		塩	0.5
		うす口しょうゆ	4
	豆腐のくずし煮	豆腐 (くずす)	90
		さくらえび (みじん)	5
		砂糖	2
		おろしだいこん	40
		だし汁	30
		しょうゆ	3
		くず粉	1
	のり佃煮	のり佃煮	5
間食①	芋ようかん	さつまいも (蒸してうらごす)	40
		砂糖	6
		牛乳	10
		寒天	2
		水	30
間食②	ババロア	卵黄	15
		スキムミルク	10
		おうとう (缶)	20
		砂糖	5
		ゼラチン	3
		水	
合計	エネルギー 1481 kcal	たんぱく質 77.9 g	脂質 41.8 g 糖質 192.6 g
	エネルギー比	(21 %)	(25 %) (53 %)

(5) 嚥下障害を伴う場合-2

	献立名	食品名	分量 (g)
朝食	全がゆ	全がゆ	150
	みそスープ	かぼちゃ(蒸してうらごす)	60
		みそ	12
		だし汁	150
		くず粉	5
	おろし納豆	納豆(ひきわり)	40
		だいこん	50
		しょうゆ	3
	含め煮	じゃがいも	60
	あんかけ	みりん	1
		砂糖	2
		しょうゆ	3
	あん	だし汁	30
		しょうゆ	1
		くず粉	1
	ヨーグルトゼリー	プレーンヨーグルト	50
	キウイソース	砂糖	5
		寒天	1
		水	30
		キウイフルーツ(ミキサー)	20
昼食	全がゆ	全がゆ	150
	空也蒸	豆腐	120
		ほうれんそう(葉先)	10
		卵	25
		だし汁	100
		塩	0.5
		しょうゆ	4
	さけのテリーヌ風	生さけ	50
		塩	0.3
		白ワイン	少々
		卵	15
		生クリーム	5
	グリンピース寄せ	グリンピース	40
		(軟らかく煮てミキサー)	
		砂糖	5
		塩	0.8
		みりん	2
		水	20
		寒天	0.3
	のり佃煮	のり佃煮	5
夕食	全がゆ	全がゆ	150
	グラタン風	むきえび(きざむ)	30
		鶏ささ身(〃)	30
		たまねぎ	30
		ほうれんそう(葉先)	20
		マーガリン	3
		小麦粉	3
		牛乳	50
		スープの素	1
		塩	0.2
		粉チーズ	0.5
	焼きなす	なす	80
	ゼリー寄せ	(網焼きにし皮むき後フォークでつついておく)	
		ゼラチン	1
		だし汁	50
		うす口しょうゆ	3
	トマトゼリー	トマトジュース	60
		レモン汁	少々
		ゼラチン	3
間食	牛乳くずもち	牛乳	60
		砂糖	5
		ゼラチン	3
		きな粉	3
		砂糖	3
		黒みつ	10
合計	エネルギー 1484 kcal	たんぱく質 74.8 g	脂質 40.5 g 糖質 194.8 g
	エネルギー比	(20 %)	(25 %) (53 %)

(6) 特殊食品を使用した一品料理

	献立名	食品名	分量 (g)
①	コーンスープ	特殊食品(アイソカル等)	80 ml
		牛乳	40
		クリームコーン(缶)	30
		生クリーム	10
		塩	0.5
		パセリ	少々
エネルギー 229 kcal	たんぱく質 4.6 g	脂質 9.4 g	糖質 18.3 g
②	杏仁豆腐	特殊食品(アイソカル等)	60 ml
		寒天	1
		水	50
		バナナ	10
		おうとう(缶)	10
		りんご	10
		みかん(缶)	10
		パイン(缶)	10
		チェリー	10
	シロップ	砂糖	25
		水	100
エネルギー 240 kcal	たんぱく質 2.4 g	脂質 2.5 g	糖質 44.1 g
③	アイスクリーム	特殊食品(アイソカル等)	50 ml
		卵黄	10
		砂糖	6
		ワイン	10
エネルギー 144 kcal	たんぱく質 3.1 g	脂質 5.2 g	糖質 12.5 g
④	ゼリー	特殊食品(アイソカル等)	80 ml
		粉ゼラチン	2
		水	20
エネルギー 141 kcal	たんぱく質 4.3 g	脂質 3.4 g	糖質 10.2 g
⑤	プリン	特殊食品(アイソカル等)	80 ml
		卵	25
		砂糖	10
		バニラ	少々
		砂糖	5
		水	2
		バター	1
エネルギー 239 kcal	たんぱく質 5.7 g	脂質 7.0 g	糖質 25.3 g
⑥	ホットケーキ	特殊食品(アイソカル等)	30 ml
		ホットケーキミックス	55
		卵	20
		バター	10
		はちみつ	10
エネルギー 390 kcal	たんぱく質 7.8 g	脂質 12.9 g	糖質 55.7 g

〔小野和美〕

4.3 大腸切除後

a. 病気の特色

大腸切除手術の対象となるおもな疾患名と術式（図4.2）のうち，今日とくに多く行われているのは前方切除術およびS状結腸切除術であろう．上部消化管の術後に比べれば機能障害を残すことは少なく，体重も術前と同等ないしはそれ以上に回復する．退院時の排便回数を切除腸管の部位別，および年齢別にみると1日平均2〜3回であり（図4.3），退院時に5回以上も排便がみられるのは高度進行癌，2回手術を受けた例，超低位前方切除術後，吻合部狭窄例などであった．下痢のため退院後の生活に支障をきたしているような例は少ない．一般に排便回数の増加，下痢をきたす原因には以下のようなものがある．

(1) 切除部位，切除範囲

小腸において吸収されずに残った水分は大腸とくに右側大腸で吸収されることから，大腸全摘・亜全摘術後には水様便がみられ何らかの止痢薬が必要である．腸内容は両側大腸に貯留されるが，内容の移送は回盲弁および存在が確認されてはいないが大腸の自然収縮輪，とくに横行結腸中部にあるCannon収縮輪などによって調節されている．これらの部位を切除する術式は下痢をまねく可能性がある．肛門管およびその近傍の下部直腸には排便機能を微妙につかさどる受容体・神経・筋肉があり[1]，腸管切除範囲がここに及ぶ超低位前方切除術後では便失禁には至らないまでも排便回数は多い．

(2) 残存腸管病変

潰瘍性大腸炎では残存直腸に，クローン病や腸管ベーチェット病では残存小腸にそれぞれ原疾患が遺残し再燃することがあり，このことが腸管を刺激し吸収障害を生じて下痢の原因になる．

このほか，人工肛門を造設した患者では便の性状が処理に不便なものであったり，悪臭があることは好ましくない．

b. 食事療法の注意事項

(1) 一般的な問題

現在では手術前に腸管内を下剤によって機械的に清掃し，抗生物質で化学的に清掃しておくこと（colon preparation）が広く行われ，大腸の切除・吻合は安全なものとなっている．術前から術後早期にかけて中心静脈栄養（高カロリー輸液）で栄養状態を維持することも行われている（図4.4）．すなわち，colon preparationを行う術前1〜3日と術後約7日の禁食期間を最高30〜40kcal/kgの投与でカバーするのであ

図4.2 大腸切除の対象となる疾患と手術術式

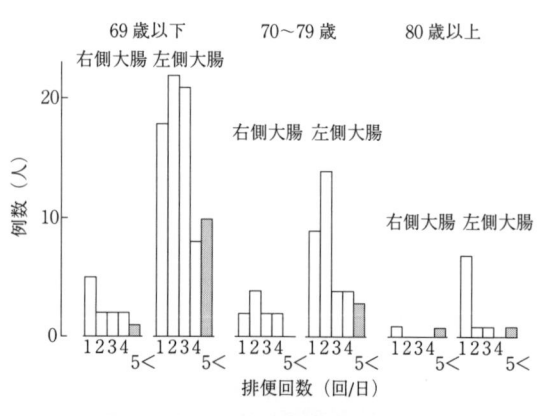

図4.3 大腸切除後患者の退院時排便回数
（1985〜1990，帝京大学第一外科）
人工肛門造設例と非切除例を除く．

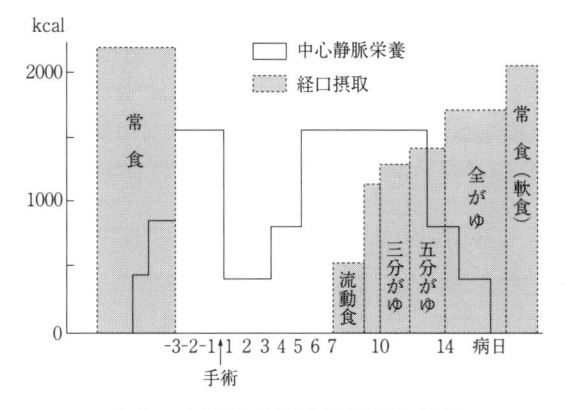

図 4.4 大腸癌手術前後における経口摂取と中心静脈栄養（2日上げの1例）

るが，術当日からcatabolic phaseの3〜4日間は15〜20kcal/kgに落としている[2]．大腸では腸管内圧が高くなるため，経口摂取の開始時期は胃切除術後におけるよりもいくぶん遅い．術前からの栄養状態不良や併存疾患の問題がなく，吻合にも不安がない症例では，飲水に続いて術後第6〜7日目ごろに食事を開始する．開腹手術後3〜4日間動きを休めていた消化管を試運転するという意味で流動食から始める．一度に食べられる量は胃切除術後におけるよりも多く，食事の量や硬さをそれほど段階的に上げていく必要はない．人工肛門造設例では人工肛門の口側に吻合部がないため，術後第4日目ごろ腸管が動き始めるとともに食事を始めてよい．

(2) 術後合併症

発熱，腸管運動の低下または亢進，腹部膨満，腹痛などの症状を呈する．全身的な合併症（肺炎，不整脈・心不全，尿路感染など）が軽症のときと，腹腔外の局所的合併症（創感染など）のときには経口摂取を続けることができる．重い全身性合併症と，腹腔内の合併症（縫合不全，腹腔内膿瘍，術後腹膜炎，術後イレウスなど）では経口摂取を中止し，中心静脈栄養に頼らざるをえない．

(3) 原疾患の重いとき，軽いとき

術前からの貧血，低たんぱく血症を十分補正できていないとき，大腸癌によるイレウスで術前10日〜2週間くらいの経口摂取不能期間があったとき，穿孔や大腸憩室炎などで緊急手術を施行したときなどには，経口摂取を遅らせて中心静脈栄養で管理する．こうした症例でも一時的に人工肛門を造設してあれば麻痺性イレウスが改善された時点で食事を始める．この場合に

は腹部の自・他覚所見をみながら食事を徐々に（通常の倍くらいの日数をかけて）上げていく．

(4) 老年者の問題

大腸癌の平均年齢は60歳前後と高く，憩室疾患，S状結腸軸捻症，糞便性あるいは特発性穿孔など老年者の大腸手術例は多い．残渣の少ない食物を摂取する習慣と大腸疾患の発生とは関連があるとされているが，入れ歯も問題である．老年者では術後，食事が上がってくると食品の中の硬い部分を残すことがみられるが，もともと食事の摂取量が多くないことからあまり注意を払われてはいない．かといってかゆ食を長く続けることを好む者も少ない．老年者としてではなく，術後合併症，原疾患の軽重，義歯の具合いなどによって食事に配慮することが望ましい．

c. 食事療法の基本方針

術後入院中の食事としては，流動食を2〜3日続けた後，3日〜数日をかけて三分がゆ・五分がゆ・（七分がゆ）・全がゆと上げ，術後2〜3週目に全がゆあるいは常食をとっている状態で退院になる．流動食は1日600〜1000kcal前後，全がゆで1600kcal前後であるため，五分がゆくらいまでの間は輸液が併用される．

しばらく休んでいてから動き始めた腸管に食物を通すわけであるから基本的には[3]，

1) 腸への刺激が少ない食事にする．

腸管を刺激しないよう，刺激の強いものを避けてうす味にする．

2) 消化・吸収されやすいものを選ぶ．

流動食は残渣が少なく（固形物がない），易消化性・易吸収性である．しだいに濃度を濃くし，食品の種類をふやしていく．繊維や脂肪など消化・吸収の際腸に負担がかかるものは避ける．

3) 1回あたりの量を少なく回数を多く与える．

一度にたくさんの量が入ると，腸への刺激になる．

退院後，家庭におけるふつうの食事を食べられるようになるまでの食事療法は，

1) 糖質，たんぱく質を主体とし，消化に時間がかかる脂肪は少量から試してみる．乳化された脂肪が吸収されやすい．肉・魚も脂肪の少ない種類のものにする．煮る，ゆでる，蒸すなどの調理法を中心とし，焼く，生のまま，油を用いて揚げる，いためるといった調理法には時間をかけて腸管を慣らしていくようにす

る．

2）繊維は少な目にする．

穀類，野菜は繊維の少ないものを選ぶか，小さく切って調理する．大腸癌などの予防に繊維をとることは必要であるが，吻合部の治癒や術後腸管癒着などの問題を含めて消化管の状態が回復するまでの1～2か月間は，繊維の多い食品を一度にたくさん食べないことが望ましい．

人工肛門の患者では排泄物が扱いやすくなるように下痢を避けなければならない．また，個人差はあるが豆類，さつまいも，牛乳，生の果物など発酵しやすい食品は，悪臭を生じることがある．

d. 日常生活で注意すべき事項

術前にはなにごともなく摂取できた食品でも，術後は下痢をすることがある．下痢は長引かないうちに整腸薬，止痢薬で対処し，以後の食事に注意を払うのがよい．また，術後癒着による腸閉塞症のきっかけをつくらないために，術後しばらくは薬物を使ってやや軟便気味に保ち，繊維を一度に多量にとらないようにしたい．術後数年の間は，下痢，強固な便秘，腹痛などがみられたとき，手術を受けた病院に相談できるよう本人・家族に退院前から話しておく．

今日，大腸切除の大部分が大腸癌に対して行われていることを考えるならば，大腸腺腫，大腸癌の発生予防につながる食生活を指導することも有意義であろう．大腸癌術後患者で，手術前と比べて食生活に変化はないと答えた患者の食事内容を詳細に検討した報告によれば，健常人と比べて脂肪を獣肉類からとっている，海草類からの繊維摂取が少ない，との特徴があったという[4]．摂取量を増やすことによって腺腫の発生が減ったとされる食事性因子については諸説があるが，ビタミンA・C・E，β-カロチン，穀物繊維，ラクツロース，野菜，果物，牛乳などがあげられている．動物性脂肪の摂取を減らし，肥満を予防し，運動不足に注意することもすすめられている[5]．

e. 薬物療法との関連

退院するころには1日1～3回の排便があるが，むしろ軟便を保つように処方したほうが排便が容易になる．下痢をすると回復するまでに時間がかかる．大腸全摘後の下痢はロペミン®（loperamide）2～3mg/日が有効である．抗癌剤の中には食欲を失わせるものや下痢を起こすものがあり，また抗癌剤の坐剤は便意を生じてしまうことがある．

文　献

1) 三浦誠司，小平　進，ほか：肛門部・直腸の解剖学的，病理学的特徴と機能異常．臨床消化器内科 **8**：2069，1993．
2) 遠藤昌夫：周術期栄養管理の実際，腸手術．消化器外科 **15**：577，1992．
3) 西　満正，太田博俊，ほか：がん術後の人の食事．新，健康になるシリーズ2，p 84，女子栄養大学出版部，東京，1993．
4) 太田昌徳：大腸癌患者の食生活の検討：秤量法による実測調査．日本大腸肛門病学会雑誌 **40**：741，1987．
5) 三浦誠司，小平　進，ほか：腺腫を合併した直腸癌：この症例の術後サーベイランスの要点．外科 **56**：2，1994．

〔三浦誠司・小平　進〕

献 立 の 実 際

大腸切除術後食の食品構成を表4.9に示す．1度から5度食は順に流動食（低エネルギー），流動食，三分がゆ，五分がゆ，全がゆからなる．常食（軟食）と，別に老年者など消化管に負担をかけたくない症例を対象として常食（低残渣食）の食品構成例を示し，それぞれに対応した献立例を示す．

表4.9　大腸癌切除後の食品構成
a) 1度食（低エネルギー流動食）

食品名	分量(g)	エネルギー(kcal)	たんぱく質(g)	脂質(g)	糖質(g)
おもゆ	150	42	0.8	0.2	8.9
小麦粉	5	18	0.4	0.1	3.8
みそ	5	10	0.6	0.3	1.0
卵黄	15	54	2.3	4.7	0.1
脱脂粉乳	40	144	13.6	0.4	21.3
バター	5	37	0	4.1	0
砂糖	50	192	0	0	49.6
でんぷん	5	17	0	0	4.1
ジュース	100	48	0.4	0.1	12.6
合計		562	18.1	9.9	101.4

4.3 大腸切除後

b) 2度食（流動食）

食品名	分量(g)	エネルギー(kcal)	たんぱく質(g)	脂質(g)	糖質(g)
おもゆ	300	84	1.5	0.3	17.7
小麦粉	10	37	0.8	0.2	7.6
みそ	10	19	1.3	0.6	1.9
鶏卵	50	81	6.2	5.6	0.5
卵黄	17	62	2.6	5.3	0.1
低脂肪牛乳	200	102	7.2	3.0	11.2
脱脂粉乳	40	144	13.6	0.4	21.3
バター	5	37	0	4.1	0
砂糖	100	384	0	0	99.2
でんぷん	10	33	0	0	8.2
ジュース	200	96	0.8	0.2	25.2
濃縮ジュース	40	78	0.8	0.4	20.2
合　計		1157	34.8	20.1	213.1

c) 3度食（三分がゆ）

食品名	分量(g)	エネルギー(kcal)	たんぱく質(g)	脂質(g)	糖質(g)
三分がゆ	300	123	2.4	0.6	26.1
小麦製品	10	37	1.1	0.3	7.2
いも類	50	40	0.9	0.1	9.2
みそ	10	19	1.3	0.6	1.9
豆腐	70	43	4.1	2.9	0.9
鶏卵	50	81	6.2	5.6	0.5
白身魚	30	32	5.6	0.7	0.4
低脂肪牛乳	360	184	13.0	5.4	20.2
ヨーグルト	100	76	3.5	0.1	15.5
脱脂粉乳	20	72	6.8	0.2	10.7
バター	5	37	0	4.1	0
砂糖	100	384	0	0	99.2
ビスケット	20	90	1.3	2.6	15.3
ジュース	200	96	0.8	0.2	25.2
合　計		1314	47.0	23.4	232.3

d) 4度食（五分がゆ）

食品名	分量(g)	エネルギー(kcal)	たんぱく質(g)	脂質(g)	糖質(g)
五分がゆ	360	180	3.6	0.7	38.2
小麦製品	10	37	1.1	0.3	7.2
いも類	70	56	1.3	0.1	12.8
野菜類	50	12	0.7	0.1	2.1
果実類	100	56	0.8	0.1	14.2
みそ	15	29	1.9	0.9	2.9
豆腐	70	43	4.1	2.9	0.9
鶏卵	100	162	12.3	11.2	0.9
魚類	50	53	9.3	1.2	0.7
低脂肪牛乳	360	184	13.0	5.4	20.2
ヨーグルト	100	76	3.5	0.1	15.5
脱脂粉乳	20	72	6.8	0.2	10.7
バター	5	37	0	4.1	0
砂糖	70	269	0	0	69.4
ビスケット	20	90	1.3	2.6	15.3
カステラ	30	95	2.0	1.5	18.2
合　計		1451	61.7	31.4	229.2

e) 5度食（全がゆ）

食品名	分量(g)	エネルギー(kcal)	たんぱく質(g)	脂質(g)	糖質(g)
全がゆ	600	432	8.4	1.8	91.2
小麦製品	10	37	1.1	0.3	7.3
いも類	70	56	1.3	0.1	12.8
野菜類	150	36	2.0	0.2	6.3
果実類	100	56	0.8	0.1	14.2
みそ	15	29	1.9	0.9	2.9
豆腐	100	61	5.9	4.2	1.3
鶏卵	100	162	12.3	11.2	0.9
魚類	70	74	13.0	1.7	0.9
鶏ささ身	60	63	14.2	0.3	0.1
低脂肪牛乳	360	184	13.0	5.4	20.2
バター	15	112	0.1	12.2	0
砂糖	50	192	0	0	49.6
ビスケット	20	90	1.3	2.6	15.3
カステラ	50	158	3.4	2.6	30.4
合　計		1742	78.7	43.6	253.4

f) 軟食（常食）

食品名	分量(g)	エネルギー(kcal)	たんぱく質(g)	脂質(g)	糖質(g)
米飯	600	888	15.6	3.0	190.2
小麦製品	10	37	1.1	0.3	7.3
いも類	70	56	1.3	0.1	12.8
砂糖	30	115	0	0	29.8
バター	15	112	0.1	12.2	0
みそ	10	19	1.3	0.6	1.9
豆腐	100	61	5.9	4.2	1.3
魚介類	70	74	13.0	1.7	0.9
鶏ささ身	50	53	11.9	0.3	0.1
鶏卵	100	162	12.3	11.2	0.9
低脂肪牛乳	360	184	13.0	5.4	20.2
緑黄色野菜	70	22	1.6	0.1	4.2
その他の野菜	150	36	2.0	0.2	7.1
果実類	100	56	0.8	0.1	14.2
ビスケット	20	90	1.3	2.6	15.3
カステラ	50	158	3.4	2.6	30.4
合　計		2123	84.6	44.6	336.6

g) 低残渣食（常食）

食品名	分量(g)	エネルギー(kcal)	たんぱく質(g)	脂質(g)	糖質(g)
米飯	690	1021	17.9	3.5	218.7
小麦製品	10	37	1.1	0.3	7.3
じゃがいも	70	54	1.4	0.1	11.8
砂糖	30	115	0	0	29.8
粉あめ	40	150	0	0	36.4
バター	10	75	0.1	8.1	0
みそ	15	29	1.9	0.9	2.9
豆腐	150	92	8.9	6.3	2.0
魚介類	120	127	22.2	3.6	2.0
鶏ささ身	50	53	11.9	0.3	0.1
鶏卵	75	122	9.2	8.4	0.7
牛乳	200	118	5.8	6.4	9.0
緑黄色野菜	70	22	1.6	0.1	4.2
その他の野菜	80	19	1.0	0.1	3.8
果実類	70	39	0.6	0.1	9.9
ジュース	150	72	0.6	0.2	18.9
合　計		2145	84.2	38.4	357.5

献立表 4.3 大腸切除後

(1) 1度食（低エネルギー流動食）

	献立	食品名	分量 (g)	エネルギー (kcal)	たんぱく質 (g)	脂質 (g)	糖質 (g)
朝食	おもゆ	おもゆ	50	14	0.3	0.1	3.0
	みそスープ	だし汁	80				
		みそ	5	10	0.6	0.3	1.0
		小計		24	0.9	0.4	4.0
間食10時	ジュース	ジュース	100	48	0.4	0.1	12.6
		粉あめ	10	38	0	0	9.7
		小計		86	0.4	0.1	22.3
昼食	おもゆ	おもゆ	50	14	0.3	0.1	3.0
	ポタージュスープ	小麦粉	5	18	0.4	0.1	3.8
		バター	3	22	0	2.4	0
		スキムミルク	10	36	3.4	0.1	5.3
		水	100				
		塩	0.5				
		小計		90	4.1	2.7	12.1
間食3時	クリーム	卵黄	10	36	1.5	3.1	0.1
		スキムミルク	10	36	3.4	0.1	5.3
		水	80				
		粉あめ	5	19			4.9
		砂糖	8	31	0	0	7.9
		コーンスターチ	2	7	0	0	1.7
		小計		129	4.9	3.2	19.9
夕食	おもゆ	おもゆ	50	14	0.3	0.1	3.0
	野菜スープ	野菜スープ	50				
	ミルクセーキ	卵黄	10	36	1.5	3.1	0.1
		スキムミルク	10	36	3.4	0.1	5.3
		水	90				
		粉あめ	10	38	0	0	9.7
		小計		124	5.2	3.3	18.1
間食7時	くず湯	スキムミルク	10	36	3.4	0.1	5.3
		水	100				
		砂糖	5	19	0	0	5.0
		粉あめ	10	38	0	0	9.7
		でんぷん	5	17	0	0	4.1
		小計		110	3.4	0.1	24.1
		合計		563	18.9	9.8	100.5

(2) 2度食（流動食）

	献立	食品名	分量 (g)	エネルギー (kcal)	たんぱく質 (g)	脂質 (g)	糖質 (g)
朝食	おもゆ	おもゆ	100	28	0.5	0.1	5.9
	みそスープ	だし汁	150				
		みそ	10	19	1.3	0.6	1.9
		小計		47	1.8	0.7	7.8
間食10時	トマトジュース	トマトジュース	200	34	1.4	0.2	7.6
		小計		34	1.4	0.2	7.6
昼食	卵黄おもゆ	卵黄	18	65	2.8	5.6	0.1
		おもゆ	100	28	0.5	0.1	5.9
	ポタージュスープ	小麦粉	10	37	0.8	0.2	7.6
		バター	6	45	0	4.9	0
		スキムミルク	20	72	6.8	0.2	10.7
		水	200				
		塩	1				
	りんごジュース	濃縮ジュース	40	78	0.8	0.4	20.2
		粉あめ	40	150	0	0	36.4
		水	120				
		小計		475	11.7	11.4	80.9
間食3時	ブラマンジェ	低脂肪牛乳	100	51	3.6	1.5	5.6
		砂糖	10	38	0	0	9.9
		コーンスターチ	8	28	0	0.1	6.9
		小計		117	3.6	1.6	22.4
夕食	おもゆ	おもゆ	100	28	0.5	0.1	5.9
	野菜スープ	野菜スープ	100				
	ミルクセーキ	卵黄	18	65	2.8	5.6	0.1
		スキムミルク	20	72	6.8	0.2	10.7
		水	180				
		粉あめ	20	75	0	0	18.2
		小計		240	10.1	5.9	34.9
間食7時	ヨーグルト	ヨーグルト	100	76	3.5	0.1	15.5
		粉あめ	30	113	0	0	27.4
		小計		189	3.5	0.1	42.9
		合計		1102	32.1	19.9	196.5

(3) 3度食（三分がゆ）

献立	食品名	分量(g)	エネルギー(kcal)	たんぱく質(g)	脂質(g)	糖質(g)
朝食						
三分がゆ	三分がゆ	100	41	0.8	0.2	8.7
ふ甘煮	棒ふ	4	15	1.1	0.1	2.3
	砂糖	2	8	0	0	2.0
	しょうゆ	4				
	だし汁					
かき卵汁	だし汁	150				
	塩	1				
	しょうゆ	2				
	卵	20	32	2.5	2.2	0.2
低脂肪牛乳	低脂肪牛乳	180	92	6.5	2.7	10.1
	小計		188	10.9	5.2	23.3
間食10時						
マシュマロ	マシュマロ	20	65	0.4	∅	15.9
	小計		65	0.4	∅	15.9
昼食						
三分がゆ	三分がゆ	100	41	0.8	0.2	8.7
魚すり身卵寄せ	生たら	30	21	4.7	0.1	∅
	卵	25	41	3.1	2.8	0.2
	だし汁					
	塩	0.5				
	しょうゆ	3				
	だし汁	150				
みそスープ	みそ	10	19	1.3	0.6	1.9
りんごジュース	濃縮ジュース	40	78	0.8	0.4	20.2
	粉あめ	40	150	0	0	36.4
	水	120				
	小計		350	10.7	4.1	67.4
間食3時						
ヨーグルト	ヨーグルト	100	76	3.5	0.1	15.5
	粉あめ	60	113	0	0	27.4
	小計		189	3.5	0.1	42.9
夕食						
三分がゆ	三分がゆ	100	41	0.8	0.2	8.7
煮奴	豆腐	100	77	6.8	5.0	0.8
	だし汁					
	砂糖	2	8	0	0	2.0
	しょうゆ	6				
かぼちゃクリーム煮	かぼちゃうらごし	50	37	0.9	0.1	8.8
	小麦粉	5	18	0.4	0.1	3.8
	バター	3	22	∅	2.4	∅
	スキムミルク	15	54	5.1	0.2	8.0
	塩	0.5				
野菜スープ	水	60				
		100				
	小計		257	14.0	8.0	32.1
間食7時						
ビスケット	ビスケット	20	91	1.3	2.6	15.3
低脂肪牛乳		180	92	6.5	2.7	10.1
	小計		183	7.8	5.3	25.4
	合計		1232	47.3	22.7	207

(4) 4度食（五分がゆ）

献立	食品名	分量(g)	エネルギー(kcal)	たんぱく質(g)	脂質(g)	糖質(g)
朝食						
五分がゆ	五分がゆ	120	60	1.2	0.2	12.7
煮奴	豆腐	100	77	6.8	5.0	0.8
	だし汁					
	砂糖	2	8	0	0	2.0
	しょうゆ	6				
みそ汁	だし汁					
	み.そ	12	23	1.5	0.7	2.3
	卵	20	32	2.5	2.2	0.2
低脂肪牛乳	低脂肪牛乳	180	92	6.5	2.7	10.1
	小計		292	18.5	10.8	28.1
間食10時						
ブラマンジェ	スキムミルク	20	72	6.8	0.2	10.7
	粉あめ	20	75	0	0	18.2
	コーンスターチ	10	35	∅	0.1	8.6
	水	150				
	小計		182	6.8	0.3	37.5
昼食						
五分がゆ	五分がゆ	120	60	1.2	0.2	12.7
オムレツ	卵	50	81	6.2	5.6	0.5
	トマト	30	5	0.2	∅	1.0
	バター	3	22	∅	2.4	∅
	塩	0.2				
野菜スープ	野菜スープ	150				
ヨーグルトあえ	ヨーグルト	100	76	3.5	0.1	15.5
	みかん缶	40	25	0.2	∅	6.1
	粉あめ	30	113	0	0	27.4
	小計		382	11.3	8.3	63.2
間食3時						
カステラ	カステラ	30	95	2.0	1.5	18.2
	小計		95	2.0	1.5	18.2
夕食						
五分がゆ	五分がゆ	120	60	1.2	0.2	12.7
煮魚	生たら	50	35	7.9	0.2	∅
	砂糖	2	8	0	0	2.0
	しょうゆ	4				
じゃがいも黄金あえ	じゃがいも	70	54	1.4	0.1	11.8
	ほうれんそう	20	5	0.7	∅	0.7
	バター	3	22	∅	2.4	∅
	卵	25	41	3.1	2.8	0.2
	塩	0.5				
果物	もも缶	50	41	0.3	0.1	10.1
	小計		266	14.6	5.8	37.5
間食7時						
ビスケット	ビスケット	20	91	1.3	2.6	15.3
低脂肪牛乳	低脂肪牛乳	180	92	6.5	2.7	10.1
	小計		183	7.8	5.3	25.4
	合計		1400	61.0	32.0	209.9

(5) 5度食（全がゆ）

	献立	食品名	分量(g)	エネルギー(kcal)	たんぱく質(g)	脂質(g)	糖質(g)
朝食	全がゆ	全がゆ	200	144	2.8	0.6	30.4
	煮浸し	キャベツ	40	10	0.6	0	2.0
		にんじん	10	3	0.1	0	0.6
		鶏ささ身	20	21	4.7	0.1	0
		砂糖	2	8	0	0	2.0
		しょうゆ	6				
	みそ汁	だし汁					
		みそ	12	23	1.5	0.7	2.3
		ほうれんそう	30	8	1.0	0.1	1.1
	果物	みかん缶	50	31	0.3	0.1	7.6
	低脂肪牛乳	低脂肪牛乳	180	92	6.5	2.7	10.1
		小計		340	17.5	4.3	56.1
間食10時	フルーツ	濃縮ジュース	30	59	0.6	0.3	15.2
	牛乳	低脂肪牛乳	180	92	6.5	2.7	10.1
		粉あめ	20	75	0	0	18.2
		小計		226	7.1	3.0	43.5
昼食	全がゆ	全がゆ	200	144	2.8	0.6	30.4
	豆腐	豆腐	100	77	6.8	5.0	0.8
	あんかけ	はるさめ	8	27	0	0	6.8
		鶏ささ身	30	32	7.1	0.2	0
		にんじん	10	3	0.1	0	0.6
		油	5	46	0	0	5.0
		砂糖	3	12	0	0	3.0
		しょうゆ	10				
		でんぷん	1	3	0	0	0.8
	炒り卵	卵	50	81	6.2	5.6	0.5
		バター	3	22	0	2.4	0
	果物	りんご缶	40	31	0.1	0.1	7.4
		小計		478	23.1	13.9	55.3
間食3時	カステラ	カステラ	50	158	3.4	2.6	30.4
		小計		158	3.4	2.6	30.4
夕食	全がゆ	全がゆ	200	144	2.8	0.6	30.4
	かれい	かれい	80	82	15.2	1.8	0.2
	バター焼	塩	0.5				
		バター	5	37	0	4.1	0
		パセリ					
	じゃがいも	じゃがいも	70	54	1.4	0.1	11.8
	煮物	たまねぎ	40	14	0.4	0	3.0
		だし汁					
		砂糖	2	8	0	0	2.0
		みりん	3				
		しょうゆ	9				
	かき卵汁	だし汁					
		塩	1				
		しょうゆ	2				
		卵	25	41	3.1	2.8	0.2
		小計		380	22.9	9.4	47.6
間食7時	ビスケット	ビスケット	20	91	1.3	2.6	15.3
		小計		91	1.3	2.6	15.3
		合計		1673	75.3	35.8	248.2

(6) 軟食（常食）

	献立	食品名	分量(g)	エネルギー(kcal)	たんぱく質(g)	脂質(g)	糖質(g)
朝食	米飯	米飯	200	296	5.2	1.6	63.4
	スクランブ	卵	50	81	6.2	5.6	0.5
	ルエッグ	たまねぎ	30	11	0.3	0	2.3
		にんじん	10	3	0.1	0	0.6
		バター	5	37	0	4.1	0
		塩	0.5				
	みそ汁	だし汁					
		みそ	12	23	1.5	0.7	2.3
		キャベツ	40	10	0.6	0	2.0
	果物	もも缶	50	41	0.3	0.1	10.1
	低脂肪牛乳	低脂肪牛乳	180	92	6.5	2.7	10.1
		小計		594	20.7	14.2	91.3
間食10時	ビスケット	ビスケット	20	91	1.3	2.6	15.3
		小計		91	1.3	2.6	15.3
昼食	米飯	米飯	200	296	5.2	1.0	63.4
	鶏ささ身	鶏ささ身ひき肉	60	63	14.2	0.3	0.1
	つくね煮	たまねぎ	20	7	0.2	0	1.5
		にんじん	10	3	0.1	0	0.6
		生しいたけ	10	−	0.2	0	0.5
		パン粉	8	30	0.8	0.4	5.6
		卵	10	16	1.2	1.1	0.1
		塩	0.5				
		砂糖	3	12	0	0	3.0
		しょうゆ	6				
	さといも焼	さといも	60	36	1.6	0.1	7.4
	豆腐煮物	にんじん	30	10	0.4	0.1	1.8
		焼き豆腐	40	35	3.1	2.3	0.4
		だし汁					
		砂糖	3	12	0	0	3.0
		しょうゆ	9				
		小計		520	27.0	5.3	87.4
間食3時	パン	食パン	20	52	1.7	0.8	9.6
	プディング	卵	25	41	3.1	2.8	0.2
		牛乳	50	30	1.5	1.6	2.3
		砂糖	10	38	0	0	9.9
		バニラエッセンス					
		小計		161	6.3	5.2	22.0
夕食	米飯	米飯	200	296	5.2	1.0	63.4
	たら	生たら	70	49	11.0	0.3	0
	ムニエル	塩	0.5				
		小麦粉	7	26	0.6	0.1	5.3
		バター	5	37	0	4.1	0
		パセリ					
	市松煮	だいこん	50	9	0.4	0.1	1.7
		にんじん	20	6	0.2	0	1.2
		油	2	18	0	2.0	0
		砂糖	3	8	0	0	2.0
		しょうゆ	9				
	豆腐清し汁	だし汁					
		塩	1				
		しょうゆ	2				
		豆腐	40	31	2.7	2.0	0.3
		小計		480	20.1	9.6	73.9
間食7時	ヨーグルト	ヨーグルト	100	76	3.5	0.1	15.5
	あえ	みかん缶	40	25	0.2	0	6.1
		小計		101	3.7	0.1	21.6
		合計		1947	79.1	37.0	311.5

(7) 低残渣食（常食）

献立	食品名	分量(g)	エネルギー(kcal)	たんぱく質(g)	脂質(g)	糖質(g)	繊維(g)
朝食	米飯	米飯	230	340	6.0	1.2	72.9	0.2
	もやし 卵とじ	もやし	30	5	0.7	∅	0.7	0.2
		にんじん	10	3	0.1	∅	0.6	0.1
		だし汁						
		砂糖	3	12	0	0	3.0	0
		しょうゆ	6					
		卵	25	41	3.1	2.8	0.2	0
	みそ汁	だし汁						
		みそ	12	23	1.5	0.7	2.3	0.3
		ほうれんそう	30	8	1.0	0.1	1.1	0.2
	果物	りんご缶	40	31	0.1	0.1	7.4	0.2
	牛乳	牛乳	200	118	5.8	6.4	9.0	0
		小計		581	18.3	11.3	97.2	1.2
昼食	米飯	米飯	230	340	6.0	1.2	72.9	0.2
	焼き魚	あこうだい	80	104	13.4	5.0	0.1	0
		塩	1					
		パセリ						
		スパゲティ	10	38	1.3	0.2	7.2	∅
		ケチャップ	10					
	豆腐そばろあんかけ	豆腐	100	77	6.8	5.0	0.8	0
		鶏ささ身ひき肉	20	21	4.7	0.1	∅	0
		たまねぎ	20	7	0.2	∅	1.5	0.1
		にんじん	10	3	0.1	∅	0.6	0.1
		油	3	28	0	3.0	0	0
		だし汁						
		砂糖	3	12	0	0	3.0	0
		しょうゆ	9					
		でんぷん	1					
	ジュース	濃縮ジュース	40	78	0.8	0.4	20.2	∅
		粉あめ	40	150	0	0	36.4	0
		水	120					
		小計		858	33.3	14.9	142.7	0.4
夕食	米飯	米飯	230	340	6.0	1.2	72.9	0.2
	月見焼き	鶏ささ身ひき肉	30	32	7.1	0.2	∅	0
		たまねぎ	20	7	0.2	∅	1.5	0.1
		にんじん	10	3	0.1	∅	0.6	0.1
		じゃがいも	70	54	1.4	0.1	11.8	0.3
		塩	0.5					
		卵	50	81	6.2	5.6	0.5	0
		油	5	46	0	5.0	0	0
		ケチャップ	10					
	おろしあえ	だいこん	30	5	0.2	∅	1.0	0.1
		さけ水煮缶	40	64	8.9	2.8	∅	0
	豆腐清し汁	しょうゆ	3					
		塩	1					
		しょうゆ	2					
		豆腐	40	31	2.7	2.0	0.3	0
		みつば	5	1	0.1	∅	0.2	∅
	ゼリー	ゼリー	70	67	∅	∅	17.2	∅
		みかん缶	20	12	0.1	∅	3.0	∅
		小計		743	33.0	16.9	109.0	0.8
		合計		2182	84.6	43.1	348.9	2.4

〔本田博子〕

4.4 胆嚢摘出術後

胆嚢摘出術後の栄養管理を計画する場合には，いくつかの基本的事項を理解しておく必要がある．まず第1に，胆摘術を受ける原因となった基礎疾患によって術後の管理も多少異なってくる．

a. 胆摘術を必要とした原因疾患による栄養管理の特徴

(1) 胆嚢胆石症

胆石症の8割前後は胆石を形成している成分の80%がコレステロールを主体とするコレステロール系石と思われるが，その胆石形成誘因としてバランスの悪い食事を長期間（数年～20年以上）続けた結果であることはよく理解されている．また，頻度は少ないが，胆嚢壁は慢性胆嚢炎になり肥厚していて，胆嚢癌と鑑別しにくい症例もある．

(2) 胆管胆石症

胆嚢内から胆石が胆管，総胆管に流出，移動してきた胆石症の少し複雑な病態である．時おり急性膵炎を合併している場合もあるので，術直後から1～2週間は急性膵炎として扱い，食事療法もそのような材料，食事形態を選択しなくてはならない．

(3) 肝内結石症

胆嚢内の胆石が肝内胆管に逆流しころがり込んだ症例と，肝細胞内の代謝異常が原因で発生した肝内結石とが存在するが，いずれの場合も胆嚢摘出術がなされる．したがって，肝内結石形成の原因となった肝疾患が，肝硬変，PBCであったり，溶血性貧血であったりすると，食事管理も原因疾患の治療方針に従わなければならない．とくにビリルビン代謝異常や脂肪酸代謝異常などは，肝硬変症，溶血性貧血，原発性胆管硬化症，胆汁うっ滞性肝硬変などにおける胆石形成に関与していると考えられている．

(4) 急性胆嚢炎（無石胆嚢炎）

術直後から1～2週間の栄養管理のみで，術後長期間の栄養管理や，食事療法の必要はない．

(5) 胆嚢内ポリープ症，胆嚢腺筋腫症（adenomyomatosis）

これらの疾患は胆摘術を最終目的とするので，術後3～4週間順調に回復した場合には特別な食事療法を計画する必要はない．

正常の胆汁濃縮力や，胆嚢粘膜上皮細胞が正常に近い粘液分泌能力を有する胆嚢を摘出すると一時的に軽い下痢，あるは軟便をきたす症例もあるが，3～6か月後には自然に症状は消失し，正常な排便に戻る．

(6) 胆嚢癌

この疾患で胆摘術のみで治癒切除とされる症例は，胆嚢の粘膜内癌（早期癌）であるから(5)と同じ術後栄養管理となる．しかし症例によっては，胆管と膵管の分流手術を施行する必要がある．そのような場合には，胆汁が十二指腸を通過しないので，消化管ホルモンの分泌が低下していることがある．

さらに，(1)と(2)，(2)と(3)，(1)と(5)あるいは(1)と(6)が合併している症例も多々あるので，食事療法の計画を立てる際に十分に考慮しなければならない．

第2のポイントは，胆嚢摘出術は，前記の分流手術以外は消化管の切除や吻合がないので，侵襲も少なく，術直後の全身麻酔の影響がなくなり消化運動が正常に戻った時点で経口摂取開始となるので，TPNとか経腸栄養などの栄養管理はあまり必要がなく，食事療法を基本とする栄養管理となる．

第3のポイントは，胆石症の手術では術中胆道精査を厳重に行っても胆管内遺残胆石が2～8%の率で発生している．これらの胆管内胆石は早ければ2～3週間以内にVater乳頭部に嵌頓し，急性膵炎様発作を起こすことがある．そのような場合も食事療法が重要な役割を果たすことになる．

第4のポイントは，胆石症の胆嚢は基本的に慢性胆嚢炎を合併しているとしても胆嚢そのものは正常に近い機能を有している症例も多い．すなわち，肝臓で造られた胆汁は胃・十二指腸に食物が流れていない状態ではいったん胆嚢内に貯留され，その間は6～10倍に濃縮されている．食物が胃・十二指腸に摂取されると胆嚢は急速に収縮し，食物の中のたんぱく質や脂肪などを消化されやすい形にする働きをもった胆汁を豊富に放出し，3大栄養素が効率よく消化吸収されるよう

に手助けしている．したがって，まだ機能を有している胆嚢を胆石とともに切除してしまうと，一時的に（術後3～6か月間）食物の消化は不完全となり，そのため軟便になったり，異常ガスを常に発生するようになり，腹部膨満を訴える場合もある．このような症例では，術直後から動物性脂肪とたんぱく質の摂取量を制限し，全般に消化のよい食材を選択することで不快な症状を改善することができる．

第5のポイントは，胆摘後症候群といわれる一連のグループである．いずれも胆石が原因で疼痛のあった患者に対し胆嚢摘出術がなされているが，術後数か月以内に再び腹痛や背部痛を訴える症例が時おりみられる．その原因は遺残結石，膵胆管合流異常，pancreas divism など多種多様である．そのなかで最も多くみられるのは，共通管の炎症のため主膵管の膵液排出障害をきたし，トリプシン，エラスターゼ，アミラーゼなどの膵酵素の逆流による反復性膵障害と同じ病態になっている．

その原因は長期間（5～20年間）胆石を保有していたために発生する随伴性炎症による共通管や主膵管出口の線維増生による硬化と考えられている．

症状は，左背部痛を伴う上腹部鈍痛，時おり軟便や下痢を訴え，腸管ガスの発生が著しく，腹部膨満を訴えることがある．これらは胆摘後5～15年続く症例もある．治療の主体は脂肪制限と過剰の動物性たんぱく質を摂取しないこと，さらに総エネルギー制限（30 kcal/kg）に抑え，原則的には慢性膵炎治療食に準ずる食事療法が適切である．

b. 胆嚢摘出術直後の食事形態と食上げ

最近施行されている胆摘術の80～95％は，内視鏡を利用した腹腔鏡下胆嚢摘出術が適応とされ，全国的に普及している．この術式は手術侵襲が小さいので，術翌日から水分摂取可となり，2日目には流動食開始し，食上げも早目に移行できる．すなわち全身麻酔の影響がとれれば，腹壁の術創も小さいので，消化管の運動の回復も早く，経口摂取も早目に上げることができる（表4.10）．

従来どおりの開腹術による胆嚢摘出術が施行された場合には，平均2日間の絶食期間が術直後に入り，流動食開始が少しおくれる．しかし，消化管に対する操作が加えられていないので，食上げも比較的早く，虫垂切除術後食程度の速度で常食に戻していく（表4.11）．

流動食開始時は多少個人差があり，日ごろ便秘傾向にある人は全身麻酔の影響を受けやすく，消化管が麻痺している期間が長い．その結果，排ガスが遅れる．したがって経口摂取を調節することになる．

表4.10 食品成分および食品選択

脂 肪	脂肪の多い食品は原則として選択しない 脂肪摂取はごく少量にとどめる 良質のたんぱく質を多く含む動物性食品は脂肪も多いため，食品成分表*により成分値を確認する
糖 質	糖質は主なエネルギー源であるが，過剰摂取は肥満やコレステロール値の上昇につながるため，ひかえめにする とくに甘いものに気をつける 果物は適量摂取する
たんぱく質	急性期以外はとくに厳しく制限する必要はない 肉，魚，卵，大豆製品，乳製品などのたんぱく質食品は脂肪を多く含んでいるため食品選択に気をつける
食物繊維	便通を整え，血液中のコレステロール値を下げる働きがあるため，消化されやすい食品を選ぶ
コレステロール	とくに卵類（鶏卵，魚卵，卵使用食品）と肉類の臓物は含有量が多い 動物性脂肪はコレステロール値を上昇させる作用があるため，過剰摂取に注意する必要がある

*食品成分表：調理加工する前の可食部の食品の成分値を示しているので，利用食品の選択に活用する．

表4.11 術後の食上げスケジュール

開腹による胆嚢摘出術後食

術後日数	手術	1日目	2日目	3日目	4日目	5日目
食形態	食止め	食止め	流動食 ※排ガス	三分がゆ食 〃 五分がゆ食	七分がゆ食 〃 全がゆ食	常 食 〃 〃

腹腔鏡下胆摘術後食

術後日数	手術	1日目	2日目	3日目	4日目
食形態	食止め	水分摂取	流動食 三分がゆ食	五分がゆ食 全がゆ食	常 食 〃

c. 胆嚢摘出後2週目から2～3か月間の食事管理

基本的事項の第3，第4のポイントで説明したように，術中精査が十分にできなかった場合，あるいは小さい胆石が無数に存在していて，術中に総胆管に落下，流出したと考えられる場合は，術後に膵炎様発作の可

能性があるので，食事管理も膵炎食に近いものを調理する必要がある．すなわち，脂質を制限し植物性たんぱく質を多くして，総エネルギーをコントロールする（総エネルギー1600～1800kcal，たんぱく質50～80g，脂質20g，糖質280～300gなどの数値を参考にする）．

正常胆嚢に近い機能を有する胆嚢を切除した場合に発生する軟便などの消化不良症状は，術後数か月間経過すると消化管が順応してくると消失する．また，遺残胆管胆石となった場合でも内視鏡的乳頭切開術によって排石した後は急性症状も消失する．いずれの場合でも，症状が消失した後は正常人に近い食事摂取が可能となる．ただし，胆石症の大部分の人たちは，基本的に誤った食生活，あるいは食習慣に害されたまま長期間経過して胆石を形成してしまったので，胆嚢摘出術後は術前の誤った食生活を完全に断ち切らなければならない．その場合，患者だけを教育しても効果は少ない．同時に，調理する人や家族全員の食生活を改善するための協力が必要となってくる．

d. 胆嚢摘出術後も疼痛などの症状が残存している場合

一般に強い臨床症状を訴えて来院し，胆嚢疾患が原因と考えられて，胆摘術が施行された症例の90％以上は症状が消失し治癒に向かうが，残り数％のなかには継続して症状を訴えたり，左側の背部痛や腹痛を主体とする不定愁訴が出現することがある．

(1) 胆石症を罹患している間に激しい胆管炎を合併した場合

膵管と胆管が合流している部分，共通管の炎症とその後の線維化，組織の瘢痕化のため，結果的に膵外分泌障害をきたしている症例がある．この場合，胆嚢に基因する症状はとれても，膵液排出障害の症状，すなわち，反復性慢性膵炎と同じような左背部痛，腹痛，腸管ガス発生増加などの訴えが続いていることが多い．臨床検査成績としては，血清中のアミラーゼ，トリプシン，リパーゼ，エラスターゼなどの膵酵素の上昇がみられ，CT検査でも膵に異常所見が認められることがある．

このような症例の治療で最も重要な方法が食事療法である．基本的には慢性膵炎の治療食に準ずる．一般に，コレステロール系胆石をもっている人は食べすぎる傾向があるので，次のことに注意する．

1) 経口摂取総エネルギーを30～40％減らして食べること．

2) 中華料理，洋食，てんぷらなど動物性脂肪，たんぱく質の多い食事はできるだけさける．原則的に外食は食べないことにする．

3) 白身の魚，植物性たんぱく質（豆腐，納豆，だいずなど）と野菜を中心に摂取すること．野菜は緑黄色野菜を加熱料理したものを200～300g/日食べるように努力することも大切である．

4) 膵臓にとって，時間外，とくに夜食は非常に悪い影響を与えるので，絶対に止めること．空腹に耐えられないときは，紅茶や生の野菜ジュースなどで胃を満たして就眠するように努力しなければならない．膵分泌にも昼夜のリズムが存在しているので，これを破壊すると疼痛などの愁訴が出現する．このような症例では，正しい食生活の指導をして実施しなければ治癒することはない．現に，胆石胆嚢炎などで，胆摘術を受けた後に疼痛が何か月も，何年も継続していた患者が前記の食生活指導によって，軽快，あるいは治癒している．その場合，効果がみられ，症状消失までには数か月から2～3年間の努力が必要である．

胆石症など偏った食習慣が原因で発生した疾患は，手術的治療法だけでは治癒しない場合も多く，胆摘術後の食事管理も治療の一環として重要である．

(2) 胆道ジスキネジーや内臓自律神経失調症などの他の疾患を合併している場合

基本的にはこのような症例は，胆嚢摘出術の適応症例ではないので，術後も不定愁訴が続くことが多い．とくに慢性胆嚢炎と診断され，外科的治療目的で胆摘術を受けた症例にみられることが多い．症状としては上腹部鈍痛，臍周囲の痛みなどの不定愁訴である．やはりこのような症例も，基本的には食事療法が有効である症例が多い．

しかし元来，外科治療の対象外であるこれらの疾患を合併している症例の治癒は，精神安定剤など薬物療法を主体にした管理が必要である．

(3) 胆嚢摘出術操作による胆道損傷，あるいは腸管癒着に伴う愁訴を合併している場合

このような症例も食事の管理が重要なポイントとなっている．

最近，手術侵襲が小さいという理由から，無症状胆石（silent stone）に対しての内視鏡下胆嚢摘出術が適応とされ，手術が気軽に施行されているためか，胆道損傷率も上昇している．その結果，術後肝内胆汁うっ

滞をきたし，肝機能障害をきたす結果となっている．

このような症例に対しては，基本的には慢性肝炎に準じた食事管理とし，消化のよい良質のたんぱく質を選択し，脂肪は少なめに摂取し，総エネルギーも体重が増加しない程度に抑制することが必要である．また，その指標は外来における肝機能成績が改善され，よい方向へ安定化することであり，一般に胆汁うっ滞と胆管系酵素がよい値に改善されることである．

文　献

1) 古田精市，清沢研道：胆石症．今日の治療食指針，pp 43-46, 医歯薬出版，東京，1991.
2) 久次武晴，原田貞美：胆嚢摘出術前後．今日の治療食指針，pp 264-267, 医歯薬出版，東京，1991.
3) 税所宏光：急性胆嚢炎の発現機序．胆嚢・胆道疾患，図説病態内科講座，6巻肝・胆・膵（戸田剛太郎編），pp 260-269, メジカルビュー社，東京，1994.
4) 尾崎秀雄，高橋陽，ほか：肝臓・胆のう・膵臓の食事療法，pp 4-24, 110-163, 医歯薬出版，東京，1993.
5) 神津忠彦，白井昭子：膵炎の人の食事，pp 22-48, 保健同人社，東京，1992.
6) 近藤孝晴，早川哲夫：急性膵炎の病態．胆嚢・胆道疾患，図説内科講座，6巻肝・胆・膵（戸田剛太郎編），pp 320-331, メジカルビュー社，東京，1994.

〔仲吉昭夫〕

献立の実際

(1) 食事療法の基本方針
1) 規則正しい食生活を守り，過食を避ける．
2) 脂肪を制限する．
3) コレステロールの多い食品，動物性脂肪を制限する．
4) 消化しやすい形態で食物繊維を摂取する．
5) 硬いものを避けなければならないが，適度な硬さを必要とし，消化吸収のよいものを摂取する．
6) 味つけは全体にうすめにする．
7) しょうちゅうやウイスキーなどのアルコール飲料は原則的に禁止する．
8) カフェイン飲料，炭酸飲料，香辛料は，症例によっては制限する．

病状とその回復に応じた食事によって，積極的に体力の増強をはかる．

(2) 食事の形態

回復に応じて流動食，三分がゆ・半流動食，五分がゆ・特軟食，全がゆ・軟食，米飯・普通食の順に食事内容をすすめていく．

さらに，摂取できるエネルギー量および各栄養素量も食事総量にあわせて少しずつ増していき，健常人に近づけていく．術後の食上げスケジュール（表4.11）参照．食品成分および食品選択については表4.10を参照．食事基準については表4.12に示した計画表に基づいて献立を作成する．

(3) 献立作成および調理

a) 流動食

脂肪を含む食品は避ける．

表4.12　食事基準

食形態	流動食	三分がゆ 半流動食	五分がゆ 特軟食	全がゆ 軟食	米飯 普通食
エネルギー kcal	400〜500	700〜900	1000〜1300	1400〜1600	1700〜1900
たんぱく質 g	20以下	20〜30	40〜50	60〜70	70〜80
脂質 g	2以下	10以下	10〜15	15〜20	20〜25
適応	急性期（非経口的栄養補給を併用）	回復期（一部非経口的栄養補給を併用）	回復期	回復期 安定期	安定期（再発予防期）

注) 急性期とは術直後，経口食開始期

① 水分補給と食事摂取の開始が目的．② 脂質を0に近づけ，たんぱく質もごく少量にとどめる．③ エネルギー源は糖質を中心とする．④ 摂取後の悪化がないのを見きわめて次の食事をすすめる．⑤ 少しずつ食事の総量と摂取エネルギー量を増していく．⑥ 不足する栄養量の補給に輸液を用いる．

b) 三分がゆ（半流動食）

脂肪を含む食品は避ける．たんぱく質食品の使用は少量におさえる．

① 軽い咀嚼によって嚥下できる程度の形態食．② 糖質の多い食品に加えて，たんぱく質食品も少し使用できるが，脂質を含むものは使用できない．③ 胃腸を刺激したり負担にならないものを用いる．④ 食べものの温度は体温に近いものとし，回数を分けて1回の食事量を少なくする．

c) 五分がゆ（特軟食）

脂肪を含む食品の使用はごく少量にとどめる．たん

ぱく質は少なめにする.

① 食事量と硬さを厳しく制限する. ② 水と熱を十分加えて軟らかく調理する.

d) 全がゆ（軟食）

脂肪を含む食品は少量にとどめる. ビタミン, ミネラルは十分にとる.

① しばらくは食事量と硬さに制限がある. ② 油脂性食品を除いて使用できる食品の種類がふえる. ③ 軟らかく蒸し焼き状態にした調理が可能となり献立のはばが広がる.

e) 米飯（普通食）

脂肪を含む食品の使用はひかえめにする. ビタミン, ミネラルは十分にとる.

① エネルギー, たんぱく質の摂取量は増えるが, 脂質の制限は継続する. ② 脂質の多い食品は原則として選択しない. たんぱく質とともに脂質も多くとりがちになる食品があるため注意する. ③ 油をたっぷり使用した調理は避ける. ④ 消化されやすい食品を選び, 繊維の多い硬そうな食品は避ける. ⑤ 調理は軟らかくする.

(3) 調理上の工夫

1) 硬いものを避ける

胃腸への負担を少なくするために胃内停滞時間の短い食品を選び, 調理法を工夫する. 硬い食品, 繊維の多い食品を避け, 水と熱を十分加えて軟らかく調理する. 加熱により硬くなるものは避ける.

2) 適切な調理法を用いる

＜ゆでる・煮る・蒸す＞軟らかく調理できるので, 胃腸に負担をかけないという条件のもとでは, 常によく用いられる調理法である.

＜焼く・炒める・あえる＞材料の水分調整がむずかしかったり, 使用できる油に制限があることなどから, 用いられる頻度の少ない調理法である.

3) 油脂類の調理に注意する

油が少なくても焦げつかないテフロン加工などのフライパンを利用するとよい.

少量でも必ず計量する.

☆ 植物油 小さじ1杯の重量は4g
☆ 植物油 大さじ1杯の重量は13g

4) 味つけは全体にうすめにする

食品のもち味を生かす.
酢の味や香りを生かす.
加工食品（食塩を含む）は原則として使用しない.

術後の障害を乗りこえたら（おおむね2〜3か月後）, 食事を普通にもどしてよい. ただし, 胆石ができやすい体質である場合は, コレステロールや動物性脂肪の多い食品を制限する必要がある.

暴飲, 暴食を避け, 規則正しい食生活を送ることが大切である.

文献

1) 織田敏次：胆石・胆のう炎・膵炎, 新しい食事療法シリーズ11, 同文書院, 東京, 1988.
2) 大栗茂芳, 菅田文夫：胆石の栄養管理. 肝胆膵 **27**：71-75, 1993.
3) 胃切除・胆のう摘出術後のしおり, 昭和大学藤が丘病院栄養課, 1987.

献立表4.4 胆囊摘出術後

(1) 流動食

	献立名	食品名	分量		献立名	食品名	分量
朝食	おもゆ みそ汁 スキムミルク	おもゆ 淡みそ だし汁 脱脂粉乳 水 砂糖	150g 10g 150ml 15g 120ml 2g	朝食	おもゆ 野菜スープ ブラマンジェ	おもゆ 野菜スープ 脱脂粉乳 水 コーンスターチ 砂糖	150g 150ml 15g 80ml 7g 3g
昼食	おもゆ 果汁 ヨーグルトセーキ	おもゆ りんご果汁 ヨーグルト脱脂加糖 脱脂粉乳 水 はちみつ	150g 100ml 90g 10g 100ml 5g	昼食	おもゆ ミルクくずゆ スープ	おもゆ 脱脂粉乳 砂糖 かたくり粉 水 ほうれんそう（裏ごし） かたくり粉 野菜スープ	150g 5g 3g 7g 70ml 30g 2g 120ml
夕食	おもゆ 果汁入りくずゆ 清し汁	おもゆ みかん果汁 かたくり粉 砂糖 水 だし汁 しょうゆ 食塩	150g 20g 7g 3g 80ml 150ml 2g 0.2g	夕食	おもゆ ヨーグルト ポタージュ	おもゆ ヨーグルト脱脂加糖 はちみつ レモン果汁 かぼちゃ 脱脂粉乳 野菜スープ 食塩	150g 90g 5g 2ml 50g 10g 80ml 0.3g
1日栄養量	エネルギー たんぱく質 脂質	414 kcal 15.9g 1.7g		1日栄養量	エネルギー たんぱく質 脂質	414 kcal 17.7g 1.3g	

4.4 胆嚢摘出術後

(2) 三分がゆ・半流動食

	献立名	食品名	分量		献立名	食品名	分量
朝食	三分がゆ	三分がゆ	250 g	朝食	三分がゆ	三分がゆ	250 g
	野菜スープ	野菜スープ	150 ml		みそ汁	淡みそ	10 g
	ヨーグルト	ヨーグルト脱脂加糖	90 g			だし汁	150 ml
	煮浸し	ほうれんそう(葉先)	50 g		ふわふわ煮	はんぺん	30 g
		しょうゆ	1 g			だし汁	50 ml
		だし汁	適量			砂糖	2 g
						しょうゆ	2 g
					でんぶ	たらでんぶ	15 g
昼食	三分がゆ	三分がゆ	250 g	昼食	三分がゆ	三分がゆ	250 g
	みそ汁	淡みそ	12 g		果汁	りんご果汁	100 ml
		だし汁	150 ml		ポタージュ	じゃがいも	50 g
	煮つけ	かぶ	30 g			小麦粉	5 g
		かれい	40 g			野菜スープ	50 ml
		しょうゆ	4 g			脱脂粉乳	20 g
		砂糖	2 g			水	50 ml
		だし汁	適量		おふ煮	車ふ	3 g
	りんごゼリー	りんご果汁	20 ml			水	30 ml
		水	80 ml			だし汁	50 ml
		砂糖	3 g			しょうゆ	1 g
		ゼラチン	3 g			砂糖	1 g
夕食	三分がゆ	三分がゆ	250 g	夕食	三分がゆ	三分がゆ	250 g
	つぶし煮	じゃがいも	80 g		野菜スープ	野菜スープ	100 ml
		砂糖	5 g		バナナジュース	バナナ	50 g
	清汁	絹ごし豆腐	50 g			はちみつ	10 g
		だし汁	150 ml			水	70 ml
		みつば(葉先)	1 g			レモン果汁	少々
	オレンジブラマンジェ	みかん果汁	30 ml		ほぐし煮	たら	30 g
		コーンスターチ	5 g			しょうゆ	3 g
		水	50 ml			砂糖	1 g
		砂糖	2 g			だし汁	適量
		粉あめ	10 g				
		レモン果汁	3 ml				
1日栄養量	エネルギー 703 kcal たんぱく質 27.6 g 脂質 4.9 g			1日栄養量	エネルギー 707 kcal たんぱく質 27.0 g 脂質 2.7 g		

(3) 五分がゆ・特軟食

	献立名	食品名	分量		献立名	食品名	分量
朝食	五分がゆ含め煮	五分がゆ	300 g	朝食	パンがゆ	食パン	30 g
		はんぺん	50 g			低脂肪牛乳	150 ml
		しょうゆ	2 g			砂糖	5 g
		砂糖	2 g		野菜スープ	野菜スープ	100 ml
		だし汁	適量			カリフラワー	30 g
	しらすおろし	だいこん	60 g			にんじん	10 g
		しらすぼし	5 g			ささ身挽き肉	10 g
		しょうゆ	2 g			食塩	0.3 g
	みそ汁	キャベツ(葉先)	20 g		フルーツ飲むヨーグルト	白桃缶	80 g
		淡みそ	7 g			ヨーグルト	180 ml
		赤みそ	3 g				
		だしの素	0.5 g				
	ヨーグルト	ヨーグルト脱脂加糖	90 g				
昼食	五分がゆ	五分がゆ	300 g	昼食	五分がゆえび団子炊き合わせ	五分がゆ	300 g
	煮魚	かれい	50 g			しばえび	60 g
		みりん	3 g			卵黄	10 g
		しょうゆ	5 g			酒	6 g
	お浸し	ほうれんそう(葉先)	60 g			食塩	0.3 g
		しょうゆ	1 g			しょうゆ	1 g
		かつお節	0.5 g			かたくり粉	2 g
	みそ汁	さといも	50 g			なす	60 g
		淡みそ	7 g			車ふ	2 g
		赤みそ	3 g			しょうゆ	8 g
		だしの素	0.5 g			砂糖	3 g
						だし汁	適量
					練り梅和え	きゅうり	60 g
						梅びしお	6 g
						砂糖	0.5 g
						しょうゆ	1 g
						かつお節	0.3 g
					みそ汁	葉ねぎ	5 g
						じゃがいも	50 g
						淡みそ	7 g
						赤みそ	3 g
						だしの素	0.5 g
夕食	五分がゆ肉みそ豆腐	五分がゆ	300 g	夕食	五分がゆ	五分がゆ	300 g
		絹ごし豆腐	100 g		レモン蒸し	さけ	50 g
		ささ身挽き肉	20 g			食塩	0.5 g
		赤みそ	2 g			レモン	10 g
		しょうゆ	1 g			マカロニ	10 g
		砂糖	3 g			トマトケチャップ	5 g
		酒	6 g			食塩	0.1 g
		かたくり粉	2 g		かぼちゃサラダ	かぼちゃ	70 g
	含め煮	じゃがいも	80 g			グリーンアスパラガス(穂先)	10 g
		グリーンピース(裏ごし)	10 g			ノンオイルマヨネーズ	10 g
		しょうゆ	6 g			食塩	0.3 g
		砂糖	2 g			はくさい	30 g
		だし汁	適量			にんじん	10 g
	梅びしおりんごコンポート	梅びしお	5 g		スープ	野菜スープ	150 ml
		りんご	100 g			食塩	0.5 g
		砂糖	10 g				
		粉あめ	25 g				
1日栄養量	エネルギー 1004 kcal たんぱく質 47.3 g 脂質 7.7 g			1日栄養量	エネルギー 979 kcal たんぱく質 49.7 g 脂質 12.3 g		

(4) 全がゆ・軟食

献立名	食品名	分量	献立名	食品名	分量
朝食 全がゆ	全がゆ	300g	朝食 パン	食パン	90g
納豆	納豆	30g		りんごジャム	25g
	しょうゆ	3g	サラダ	レタス	30g
しらすおろし	だいこん	60g		プチトマト	30g
	しらす干し	5g		カリフラワー	30g
	しょうゆ	2g		シーチキンスープ煮	20g
みそ汁	キャベツ	20g		ノンオイルドレッシング	10g
	淡みそ	7g	フルーツ	バナナ	100g
	赤みそ	3g	飲むヨーグルト	ヨーグルト	180ml
	だしの素	0.5g			
ヨーグルト	ヨーグルト脱脂加糖	90g			
昼食 全がゆ	全がゆ	300g	昼食 全がゆ	全がゆ	300g
煮魚	かれい	70g	チキンロール	鶏むね肉	70g
	みりん	5g		食塩	0.5g
	しょうゆ	7g		こしょう	少々
	かいわれ	3g		にんじん	10g
お浸し	ほうれんそう	60g		さやいんげん	10g
	しょうゆ	3g		油	2g
	かつお節	0.5g		キャベツ	40g
けんちん汁	豆腐	30g		中濃ソース	5g
	だいこん	30g	練り梅和え	きゅうり	80g
	にんじん	10g		梅びしお	7g
	さといも	30g		砂糖	0.5g
	根深ねぎ	10g		しょうゆ	0.5g
	淡みそ	7g		かつお節	0.3g
	だしの素	0.5g	みそ汁	葉ねぎ	5g
				じゃがいも	50g
				淡みそ	7g
				赤みそ	3g
				だしの素	0.5g
夕食 全がゆ	全がゆ	300g	夕食 全がゆ	全がゆ	300g
八宝菜	鶏むね肉	50g	レモン蒸し	さけ	70g
	なると	20g		こしょう	少々
	はくさい	100g		食塩	0.7g
	にんじん	10g		レモン	10g
	たまねぎ	50g		サニーレタス	15g
	さやえんどう	5g		マカロニ	10g
	うずら卵(缶)	20g		トマトケチャップ	10g
	油	3g	かぼちゃサラダ	かぼちゃ	80g
	コンソメ	2g		きゅうり	15g
	酒	5g		鶏卵	20g
	かたくり粉	3g		かにカマ	10g
拌三絲	はるさめ	10g		ノンオイルマヨネーズ	10g
	きゅうり	50g		食塩	0.3g
	みかん缶	20g		こしょう	少々
	かに水煮缶	30g	スープ	パセリ	1g
	酢	7g		にんじん	10g
	砂糖	3g		コンソメ	2g
	食塩	0.5g		こしょう	少々
	うす口しょうゆ	2g		食塩	0.2g
	ごま油	1g			
梅びしお	梅びしお	5g			
フルーツ	りんご	200g			

1日栄養量 エネルギー 1385 kcal
たんぱく質 69.4 g
脂質 19.2 g

1日栄養量 エネルギー 1469 kcal
たんぱく質 68.7 g
脂質 20.8 g

(5) 米飯・普通食

献立名	食品名	分量	献立名	食品名	分量
朝食 米飯	精白米	100g	朝食 パン	食パン	90g
煮豆	だいず	5g		マーマレード	25g
	凍り豆腐	5g	サラダ	レタス	30g
	にんじん	20g		プチトマト	30g
	さやいんげん	20g		カリフラワー	30g
	しょうゆ	5g		シーチキンスープ煮	20g
	砂糖	3g		ノンオイルドレッシング	10g
	だしの素	0.5g	フルーツ	りんご	100g
しらすおろし	だいこん	60g	飲むヨーグルト	ヨーグルト	180ml
	しらす干し	5g			
	しょうゆ	2g			
みそ汁	キャベツ	20g			
	淡みそ	7g			
	赤みそ	3g			
	だしの素	0.5g			
ヨーグルト	ヨーグルト脱脂加糖	90g			
昼食 米飯	精白米	100g	昼食 米飯	精白米	100g
煮魚	あじ	70g	ロール巻	豚もも肉	70g
	みりん	5g		食塩	0.5g
	しょうゆ	7g		こしょう	少々
	かいわれ	3g		にんじん	10g
お浸し	ほうれんそう	60g		さやいんげん	10g
	しょうゆ	3g		油	2g
	かつお節	0.5g		キャベツ	20g
けんちん汁	豆腐	30g		中濃ソース	5g
	だいこん	30g	練り梅和え	きゅうり	80g
	にんじん	10g		梅びしお	7g
	さといも	30g		砂糖	0.5g
	根深ねぎ	10g		しょうゆ	0.5g
	淡みそ	10g		かつお節	0.3g
	だしの素	0.5g	みそ汁	乾燥わかめ	0.7g
				葉ねぎ	5g
				じゃがいも	50g
				淡みそ	7g
				赤みそ	3g
				だしの素	0.5g
夕食 米飯	精白米	100g	夕食 米飯	精白米	100g
八宝菜	鶏むね肉	50g	ワイン蒸し	さけ	70g
	なると	20g		白ぶどう酒	8g
	はくさい	100g		こしょう	少々
	にんじん	10g		食塩	0.7g
	たまねぎ	50g		サニーレタス	15g
	さやえんどう	5g		マカロニ	10g
	うずら卵(缶)	20g		トマトケチャップ	10g
	油	3g	かぼちゃサラダ	かぼちゃ	80g
	コンソメ	2g		きゅうり	15g
	酒	5g		鶏卵	20g
	かたくり粉	3g		かにかま	10g
拌三絲	はるさめ	10g		ノンオイルマヨネーズ	10g
	きゅうり	50g		食塩	0.3g
	みかん缶	20g		こしょう	少々
	かに水煮缶	30g	スープ	パセリ	1g
	酢	7g		セロリー	10g
	砂糖	3g		にんじん	10g
	食塩	0.5g		コンソメ	2g
	うす口しょうゆ	2g		こしょう	少々
	ごま油	1g		食塩	0.2g
らっきょう漬け	らっきょう甘酢漬け	10g			

1日栄養量 エネルギー 1754 kcal
たんぱく質 77.0 g
脂質 23.2 g

1日栄養量 エネルギー 1712 kcal
たんぱく質 71.9 g
脂質 22.3 g

〔長浜幸子〕

4.5 膵切除後

膵臓は外および内分泌機能をつかさどる臓器である（表4.13）．すなわち，外分泌機能として，炭水化物分解酵素であるアミラーゼ，脂肪分解酵素であるリパーゼ，ホスホリパーゼA_2，たんぱく分解酵素であるトリプシン，キモトリプシン，エラスターゼ，などの消化酵素を分泌する．また，内分泌機能として，ラ島よりインスリン，グルカゴン，ソマトスタチンなどを分泌し，血糖調節など重要な役割を担っている．したがって，膵切除後は程度の差はあれ，これら外および内分泌機能が低下することになり，この障害を補うべく食事療法を含めた術後栄養管理が必要となってくる．しかし，膵切除と一言でいってもその病態は多様である．膵切除を必要とする疾患には，膵癌や慢性膵炎のように術前より外および内分泌機能が障害されている場合もあれば，胃癌に対する膵体尾部切除のように膵機能が正常な場合もあり，また，術式も膵頭十二指腸切除，膵体尾部切除，膵全摘術などにより，切除部位，切除量が異なるため，切除後の病態は異なってくる．さらに，癌に対して腹腔動脈，上腸間膜動脈周囲の神経叢切除を施行した場合，下痢などの消化器症状が激化し消化吸収不全は著明となることが多い．

このように，どのような疾患に対して，どのような手術を，どの程度の郭清を含めて施行するかにより切除後の栄養管理は異なってくる．本稿では，膵癌に対する膵切除を念頭におき，膵切除術式（膵頭十二指腸切除，膵体尾部切除，膵全摘術）に応じた術後栄養管理を述べることにする．

a. 膵切除後の病期分類

膵切除後の病期は栄養管理よりみて，静脈栄養期，静脈経口併用栄養期，経口栄養期の3期に分けて考えることができる[1]（表4.14）．静脈栄養期とは術直後より経口摂取を開始するまでの期間である．通常，中心静脈カテーテルが留置されていることが多く，このルートを介した高カロリー輸液による栄養管理の時期である．静脈経口併用栄養期は静脈栄養期に引き続き流動物に始まる経口摂取が開始され，経口によるエネルギー摂取量が増加する一方，静脈栄養によるエネルギー摂取が減少し，経口摂取にのみ依存するようになるまでの期間である．経口栄養期は，したがって，静脈ルートの栄養補給は必要とせず，経口摂取により必要エネルギーを摂取することができるようになった期間である．切除術式によりそれぞれの期間，管理方法は異なってくるが，各期間を通じて血清たんぱく6.0g以上，血清アルブミン3.5g以上を目標として栄養管理を行う．

表4.13　膵の外および内分泌機能

外分泌機能
・炭水化物分解酵素―アミラーゼ
・脂肪分解酵素―リパーゼ，ホスホリパーゼA_2
・たんぱく分解酵素―トリプシン，キモトリプシン，エラスターゼ

内分泌機能
　インスリン，グルカゴン，ソマトスタチン

表4.14　栄養管理よりみた膵切除後病期分類

・静脈栄養期
・静脈経口併用栄養期
・経口栄養期

b. 膵頭十二指腸切除

（1） 静脈栄養期

消化管再建を伴うため，この期間は1〜2週程度になることが多い．膵頭十二指腸切除を要する疾患の場合，術前より糖尿病を併発している患者が多いため，術後は血糖管理に注意を払う必要がある．静脈栄養期の栄養補給はぶどう糖を主体とする．血糖値150〜250mg/dl，尿糖（−）〜（＋），尿ケトン体（−），1日排泄尿糖5g以下を目標とし，インスリンを用いて血糖管理を行う．術直後より2〜3日は維持輸液製剤を投与し，ぶどう糖濃度はせいぜい7.5〜10％程度に留める．術直後は輸液製剤にインスリンを混入することなく，血糖値に応じてレギュラーインスリンを皮下注する（BS＜200：経過観察，200＜BS＜250：4単位皮下注，250＜BS＜300：8単位皮下注，

BS＞300：12単位皮下注）．1日に要したインスリン量を翌日の輸液製剤に混入させ使用すると管理しやすい．また，低たんぱく血症による浮腫や創傷治癒遅延を防止するためプラズマ製剤を必要量投与する．第3ないし4病日より高カロリー輸液を開始するが，急激に投与エネルギーを上げることなく1000kcalくらいより始め3～4日かけて1800～2000kcalまで上げるようにする．また，ぶどう糖400gあたり12%アミノ酸製剤400mlを投与するようにする．高カロリー輸液を施行する際，ぶどう糖5ないし10gにインスリン1単位を点滴静注すると血糖管理がしやすくなる．術後順調に経過すると1日必要インスリン量は徐々に減少していくことが多い．広範囲な神経叢切除を施行した場合でも経口摂取をしていないため，下痢が問題となることは少ない．

(2) 静脈経口併用栄養期

経口摂取は流動食より開始，摂取量，下痢などの臨床症状をみながら固形食へもっていく．静脈栄養期のように必要インスリン量が計算しにくく，血糖の日内変動をみながらインスリン投与をしなくてはならない場合もある．最初はレギュラーインスリンを使用するが，徐々にレンテインスリンを使用していくことが必要である．広範囲な神経叢切除により下痢症状を呈しないこともあるが，経口摂取により下痢が悪化した場合，塩酸ロペラミドまたはアヘンチンキなどの止痢剤を毎食後投与する．一方，膵外分泌機能は回復している場合もあるが，消化吸収を助けるため，消化酵素剤とともにパンクレアチンなどを投与する．

(3) 経口栄養期（表4.15）

経口栄養期には糖質と良質なたんぱく質を栄養源の主体とする．脂質の消化吸収には個人差があり，良好な場合もあるが，脂質投与量は低めに抑えておいたほうがよい．経口摂取エネルギーの目安として，糖質300～400g，たんぱく質60～100g，脂質40gを目標とする．下痢，消化吸収不良に対する処置は前述したとおりである．また，この時期には使用インスリンはレンテインスリンを主体とする．朝食前にレンテインスリン必要量を皮下注し，必要あらばレギュラーインスリンを使用してもよい．しかし，退院前にはレンテインスリンのみで血糖調節できるようにしたほうが患者に与える苦痛は軽減する．なお，順調に経口摂取が経過するわけではなく，適宜輸液を投与しなくてはならない場合もある．

c. 膵体尾部切除

(1) 静脈栄養期

膵体尾部切除は膵体尾部腫瘍や進行胃癌の症例において施行される場合が多く，残存膵は正常であることが多い．したがって，術後は高度な糖尿病に陥る危険性は少ない．膵体尾部腫瘍の場合，膵瘻の危険性もあるため，経口摂取まで4～5日間をおくことが多い．高カロリー輸液にもっていく必要はなく，維持輸液を投与する．一方，消化管再建を伴う場合は経口摂取まで7～10日間をおく．前述した要領で維持輸液より開始し，高カロリー輸液にもっていく．術後一過性に高血糖になっても正常化することが多く，適宜血糖値に応じてレギュラーインスリンを使用すればよい．なお，膵瘻が生じた場合はこの期間が延長する．

(2) 静脈経口栄養併用期

膵体尾部腫瘍に対して切除した場合，経口摂取は順調に進み，この期間は3～4日ですむことが多い．経口摂取の状況をみながら維持輸液製剤を投与する．一方，消化管再建を伴う場合は経口栄養期に至るまでに1週間前後を要する．この間，徐々に投与エネルギーを減少させ，維持輸液製剤までもっていく．この時期になるとインスリンを必要としない場合が多い．

(3) 経口栄養期

膵外および内分泌機能は正常な場合が多く，下痢などの臨床症状を呈することもない．したがって，パンクレアチン，インスリン投与などは必要とせず，通常，順調に経過する．

d. 膵全摘術

(1) 静脈栄養期

膵全摘後はインスリンやグルカゴンが欠如するうえ，手術の侵襲も加わるため，血糖管理が非常に難しくなる．通常，この期間は7～10日続く．術当日は維持輸液製剤を投与するが，術後第1日より10%ぶどう糖溶液を投与する．ぶどう糖5ないし10gに対しインスリン1単位を輸液製剤に混入し投与すると管理し

表4.15　膵切除後の経口栄養期の留意点

消化吸収障害
　消化酵素薬，パンクレアチンの投与
下痢
　止痢薬（塩酸ロペラミド，アヘンチンキ）の投与
　総合ビタミン剤投与

やすい．血糖値は150〜250mg/dlに維持するようにし，尿糖は（＋）〜（＋＋），尿ケトンは（−）を目標として管理する．新鮮凍結血漿は必要に応じて投与する．第3ないし4日目より徐々に投与エネルギーを上げていくが，50％ぶどう糖を基本とし，1日糖400gに対し12％アミノ酸溶液を400ml程度加える．例外を除き脂肪乳剤は投与しない．手術の侵襲から回復し内因性カテコールアミンなどの分泌が低下するため，1日必要インスリン量は徐々に減少してくるので，同量を投与し続けて低血糖にならないよう注意が必要である．なお，低血糖に陥った場合，いつでもぶどう糖を静注できるよう50％ぶどう糖を用意しておくべきである．また，下痢がひどく輸液量の調節がうまくいかないと血糖管理が不安定になるので，輸液量には細心の注意を払うべきである．

(2) 静脈経口栄養併用期

膵頭十二指腸切除後の管理と異なる点はインスリン投与が1日たりとも欠かせないことである．血糖の日内変動をみつつインスリン投与法を静脈投与より皮下注に切り替えていく．通常，レンテインスリン10単位を朝食前に皮下注し日内変動をみながらレギュラーインスリンを皮下注していき，最終的には両インスリンを皮下注のみで行えるようにもっていく．1日に最低インスリン20単位が必要であり，これで低血糖にならない程度のぶどう糖を投与するべきである．

(3) 経口栄養期（表4.15）

膵全摘後は膵外分泌機能も途絶し，そのうえ，下痢などの消化器症状も出るため，消化吸収障害は著明なものとなる．大量のパンクレアチンと消化酵素剤を毎食後投与し消化吸収の一助とする．また，ビタミンの消化吸収も障害されるため，総合ビタミン剤も投与する．下痢に対しては膵頭十二指腸切除後の管理で述べたのと同様である．経口摂取エネルギーは1日2000〜2500kcalを目標とし，糖質300〜400g，たんぱく質80g前後，脂質40g前後を目安とする．とくに脂肪の消化吸収が障害されているので摂取脂質量は抑えておくべきである．また，インスリンとともにグルカゴンの投与を行ったところ，血糖調節が容易であったと報告されており[2]，さらに帰宅後低血糖を起こしたときなどに家族に皮下注してもらい，低血糖より離脱するのにも使用可能である．一般に，空腹時血糖を150前後，1日尿糖量20〜30g，尿ケトン陰性とすることを目標とする．経口栄養期は患者の状態により再び静脈経口栄養併用期に戻る危険性もあるため，慎重に経口摂取量など管理していかなくてはならない．

まとめ　各種膵切除後の栄養管理について述べた．膵切除後と一言でいっても，その病態は多様であり，管理も異なってくることを念頭におく必要がある．とくに膵全摘後は細心の注意をもって血糖管理を行わないと生命の危険すらあることを忘れてはならない．本稿を参考にして，膵切除後栄養管理をすることを期待する．

文　献

1) 鈴木　敏：膵切除後．食事療法ハンドブック（五島雄一郎編），p 242，朝倉書店，東京，1987．
2) 広田昌彦，ほか：膵全摘後の代謝，栄養管理におけるグルカゴン投与の試み—その効果と投与法の工夫．熊本医学会雑誌 **61**：100, 1987.

〔窪田敬一・出月康夫〕

献　立　の　実　際

(1) 食事療法の基本方針

術後の消化吸収障害は手術の部位によりおおいに異なる．とくに膵全摘手術では膵内外分泌機能はまったく欠如するとされるが，個体差も大きい．そのため，後述するように一般的な食事指針のもとに献立を作成し，症状に応じた料理の提供に気を配らねばならない．そして，低栄養の防止や適正なインスリンコントロールを行うために，患者が摂取した栄養量は随時医師に報告し，相談するのが望ましい．膵切除後食の食品構成を表4.16に示す．

a) エネルギー

尿糖，下痢，脂肪便としてエネルギーが失われるので，十分なエネルギーを確保し，低血糖の防止が重要となる．とくに侵襲時には多くのエネルギーが必要であり，仮にたんぱく質がとれても十分なエネルギーが補えないとカタボリズムが生じやすいなどからエネルギーの摂取に努める．

なお，吸収障害のほかに高血糖や低血糖など動揺が激しくみられ，消化吸収障害が生じやすいことから確実に状態が安定するまで，エネルギーは5〜6食に分

表 4.16 膵臓全切除後食品構成

	脂質 40 g 食				脂質 35 g 食				脂質 20 g 食				脂質 10 g 食				脂質 5 g 以下食			
	分量(g)	エネルギー(kcal)	たんぱく質(g)	脂質(g)	糖質(g)	分量(g)	エネルギー(kcal)	たんぱく質(g)	脂質(g)	糖質(g)	分量(g)	エネルギー(kcal)	たんぱく質(g)	脂質(g)	糖質(g)	分量(g)	エネルギー(kcal)	たんぱく質(g)	脂質(g)	糖質(g)
米飯類	540	799	14.0	2.7	171.2	全粥750	540	10.5	2.3	114.0	五分粥750	270	5.3	0.8	57.0	三分粥600	192	3.6	0.6	40.8	おもゆ600	168	3.6	0.6	40.8
パン類	45	117	3.8	1.7	21.6	30	78	2.5	1.1	14.4	30	78	2.5	1.1	14.4										
その他穀類	10	37	0.8	0.2	7.6	10	37	0.8	0.2	7.6	10	37	0.8	0.2	7.6	でんぷん10	33	1.8	0	8.2	でんぷん10	33	1.8	0	8.2
堅果類	1	6	0.2	0.5	0.2	1	6	0.2	0.5	0.2															
いも類	80	62	1.6	0.2	13.4	80	62	1.6	0.2	13.4	80	62	1.6	0.2	13.4	80	62	1.6	0.2	13.4					
砂糖類	20	77	0.2	0	19.8	20	77	0.2	0	19.8	20	77	0.2	0	19.8	15	57	0	0	14.9	10	38	0	0	9.9
デキストリン						30	116	0	0	29.1	30	116	0	0	29.1	30	116	0	0	29.1	30	116	0	0	29.1
油脂類	10	92	0	10.0	0	8	74	0	8.0	0	3	28	0	3.0	0										
み そ	18	35	2.3	1.1	3.5	18	35	2.3	1.1	3.5	18	35	2.3	1.1	3.5	12	23	1.5	0.7	2.3					
豆腐類	70	54	4.8	3.5	0.6	70	54	4.8	3.5	0.6	70	54	4.8	3.5	0.6	絹豆腐70	42	3.5	2.3	1.2					
魚介類	80	94	14.4	3.5	0.1	低脂肪80	94	14.4	3.5	0.1	低脂肪60	55	11.5	0.7	0.1	60	55	11.5	0.7	0.1					
卵 類	60	72	13.7	1.4	0.2	低脂肪60	72	13.7	1.4	0.2	低脂肪15	18	3.5	1.6	0.2	卵白20	10	2.1	0	0.2					
低脂肪牛乳類	40	65	4.9	4.5	0.4	40	65	4.9	4.5	0.4	40	65	4.9	4.5	0.4	スキムミルク20	36	3.7	0.1	5.1	スキムミルク10	36	3.7	0.1	5.1
経腸栄養剤	100	51	3.6	1.5	5.6	100	51	3.6	1.5	5.6	100	51	3.6	1.5	5.6										
低脂肪腸脂肪	200	200	7.0	7.0	27.4	100	100	3.5	3.5	13.7															
緑黄色野菜類	130	32	4.3	0.3	4.7	100	100	4.7	1.7	16.5	100	100	4.7	1.7	16.5	100	100	4.7	1.7	16.5	100	100	4.7	1.7	16.5
淡色野菜類	170	40	2.4	0.2	8.3	130	32	4.3	0.3	4.7	130	32	4.3	0.3	4.7	80	20	2.6	0.2	2.9					
野菜スープ						170	40	2.4	0.2	8.3	170	40	2.4	0.2	8.3	80	19	1.1	0.1	3.9	300				
果物類	100	50	0.2	0.1	13.1	100	50	0.2	0.1	13.1	100	50	0.2	0.1	13.1	100	50	0.2	0.1	13.1	果汁200	80	1.0	0.2	13.1
ビタミン強化ジュース	125	80	0.6	0	21.0	125	80	0.6	0	21.0	125	80	0.6	0	21.0	125	80	0.6	0	21.0	125	80	0.6	0	21.0
海草類	1	0	0.2	0	0.4																				
きのこ類	5	0	0.1	0	0.3																				
調味料類	30	35	1.5	0	5.6	30	35	1.5	0	5.6	30	35	1.5	0	5.6	30	35	1.5	0	5.6	150				
エネルギー(kcal)	2000	1998				1800	1798				1300	1283				900	930				650	651			
たんぱく質(g)	80	80.6				75	76.7				55	54.7				40	40.0				15	15.4			
脂質(g)	40	38.4				35	33.6				20	19.8				10	6.7				5	2.6			
糖質(g)	320	325.0				290	291.8				220	221.3				180	178.3				150	151.6			

b）脂　質

　術後急性期には，脂肪がエネルギー基質としてほとんど利用されないため1日5〜10gと極力少なくするが，その後は極端な制限をせず，1日35〜40g，添加油にして10gくらいまで使用する．ただし，膵頭十二指腸切除や膵全摘術では，脂肪の消化吸収障害が術後長期間継続するとされているので[1]，脂肪は必須脂肪酸が欠如しない程度の制限を続ける必要がある．

　それでも脂質の消化吸収には個人差があり，下痢や脂肪便，さらには脂質吸収障害があると血清脂質の合成の材料にならないことから，この指標となる血清コレステロールや中性脂肪の極端な低下[2]などを十分に観察し，その症状に応じて基準値より脂肪量を軽減する．

　一般に，油を利用する際はマヨネーズ，生クリーム，マーガリン，バターなど乳化された油を少量からとり始め，回復期においてもしばらくは揚げ物やカレーなど油をたくさん使用する料理はひかえたほうがよい．また，いずれの時期においても脂肪の多い食品や料理は一度にたくさんとらないように心掛ける．脂肪の多い食品をとり入れる場合は少量にし，ほかは脂肪の少ない食品や料理を組み合わせる．

　調理法は，蒸す，ゆでる，煮る，網焼き，炒める，ムニエルなど脂肪が少なくても食べやすい料理とする．なお，油性の調味料はノンオイルのドレッシングやハーフマヨネーズ，もしくは低脂肪のマーガリンなどを活用すると料理に飽きがこない．

　なお，回復期においてもたんぱく合成能の指標となる血清たんぱく，アルブミン，トランスフェリンなどが低下している場合は，普通の食事の牛乳や汁物を経口に耐えうる経腸栄養剤に替える．これらをできるだけ多用し，たんぱく質を補うのと併せてエネルギー摂取にも努める．ただし，経腸栄養剤は高たんぱくで高脂肪のものが多いので，低脂肪か膵酵素のリパーゼを介さず消化吸収される中鎖脂肪酸（MCT）の割合が多い製品を選んで利用する．もし，これらを利用することによりMCTのほかの脂肪量が増加するようなら，料理の油をやめ，極力脂肪の少ない食品を選んで調理する．

c）たんぱく質

　たんぱく質は良質なたんぱく質である肉類，魚介類，卵などの動物性食品からとるようにする．

肉類の種類は脂肪の多いひき肉やロース肉でなく，できるだけ脂肪の少ないささ身，鶏肉の皮なしに始まり，豚や牛のもも肉，ヒレ肉などもとることができる．魚介類は術後急性期には白身魚にするが，魚油には動脈硬化の予防効果もあるので極端に脂肪が多くないものであれば，回復するにつれ徐々にいろいろな種類をとる．鶏卵はプロテインスコアーが高い食品のため，厳しい脂肪制限の時期には卵白のみの利用にとどめるが，回復期に向かい少量ずつ増やし，1日1個くらいまでとり入れる．ただし，生卵は消化が悪いので避ける．まめ類は消化の悪い粗繊維の多い豆そのものをひかえめにし，加工した豆腐や高野豆腐，湯葉，湯どおしした生揚げなど消化のよい種類にする．

d）糖　質

　膵全摘術後は食物（食塊）が胃に達すると胃壁が伸展され，迷走神経を介して胃液の分泌が刺激される[3]ので流動食から開始される．この時期には脂肪やたんぱく質を抑え消化されやすい糖質主体の食事として，おもゆやでんぷん（かたくり粉，コーンスターチ），果汁，さらには砂糖などを利用する．だが，これらだけでエネルギーを補うことは甘すぎる料理になり，嗜好的に継続できなかったり，全体量が増加して食べきれないなどの問題があるので，甘みがほとんどないデキストリン製品（テトラスター，カロライナー）を活用する．このデキストリン製品は多少特有な匂いがあるが，お茶や白湯に10%加える程度の量ならさほど味は変わらない．とくにほうじ茶や玄米茶のように香りのある種類に混ぜたものは，おおかたの患者に受け入れられる．ただし，過剰に加えると粘りが生じやすいため，ゼリー類でも30%くらいまでにとどめておく．十分なエネルギーがとれない患者には，1日分の服薬用の飲水に混ぜ，ポットに入れて飲ませると効果的である．ただし，1日の使用量が100g以上になると下痢を招くともいわれているので，この範囲内にするのが無難である．

　また，堅い繊維（不溶性）の多い食品は残渣が多く，腸の粘膜を刺激したり，腸内細菌により発酵し下痢を起こしやすいのでひかえめにしたほうが無難である．これらは，ごぼうやたけのこなどの野菜や，ぜんまいやわらびなどの山菜，きのこ類，海草類などがあるが，わずかに使う程度にとどめるのがよい．

e）ビタミン，ミネラル

　脂肪の消化吸収が障害される膵頭十二指腸切除や膵

全摘術では，脂溶性ビタミンである血清カロチンおよびビタミンA，D，E，Kなどの欠乏やカルシウムの吸収障害が生じやすい[4]．そのため，厚生省で決められた1日の所要量よりたくさんの量が必要となる．しかし，これらは一般自然界の食品のみで十分に補うことは難しいので，ビタミン，ミネラルを多く含んだ経腸栄養剤（半消化態栄養剤）やビタミンが補給されたジュース，ゼリーなどで補充するのが望ましい．なお，このビタミンは栄養の代謝に関与しているので，食間に単独で補うのでなく，食事後に補うようにする．ただし，エネルギー源を併せてもつ食品は，この限りではない．

また癌患者では，血清亜鉛濃度の減少，銅濃度の増加が知られており，これは低栄養に伴う亜鉛結合たんぱくの減少と尿中排泄の増加が考えられている[5]．亜鉛の不足は免疫機能の低下から感染症を招きやすいとされるが，一般の食品のみでは補いきれないため，亜鉛を多く含む経腸栄養剤（エンシュアーリキッド）の経口摂取がしばらくの間すすめられる．

さらに，長期経過後には骨障害が発生することもある[4]と報告されている．したがって，太陽に当たるように心掛けるほかに，一般に牛乳に比べてカルシウムを2倍含む低脂肪牛乳や炊飯に混ぜるカルシウム補給食品などを利用すると便利で効率がよい．

f）その他

唐辛子系の強い刺激性食品（唐辛子，カレー粉）は胃酸分泌に刺激となるが，香辛料のなかでもこしょうやしょうが，わさびなどは胃への刺激が少ないので，回復期には辛すぎる量でないかぎり普通に使うことができる．なお，コーヒー，濃いお茶，炭酸飲料，アルコールはひかえるほうが望ましいが，とりたい場合は回復期になってからで，しかも食後に少量楽しむ程度にする．ただし，アルコール性膵炎における手術後では禁酒が必要である．

(2) 食事のとりかた

a）むかつきや下痢症状のある場合

膵頭十二指腸切除や膵全摘術後では，脂肪性下痢が最も多いとされている．そのため，下痢症状がある場合は，その状態に応じて脂質制限を行う．まず，添加脂肪を避け，次に卵や肉をひかえるなどして調整する．しかし，下痢の不安感から摂取量が極端に減少し，低栄養状態になることがあるので，摂取栄養量を高めるにはMCT製品を利用した料理を増やすほうが好ましい．このMCTは膵酵素が存在しない状態でも消化吸収され[6]，胃排出速度は植物油に多く含まれる長鎖脂肪酸より速い．しかし一方，MCTは多量摂取（1日100～300g）により胃部膨満感，吐気，下痢が現れることがあるとの報告もある[7]が，1日に25～30g以下の量から開始するのであれば，このような副作用は回避できるとされている．

食品化されたMCTは，油っこさやにおいが少ないために牛乳やポタージュ，ゼリー類に加えるのはもちろんのこと，じゃがいもやさつまいもの潰したものに10％くらい混ぜても違和感が少ない．だが，料理によっては油が分離して食べづらいため，少量ずつ分けて1日に50g以下ぐらい使うにとどめるのが無難である．

ほかに，食物繊維（水溶性）やオリゴ糖，ビフィズス菌は便秘の改善で知られている一方，下痢の対策にも役立つとされている．これらは原料そのものとして，またジュース類にした製品が多く発売されているので，症状を観察しながら少量ずつ利用する．

なお，乳糖不耐性の患者の場合は乳製品により下痢を誘発することがあるので，入院前の食生活を確認する．下痢は低血糖に傾く場合があるため，ジュースやゼリー，乳酸菌飲料などで糖質源とともに脱水に陥らないように水分を補うことも大事である．

吐気や嘔吐の症状がみられる場合は，冷たく，口当たりのよいそうめんや冷ややっこ，卵豆腐などの料理にすると食べやすい．それに，においの強い野菜や香辛料をひかえるほか，食事の全体量を減らし，温かいものと冷たいものを一緒にとらないようにするなどに配慮する．

b）1回の食事量は少なくする

膵頭十二指腸切除では胃の容積が激減するため，1回の食事量を少なくする．たとえば，主食はかさが多い雑炊やかゆより米飯にし，野菜は生よりゆでたり煮たりして小さくし，鍋物などかさの多い料理やエネルギーが少ない汁物をひかえめにする．

さらに，少量で高エネルギーの料理にするには，MCTやデキストリンをジュース類や牛乳，ポタージュ，プリン，ブラマンジェ，果物の煮物などに混ぜたりするが，患者の嗜好に合わせた工夫が必要である．これらの方法は少食の患者や食欲がなく摂取量が低下した場合にも活用できる．もちろん，先に述べた経腸栄養剤や濃厚栄養流動食品は，1ml中に1kcalと高エ

ネルギーで，しかもたんぱく質，ビタミン，ミネラルがバランスよく配合されているので，少食の患者には欠くことができないきわめて有用な製品である．

しかし，患者は料理を見ただけでは栄養量がわからないので，往々にしてエネルギーやたんぱく質を多く含む料理を残す傾向にある．したがって，少食の人には栄養量の多い料理から食べるようにすすめることも大事である．

文献

1) 八木雅夫，小西孝司：膵手術後の栄養管理．*JJPEN* **12** (8)：1011-1014, 1990.
2) 濱中裕一郎，鈴木 敏：膵切除後．*JJPEN* **16** (1)：27-30, 1994.
3) 馬場忠男，吉岡うた子，畑田四郎：膵炎と栄養管理．臨床栄養の進歩 127-139, 1992.
4) 笠原 宏，大柳治正，斎藤洋一：膵癌非切除症例における代謝栄養管理．日本臨牀特別号 504-534, 1991.
5) 水田祥代：微量元素，とくに亜鉛の必要性について．教育と医学 **38**：280-287, 1990.
6) Hopmr WPM, Jansen JBM, Rosenbusch G, et al: *Am J Clin Nutr* **39**：356, 1984.
7) 日本医薬情報センター編：医療薬 日本医薬品集，1991年版，p 747, 薬業時報社，東京，1991.

献立表 4.5 膵切除後

(1) 脂質40g食-1

	献立名	食品名	1人分正味分量(g)	E	pro	fat	col
朝食	米飯	米飯	180	266	4.7	0.9	57
	卵豆腐	卵	40	65	4.9	4.5	0.4
		塩	0.5	0	0	0	0
		オクラ	16	5	0.4	0	1.0
		しょうゆ	1	1	0.1	0	—
	含め煮	じゃがいも	80	62	1.6	0.2	13
		にんじん	20	6	0.2	0	1
		さやえんどう	3	1	0.1	0	—
		砂糖	2	8	0	0	2
		みりん	3	7	0	0	1
		しょうゆ	5	3	0.4	0	—
	香の物	減塩梅干し	8	6	0.1	0	0.8
	みそ汁	みそ	6	12	0.8	0.4	1
		モロヘイヤ	10	3	0.3	0	—
	経腸栄養剤	エンシュアーリキッド	100	100	3.5	3.5	14
間食	牛乳ゼリー	低脂肪牛乳	100	51	3.6	1.5	6
		砂糖	10	38	0	0	10
		寒天	1	0	0	0	0
		チェリー	5	4	0	0	1
昼食	米飯	米飯	180	266	4.7	0.9	57
	松風焼き	鶏むね肉皮なし挽肉	60	72	13.7	1.4	—
		卵	5	8	0.6	0.6	0
		パン粉	8	30	0.8	0.4	6
		たまねぎ	30	11	0.3	0	2
		赤みそ	5	9	2.3	0.7	1
		砂糖	1	4	0	0	1
		酒	1	1	0	0	0
		みりん	3	7	0	0	1
		しょうゆ	1	1	0.1	0	—
		酒	3	28	0	3.0	0
		けしの実	0.2	1	0	0.1	0
	添え	サニーレタス	15	2	0.2	0	—
	豆腐くず煮	絹豆腐	70	41	3.5	2.3	1
		かに缶	10	9	1.8	0.2	—
		あさつき	2	1	0.1	0	—
		かたくり粉	2	7	0	0	2
		みりん	4	9	0	0	2
		しょうゆ	4	2	0.3	0	—

	献立名	食品名	1人分正味分量(g)	E	pro	fat	col
昼食	切りごま和え	しゅんぎく	60	13	1.7	0.1	2
		ごま	1	6	0.2	0.5	—
		しょうゆ	3	2	0.2	0	—
	ふりかけ	ふりかけ	5	20	1.3	0.8	2
間食	ジャムサンド	食パン	45	117	3.8	1.7	22
		いちごジャム	15	40	0.1	0	10
	ビタミン補給ジュース	ビタミン補給ジュース	125	80	0.6	0	21
夕食	米飯	米飯	180	266	4.7	0.9	57
	したびらめのグリンソースかけ	ひらめ	70	64	13.4	0.8	—
		塩	0.4	0	0	0	0
		トマト	30	5	0.2	0	1
		たまねぎ	20	7	0.2	0	2
		塩	0.2	0	0	0	0
		酢	3	1	0	0	0
		油	2	18	0	0	0
		ほうれんそう	5	1	0.2	0	—
		ノンオイルマヨネーズ	5	4	0.1	0.1	1
		マヨネーズ	5	35	0.1	3.8	—
		チンゲンツァイ	60	7	0.9	0.1	1
	野菜ソテー	にんじん	10	3	0.1	0	1
		しめじ	10	2	0.2	0	—
		油／ごま油	2/1	28	0	3	0
		塩	0.5	0	0	0	0
	のり佃煮	のり佃煮	7	8	0.4	0	2
	みそ汁	みそ	6	12	0.8	0.4	1
		小町ふ	1	4	0.3	0	1
		さやえんどう	5	2	0.2	0	—
間食	経腸栄養剤	エンシュアーリキッド	100	100	3.5	3.5	14
	フルーツ	グレープフルーツ	100	3.6	0.8	0.1	9

エネルギー 2026 kcal，たんぱく質 82.1 g，脂質 36.4 g，糖質 328 g

(2) 脂質40g食-2

	献立名	食品名	1人分正味分量(g)	E	pro	fat	col
朝食	米飯	米飯	180	266	4.7	0.9	57
	西京焼き	きんめだい	60	71	10.8	2.6	0
		白みそ	7	13	0.9	0.4	1
		みりん	3	7	0	0	1
	香り和え	キャベツ	50	12	0.7	0.1	3
		しその葉	0.7	0	0	0	0
		みょうが	3	1	0	0	0
		しょうゆ	2	1	0.2	0	0
	つけもの	野沢菜漬け	15	4	0.4	0	1
	みそ汁	みそ	6	12	0.8	0.4	1
		さといも	30	18	0.8	0.1	4
間食	経腸栄養剤	エンシュアーリキッド	200	200	7.0	7.0	28
昼食	炊き込みごはん	米飯	180	266	4.7	0.9	57
		塩	0.7	0	0	0	0
		しょうゆ	3	2	0.2	0	—
		貝柱	20	21	4.2	0.2	1
		にんじん	10	3	0.1	0	1
		干ししいたけ	1	2	0.1	0	0
		しめじ	5	0	0.1	0	0
		グリンピース	5	1	0.1	0	0
	豆腐ステーキ	綿豆腐	100	77	6.8	5.0	0
		油	5	46	0	5.0	0
		ねぎ	10	3	0.1	0	0
		しょうが	2	1	0	0	0
		しょうゆ	5	3	0.4	0	0
		みりん	2	5	0	0	1
	お浸し	ほうれんそう	50	45	1.7	0.1	2
		干しぎく	1	3	0.1	0	0
		しょうゆ	2	1	0.2	0	0
	フルーツ	マンゴー	120	82	0.7	0.1	21
間食	野菜サンド	食パン	45	117	38	1.7	22
		マーガリン	6	45	0	4.8	0
		トマト	20	3	0.1	0	1
		レタス	5	1	0.1	0	0
	ビタミン補給ジュース	ビタミン補給ジュース	125	80	0.6	0	21
夕食	米飯	米飯	180	266	4.7	0.9	57
	牛肉の八幡巻き煮	牛もも肉	60	89	12.7	3.7	0
		塩	0.2	0	0	0	0
		いんげん	40	8	1.0	0	1
		しょうが	3	1	0	0	0
		にんじん	20	6	0.2	0	1
		砂糖	2	8	0	0	2
		みりん	4	9	0	0	2
		しょうゆ	5	3	0.4	0	0
	だいこんの器の卵豆腐	だいこん	70	13	0.6	0.1	2
		卵	25	41	3.1	2.8	0
		塩	0.3	0	0	0	0
		しょうゆ	5	3	0.4	0	0
		みりん	2	5	0	0	1
		でんぷん	2	7	0	0	2
		あさつき	2	1	0.1	0	0
	山海漬け	山海漬け	10	15	0.8	0.1	0
	みそ汁	みそ	6	12	2.7	0.8	1
		そうめん	5	18	0.5	0.1	4
		みつば	5	1	0.1	0	0
間食	ビシソワーズ	じゃがいも	50	39	1.0	0.1	8
		たまねぎ	10	4	0.1	0	1
		低脂肪牛乳	100	51	3.6	1.5	1
		コンソメ	1.3	3	0.1	0.1	0

エネルギー 2011 kcal, たんぱく質 82.4 g, 脂質 39.5 g, 糖質 312 g

(3) 脂質35g食

	献立名	食品名	1人分正味分量(g)	E	pro	fat	col
朝食	全がゆ	全がゆ	250	180	3.5	0.8	38
	卵とじ	卵	40	65	4.9	4.5	0
		たまねぎ	40	14	0.4	0	0
		にんじん	10	3	0.1	0	1
		みつば	5	1	0.1	0	0
		みりん	2	5	0	0	1
		しょうゆ	5	3	0.4	0	0
	かぼちゃの含め煮	かぼちゃ	60	44	1.0	0.1	11
		砂糖	2	8	0	0	2
		しょうゆ	2.5	2	0.2	0	0
		さやえんどう	3	1	0.1	0	0
	牛乳入りみそ汁	みそ	8	15	1.0	0.5	2
		低脂肪牛乳	100	51	3.6	1.5	6
		キャベツ	20	5	0.3	0	1
間食	フルーツゼリー	オレンジジュース	100	40	0.5	0.1	11
		カロライナー	30	116	0	0	29
		ゼラチン	3	10	2.6	0	0
昼食	全がゆ	全がゆ	250	180	3.5	0.8	38
	麻婆豆腐	絹豆腐	100	58	5.0	3.3	2
		鶏むね挽肉皮なし	20	24	4.6	0.5	0
		ねぎ	20	5	0.2	0	1
		干ししいたけ	2	0	0.4	0.1	0
		にんにく	0.5	1	0	0	0
		ケチャップ	15	19	0.2	0	4
		赤みそ	9	17	1.2	0.5	2
		しょうゆ	2	1	0.2	0	0
		ごま油／油	2.4	55	0	6.0	0
		トウバンジャン	0.6	2	0.1	0.1	0
		でんぷん	6	20	0	0	5
		グリンピース	10	9	0.7	0	1
	長芋の白煮	長芋	80	52	1.8	0.3	11
		砂糖	1	4	0	0	1
		みりん	4	9	0	0	2
		しょうゆ	4	2	0.3	0	0
		木の芽	1枚	0	0	0	0
	ゆず和え	はくさい	30	4	0.3	0	1
		しょうゆ	2	1	0.1	0	0
		ゆず	少々	0	0	0	0
	ビタミン補給ジュース	ビタミン補給ジュース	125	80	0.6	0	21
間食	ジャムサンド	食パン	30	78	2.5	1.1	14
		あんずジャム	10	26	0.1	0	7
		マーガリン	5	38	0	4.1	0
	経腸栄養剤	サンエットA	100	100	4.7	1.7	17
夕食	全がゆ	全がゆ	250	180	3.5	0.8	38
	刺身盛り合わせ	ひらめ	60	55	11.5	0.7	0
		あまえび	20	15	3.4	0.1	0
		だいこん	10	2	0.1	0	0
		しその葉	0.7	0	0	0	0
		練りわさび	2	1	0	0	0
		しょうゆ	5	3	0.4	0	0
	かぶの肉詰煮	かぶ	60	11	0.5	0.1	2
		鶏むね挽肉皮なし	20	24	4.6	0.5	0
		塩	0.2	0	0	0	0
		しょうが	0.5	0	0	0	0
		ねぎ	10	3	0.1	0	0
		砂糖	1	4	0	0	1
		みりん	4	9	0	0	2
		しょうゆ	4	2	0.3	0	0
		にんじん	5	2	0.1	0	0
	お浸し	つるむらさき	50	13	1.7	0.1	2
		けずり節	1	4	0.8	0	0
		しょうゆ	2	1	0.2	0	0
	佃煮	のり佃煮	8	9	0.4	0	2
間食	経腸栄養剤入スープ	エンシュアーリキッド	100	100	3.5	3.5	14
		スイートコーン裏ごし	30	28	0.6	0.2	6
		コンソメ	1.2	2	0.1	0.1	0

エネルギー 1816 kcal, たんぱく質 77 g, 脂質 32.1 g, 糖質 298 g

(4) 脂質 35 g 食

	献立名	食品名	1人分正味分量(g)	E	pro	fat	col
朝食	全がゆ	全がゆ	250	180	3.5	0.8	38
	ゆず蒸し	かます	60	76	11.3	2.9	0
		塩	0.5	0	0	0	0
		ゆず皮	1	0	0	0	0
	酢みそ和え	なす	40	7	0.4	0	1
		オクラ	5	2	0.1	0	0
		砂糖	1	4	0	0	1
		酢	3	1	0	0	0
		甘みそ	5	11	0.5	0.2	2
	経腸栄養剤	エンシュアーリキッド	100	100	3.5	3.5	14
	みそ汁	みそ	6	12	0.8	0.4	1
		卵	10	16	1.2	1.1	0
		さやえんどう	3	1	0.1	0	0
間食	フルーツミルク	低脂肪牛乳	100	51	3.6	1.5	6
		いちご	40	14	0.4	0.1	3
		カロライナー	30	116	0	0	29
昼食	そうめん	干そうめん	50	182	4.9	1.0	6
		みりん	8	19	0	0	3
		酒	4	4	0	0	0
		しょうゆ	17	10	1.3	0	1
		しその葉	0.7	0	0	0	0
		ねぎ	10	3	0.1	0	1
		焼きのり	0.5	0	0.2	0	0
	炒め煮	竹輪	20	25	2.4	0.4	3
		じゃがいも	30	23	0.6	0.1	5
		かぶ	60	11	0.5	0.1	2
		にんじん	20	6	0.2	0	5
		さやえんどう	3	1	0.1	0	0
		砂糖	2	8	0	0	2
		みりん	4	9	0	0	2
		しょうゆ	5	3	0.4	0	0
		油	3	28	0	3.0	0
	白和え	木綿豆腐	60	46	4.1	3	1
		ごま	3	18	0.6	1.6	0
		砂糖	2	8	0	0	2
		うす口しょうゆ	1	1	0.1	0	0
		しゅんぎく	30	6	0.8	0	1
		にんじん	5	2	0.1	0	0
間食	卵サンド	バターロール	30	84	2.6	1.5	15
		卵	20	32	2.5	2.2	0
		きゅうり	10	1	0.1	0	0
		ノンオイルマヨネーズ	8	6	0.2	0.1	1
	ビタミン補給ジュース	ビタミン補給ジュース	125	80	0.6	0	21
夕食	全がゆ	全がゆ	250	180	3.5	0.8	38
	和風ハンバーグおろし煮	鶏むね挽肉皮なし	30	36	6.9	0.7	0
		牛もも挽肉	30	44	6.4	1.8	0
		たまねぎ	20	7	0.2	0	2
		パン粉	8	30	0.8	0.4	6
		卵	10	16	1.2	1.1	0
		塩	0.3	0	0	0	0
		油	3	28	0	3.0	0
		だいこん	50	9	0.4	0.1	2
		酒	2	2	0	0	0
		みりん	2	5	0	0	1
		しょうゆ	4	2	0.3	0	0
		あさつき	1	0	0	0	0
	アスパラ和風サラダ	グリーンアスパラガス	40	8	0.8	0	1
		ホワイトアスパラガス	20	4	0.4	0	1
		焼きのり	0.2	0	0.1	0	0
		ノンオイルドレッシング	10	5	0	0	1
	フルーツふりかけ	パパイヤ	70	34	0.4	0.1	8
		ふりかけ	3	12	0.8	0.5	1
間食	茶巾絞り	さつまいも	60	74	0.7	0.1	17
		砂糖	2	8	0	0	2
		レーズン	3	10	0.1	0	3
	経腸栄養剤	サンエットA	100	100	4.7	1.7	17

エネルギー 1821 kcal, たんぱく質 75.7 g, 脂質 33.8 g, 糖質 293 g

(5) 脂質 20 g 食

	献立名	食品名	1人分正味分量(g)	E	pro	fat	col
朝食	五分がゆ	五分がゆ	250	90	1.8	0.3	19
	炒り豆腐	木綿豆腐	70	54	4.8	3.5	1
		卵	10	16	1.2	1.1	0
		にんじん	10	3	0.1	0	1
		グリンピース	5	5	0.4	0	1
		砂糖	1	4	0	0	1
		みりん	2	5	0	0	1
		しょうゆ	4	2	0.3	0	0
		油	2	18	0	3.0	0
	煮浸し	こまつな	50	11	1.3	0.1	2
		しょうゆ	3	2	0.2	0	0
	漬け物	梅干し	8	6	0.1	0	1
	みそ汁	白みそ	6	12	0.8	0.4	1
		だいこん	20	4	0.2	0	1
間食	パイン味ブラマンジェ	パインジュース	100	44	0.2	0.1	12
		コーンスターチ	8	26	0	0	7
		カロライナー	30	116	0	0	29
昼食	雑炊	五分がゆ	250	90	1.8	0.3	19
		卵	30	49	3.7	3.4	0
		みつば	5	1	0.1	0	0
		塩	0.8	0	0	0	0
		しょうゆ	2	1	0.2	0	—
	ミルク煮	はくさい	70	8	0.8	0.1	1
		ブロッコリー	20	9	1.2	0.3	1
		鶏むね皮なし肉	15	18	3.4	0.4	0
		低脂肪牛乳	100	51	3.6	1.5	6
		コンソメ	1.1	2	0.1	0.1	0
	南瓜洋羹	かぼちゃ	50	37	0.9	0.1	9
		砂糖	2	8	0	0	2
		塩	0.2	0	0	0	0
		寒天	0.5	0	0	0	0
間食	はちみつサンド	食パン	30	78	2.5	1.1	14
		はちみつ	10	29	0	0	8
	ビタミン補給ジュース	ビタミン補給ジュース	125	80	0.6	0	21
夕食	五分がゆ	五分がゆ	250	90	1.8	0.3	19
	道明寺蒸し	たい	60	67	11.4	2.0	0
		塩	0.3	0	0	0	0
		道明寺粉	10	37	0.7	0.2	8
		みりん	2	5	0	0	1
		酒	2	2	0	0	0
		しょうゆ	5	3	0.4	0	0
		さやえんどう	3	1	0.1	0	0
	ゆり根団子	ゆり根	70	87	2.6	0.1	19
		塩	0.3	0	0	0	0
		砂糖	2	8	0	0	2
		でんぷん	1	3	0	0	1
		みりん	2	5	0	0	1
		酒	3	3	0	0	0
		しょうゆ	3	2	0.2	0	0
		あさつき	1	0	0	0	0
		にんじん	5	2	0.1	0	1
	なすのしぎ焼き	なす	70	13	0.8	0.1	2
		けずり節	1	4	0.8	0	0
		しょうゆ	4	2	0.3	0	0
	みそ汁	白みそ	6	12	0.8	0.4	1
		しゅんぎく	10	2	0.3	0	0
間食	経腸栄養剤	サンエットA	100	100	4.7	1.7	17

エネルギー 1327 kcal, たんぱく質 55.3 g, 脂質 20.6 g, 糖質 221 g

(6) 脂質 10 g 食

	献立名	食品名	1人分正味分量(g)	E	pro	fat	col
朝食	三分がゆ	三分がゆ	200	64	1.2	0.2	14
	小町麩卵白とじ	小町ふ	5	19	1.4	0.1	3
		卵白	20	10	2.1	0	—
		みりん	2	5	0	0	0
		しょうゆ	3	2	0.2	0	—
	かぼちゃ煮	かぼちゃ	50	37	0.9	0.1	9
		砂糖	2	8	0	0	2
		しょうゆ	3	2	0.2	0	—
	ねり梅	ねり梅	8	2	0.1	0	1
	みそ汁	みそ	6	12	0.8	0.4	1
		さといも	20	12	0.5	0	3
間食	経腸栄養剤	サンエットA	100	100	4.7	1.7	17
	フルーツ	いちご	50	18	0.5	0.1	4
昼食	三分がゆ	三分がゆ	200	64	1.2	0.2	14
	豆腐のみそ煮	絹ごし豆腐	70	41	3.5	2.3	1
		はくさい	30	4	0.3	0	1
		みつば	5	1	0.1	0	—
		白みそ	8	15	1.0	0.5	2
		みりん	5	12	0	0	2
	ポテト含め煮	じゃがいも	50	39	1.0	0.1	8
		にんじん	10	3	0.1	0	1
		砂糖	2	8	0	0	2
		しょうゆ	3	2	0.2	0	—
	さけそぼろ	さけそぼろ	10	22	2.4	1.1	1
間食	くず湯	でんぷん	8	26	0	0	7
		カロライナー	30	116	0	0	29
		砂糖	8	31	0	0	8
夕食	三分がゆ	三分がゆ	200	64	1.2	0.2	14
	たらのホイル蒸し	たら	60	42	9.4	0.2	0
		塩	0.4	0	0	0	0
		かぼす	少々				
		しょうゆ	2	1	0.2	0	—
	あけぼの寄せ	にんじん	40	13	0.5	0.1	2
		くず粉	3	10	0	0	2
		砂糖	1	4	0	0	1
		しょうゆ	2	1	0.2	0	—
	グリンピーススープ	グリンピースうらごし	20	10	0.6	0.1	1
		スキムミルク	10	36	3.7	0.1	5
		野菜スープ	80				
		コンソメ	1.1	2	0.1	0.1	0
間食	ビタミン補給ジュース	ビタミン補給ジュース	125	80	0.6	0	21
	フルーツ	バナナ	50	44	0.6	0.1	11

エネルギー 928 kcal, たんぱく質 39.5 g, 脂質 7.7 g, 糖質 186 g

(7) 脂質 5 g 食

	献立名	食品名	1人分正味分量(g)	E	pro	fat	col
朝食	おもゆ	おもゆ	200	56	1.0	0.2	11.8
		塩	0.5				
	野菜スープ	野菜スープ	100				
		塩	0.6				
	ミックスジュース	グレープフルーツ	80	29	0.6	0.1	7.1
		りんご	40	20	0.1	0	5.2
間食	経腸栄養剤	サンエットA	100	100	4.7	1.7	16.5
昼食	おもゆ	おもゆ	200	56	1.0	0.2	11.8
		塩	0.5				
	野菜スープ	野菜スープ	100				
	くず仕立て	しょうゆ	2	1	0.2	0	0.1
		塩	0.2				
		でんぷん	2	7	0	0	1.8
	ゼリー	ピーチジュース	80	35	0.2	0.1	9.4
		ゼラチン	2.5	9	2.0	0	0
		カロライナー	10	39	0	0	9.7
間食	くず湯	でんぷん	8	24	0	0	6.9
		砂糖	10	38	0	0	9.9
		カロライナー	10	39	0	0	9.7
夕食	おもゆ	おもゆ	200	56	1.0	0.2	11.8
		塩	0.5				
	ミルク野菜スープ	野菜スープ	100				
		スキムミルク	10	36	3.4	0.1	5.3
		塩	0.6				
	ビタミン補給ジュース	ビタミン補給ジュース	125	80	0.6	0	21
間食	あめ茶	ほうじ茶	100				
		カロライナー	10	39	0	0	9.7

エネルギー 664 kcal, たんぱく質 14.8 g, 脂質 2.6 g, 糖質 147.6 g

〔足立香代子〕

4.6 痔手術後

痔疾患には痔核，痔瘻，ならびに裂肛が含まれるが，これらのなかで痔核の発生頻度が最も高い．事実，一般外科外来を受診する患者数に占める痔核患者数の割合は高く，外傷患者と肩を並べる．欧米，わが国においては40歳を過ぎると50%以上の人が痔核に罹患しているという．痔核はこのようにありふれた疾患であるが，その治療法は単純ではない．脱出をくり返し用手還納が必要な進行した痔核に対しては多くの場合手術が必要であるが，それで治療が終了したわけではない．不摂生な生活を続ければ早晩痔核は再発する．軽度の痔核に対しては外科治療は必要ではなく，食事療法と排便習慣を改善することによって症状は消失する．痔核の程度にかかわらず食事療法はその治療の一翼を担う．食事療法の意義を理解するには痔核の成因と自然経過を知らなければならない．

本稿では，痔核の病因から治療法の選択，そして食事療法の意義，最後に食事療法の実践例を提示する．

a. 成　因

痔核はあたかもぶどうの房のような形態をしており，病的な静脈瘤と考えられてきた．静脈瘤を生じる原因として静脈血還流障害による静脈内圧亢進を思い浮かべるのは当然かもしれない．肛門管上部の静脈血は門脈に注ぐが，門脈には弁がないので逆流を起こしうる．したがって，何らかの原因で門脈血還流障害が起これば肛門管上部の静脈血が逆流し静脈瘤が発生すると想像できる．しかしながら，門脈圧亢進症の患者に痔核が高頻度に発生するという報告はない．

痔核からの出血は多くの場合鮮紅色をしており，静脈血に特有な暗赤色ではない．この事実から，痔核は小動脈瘤もしくは動静脈瘻ではないかという意見もあった．しかし，痔核からの出血は通常ごく少量である．動脈瘤が破れれば少量の出血ですむであろうか．

Thomson[1]は正常および痔核患者の肛門を詳細に検討し，anal cushionという新しい解剖学的概念を唱えた．彼によると，anal cushionとは肛門管上部粘膜下層に存在する痔静脈叢，内括約筋および連合縦走筋から派生したトライツ筋，および粘膜下結合組織であり，これらは直腸内に便を保持するためにcushionのような役割をしている．anal cushionは肛門管全周にはなく，右前，右後，および左側方に位置する．換言すれば，これら3方向に認められる肥厚した肛門管粘膜下層をanal cushionと呼ぶ．anal cushionは幼児にも認められる．手術で切除された痔核と正常のanal cushionを構成する痔静脈叢との間に大きな組織学的相違がないことから，痔核とは単にanal cushionを構成する痔静脈叢がその支持組織の劣化のために拡張，もしくは下降したものであるという考えがsliding anal lining theory（図4.5）である．すなわち，排便時のいきみ（straining）によってanal cushionは下降するが，anal cushionへの負担が積み重なると，あるいは加齢によってトライツ筋などの支持組織が脆弱化すると，痔静脈叢を支えきれず下降の程度が弱くなり，ついには排便時に痔静脈叢が肛門外に脱出するようになる．肛門管静止内圧は50～90cm水柱と高いが[2]，肛門外は大気圧であるため痔静脈叢は根部で締めつけられ，静脈は還流障害を起こし拡張する．

現在では，痔核の発生原因としてsliding anal lining theoryが最も有力であり，この考え方に基づいて治療方針を決定しなければならない．

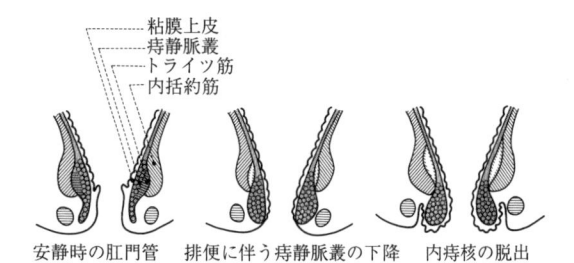

図 4.5 sliding anal lining theory

b. 治療法の選択

肛門管歯状線上方に発生し円柱上皮に被われた痔核を内痔核，歯状線よりも下方の肛門管に母地をもつ痔核を外痔核という．外痔核に関しては程度分類はされていないが，血栓性外痔核は強い疼痛を伴うため緊急処置が必要である．多くの教科書は局所麻酔下で血栓摘出を薦めているが，保存的療法で軽快することもま

れではない．内痔核に対してはGoligherの程度分類が有名であり[3]（表4.17），この分類に照らし合わせて治療方針が立てられることが多い．

痔核の治療法は保存的治療と外科的治療に大別できる．保存的療法の骨格は排便指導と食事療法であるが，項を改めて後述したい．外科的治療の主役は手術である．現在でも「痔核根治術」という言葉が用いられる．痔核は全切除しなければならないという理念に基づいた術式がWhitehead（1882）のexcisional hemorrhoidectomyである．術後肛門狭窄を高頻度に起こすため，現在この術式を採用している施設は皆無であろう．わが国およびイギリスでは，痔静脈叢の主要な流入動脈である上直腸動脈の最終分枝を結紮し，痔核を可及的に切除するMilligan-Morgan（1937）の結紮切除法が標準術式である．Milligan-Morganの原法は低位結紮-解放法であるが，独自の工夫を加えた半閉鎖法などを行っている施設も多い．また，被覆粘膜上皮を温存して痔核を切除するParks（1956）の粘膜下痔核切除術を愛用している熟練外科医も少なくない．アメリカでは，結紮切除後粘膜を完全に縫合するFerguson（1959）の閉鎖術式（closed hemorrhoidectomy）の利点を主張する外科医が多い．いずれの術式を行うにしろ，手術の目的は痔核の根治ではなく，症状の消失である．手術に伴う肛門管への侵襲は最小限にしなければならない．

Ⅰ～Ⅱ度の内痔核であれば，まず保存的療法を行うべきである．保存的療法が奏効しなくてもすぐに手術を行うべきではない．American Society of Colon and Rectal Surgeonsは1993年4月に痔核治療法の選択に関してガイドラインを出している[4]．それによると，保存的療法によって改善しないⅠ～Ⅱ度の内痔核に対しては手術以外に硬化療法，輪ゴム結紮法（rubber band ligation），赤外線照射療法（infrared photocoagulation）も有力な治療法であり，最終的には患者と相談して決定すべきである．またⅢ～Ⅳ度の内痔核に対しては，多くの場合手術が最も確実な治療法である．

c. 食事療法
（1） 基本方針

排便時の出血，脱肛など痔核の症状を訴えて受診する患者のなかで外科治療が必要なものは20％程度にすぎず，手術が必要な患者は全体の5％くらいである[5]．Cohen[6]によると，412人の痔核患者のうち半数以上の213人が食事療法のみで症状が軽快した．前述したように，排便時のいきみが痔核を生む主要な要因である．排便に伴ういきみを減らすためには，排便を短時間で終えることとともに便の性状が重要である．練り歯磨き状の有形軟便は肛門に与える負荷が最も少ない．このような便を毎日規則正しく出すためには一定量以上の繊維を摂取する必要がある．約30年前のアフリカ大陸では痔核を訴える患者は著しく少なく，10万人の外来患者に対してわずか1人の割合であったという[7]．当時，アフリカ原住民の排便量は400g/日であったが，イギリス人では108g/日にすぎなかった．また，非消化性の物質を経口投与しそれが肛門から排出されるまでの時間（bowel transit time）をみると，イギリス人ではアフリカ原住民の2倍以上であった．このような差異は繊維の摂取量にあったと思われる．

Ⅰ～Ⅱ度の痔核患者に対して繊維とplacebo投与効果を比較した臨床試験では[8]，繊維投与群で排便時の出血，疼痛は有意に改善された．しかし，Ⅲ度の内痔核に対しては明らかな有効性は認められなかった[9]．粗繊維とは試料を酸およびアルカリで順次分解処理した残渣の有機成分をいうが，それ以外にヒトの消化酵素で分解されない植物の多糖類とリグニンを食物繊維（dietary fiber）と呼ぶ．現在，日本人1日当たりの食物繊維摂取量はおよそ10g程度と思われるが，痔核患者では少なくとも20g程度の食物繊維を摂取するのが望ましい．きのこ類，海藻，野菜などに食物繊維が豊富であるが，食品成分表を参考にして献立をつくるとよい．糖質，脂質，たんぱく質はバランスよく，ビタミン，ミネラルは不足しないように摂取する．排便時出血がある人では鉄分が豊富な食品をとるように心がける．香辛料に関しては，過量に摂取しなければ痔核を誘発したり，悪化させるという明白な証拠はない．

（2） 術後の栄養管理

創部を安静に保ち，汚染を避けるために術後数日間

表4.17 内痔核の程度分類

程度	徴　候
Ⅰ度	肛門鏡で痔静脈叢の怒張を認めるが，排便時に脱出しない．
Ⅱ度	排便時に脱出するが，自然に還納する．
Ⅲ度	排便時に脱出し，用手還納が必要である．
Ⅳ度	たえず脱出しており，完全に還納することはできない．

絶食を強要していた時代もあったと聞く．痔核の病態が正しく認識され，手術法が進歩した現在では，このようなことはまったく必要でない．手術当日の夕食は全がゆなど軽めの食事にするが，手術翌日の朝食からは普通食にする．普段下痢気味でなければ高繊維食が望ましい．術後は疼痛などで排便が遷延しがちであるが，あまり遅れると硬便となり初回排便時の疼痛がさらに増し，創にとっても好ましくない．それを避けるためにも繊維を多く摂取するように促す．術後便秘以上に下痢は避けなければならない．創にもっとも悪影響を及ぼすからである．すなわち，術後早期には有形軟便もしくはそれよりも若干軟らかい便を規則正しく排出することが望ましい．多くの場合，手術翌日から輸液は必要でなく，抗菌薬の長期使用は下痢を誘発することもあるので慎まなければならない．

d. 生活指導
(1) 一般的事項

Napoleonもワーテルローの戦いで対峙する敵にも増して痔核に苦しめられたという[10]．ヒトにとって痔核は大きな問題であるが，これはヒト特有の疾患である．直立歩行も一因であるが，ヒト，とくに現代人特有の排便習慣も見逃せない大きな要因である．ヒト以外の哺乳類は欲求にまかせて短時間で排便を行う．しかし多忙な現代社会では，意志で排便をがまんする必要がたびたび生じ，1日のある決まった時間に排便を行うことをなかば強制されることも少なくない．便意が乏しい状態でトイレに座ると，排便に要する時間が長くなる．長くなればなるほど肛門にかかる負担も増し，anal cushionは下降する．それを幾度となくくり返すと痔核は排便時に脱出し，被覆粘膜もびらん状となり出血する．すなわち，なるべく短時間で，できれば5分以内で排便を終える習慣をつけることが，痔核の予防，治療の第1歩である．トイレのなかでのんびりと新聞，雑誌などを読む習慣は改めたい．排便後トイレットペーパーを用いるよりもシャワートイレを使用するほうがよい．さらに好ましいのは，排便後ただちに入浴することである．痔核の症状が悪化したときには毎日数回入浴するだけでもかなり改善するが，多忙な現代人には無理であろうか．長時間同じ姿勢，とくに立位をとることは下肢静脈と同様に痔静脈叢をうっ血させるので避けるべきである．

(2) 術後の注意事項

手術当日あるいは翌日にも退院が可能と主張する外科医もいるが[11]，わが国では無理であろう．術後の疼痛は極力抑えなければならない．疼痛は便秘，尿閉の原因となるからである．術直後から数日間は坐薬，経口鎮痛薬を定時処方するのもよいが，疼痛に対して最も効果があるのは入浴である．手術翌日には座浴を開始し，術後2日目からは入浴も許可する．術後1週間程度で退院することが多いが，創の状態が良好で排便も円滑に行え，退院後自宅で自由に入浴できるのであれば術後4〜5日目で退院しても差し支えない．痔核（痔静脈叢）は肛門管壁に柔軟性をもたせるために出生後から存在しており，手術によってそのすべてを切除したわけではないこと，退院後も半永久的に食事と排便に留意する必要があることを患者に説明し，十分に理解，納得してもらわなければならない．

文献

1) Thomson WHF: The nature of hemorrhoids. *Br J Surg* **62**: 542, 1975.
2) Burleigh DE, D'Mello A: Neural and pharmacologic factors affecting motility of the internal anal sphincter. *Gastroenterology* **84**: 409, 1083.
3) Goligher J: Surgery of the Anus, Rectum and Colon, 5th ed, p 98, Bailliere Tindall, London, 1984.
4) American Society of Colon and Rectal Surgeons: Practice parameters for the treatment of hemorrhoids. *Dis Colon Rectum* **36**: 1118, 1993.
5) Alexander-Williams J: The management of piles. *Br Med J* **285**: 1137, 1982.
6) Cohen Z: Alternatives to surgical hemorrhoidectomy. *Can J Surg* **28**: 230, 1985.
7) Burkitt DP: Varicose veins, deep vein thrombosis, and haemorrhoids: Epidemiology and suggested aetiology. *Br Med J* **2**: 556, 1972.
8) Moesgaard F, Nielsen ML, Hansen JB, Knudsen JH: High-fiber diet reduces bleeding and pain in patients with hemorrhoids. *Dis Colon Rectum* **25**: 454, 1982.
9) Webster DJT, Gough DCS, Craven JL: The use of bulk evacuant in patients with haemorrhoids. *Br J Surg* **65**: 291, 1978.
10) Burkitt DP, Graham-Stewart CW: Haemorrhoids-postulated pathogenesis and proposed prevention. *Post Grad Med J* **51**: 631 1975.
11) Khubchandani IT: Operative hemorrhoidectomy. *Surg Clin North Am* **68**: 1411, 1988.

〔藤田哲二・櫻井健司〕

献立の実際

(1) 痔核患者に対する食事療法の基本方針

肛門管に負担が少ない排便習慣を維持するには，規則正しい食生活とバランスのよい食事が必要条件である．そのために，毎日30品目程度の食品を数回に分けて摂取することが望ましい．これらの食品のなかに繊維を多く含む食物を意識的にとり入れるようにするとよい．食物繊維には果物，海藻などに多く含まれるペクチンなどの水溶性繊維と穀類，野菜などに含有量が多いセルロース，リグニンなどの非水溶性繊維とがある．水溶性繊維は水分とともに便に取り込まれ便を軟化する．また，非水溶性繊維は便の容量を増やすと同時に腸管の蠕動を促進する．おもな食品の食物繊維含有量を表4.18に示した．

食物繊維のほかにも穀物に多く含まれる糖質の一部は小腸で十分に消化，吸収されずに大腸に移行し腸管の蠕動を高める．また果物などに含まれるリンゴ酸，クエン酸なども大腸の蠕動を促す働きをもつので，これらの食品も十分に摂取するように心がける．適量の脂質をとることも忘れてはならない．脂質はいわゆる動物性脂肪と植物性脂肪に大別されるが，動物性脂肪が1に対し植物性脂肪を2の割合で摂取するのが理想的である．植物性脂肪は動物性脂肪に比べて消化，吸収されにくいため便の容量を増す．もちろん，とり過ぎると下痢を誘発し痔核を悪化せることはいうまでもない．乳酸飲料の効用も指摘しておかなければならない．

乳酸飲料に含まれる乳酸菌は腸管内細菌叢の乱れを防ぐことによって規則正しい排便を維持する．フラクトオリゴ糖はショ糖に微生物を作用させてつくられたものであるが，腸管内でビフィズス菌の増殖を促進する．この糖を含む野菜類を多く摂取することも大切である．

アルコールの過飲は下痢を誘発し，末梢血管を拡張させるため痔核を著しく悪化させる．タバコは腸管蠕動を促すので便秘気味の人にはいいかもしれないが，悪性腫瘍など多くの疾患の危険因子であることはいうまでもない．

すべての痔核患者に理想的なメニューがあるわけではない．頑固な便秘に苦しむ人もいれば，過敏性大腸症候群のために通勤中幾度もトイレにかけ込む人もいる．個々の身体状況，生活環境に応じた毎日の献立作成に努めるべきである．

(2) 痔核手術後の食事

術後数日間，手術創を安静に保ち汚染を防ぐために排便を抑制するとこは一見妥当に思えるが，その必要はまったくない．ただし，手術当日の排便はなるべく避けるべきである．したがって，手術当日（夕食）はおもゆ，おかゆなど軽めの食事内容にする．下痢気味の人では医師の裁量によって絶飲食にすることもある．術後1日目からは普通食でよいが，繊維が多めの食事が望ましい．食物繊維をおよそ20g含んだ献立例を示す．

表4.18 主要食品の食物繊維含有量（食品100g中のグラム数）

穀類
　めし0.1，食パン0.2，うどん(茹)0.1，中華麺(茹)0.1，そば(茹)0.2

豆類
　あずき(茹)1.9，いんげんまめ(茹)1.6，えんどう(茹)2.5，だいず(茹)2.1

果物
　アボカド1.5，いちご0.8，キウイフルーツ1.1，グレープフルーツ0.1，なし0.5，バナナ0.2，みかん0.2，もも0.4，りんご0.4

野菜類
　キャベツ0.5，きゅうり0.4，ごぼう1.6，こまつな0.8，さつまいも0.7，さといも0.2，いんげんまめ1.2，じゃがいも0.4，しゅんぎく1.4，セロリー0.3，だいこん0.6，たけのこ0.8，たまねぎ0.5，トマト0.4，なす0.7，にんじん0.9，ねぎ0.8，ふき0.6，もやし0.8，レタス0.4，切干し大根6.6

きのこ類
　えのきたけ1.1，しいたけ1.2，しめじ0.5，なめこ0.3，マッシュルーム1.2，きくらげ1.0

海草類
　干しひじき10.，生わかめ0.3，茎わかめ0.7

献立表 4.6 痔手術後

朝食	パン	ライ麦パン	80 g
		いちごジャム	10 g
		マーガリン	10 g
	わかめスープ	わかめ（干）	1 g
		セロリー	10 g
		にんじん	10 g
		コンソメ	1 g
		食塩	少々
	オムレツ	鶏卵	50 g
	付け合わせ	ベジタブル	10 g
		油	3 g
		食塩	0.3 g
		こしょう	少々
		ブロッコリー	30 g
	果物	キウイフルーツ	100 g
	小計 エネルギー　たんぱく質　脂質　繊維		
	515 kcal　　18.0 g　　16.2 g　7.3 g		
昼食	山菜そば	そば（干）	60 g
		山菜	30 g
		納豆	30 g
		ねぎ	10 g
		しょうゆ	少量
	生野菜	レタス	20 g
	盛り合わせ	キャベツ	30 g
		きゅうり	10 g
		ビーンズ	10 g
		ツナ缶	20 g
		ドレッシング	10 g
	ヨーグルト	もも缶（みかん缶）	30 g
	和え	ヨーグルト	60 g
	小計 エネルギー　たんぱく質　脂質　繊維		
	587 kcal　　26.4 g　　12.1 g　5.2 g		
夕食	炊き込み	胚芽米	200 g
	ごはん	油揚げ	10 g
		にんじん	5 g
		しめじ	10 g
		ごぼう	10 g
		こんにゃく	10 g
		しょうゆ	少量
	清し汁	豆腐	30 g
		きぬさや	5 g
		しょうゆ	少量
	しょうが焼き	牛肉脂身つき	70 g
	付け合わせ	もやし	30 g
		オクラ	10 g
		油	2 g
		しょうゆ	少量
	酢の物	きゅうり	30 g
		うど	20 g
		きくらげ	1 g
		酢	少量
	小計 エネルギー　たんぱく質　脂質　繊維		
	526 kcal　　25.8 g　　21.2 g　5.0 g		
間食	ところ天	ところ天	100 g
		酢	少々
		青のり	少々
		しょうゆ	少々
	牛乳	牛乳	70 g
	1日の　エネルギー　たんぱく質　脂質　繊維		
	総計　587 kcal　　76.4 g　　55.3 g　19.1 g		

〔小林　誠〕

4.7 肝臓手術後

a. 肝切除概論

　肝切除適応疾患として，良性肝臓腫瘍（腺腫，過誤腫）や悪性肝臓腫瘍（肝臓癌，肝肉腫，胆管細胞癌），肝囊胞，肝膿瘍，肝内結石症，肝臓外傷があげられる．肝臓切除により，肝臓実質の絶対量の減少と手術侵襲により肝細胞機能低下がもたらされるが，正常な肝臓機能が保持されていれば元来肝臓は旺盛な再生能と十分な機能的予備力を有する臓器であるため切除しても術後肝機能障害からの回復も早く，70～80%までの切除も可能とされてきた．しかし，肝臓癌が日本男性の死亡原因の第3位を示すようになってきている現在，わが国における肝切除の主対象は，統計によると70～80%の高頻度に肝硬変を合併する肝臓癌とな

る[1]．肝硬変を合併した肝臓切除を施行するにあたり，基礎疾患としてすでに肝機能障害を合併しているため，予備力をこえた切除は肝不全を併発し死に至ることが多い．術前肝機能検査により残肝予備能を予測し術後肝機能障害を最小限にとどめ，かつ根治性を可能なかぎり損なわずに切除範囲を決定する（図4.6）[2]．肝臓は栄養代謝の中心的役割を果たしており（表4.19），術後は必然的に体内の代謝は低下するため，退院後も長期にわたる食事管理と指導は重要となる．

肝硬変合併肝臓癌（図4.7）[3]

　肝硬変は病態として，肝細胞の障害に起因する機能不全，網内系機能異常，門脈圧亢進に伴う側副血行路の形成，脾腫，腹水などが認められ，結果として栄養

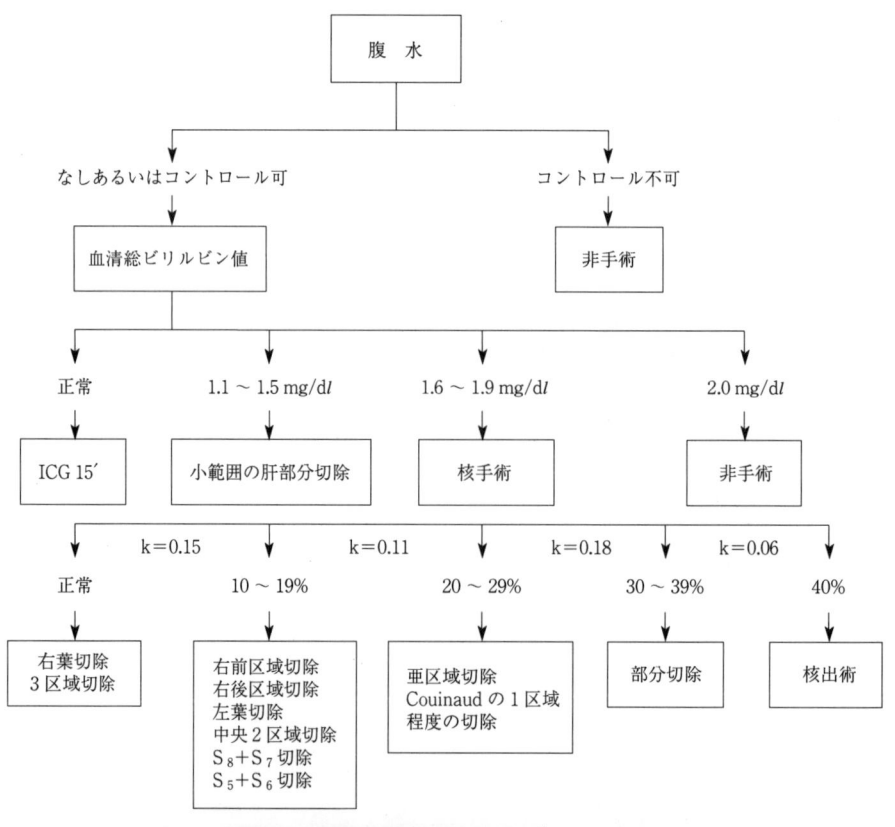

図4.6 肝機能と肝切除術式(山中ら[1]，一部改変)

表4.19　肝臓の栄養代謝

1) 炭水化物代謝
　　炭水化物－消化→ブドウ糖→グリコーゲン合成，貯蔵
　　　　　　　　　　　　　　グリコーゲン→ブドウ糖分解
2) たんぱく代謝
　　たんぱく－消化→アミノ酸→ブドウ糖（糖新生）
　　　　　　　　　　　　　　→たんぱく合成
3) 脂質代謝
　　脂肪－消化→（遊離脂肪酸）→エネルギー代謝
　　　　　　　　　　　　　　　→トリグリセリド合成，蓄積
　　　　　　→（コレステロール）→胆汁酸へ変換
　　　　　　　　　　　　　　　→再合成
4) 排泄機能
　　胆汁合成物質－グルクロン酸共役→胆汁生成→尿中排泄
　　薬物・有害物質　　　　　　　　　　　　　便中排泄
　　遊離ビリルビン
　　不要物質・終末産物
　　（ステロイドホルモン，胆汁酸塩，コレステロール，レシチン）
5) ビタミン・鉄の貯蔵，再利用
6) 血液凝固因子の産生

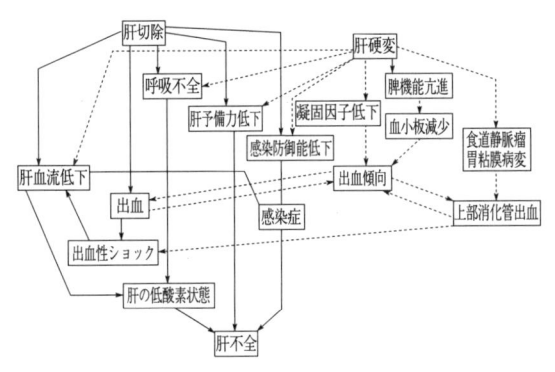

図4.7　硬変肝切除後の病変

代謝障害やたんぱく合成障害，易出血傾向，感染防御能力の低下が引き起こされる．正常肝臓機能の肝切除に比較しリスクは高く，重篤な合併症を併発する可能性がある．

術前検査により肝機能を把握し，肝臓切除による残存肝機能を予測する．肝臓の予備能力を保つべく高エネルギー（2000～2300 kcal），高たんぱく（1.5～2.0 g/kg），低ナトリウム（7 g/日）食とし，腹水を合併する場合には腹水のコントロールを行い，臥床安静を守らせる．栄養代謝管理に重点をおき，術後は十分なエネルギーを投与することはもちろん，肝障害を最小限にとどめ，検査値および状態の異常に対しては早期に処置し，合併症の発生を阻止することが治療の中心となる．

b. 肝切除術後の食事療法の基本方針

術前の肝機能の状態および手術時の切除範囲などによりそれぞれの症例で回復程度は異なるが，手術によって招かれる残存肝機能低下による栄養代謝障害を補うため，十分な栄養素の摂取が必要となる．手術直後から早期にかけては経静脈投与で対処するが，経口摂取を開始し，進める段階になると食事療法としてのエネルギー補給が主体となる．

エネルギー摂取（2000～2500 kcal）の主は糖質とし，総エネルギーの60％を糖質から摂取することが望ましい．しかし，1日3食のみで総エネルギーの60％を糖質で補給することは困難であるので，間食として栄養分をつけ加える．肝臓でのたんぱく合成能を保持するために十分なたんぱく質の補給を行う．体重1 kgあたり1.5 gの良質なたんぱく質の摂取を目安とし，少なくとも50％は動物性たんぱく質をとることが望ましい．牛乳，鶏卵，魚肉を努めてメニューに入れることが理想的である．エネルギー，たんぱく代謝を円滑に行うための補酵素としてビタミン補給も欠かせない．新鮮な緑黄色野菜や果物類を生でとるほどビタミンは破壊されずに吸収されるが，生ばかりでは献立が非常に制限される．ゆでたり炒めたりして調理し，野菜の量を多く摂取すると経口的にとる栄養量は同じである．脂肪に関しては肝硬変の場合は軽度の脂肪制限（正常50～55 g，肝硬変45～50 g）とされているが，術後は吸収障害もあり脂肪を制限することにより脂溶性ビタミンの欠乏やビタミンK依存性凝固因子の低下を招くため，厳しい摂取量制限の必要はないとしたほうがよい．しかし，過量摂取は肝臓に脂肪の沈着をきたし，肝臓に負担を与えるためひかえるべきである．毎食の栄養摂取には偏りのないバランスのとれた食事内容と規則正しい食事生活に努めることが重要である．さらに，肝臓に栄養を与える有効肝血流量の増加を期待するため，食後の1時間程度の臥床安静は必須である．

(1) 経口開始期

腹部所見の状態と排ガスの有無で術後約4日目以降から経口摂取を開始する．水分出納と電解質および肝機能のチェックを行い，経口摂取量を考慮し点滴量を減量する．この際，投与エネルギーが不足しないように注意することが大切である．この時期ではまだ静脈栄養が行われているため血糖値が低下せず，さらに術後早期でもあるため食欲がわいて食べられることには

ほど遠いはずで，とくに高齢者では出された食事を全量摂取できない．少量でも栄養価の高い食品を選択し，点滴によって不足分を補う．さらに患者は手術侵襲からまだ離脱できておらず，腸管は動き出した状態であっても術前より機能は明らかに低下し，肝臓の栄養代謝機能も障害されているので経口摂取は主に流動食から三分がゆ，五分がゆへ上げていくためのならし目的であり，栄養補給は経静脈投与を主体とする．また，経口摂取開始によって消化管の血流が増加するため急に腹水が増加する症例があるので，血清総たんぱく質の低下や下腹部の腹水の貯留の有無に注意する．

(2) 経口栄養中心期

この時期には食事内容は徐々に上がり，7分がゆ，全がゆ，常食となっていく．経口摂取の増量とともに点滴量は減量し，調理方法も消化しやすいことを目的とした煮る，蒸すといった方法から焼く，生のまま，炒めるといった腸管内に残渣を残す方法へと退院後の食生活に向けて変更していく．肝切除を施行した後，肝臓再生が十分で肝機能が正常に帰すれば厳重な食事制限や安静よりも十分な栄養を摂取することだけにとどめ，社会復帰に際しての指導を進めていく．しかし，肝機能障害がある場合，腸管内残渣貯留により本来門脈血流を介して肝臓で解毒されるべき毒質が，解毒能の低下により解毒されずに高アンモニウム血症をきたすことがある．消化吸収のよい食事が望ましいのは当然であるが調理方法が限られると飽きがきて食欲も低下すると思われるので，調理方法を限定するのではなく摂取量を増やすことを目的としてレパートリーを増やし，消化薬やラクツロースなどの薬物療法を付加することが望ましい．

当院では原則として，退院前に患者の一般状態や手術所見，術後経過および肝機能の状態を報告し，これに合わせて各個人に対して栄養士による栄養指導を行っている．厳しい食事制限を行うとストレスとなり，患者および患者の家族の不安を招くこともありうるので，厳守項目とそれ以外にある程度の制限の必要な項目とに分けて理解の得られるように説明することが重要である．

c. 食事療法の注意事項

肝臓の切除範囲が少ないほど，また残存肝予備能が正常に近いほど，術後肝機能障害は軽度で機能回復はスムーズに進む．しかし，基礎疾患としてすでに肝臓に障害がある場合には，肝臓が再生能力旺盛な臓器であっても，術後のダメージからの回復は非常に難しくなる．退院後は栄養代謝機能の低下を補うための食事療法が患者にとっては重要なポイントとなる．

(1) 腹水貯留

手術直後は肝臓切断端からの浸出液による漏出が主であるが，経口栄養中心期以降にも腹水を認めるのは肝硬変を合併する症例に多い．肝機能障害によるたんぱく合成能低下から低たんぱく血症をきたし血漿膠質浸透圧が低下する．さらに門脈圧亢進症や肝臓でのアルドステロン代謝障害と腎血流量減少によるアルドステロン分泌亢進から2次性高アルドステロン血症をきたし，さまざまな因子が関与して水分やナトリウムの排泄障害およびカリウムの排泄促進の結果として体内にナトリウムの蓄積とカリウムの低下が認められる．

腹水に対しては臥床安静，ナトリウム制限食（5g/日以下），水分摂取制限（1日尿量程度1.2〜1.5l）が一般的である．しかし，術後の症例では食事制限による意欲の低下を招くので，血漿膠質浸透圧の改善と利尿の促進を目的として血漿製剤や利尿薬の投与を第1選択とするのが望ましい．急激な利尿は脱水につながるので水分は制限せず緩徐に利尿をつけつつ電解質をチェックする．利尿に伴う低カリウム血症を認める場合，血中から組織中へのグルコースの移行障害や腸管の運動低下が起こり，結果として消化管内でアンモニアの発生増加が引き起こされる．そのため血液検査結果によって血清カリウム値を4.0〜4.5mEq/lに保つべくカリウム製剤を投与する．

(2) 高アンモニア血症

高アンモニア血症は消化管出血や便秘，高たんぱく食過量摂取，手術，感染，嘔吐や脱水による低カリウム血症が原因となる．高アンモニア血症と思われる所見が出現した場合，入院加療が必要である．原因を除去し腸管内の有害窒素化合物の生成防止を目的として1600〜1800kcal/日相当で，エネルギー補給は主に糖質からとしてたんぱく質の摂取を制限する（たんぱく質25g/日）．血清アミノ酸分画異常を是正するために分岐鎖アミノ酸輸液も行う．腸内細菌を減少させ，残渣の貯留を防ぐためにラクツロースや非吸収性経口抗生物質を服用させる．

(3) 便秘

術後早期は腸管機能が低下しているため消化のよい残渣の少なめな食物がすすめられる．経口栄養中心期

となると繊維成分を含む食物や残渣の残る調理法も取り入れる．繊維成分の摂取は便秘に適し，いもやごぼう，こんにゃくがよいとされるが，過量摂取はかえって残渣が増加するのみで便秘になるため注意することが必要である．繊維成分にこだわらずに便の排泄を促すようにジュースや牛乳，アイスクリームやヨーグルトを適量に摂取することもよい．

とくに高齢者では腸管運動機能が低下しているため腹部膨満感を訴え，それだけで食欲の低下も招くので消化薬や腸管運動促進薬の使用が必要となる．

(4) 高齢者

高齢者は術後残肝予備能の程度にもよるが，一般には若壮年者と比較して術後の合併症の発生率は高く，肝再性能は低く，術後侵襲からの回復も遅い．術後の食欲の低下もこれに比例するため，とくに慎重な栄養管理が必要となる．経口栄養中心期から外来管理にあっても発熱や嘔吐，下痢などで容易に体力の消耗をきたし脱水や電解質アンバランスを引き起こすため，異常に対しては早急な対応と処置が必要である．

病院での術後の献立は若壮年者向きに作成されているため，エネルギーや食事量が高齢者にとっては負担となることがある．主食の選択は大盛り・普通盛り・小盛りの選択を設けているが主食と副食を全量摂取できず，さらに嗜好の違いもあり高齢者に不向きの献立の場合には，摂取量がきわめて少なくなることが多い．経口摂取量が不安定なため食事摂取量の報告も静脈栄養量の決定のために必要である．長期入院患者の間では若壮年者向きの食事に対して不満をもつ場合も少なくなく，患者各個人の嗜好にあわせることはできないが，高齢者の手術適応が広がってきている現在，高齢者に相当した献立表の検討が期待される．

(5) 消化管出血

肝硬変合併例では消化管出血の発生率が高く，術前の上部内視鏡検査で胃・十二指腸潰瘍や食道・胃静脈瘤が認められることが多い．これに手術侵襲といったストレスが加わるため，術後回復期にあっても消化管出血に対して注意しなければならない．消化管粘膜には刺激の強いカレー，辛子，こしょうなどの香辛料や胃液分泌を亢進させるカフェインの飲用過量摂取は避けることが望ましい．香辛料の使用で食欲が増進することも事実であるため，食欲増進と塩分制限のための補助として少量使用することはむしろ望ましい．

d. 日常生活での注意事項

肝切除後の肝再生が十分で残肝機能が正常であれば日常生活に何ら制限はない．しかし，術前無症状の代償期肝硬変や慢性肝炎の場合は手術を契機として肝機能障害が悪化し自覚症状が出現する．肝機能を悪化させる因子（過重な労働，運動，不規則な生活，飲酒など）を除外し定期的な検査を受けることが必要である．

e. 薬物療法との関連

肝機能障害が持続する症例に対して行う．

(1) 肝庇護薬

肝臓の解毒能改善，肝細胞の細胞膜安定化，肝臓の炎症の鎮静化，たんぱく代謝促進を目的として肝機能の改善のために血中トランスアミナーゼの改善を指標として使用する．

(2) 血漿製剤

手術直後から早期にかけては肝臓でのたんぱく合成能の低下と肝臓切断端からのたんぱく質漏出のため低たんぱく血症となるため，血清総たんぱく質値6.5g/dl以上を目標としてFFPなどの血漿製剤を使用する．経口栄養中心期となっても腹水や浮腫が継続して認められる場合もあり，肝臓の代謝能の改善も期待し，血中アルブミン値を3.0g/dl以上を目安として投与する．

(3) 利尿薬

腹水や浮腫は低たんぱく血症や高アルドステロン血症などの因子が原因となっている．これに対して尿量や電解質をチェックしながら，抗アルドステロン薬や，不十分な場合にはループ利尿薬を併用する．強制的に排尿を促すため脱水や電解質アンバランスに注意する．

(4) 消化薬，整腸薬

腸管運動を正常化し，食物の吸収促進を促すために投与する．腸管内に残渣が貯留することが続くと便秘になるためスムーズな排便管理が必要である．

(5) 消化性潰瘍薬

肝硬変を合併する場合，消化管出血は病態の悪化につながるため胃酸分泌抑制薬，胃粘膜保護薬，胃酸中和薬を使用し消化管出血を予防する．さらに消化器症状がなくても定期的な上部消化管の検査は必要である．

おわりに 肝切除後疾患の大部分は肝硬変を基礎疾患として併せもつ肝癌であり，硬変併存例と非併存例を比較すると併存例では癌再発死以外に食道静脈瘤や肝不全で死亡する症例も多い[3]．手術侵襲から回復し退院した後も癌再発および転移に対する経過観察とともに，基礎疾患としての肝硬変や食道静脈瘤などの肝硬変合併症に対する治療継続と経過観察も重要である．

文 献

1) 山中若樹，ほか：術式別にみた術前・術後管理 肝切除術．消化器外科 **121**: 896-900, 1989.
2) 幕内雅敏，ほか：肝硬変合併症肝癌の手術適応．診断と治療 **74**: 1225-1229, 1986.
3) 河野信博，ほか：肝硬変の外科手術．内科MOOK No. 34, pp 251-259, 1987.

〔幕内雅敏・有賀浩子〕

献 立 の 実 際

「肝切除後の食事療法の基本方針」の項で各段階について詳述しているので，ここでは献立表を掲げるにとどめる．なお，この献立表に基づく1日合計成分値を表4.20に示す．

表4.20 1日合計成分値

	流動食	三分がゆ	五分がゆ	全がゆ	常 食
エネルギー (kcal)	748	1238	1431	1685	2020
たんぱく質 (g)	26.4	59.1	65.1	77.8	81.0
脂 質 (g)	14.4	29.1	35.7	43.4	44.9
糖 質 (g)	128.9	180.9	207.3	236.3	313.4
カルシウム (mg)	766	760	844	650	669
リン (mg)	736	974	1103	1100	1111
鉄 (mg)	1.3	8.3	10.6	10.3	9.9
カリウム (mg)	1308	2719	2904	2774	2937
ビタミンA効力 (IU)	422	1962	2996	2913	2794
ビタミンB_1 (mg)	0.4	0.9	1.0	1.3	2.5
ビタミンB_2 (mg)	1.2	1.4	1.5	1.6	1.5

献立表4.7 肝臓手術後

(1) 流動食

	献立名	食品名	分量 (g)
朝食	おもゆ	おもゆ	150
	みそスープ	みそ	5
	ジュース	りんごジュース	125
	低脂肪牛乳	低脂肪牛乳	200
昼食	おもゆ	おもゆ	150
	野菜スープ	野菜	
		しょうゆ	
		塩	
	アイスクリーム	アイスクリーム	100
	ヨーグルト	ヨーグルト	100
夕食	おもゆ	おもゆ	150
	みそスープ	みそ	5
	くず湯	でんぷん	20
		砂糖	10
	低脂肪牛乳	低脂肪牛乳	200
合計	総エネルギー 750 kcal	たんぱく質 30 g	脂質 15 g

4.7 肝臓手術後

(2) 三分がゆ

	献立名	食品名	分量 (g)
朝食	三分がゆ	三分がゆ	250
	みそ汁	みそ	10
		焼きふ	4
		長ねぎ	10
	田楽	豆腐	100
		みそ	10
		砂糖	8
	吉野煮	はくさい	60
		かに缶詰	15
		でんぷん	3
		塩	
	梅びしお	梅びしお	10
	牛乳	牛乳	200
10時	白桃缶	白桃缶	40
昼食	三分がゆ	三分がゆ	250
	清し汁	しょうゆ	
		かんめん	5
		かいわれだいこん	7
	卵豆腐あんかけ	卵	40
		むきえび	15
		にんじん	5
		みつば	5
		でんぷん	1
		みりん	2
		しょうゆ	
		塩	
	長芋汁	長芋	70
		だし汁	
		酒	少々
		卵	少々
		しょうゆ	
		青のり粉	少々
3時	ヨーグルトサラダ	バナナ	50
		プレーンヨーグルト	20
		砂糖	10
夕食	三分がゆ	三分がゆ	250
	みそ汁	みそ	10
		ほうれんそう	30
	おろし煮	むきかれい	70
		だいこん	50
		酒	5
		砂糖	2
		しょうゆ	
	かぼちゃ含め煮	かぼちゃ	90
		砂糖	7
		しょうゆ	
	牛乳	牛乳	200

合計　総エネルギー 1200 kcal　たんぱく質 60 g　脂質 30 g

(3) 五分がゆ

	献立名	食品名	分量 (g)
朝食	五分がゆ	五分がゆ	250
	みそ汁	みそ	10
		はくさい	30
	卵とじ	卵	40
		練り豆腐	8
		たまねぎ	40
		にんじん	5
		さやえんどう	5
		砂糖	5
		しょうゆ	
	おひたし	ほうれんそう	70
		削り節	少々
		しょうゆ	
	のり佃煮	のり佃煮	10
	牛乳	牛乳	200
10時	ゼリー	ゼリー	50
昼食	五分がゆ	五分がゆ	250
		塩	
	清し汁	しょうゆ	
		はんぺん	10
		みつば	7
	トマト煮	なす	70
		とりささ身フレーク	20
		トマトジュース	50
		砂糖	3
		塩	
	酢みそあえ	きゅうり	20
		焼き豆腐	40
		長ねぎ	30
		酢	5
		みそ	8
		砂糖	5
		りんご	100
	コンポート	砂糖	10
3時	あべ川	白玉粉	30
		きな粉	3
		砂糖	5
		塩	
夕食	五分がゆ	五分がゆ	250
	みそ汁	みそ	10
		じゃがいも	30
		さやいんげん	10
	ホイル蒸し	きんめだい	70
		にんじん	5
		ピーマン	10
		レモン	10
		バター	5
		塩	
	かぶ三色仕立て	かぶ	60
		卵	10
		にんじん	5
		グリンピース	2
		砂糖	5
		塩	
	牛乳	牛乳	200

合計　総エネルギー 1400 kcal　たんぱく質 65 g　脂質 35 g

(4) 全がゆ

	献立名	食品名	分量 (g)
朝食	全がゆ	全がゆ	300
	みそ汁	みそ	10
		しゅんぎく	30
	いり豆腐	木綿豆腐	100
		キャベツ	40
		にんじん	10
		鶏挽肉	10
		さやえんどう	3
		油	2
		砂糖	3
		しょうゆ	
	おろしあえ	だいこん	50
		帆立貝フレーク	15
		きゅうり	20
		しめじ	20
		にんじん	10
		しょうゆ	
	刻みオクラ	オクラ	10
		削り節	少々
		しょうゆ	
	牛乳	牛乳	200
昼食	煮込みうどん	ゆでうどん	250
		卵	50
		かまぼこ	20
		車ふ	4
		ほうれんそう	30
		万能ねぎ	3
		みりん	3
		しょうゆ	
	果物	サンフルーツ	100
3時	プリン	プリン	100
夕食	全がゆ	全がゆ	300
	魚田楽	さわら	70
		なす	20
		ピーマン	15
		油	1
		みそ	10
		砂糖	8
		さんしょう	少々
	肉じゃが	牛肉	30
		たまねぎ	30
		じゃがいも	50
		しらたき	30
		油	2
		砂糖	5
		しょうゆ	
	果物	いちご	60

合計　総エネルギー 1700 kcal　たんぱく質 80 g　脂質 40 g

(5) 常食

	献立名	食品名	分量 (g)
朝食	トースト	食パン	120
		ジャム	20
	スクランブルエッグ	卵	50
	付け合わせ	むきえび	10
		ミックスベジタブル	30
		バター	5
		牛乳	20
		塩	
		トマト	50
		刻みレタス	20
	果物	グレープフルーツ	100
	牛乳	牛乳	200
昼食	米飯	米飯	220
	豚ヒレ肉つけ焼き	豚ヒレ肉	60
		みそ	5
		みりん	5
	付け合わせ	キャベツ	30
		ブロッコリー	30
		パセリ	2
		ノンオイルドレッシング	5
	ビーフンいため	ビーフン	15
		たまねぎ	10
		ピーマン	10
		カットチーズ	5
		バター	3
		塩	
	梅肉あえ	きゅうり	20
		ねり梅	2
	ジュース	ミックスジュース	200
3時	重ね煮	さつまいも	60
		りんご	30
		レーズン	5
		砂糖	8
夕食	米飯	米飯	220
	みそ汁	みそ	10
		豆腐	40
		こまつな	30
	焼き魚	さけ	70
	付け合わせ	はじかみ	1本 5
		昆布巻	2コ 6
		砂糖	2
		しょうゆ	
	そぼろ煮	洗芋	60
		こんにゃく	30
		豚挽肉	10
		さやいんげん	10
		にんじん	10
		でんぷん	3
		砂糖	5
		しょうゆ	
	刻み漬け	はくさい	30
		にんじん	5
		青じそ	少々
		塩	

合計　総エネルギー 2000 kcal　たんぱく質 80 g　脂質 45 g

〔大沢耀子〕

4.8 静脈栄養

臨床栄養法には大別して静脈栄養法と経腸栄養法があり，それぞれ特徴を有し適応に応じて使い分けることが必要である．消化管が利用できない場合には，静脈栄養法に依存せざるをえず，経腸栄養法が施行可能になるまでの期間によって，末梢静脈栄養法と中心静脈栄養法のいずれかの方法を選択して施行することとなる．今日の術後輸液の基本的な考え方は，手術侵襲によって失われた水分，電解質，体たんぱく質およびエネルギーの補充のみにとどまらず，術後のエネルギー消費量の増加に対応し，体構成成分の合成をいかにして促進させるかということに治療目的がおかれている．本稿ではとくに消化器外科手術後の静脈栄養法について述べることとする．

a．末梢静脈栄養法

一般的に，末梢静脈栄養法は術後1週間程度で経口摂取が可能な場合，それまでの体液・電解質を正常に維持し，同時にエネルギーを投与することが主たる目的であり，積極的に高エネルギーを投与するために行われるものではない．1週間以上の経口的な栄養補給が困難な場合には，躊躇することなく中心静脈経路での高カロリー輸液を施行すべきである．経口摂取が可能であっても十分な栄養摂取ができない場合に，補助的な栄養補給法として末梢静脈栄養が行われる．

消化器外科領域においては，末梢静脈栄養の代表的な適応は胃部分切除術，胆嚢摘除術などの比較的手術侵襲の少ない場合に限られ，胃全摘術以上の侵襲の大きな場合には高カロリー輸液の適応となる．

(1) 末梢静脈栄養の水分・電解質投与量

基本的には，水分・電解質の過不足を臨床症状や検査値から推定し，これらの恒常性を維持することが主たる目的となる．そのためには，水分・電解質代謝についての正確な知識が必要である．術後患者での，水分・電解質代謝の特徴はナトリウム(Na^+)と水分の貯留，カリウム(K^+)と窒素の喪失ということができよう(図4.8)．術後は，ADHやアルドステロンの分泌亢進によって腎尿細管での水分とNa再吸収が増加し，一方，組織の損傷やアシドーシスによって尿中K排泄量は増加する．また，体構成たんぱくの崩壊が進行し窒素排泄量も増加することとなる．消化器手術後の尿中K排泄量はおよそ20〜100mEq/日である[1〜4]．

一般的に，中等度手術で合併症のない患者の輸液量は，次の式によって算出される．

　　輸液量＝維持量＋異常排泄量

1) 維持量＝不感蒸泄(15ml/kg/時)＋発汗
　　(15ml/kg/時×1.1〜1.7)＋尿量(1ml/kg/時)
2) 異常排泄量＝ドレーン，胃管などからの排液量

さらに，具体的に簡略化すれば標準的な術後の輸液量は，40〜50ml/kg/日＋異常排泄量となる．また，電解質維持量としては基本的には，Na^+とCl^-は1〜2mEq/kg，K^+は1mEq/kgとし，これに異常排泄液中の喪失電解質量を加えて1日量として投与すればよい．表4.21[2]に1日維持量算定の目安を示す[4〜6]．

(2) 末梢静脈栄養の糖質・アミノ酸・脂肪投与

a) 糖質の投与

糖質として代謝上最も有用かつ普通に投与されるのはグルコースである．5％グルコース液では，代謝が急速であるために水分投与と同じ効果が得られる．エネルギー補給の目的のためには，10％グルコース液を

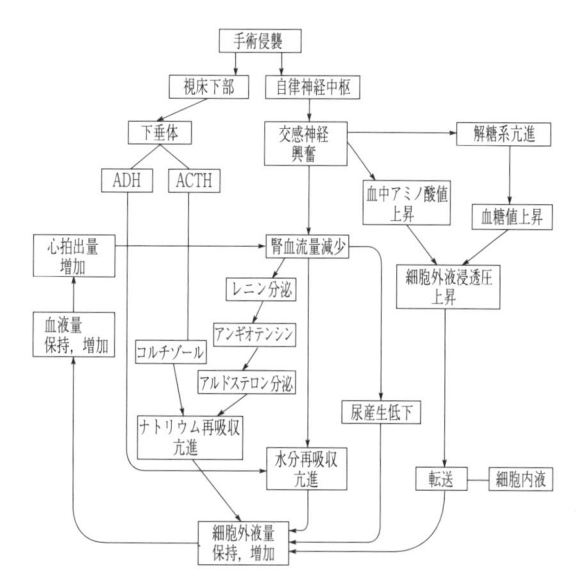

図4.8 手術侵襲に伴う体液，内分泌の変動

表 4.21 1日水分・電解質維持量の算定資料

	水			ナトリウム			カリウム		
	成人	小児	幼児	成人	小児	幼児	成人	小児	幼児
尿	800〜1500 ml (20 ml/kg)	500〜800 ml (20〜50 ml/kg)	200〜500 ml (50 ml/kg)	50〜70 mEq (1.0 mEq/kg)	(1.0〜3.0 mEq/kg)	(3.0 mEq/kg)	20〜50 mEq (0.4〜0.7 mEq/kg)	(0〜0.5 mEq/kg)	(0〜0.5 mEq/kg)
糞	100 ml	40〜100 ml / 300〜600 ml	25〜40 ml / 75〜300 ml	100 mEq	0 ?	0	5〜10 mEq	5 mEq	0
	下痢は概測			下痢は測定または100×液量			下痢は測定または10×液量		
不感蒸泄 ISWL	15 ml/kg*	15〜30 ml/kg	30 ml/kg						
代謝水	−300 (5 ml/kg)	学齢期まで 8.0〜8.5 / 小学生 6.0〜7.0 / 青年まで 5.0〜6.0	(8 ml/kg)						
発汗	(軽) ISWL ×1.1〜1.7	(中) ISWL ×1.7〜3.5	(重) ISWL ×3.5以上	(軽) 10〜20 mEq/日	(中) 20〜40 mEq/日	(重) 40以上 mEq/日	0	0	0
吸引(再吸収) 唾液	1.5 l			15×液量 (l)			40×液量 (l)		
胃液	2.5 l			60×液量 (l)			10×液量 (l)		
腸液	3.0 l			110×液量 (l)			5×液量 (l)		
胆汁	0.5 l			150×液量 (l)			5×液量 (l)		
膵液	0.7 l			140×液量 (l)			5×液量 (l)		

* 発熱下の不感蒸泄量＝15 ml/kg＋200 ml×(体温−36.8℃)

(岩佐ら, 1986[2] より抜粋)

用いるべきで, 500〜1000 ml/日の投与が可能である. 末梢静脈栄養用の維持液は各種のものが市販されているが, 糖質の濃度は7.5〜10%のものが多く, これに各種電解質を配合し, 2000〜2500 ml/日投与によって800〜1000 kcal/日のエネルギー投与が可能となる. また, グルコースは臓器たんぱくの崩壊防止, 脂肪酸の不完全燃焼によるケトーシスの防止のためには最低100 g/日の投与が必要である.

グルコースの腎排泄閾値は約180 mg/dlであり, これ以上になると尿中にグルコースの排泄がみられることがあるため, 通常, 至適投与速度は0.5 g/kg/時以下が望ましいとされている.

その他の糖質としては, フルクトース, ソルビトール, キシリトール, マルトースなどがあるが, これらのみで輸液中の糖質すべてを補給することは普通行わない. あくまでグルコースを主体として投与し, 必要に応じてインスリンを併用して糖利用を促進し, 補助的にこれらのグルコース以外の糖質を投与すべきである[4〜6].

表4.22に市販されている末梢輸液製剤の主なものを示す. 糖・電解質製剤が主体であり, アミノ酸を配合した末梢輸液製剤もあり, これらを組み合わせて2000〜2500 ml/日投与する.

b) アミノ酸製剤

現在, 市販されているアミノ酸製剤は, ほとんどが10〜12%アミノ酸溶液で高カロリー輸液用のもので

表 4.22 主な輸液剤

分類	製品名	Na^+ mEq/l	K^+ mEq/l	Ca^{2+} mEq/l	Mg^{2+} mEq/l	Cl^- mEq/l	Lactate$^-$ mEq/l	HPO_4^{2-} mEq/l	グルコース w/v%
細胞外液補充液	生理食塩水	154				154			
	リンゲル	147.5	4	4.5		155.7			
	ラクテック	130	4	3		109	28		
	ソリタ	130	4	3		109	28		
	ハルトマンD	131	4	3		110	28		5
	ラクテックG	130	4	3		109	28		5
	ソルラクト	131	4	3		110	28		
開始液	ソリタT1号	9				70	20		2.6
	ソルデム1	90				70	20		2.6
細胞内補充液	ソリタT2号	84	20			66	20	10 mmol/l	3.2
	ソルデム2	77.5	30			59	48.5		1.45
維持液	ソリタT3号	35	20			35	20		4.3
	ソリタT3G	35	20			35	20		7.5
	フィジオゾール3号	35	20		3	38	20		10
	ソルデム3A	35	20			35	20		4.3
	KN補液MG3号	50	20			50	20		10
水補給液	ソリタT4号	30				20	10		4.3
	フィジオゾール4号	30	8			28	10		10
	ソルデム6	30				20	10		4

(岩佐ら, 1992[10])

ある．投与されたアミノ酸が有効に体たんぱくに合成されるためには，投与エネルギー(kcal)と窒素(g)との比が150〜200(カロリー/N比)であることが望ましく，実際にはアミノ酸として30〜40g/日の投与が限界であろう．しかしながら，体たんぱく崩壊を抑制する効果はたとえエネルギー投与が比較的少ない場合でも，アミノ酸は多めに投与しておいたほうが良好であるといわれている．また，末梢静脈栄養の適応から考えてアミノ酸溶液大量投与が必要な場合はそれほど多くなく，その場合はむしろ高カロリー輸液の適応となろう．表4.23に一般アミノ酸製剤の組成を示す[4〜6]．

c) 脂肪乳剤について

脂肪乳剤はだいず油を卵黄レシチンなどの乳化剤を用いてエルマジョンとし，グリセリンで生理的浸透圧に調整したものである．したがって，末梢静脈からの投与が可能であり，10%乳剤でも20%乳剤でもその浸透圧には変わりがない．脂肪は1gあたり9.1kcalのエネルギーを産生するが，現在市販されている長鎖脂肪(long-chain triglyceride)乳剤は代謝が遅くエネルギー効率は40%程度であり，投与脂肪量がただちにすべて利用されるわけではない．必須脂肪酸欠乏の予防のためにも投与するが，必須脂肪酸欠乏症が出現するほど長期に末梢静脈栄養法のみで栄養管理を施行することはありえない．表4.24に，現在市販されている脂肪乳剤の組成を示す[4〜6]．

b. 完全静脈栄養法(total parenteral nutrition, TPN)

TPNは高カロリー輸液(intravenous hyperalimentation, IVH)とも呼ばれ，中心静脈にカテーテルを留置して高カロリーを投与するものである．

経口摂取が1週間〜10日以上できない場合，あるいは手術侵襲が中等度以上で積極的な術後の栄養管理が必要とされる場合にはTPNの適応となる．近年の臨床栄養法の発達，普及は確かに多くの患者にとって

表4.23 アミノ酸輸液製剤

成分	モリアミンS-N	モリプロン	モリプロンF	12%イスポールS	12%イスポール	プロテアミン12	プロテアミン12X	テルアミノ12X	テルアミノ12	アミパレン
	森下製薬			日本製薬		田辺製薬		テルモ		大塚製薬
Essential (mg/dl)	5425			6551		5503				5910
L-Ile	560			845		597				800
L-Leu	1250			1175		1138				1400
L-Lys・HCl	1100			1032		980				
L-Lys	(880)			(826)		(784)				(1050)
L-Met	350			540		433				390
L-Phe	935			1280		974				700
L-Thr	650			596		504				570
L-Trp	130			218		187				200
L-Val	450			865		690				800
Non-essential (mg/dl)	5216			5449		6497				4090
L-Ala	620			480		821				800
L-Arg・HCl	955			1200		1488				1270
L-Arg	(790)			(992)		(1230)				(1050)
L-Asp	380			600		202				100
H-CySH・HCl・H$_2$O	145			—		—				—
L-CySH	(100)			—		—				—
L-Cys	—			24		23				100
L-Glu	650			180		102				100
L-His・HCl・H$_2$O	811			600		706				676
L-His	(600)			(444)		(523)				(500)
L-Pro	330			240		1063				500
L-Ser	220			240		467				300
L-Tyr	35			60		57				50
Gly	1070			1825		1568				590
総遊離アミノ酸含有量(g/dl)	10.0			11.4		11.4				10.0
総窒素量(mg/dl)	1521			1740		1815				1570
E/N比	1.09			1.25		0.90				1.44
Leu+Ile+Val(w/w%)	22.6			25.3		21.4				30.0
pH	5.5〜7.0			5.5〜6.5		5.7〜6.7		4.0〜6.0		6.0〜7.5
浸透圧比(約)	5	4	3	5	4	6	4	6	4	3
含有糖濃度(%)	X5	—	—	S5	—	X5	—	—	—	—
規格(ml)	500	200	200	200	200	200	200	500	500	200, 300, 400

糖 X: キシリトール, S: ソルビトール　　　(小越ら, 1990[18])

表4.24 市販脂肪乳剤一覧表

品名		イントラファット		イントラリポス		イントラリピッド		ベノリピッド
濃度 (%)		10%	20%	10%	20%	10%	20%	10%
成分(W/V)	(精製)だいず油	10.0	20.0	10.0	20.0	10.0	20.0	20.0
	卵黄リン脂質	1.2						
	精製卵黄レシチン		1.2	1.2	1.2	1.2	1.2	
	精製大豆レシチン							1.2
	濃グリセリン	2.5	2.25	2.2		2.5	2.25	2.5
	注射用グリセリン				2.5			
脂肪酸組成(モル%)	パルミチン酸	12.4	12.4	12.1	12.1	8.5	8.5	10.66
	パルミトオレイン酸	—	—	tr	tr			
	ステアリン酸	4.4	4.4	4.3	4.3	3.0	3.0	5.03
	オレイン酸	23.9	23.9	23.7	23.7	25.0	25.0	27.84
	リノール酸	51.6	51.6	53.0	53.0	55.0	55.0	49.71
	リノレイン酸	7.7	7.7	6.9	6.9	8.0	8.0	6.12
	アラキドン酸	tr	tr	tr	tr	tr	tr	—
濃度(kcal/l)		1100	2000	1100	2000	1100	2000	1100
pH		6.5〜8.0	6.5〜8.5	6.5〜8.5	6.5〜8.5	6.5〜8.5	6.5〜8.5	7.0〜8.0
浸透圧比		約1	約1	約1	約1	約1	約1	約1
保存方法		室温	室温	25℃以下暗所	室温暗所	2〜8℃暗所		25℃以下暗所
用量(ml)		200, 500	100, 250	250	500	50, 100, 250	100, 500	100, 250	200, 500
会社		日本製薬		ミドリ十字		大塚製薬		森下製薬

tr: 極微量検出　　　(岩佐ら, 1992[10])

多大な利益をもたらしたことは疑いのない事実であるが，それとは裏腹に本来TPNの適応のない患者にまで施行されている場合も決して少なくないのは残念なことといわざるをえない．TPNをはじめとする臨床栄養法も治療法である以上，その施行にあたっては適応を正確に診断する必要があろう．

(1) TPNの適応

原則的には，TPNの適応とは経口摂取や経管経腸栄養が不可能か不十分な場合，また経腸的栄養投与が病態を悪化させる危険のある場合である．また，非適応については腸管が十分な消化・吸収機能を有している場合，TPN施行期間がきわめて短期間(10日未満)，予後が絶対的に不良な場合などである．実際にはこの非適応に相当する場合にもかなり施行されていると思われるが，理論と日常臨床との差異があることも認めざるをえない[7〜11]．

表4.25にTPNの適応についてまとめたものを示す．American Society for Parenteral and Enteral Nutrition(ASPEN)のguideline[7]に準拠したものであるが，妥当なものと考えられる．

(2) TPNカテーテルの留置

TPNの施行にあたっては，まず中心静脈にカテーテルを挿入，留置しなければならない．一般的によく用いられる方法は鎖骨下静脈穿刺法であるが，上腕皮静脈，外頸静脈もよく用いられる(表4.26)．カテーテル挿入後は，必ずX線写真にて先端位置の確認を行い，合併症の予防に配慮すべきである．TPNではカテーテル挿入が必要であるため，この操作に伴う合併症の危険は避けられず，場合によっては合併症が致命的にもなりかねないことを念頭において慎重に行うべきである．カテーテル挿入，留置に伴う合併症とその対処について表4.27に示す．最近では，カテーテルの材質についても改良が進み，抗血栓性を有したものや，挿入・固定法についての工夫をしたものなど，種類も多い[12,13]．

投与ラインについては必ず中間にフィルターを用いて，異物やカンジダなどの体内への侵入を防止する．通常は，自然落下方式にてVクランプで投与速度を調節することで十分治療効果をあげることが可能であるが，病態が重症になればなるほど輸液量と水分出納は厳重に管理することが必要であるため輸液ポンプを用いて投与量を正確に調節すべきである．また，インスリンなどの薬物を併用している場合にも，ポンプを用

表4.25 TPNの適応

1. TPNが絶対適応の病態
   - a) 消化吸収障害のために腸管が使用不能となる疾患
     - 短腸症候群（腸管大量切除）
     - 小腸病変：強皮症，SLE，スプルー，CIPS，Crohn病
     - 多発小腸瘻，小腸潰瘍
     - 放射線腸炎
     - 重症下痢症
     - 乳児下痢症
     - たんぱく漏出性胃腸症
     - 盲管症候群
   - b) high doseの化学療法＋放射線療法＋骨髄移植
   - c) 急性または再発性膵炎
   - d) 腸管の使用不能な重症栄養障害
     - 乳糜胸水，乳糜腹水
   - e) 腸管よりの十分な消化吸収を期待し難い重症異化状態
     - 拡大手術，重症感染症，重症炎症性腸疾患，50%以上の熱傷，多臓器外傷

2. TPNが有用である病態（相対適応）
   - a) 大手術
     - 大腸全摘，食道癌手術，膵十二指腸切除，骨盤内臓全摘など
   - b) 中等度の侵襲
     - 中等度手術の術後管理，外傷，30〜50%の熱傷，呼吸管理の急性期
   - c) 腸管皮膚瘻
   - d) 炎症性腸疾患
   - e) 妊娠悪阻
   - f) 積極的な内科的・外科的治療に先立って栄養療法を必要とする低栄養状態
     - 消化管悪性腫瘍，心臓悪液質，種々の代謝疾患，慢性膵炎，神経性食欲不振症
   - g) 7〜10日以内に十分量の経腸栄養を施行できない場合
     - 消化管出血など
   - h) 癒着性イレウス
   - i) 化学療法施行患者
   - j) 新生児，未熟児

3. TPNを施行すべきでない病態
   - a) 腸管が十分な消化吸収能を有する場合
   - b) TPNに依存する期間がきわめて短期間の場合
   - c) 予後不良で積極的栄養療法によっても治癒の見通しが立たない場合

いて正確に投与する必要がある．

(3) TPN輸液製剤と処方の基本

最近，いくつかのTPN用基本液として平均的な糖・アミノ酸濃度の組成に調製された製剤が市販されている(表4.28)．とくに合併症もなく，順調な回復経過をとる場合には，これらの製剤を投与することによって必要最低限のエネルギーとアミノ酸の投与は可能であるが，基本的にはTPNの処方は個々の症例によって異なるものであり，画一的にこれらを用いることには問題がある．また，重症になればなるほどその処方の調製は検査値などを参考にした微調整が必要となり，すでに電解質が配合されているような輸液を用いて組み立てることはできなくなる．

一般の術後TPNについても耐糖能については個人

表4.26 中心静脈への到達経路とその特徴

静脈	方法	特徴	合併症
鎖骨下静脈	鎖骨上穿刺（内頸静脈合流部）	カテーテル留置距離が短い 感染，血栓が少ない	気胸，動脈損傷 上腕神経損傷，縦隔水腫
	鎖骨下穿刺	固定が容易 小児でも可	内頸静脈への誤挿入
	橈側皮静脈切開	同一静脈を交互に再使用可 皮下トンネルにより固定（プロビアックカテーテル）	
内頸静脈	内頸静脈穿刺	小児では切開が必要（顔面静脈） 固定がやや難しい	動脈損傷，縦隔血腫 左側では気胸 胸管損傷
外頸静脈	外側皮静脈穿刺・切開	小児では切開 固定にやや難がある	動脈損傷
肘部正中静脈	尺側皮静脈穿刺・切開 橈側皮静脈穿刺・切開	カテーテル留置距離が長い 成人・小児にできる 同一静脈の再使用困難	感染，血栓
大伏在静脈（大腿静脈）	大伏在静脈穿刺・切開	カテーテル留置距離が長い 汚染されやすい 成人，小児にできる	感染，血栓

表4.27 カテーテルに起因する合併症

	合併症	原因	対策	治療
カテーテル挿入に伴うもの	血腫・血胸	動脈穿刺	到達経路の選択 熟練	止血（圧迫，観血的） ドレナージ
	気胸	胸腔穿刺	到達経路の選択 熟練，穿刺針を細くする	胸腔ドレナージ
	胸腔内注入	カテーテル先端が胸腔内に存在	挿入時X線写真で位置確認	カテーテル抜去 ドレナージ 損傷部閉鎖
	胸管損傷	胸管穿刺	右側静脈からアプローチ 熟練	ドレナージ
	上腕神経叢損傷	上腕神経叢損傷	挿入点，穿刺方向に注意	保存的
	空気栓塞	空気注入	カテーテルと輸液セットを迅速につなぐ 注意深い管理（とくにポンプ使用時） カテーテル抜去時刺入点のカバー	保存的
カテーテル留置に伴うもの	血栓性静脈炎	カテーテルの材質，太さ 長時間の留置 位置不良	カテーテルの選択 位置の確認 カテーテルの交換（長期間にわたる場合）	カテーテル抜去
	菌血症	感染	厳重な無菌操作（挿入時，挿入後）	抗生物質 カテーテル抜去
	カテーテル栓塞	損傷による離断 固定不十分	挿入時の注意深い操作 十分な固定	観血的除去
	心タンポナーデ	右心房壁，右心室壁穿孔	カテーテルの位置の確認，材質選択，先端を尖らせない	観血的
	自然抜去	固定不十分	十分な固定	再挿入

（岩佐[12]，1988）

差が大きく，また術後のいわゆる外科的糖尿病状態の発現状態と継続期間は個々の症例によって異なるため，TPNの導入期にはとくに注意が必要である．基本的には，表4.29に示す処方のように10%糖濃度の維持輸液をもとに50%グルコース液を増加させていき投与エネルギーを段階的に上げ，これに種々の電解質調整液を加えて2000kcal/日程度まで約1週間かけてゆっくり馴化させ，エネルギーを増加させることが必要である．もちろんこの間には，血液生化学検査によって血糖値，肝機能，電解質などの異常がないかどうかを厳重に観察することが必要となる．維持期に移行した後は，市販のTPN基本液で継続しても感染などの生じないかぎり，それほど大きな代謝的変動はみられないのが普通であるが，アシドーシスの発生には注意しておく[14〜18]．

TPNの処方を組み立てるための基本的な事項について概略を述べる．水分・電解質投与量に関しては，基本的に末梢静脈栄養法の場合と同じに考えてよい．

a) 投与エネルギー

TPNの場合には，1日の所要エネルギーをすべて投与する必要があり，投与エネルギーの不足は術後の回復を遅らせることとなる．正確には間接的エネルギー測定装置などを用いて安静時エネルギー消費量を求め（「胃切除後」の項参照），これに活動因子や傷害因子（表4.30）を考慮して投与エネルギーを決定する．一般的には，40〜50kcal/kg/日のエネルギー投与で術後の必要エネルギーはほとんど充足される[19]．

b) 投与アミノ酸（窒素）量

投与されたアミノ酸が有効に利用されて，体構成成分として同化されるためには，投与エネルギーに対するアミノ酸窒素の比が，150〜200:1であることは前述した．アミノ酸は16%の窒素を含有しているので，窒素1gはアミノ酸6.25に相当する．したがって，2000kcal/日のエネルギー投与が必要な場合には，窒素10〜13gすなわちアミノ酸62.5〜81.3g程度の投与量となる．これらの関係を表4.31にまとめて示す．また，種々の病態におけるおよその窒素投与量の目安を文献的考察に基づいてまとめたものを表4.32に示す．

c) TPNにおける脂肪乳剤投与の意義

末梢静脈栄養法で述べたことと基本的に変わりはない．TPNは比較的長期間行うため，糖質とアミノ酸処方のみ継続した場合には，必須脂肪酸欠乏症状を現すことがこれまで考えられていた以上に多く，この意

表4.28 TPN用輸液製剤

品名		ビーエヌツイン*			ハイカリック						トリパレン		ワスタ
種類		1号	2号	3号	1号	2号	3号	NC-L	NC-N	NC-H	1号	2号	
規格	(ml)	1000	1100	1200	700	700	700	700	700	700	1200	1200	415
グルコース	(g)	120	180	250.4	120	175	250	120	175	250	G:159.6 F:80.4 X:39.6	G:200.4 F:99.6 X:50.4	112.5
総遊離アミノ酸	(g)	20	30	40	0	0	0	0	0	0	0	0	0
非たんぱくエネルギー	(kcal)	480	720	1000	480	700	1000	480	700	1000	1120	1400	450
総エネルギー	(kcal)	560	840	1160	480	700	1000	480	700	1000	1120	1400	450
Na^+	(mEq)	51	51	52	0	0	0	50	50	50	6	70	20
K^+	(mEq)	30	30	30	30	30	30	30	30	30	54	54	20
Ca^{2+}	(mEq)	8	8	8	8.5	8.5	8.5	8.5	8.5	8.5	10	10	5
Mg^{2+}	(mEq)	6	6	6	10	10	10	10	10	10	10	10	5
Cl^-	(mEq)	50	50	50	0	0	0	49	49	49	18	88	3
SO_4^{2-}	(mEq)	6	6	6	10	10	10	0	0	0	10	10	5
$phosphate^{2-}$	(mmol)	8	8	8	4.8	4.8	8.1	8.1	8.1	8.1	11.8	11.4	3.6
Zn	(μmol)	20	20	20	10	10	20	20	20	20	20	20	
$acetate^-$	(mEq)	34	40	46	25	25	22	11.9	11.9	11.9	12		30
$gluconate^-$	(mEq)	8	8	8	8.5	8.5	8.5	8.5	8.5	8.5	10	10	4.8
$citrate^{3-}$	(mEq)										24	22	
L-lactate$^-$	(mEq)							30	30	30			
浸透圧比		4	5	7	4	6	8	4	6	8	6	7	8
pH		5	5	5	3.5〜4.5			4.0〜5.0			4.0〜5.0		5.0〜6.0
会社		森下ルセル			テルモ						大塚製薬		日本製薬

* TPN基本液・アミノ酸製剤のセット，G：グルコース F：フルクトース X：キシリトール

表4.29 術後の輸液処方例

1)
フィジオゾール3号 500 ml 1
50% DX 500 ml ( ) ml
アスパラK 10 ml ( ) A
10% NaCl 20 ml ( ) A
カルチコール 10 ml 3 A
ソービタ 1 set
12% イスポール 200 ml 1

2)
フィジオゾール3号 500 ml 1
50% DX 500 ml ( ) ml
アスパラK 10 ml ( ) A
マグネゾール 20 ml 1 A
ATP 20 ml 2 A
K_2 10 mg 2 A
プロテアミン-12 200 ml 1

3)
フィジオゾール3号 500 ml 1
50% DX 500 ml ( ) ml
アスパラK 10 ml ( ) A
10% NaCl 20 ml ( ) A
カルチコール 10 ml 3 A
ソービタ 1 set
12% イスポール 200 ml 1

4)
フィジオゾール3号 500 ml 1
50% DX 500 ml ( ) ml
K_2HPO_4 20 ml 1 A
10% NaCl 20 ml ( ) A
ATP 20 ml 2 A
フォリアミン 15 mg 1 A
プロテアミン-12 200 ml 1
イントラファット 200 ml 1 V

( )は必要量を加える．

表4.30 活動因子と傷害因子[19]

活動因子		傷害因子	
ベッド上安静	1.2	小手術	1.2
ベッド外運動	1.3	外傷	1.35
		敗血症	1.6
		火傷	2.0

表4.31 窒素とたんぱく質量の換算

窒素(g) ＝アミノ酸(g)/6.25

窒素平衡(N balance)
＝アミノ酸投与量(g)/6.25－尿中尿素窒素(g/day)×$\frac{5}{4}$

例）1gの負の窒素平衡は6.25gのアミノ酸喪失，
すなわち32gの湿非脂肪体量の喪失に相当する．

表4.32 各種病態における成人の1日窒素(N)必要量

	正常成人	内科疾患患者 発熱(－) 外傷(－)	術後患者 合併症(－)	異化亢進状態の患者
N (g/kg)	0.08〜0.13	0.13〜0.17	0.17〜0.25	0.25〜0.65
N (g/日)	5〜9	9〜12	12〜18	18〜48
kcal/N	225	165	175〜185	185〜250
たんぱく (g/kg)	0.8	1.1	1.1〜1.6	1.6〜4.2

味でTPNにおける脂肪乳剤投与の意義は大きい.

d) 電解質, ビタミン, 微量元素など

TPN施行中はTPN輸液のみから, あらゆる必要栄養素を補給せねばならない. それぞれの1日必要量を輸液中に配合する. 現在, 各種のTPN用複合ビタミン剤, 微量元素製剤が市販されており, これらを利用する（表4.33）[11].

表 4.33 微量元素製剤

組　成	(mg/2ml)
$FeCl_3 \cdot 6H_2O$	9.460
$ZnSO_4 \cdot 7H_2O$	17.250
$CuSO_4 \cdot 5H_2O$	1.248
$MnCl_2 \cdot 4H_2O$	3.958
KI	0.166

製品名：エレメンミック（森下ルセル），ミネラリン（日本製薬）

e) 標準的なTPNの組成

表4.34にこれまで述べてきた事項に基づいて, 標準的なTPNの組成についてまとめた. 各項目については, それぞれの症例に合わせて増減させて調節して投与すればよい. しかしながら, あくまで最大公約数的な処方であることを, 重ねてつけ加えておく[16].

表 4.34　TPNの基本投与量（1日量）

水　量	30～50 ml/kg
エネルギー	30～50 kcal/kg
グルコース	2～5 g/kg
アミノ酸	0.7～2 g/kg
脂　肪	2～3 g/kg
ナトリウム	1～3 mEq/kg
カリウム	1～2 mEq/kg
クロール	1～3 mEq/kg
リ　ン	0.5～1 mEq/kg
カルシウム	0.5～1 mEq/kg
マグネシウム	0～1 mEq/kg
微量元素, ビタミン	添加

f) TPNの合併症

TPNは優れた臨床効果を有し, いまや必要不可欠な治療法の1つであるが, 経腸栄養法に比べて非生理的であることに変わりなく, 施行にあたっては合併症の発生に十分な注意を払うことが必要である. また, 治療目的が達成されたら, あるいは経腸栄養法が施行可能となれば可及的早期に離脱させ, 経腸栄養に移行すべきである. 漫然と長期にわたるTPNの施行は行うべきではない. TPN施行中の合併症は, カテーテル挿入に伴うもの（表4.27参照）と代謝変動に基づくものとに大別される（表4.35）[13]. ほとんどのものは適正な管理によって予防できるものであり, 行うべきことを行うという基本を遵守することが大切である.

表 4.35　代謝に関連した合併症

高浸透圧性高血糖性非ケトン性昏睡
低血糖発作
必須脂肪酸欠乏
酸塩基平衡失調
代謝性アシドーシス
代謝性アルカローシス
電解質異常（Na, Cl, K, Mg, Ca）
微量元素欠乏
肝機能異常
高アンモニア血症

おわりに　以上, 静脈栄養法について概説してきたが, そのすべてについて十分詳述することは紙面の制限もあり, とても無理である. 今日, TPNをはじめとする臨床栄養法の進歩は急速であり, またこれに伴い製剤や機器の開発も次々に行われている. 今回は静脈栄養法に関する一般的な必要最小限の事項については述べたつもりである. さらに各項目の詳細については, 多くの優れた成書が出版されており参考文献としてあげておくので[14～20], それらを参考にされたい.

文　献

1) 岩佐正人, 小越章平：静脈栄養と経腸栄養の適応とその問題点. 外科治療 **56**：563-569, 1987.
2) 岩佐正人, 小越章平, 岩佐幹恵, ほか：術後輸血と輸液・栄養. 外科 **48**：1194-1198, 1986.
3) 日置紘士郎, 小島善詞, 平松義文, ほか：術後の輸液. 外科治療 **61**：23-28, 1989.
4) 大柳治正, 西松信一, 斎藤洋一：輸液療法. 消化器外科 **11**：705-709, 1988.
5) 齊藤英昭：消化器手術と輸液. 医学のあゆみ **168**：428-432, 1994
6) 水越　洋：体液・電解質バランス維持のための輸液法の進めかた. 輸液ガイド—すぐに役立つ実践のすべて, pp 67-71, 文光堂, 東京, 1992
7) ASPEN Board of Directors: Guideline for use of total parenteral nutrition in the hospital adult patient. *JPEN* **10**: 441-445, 1986.
8) 小野寺時夫：高カロリー輸液（中心静脈注射）の適応と禁忌. *medicina* **25**: 2786-2788, 1988.
9) 岩佐正人, 小越章平, 岩佐幹恵, ほか：外科患者の栄養療法. 消化器外科 **11**：711-719, 1988.
10) 岩佐正人, 小越章平, 岩佐幹恵：高カロリー輸液用製剤. 綜合臨牀 **41**（増刊号, 92処方計画法）：181-186, 1992.
11) 高木洋治, 山東勤弥, 李　鐘甲, ほか：微量元素代謝. 日本臨牀1991年特別号 静脈・経腸栄養, pp 295-306, 1991.
12) 岩佐正人：栄養輸液における合併症とその対策. *medicina*

25: 2812-2814, 1988.
13) 岩佐幹恵, 岩佐正人, 小越章平：高カロリー輸液施行中に見られる合併症の診断と治療－代謝に起因する合併症. 臨床看護 **17**: 1355-1360, 1992.
14) 吉利 和, 阿部 裕(編)：新輸液療法ハンドブック, 広川書店, 東京, 1976.
15) 佐藤 博, 小越章平(編)：臨床外科栄養, 医学書院, 東京, 1989.
16) 小越章平, 大柳治正(編)：輸液・栄養ハンドブック, 南江堂, 東京, 1986.
17) 木本誠二, 和田達夫(監)：新外科学体系7巻, 外科栄養, 中山書店, 東京, 1987.
18) 小越章平, 碓井貞仁(編), 岩佐正人(執筆協力)：図解高カロリー輸液, 3版, 医学書院, 東京, 1990.
19) 小越章平(監訳), 岩佐正人・岩佐幹恵(訳)：栄養サポート手技アトラス, メディカル・サイエンス・インターナショナル, 東京, 1990.
20) Mervyn Deitel (ed): Nutrition in Clinical Surgery, Williams & Wilkins, Baltimore, 1980.

〔岩佐幹恵・岩佐正人・小越章平〕

4.9 経管栄養

外科栄養は経静脈栄養法（高カロリー輸液）[1]と経腸栄養[2]を2本の柱として行われる．経静脈栄養法は外科治療成績に革命的な改善をもたらし，栄養の重要性が広く認識され，科学としての外科栄養学の進歩に果たした役割は大きい．これらの成果は消化機能が残っている患者への栄養法の開発にも及び，経静脈栄養法にない経腸栄養法の種々の有利な点が明らかにされたことと相まって，この分野の研究・開発を飛躍的に発展させて新しい製剤が続々と開発されるようになった．また，対象となる患者の消化吸収能もさまざまであり，これに応じる経腸栄養剤も数多く市場に出ており，症例に応じた使い分けも必要になっている．

a. 経腸栄養の特徴
（1）天然食との比較

本来，経管栄養投与が可能な症例に，ミキサー食や天然流動食の欠点を補うことを目的に開発された経腸栄養剤は，天然食と比して多くの特色をもっている．

まず，粉末，缶詰ともに保存性がよく，調整した製剤は流動性が良好であり，ほとんどの製剤は細径のチューブを閉塞せずに通る．このため鼻腔を通しても苦痛が少なく，訓練すれば自己挿管が可能であり，在宅経腸栄養の道を開いた．

また，ポンプ注入が可能で，胃全摘後などリザーバー機能がない場合でも吸収能に合わせた投与が可能である．消化液の分泌が抑制されるため腸瘻，膵瘻などの管理，治療ができる．残渣が少ないためcolon preparationに適しており，また程度の軽い腸瘻，糞瘻などの治療にも使われる．消化液による消化を要さずそのままの形で吸収されるものを用いれば，胆膵不全，吸収面積の少ないshort bowelや消化管運動が不十分な術後早期にも使える．

経腸栄養剤はその組成を自由にかえられるのも大きな特色である．乳糖を除くことにより乳糖不耐症に対処することができる．アミノ酸を窒素源とするものでは，抗原となるたんぱくを除いて食事性アレルギーや炎症性腸炎に備えることもできる．アミノ酸組成を母乳に近いものにした乳児用製剤（エレンタールP）や，肝硬変，肝不全，肝性脳症に対して分岐鎖アミノ酸を増し，芳香族アミノ酸を除いたアミノ酸組成をもつ製剤（アミノレバンEN，ヘパンED）も開発されている．

（2）高カロリー輸液との比較

経腸栄養は高カロリー輸液に比較して生理的投与経路であり，また高カロリー輸液時のカテーテル挿入に伴う血胸・気胸などの合併症やカテーテル敗血症がなく，代謝上の合併症も少なく安全に施行できる．カテーテルのヘパリンロックなどを要さないため間欠投与が容易であり，また入浴時などもとくに注意を要さないので社会復帰と在宅経腸栄養を可能にした．粉末または缶詰で保存性がよく，生産コストが低いため経済的であることも患者の負担の軽減に貢献している．

高カロリー輸液の絶大な臨床効果のゆえに，腸管の生体内における機能には長い間それほど注意が払われなかった．しかし，長期間にわたり腸管を使用しないために腸管粘膜の構築や機能に障害が起こり，細菌やエンドトキシンの透過（translocation）が起こる可能性が示唆され[3]，ときにこれが致命的な病態をもたらし，これは経腸栄養により防がれることが示された．

b. 経腸栄養剤の分類と特徴

経腸栄養剤は数多くが市販されているが，臨床の現場で患者の病態に応じて適切に使い分けることが必要であり，そのためにはおのおのの製剤の構成素材や特性を知ることが必要である．表4.36，4.37に現在市販されている主なものを示した．

（1）天然濃厚流動食

天然食品をブレンドしたもので，窒素源はたんぱく質である．本質的には普通食品と変わらないので，安全な消化吸収機能が必要である．浸透圧が高く下痢を起こしやすい．目詰まりを起こしやすく比較的太いチューブを要する．これに普通流動食とミキサー食を加え，天然食品流動食とする分類もある．

（2）半消化態栄養剤

天然食品を人工的に処理した高エネルギー・高たんぱくの製剤．成分中のたんぱく質は最終段階まで分解

表 4.36 経管栄養剤の組成

		半消化態栄養剤				
製　品　名 販　売　元		ハイネックスR 大塚製薬	アイソカル ブリストルマイヤーズ	YH-80 明治乳業	サンエットA 三和化学	カロリアン ヤクルト
包　　装 （kcal/包・缶） （性　状）		400 ml×24 缶 400 液状	200500 ml パック 200500 液状	250 ml 缶 250 液状	250 ml×50 袋 200 液状	90 g×12 包×6 400 粉末状
たんぱく質	g	3.3	3.25	3.1	4.7	3.9
		カゼインナトリウム	カゼイン だいずたんぱく	牛乳たんぱく	カゼイン	カゼインナトリウム 加工脱脂粉乳 卵白分解物
糖　　質	g	16.7	12.8	16.1	16.5	14.3
		米デキストリン	マルトデキストリン ショ糖	ハチミツ （グルコース, フルクトース）	コーンデキストリン	デキストリン ガラクトオリゴ糖
脂　　質	g	2.2	4.2	2.6	1.7	3.0
		米油	コーン油 MTC	コーンサラダ油	だいず油	MCT, パーム油 サフラワー油
ビタミンA	IU	111	250	260	292	161
ビタミンD	IU	11.1	20	20	32.4	13.5
ビタミンB_1	mg	0.06	0.19	0.15	0.1	0.07
ビタミンB_2	mg	0.06	0.22	0.2	0.16	0.18
ビタミンB_6	mg	0.11	0.25	0.3	0.26	0.25
ビタミンC	mg	2.78	15	16	8.6	5.2
ビタミンK	μg			1.8		
ビタミンE	mg	2.22	0.21 IU	3	2.05	6.3
ナイアシン	mg	0.83	2.5	2	1.93	1.63
葉　酸	μg	27.5	20	50	49	20
パントテン酸	mg	0.6	1.25	0.6	0.86	1.07
ビタミンB_{12}	μg	0.3		0.6	1.5	0.22
ビオチン	μg			1		
コ　リ　ン	mg			7.4		
	mg					
Na	mg	140	50	75	158	85
Cl	mg	155	100	140	160	46
K	mg	76	85	150	129	59
S	mg	20			65	
Mg	mg	15	20	10	18.8	6.8
Ca	mg	39	60	110	40.1	45
P	mg	53	50	85	63.5	44
Fe	mg	0.65	0.9	1.0	1.0	1.2
I	mg	0.008				
Mn	mg	0.008	0.0187	0.03	6.5	
Cu	mg	0.008	0.022	0.01	8.6	
Zn	mg	0.2	0.15	0.4	0.183	0.15
non-Prot.	kcal/N	162	167	180	108	135
浸 透 圧	mOsm/l	430	250	約1000	430	335
pH		6.6	6.6	3.9±0.1	6.3	

4.9 経管栄養

[食品]（100 kcal あたり）

半消化態栄養剤					
エンリッチ 大日本製薬	MA-8 森永乳業	クリフード TEN ワイス・エーザイ	メディエフリキッド 森下ルセル	New L-2 日清医療食品	ジャネフ
250 ml 缶 250 液 状	200500 ml パック 200500 液 状	200500 ml パック 200500 液 状	180 ml×27 パック 180 液 状	200 ml×30 袋 200 液 状	200 ml 缶 200 液 状
3.52	4.0	4.0	4.1	4.55	3.5
カゼイン だいずたんぱく	カゼイン	乳カゼイン だいずたんぱく	カゼインナトリウム 脱脂粉乳	カゼイン だいずたんぱく	乳清たんぱく 卵 黄
14.66	14.3	14.2	14.3	12.9	13.8
デキストリン ショ糖	デキストリン ショ糖	デキストリン ショ糖	デキストリン 砂 糖 乳 糖	デキストリン 上白糖	デキストリン ショ糖 乳 糖
3.52	3.0	3.15	3.1	3.3	3.4
とうもろこし油	植物油	植物性脂肪	だいず油	植物油	卵黄レシチン, 米油 MCT, サフラワー油
250	220	160	294	149	200
20	14	11.1	29	64.9	10
0.15	0.1	0.11	0.03	0.064	0.1
0.17	0.11	0.16	0.06	0.084	0.14
0.2	0.15	0.22	0.06	0.134	0.007
15.2	4	5.6	2.2	6.63	5
2	5	1.26			1
3	1 IU	0.9	1.17 IU	1.49	0.5
2	1.5			1.24	1.7
20	3	33.3	10	24.26	4
0.5	0.5	0.56	0.3	0.37	0.23
0.6	0.2	0.25	0.2	0.34	0.13
0.44				0.35	0.7
0.00132					20
	10 (タウリン)				
80	75	82.1	111	77.7	68.3
136	110	105.2	78	57.4	43.6
148	95	115.8	89	92.1	39.6
			22	40.1	30
20	20	20	7	5.4	3.17
52	60	35.8	42.2	38.6	33.6
52	60	35.8	44	57.4	34.4
0.9	0.8	0.9	0.56	0.74	
			0.006		
0.02	0.005	0.04	0.06	0.01	
0.01	0.01	0.09	0.06	0.015	0.005
0.17	0.1	0.16	0.22	0.23	0.164
157	133	176	129	112	156
約360	280	300	380	300	300
約6.5	6.8	6.8	6.8		6.1

（各社カタログなど参照）

表 4.37 経管栄養剤の組成

		半消化態栄養剤			特殊消化態栄養剤	
製 品 名		エンテルード	エレンタール	ツインラインA+B	エレンタールP	ヘパンED
販 売 元		テルモ	森下ルセル	大塚製薬	森下ルセル	森下ルセル
包 装 (kcal/包・缶) (性 状)		100g×10包 400 粉末状	80g×10包×4 300 粉末状	各200ml×12包 400 (A+B) 液状	40g, 80g×10包 156, 312 粉末状	80g×14包 310 粉末状
たんぱく質	g	4.6	4.4	4.05	3.1	3.6
		卵白加水分解物 (低分子ペプチド)	合成アミノ酸	乳たんぱく加水分解質	合成アミノ酸	合成アミノ酸
糖 質	g	18.0	21.2	14.68	19.9	19.9
		デキストリン	デキストリン	マルトデキストリン	デキストリン	デキストリン
脂 質	g	1.25	0.2	2.78	0.9	0.9
		だいず油 コーン油	だいず油	MCT サフラワー油	だいず油	だいず油
ビタミンA	IU	250	216	207	346	232
ビタミンD	IU	25	17.1	13.5	109	1.23 μg
ビタミンB_1	mg	0.2	0.05	0.202	0.1	0.289
ビタミンB_2	mg	0.25	0.08	0.225	0.14	0.312
ビタミンB_6	mg	0.2	0.07	0.248	0.14	0.216
ビタミンC	mg	50	26	22.5	9.18	7.548
ビタミンK	μg	125	2.9	63	4.6	14.194
ビタミンE	mg	7.5	1.1	0.67	1.76	5.355
ナイアシン	mg	2.5	0.7	2.48	1.17	1.065
葉 酸	μg	50	14.7	25	23.59	42.58
パントテン酸	mg	0.45	0.4	0.94	0.64	0.49
ビタミンB_{12}	μg	0.5	0.2	0.32	0.38	
ビオチン	μg	12.5	13	3.9	21	12.58
コ リ ン	mg	5 (塩化コリン)	2.9		26.9	27.1
イノシトール	mg	5				
Na	mg	75	87	69	92.8	59.4
Cl	mg	150	172	107	165	121.6
K	mg	75	73	118	159	70.3
S	mg					
Mg	mg	21.5	13	14	14	12.9
Ca	mg	75	53	44	109	79
P	mg	50	41	53	84.4	61
Fe	mg	0.7	0.6	0.63	1.64	0.34
I	mg		0.005		0.008	0.008
Mn	mg	0.2	0.1	0.16	0.16	0.09
Cu	mg	0.1	0.07	0.23	0.11	0.07
Zn	mg	0.4	0.6	0.945	0.95	1.15
non-Prot.	kcal/N	142	128	140	177	152
浸 透 圧	mOsm/l	510〜550	760	595〜640	520	596
pH		6.5〜7.5	6.5	6.3〜6.7	6.3	6.1

4.9 経管栄養

[医薬品]（100 kcal あたり）

	半消化態栄養剤					
アミノレバン EN 大塚製薬	クリニミール ワイス・エーザイ	ベスビオン フジサワ	サスタジェン ブリストルマイヤーズ	エンシュア・リキッド ダイナボット・大日本製薬	ハーモニック M エスエス，ミドリ十字
50 g×21 包 200 粉末状	89 g×20 包 400 粉末状	90 g×15 包 400 粉末状	454 g 缶 1700 粉末状	250 ml×24 缶 250 液状	500 ml×10 本 500 液状
6.75	4.0	4.5	6.0	3.52	4.8
ゼラチン加水分解物 カゼインナトリウム	乳カゼイン だいずたんぱく分解物	乳たんぱく質 アミノ酸 (Trp, Cys, Met)	乳たんぱく	カゼイン 分離だいずたんぱく	植物性たんぱく質 乳清たんぱく質 低乳糖乳たんぱく質
15.53	14.1	13.32	17.1	13.72	14.1
デキストリン	デキストリン ショ糖	デキストリン 乳糖, ガラクトース グルコース	デキストリン マルトース ブドウ糖, 乳糖	デキストリン ショ糖	マルトデキストリン 精製白糖
1.75	3.13	3.38	0.9	3.52	3.0
米油	コーン油 ココナツ油	乳脂肪, MCT コーン油	乳脂肪	とうもろこし油	MCT だいず油
233	111	225	282.3	250	160
23.3	5.6	22	22.6 mg	20	
0.073	0.13	0.11	0.56	0.152	0.88
0.078	0.15	0.18	0.49	0.172	0.24
0.123	0.23	0.23	0.28	0.2	0.4
3.45	5.6	2.3	17.8 IU	15.2	2.0
2.75				7	
4.65	0.7	0.51	0.46	3	1.7
0.758	0.9	1.01	6.07	2	4.0
25	22.3	20.25		20	90
0.6	0.6	0.77	2.15	0.5	3.2
0.25	0.2	0.29	0.23	0.6	0.68
12.5				15.2	20
6.15（重酒石酸コリン）				52	
23.4	70	57.15	79	80	92
105	100	84	130	136	112
85	111	119.25	192	148	117
9.7	20	9	13.6	20	10
28	34	99.9	174.4	52	48
40	34	83.48	135.9	52	49
0.63	0.9	1.13	1.03	0.9	0.72
0.005					
0.089	0.05	0.007	0.03	0.2	70.078
0.063	0.1	0.01		0.1	70.064
0.41	0.15	0.35	1.1	1.5	0.7
74.5	135	119	81	157	105
浸透圧比約 2	300	493	764	360	350
5.5〜7.0	6.9	6.5	6.0〜7.0	約6.5	5.5〜7.5

（各社カタログなど参照）

されていないため，また比較的多くの脂肪が中性脂肪として含まれているため，ある程度の消化吸収機能の存在が必要である．窒素源としてだいずたんぱくや乳たんぱくを用い，さらにアミノ酸を添加しているものもある．糖質としてはデキストリンや二糖類，単糖類を使用している．脂肪は中性脂肪のほかMCT[4]を添加しているものもある．製剤は次に述べる消化態栄養剤より目詰まりを起こしやすい．

(3) 消化態栄養剤

窒素源がアミノ酸[5]やジペプチドおよびトリペプチド[6]からなる．糖類はデキストリンや二糖類からなり脂肪の含有量は少ない．「消化を要さずそのまま吸収される」製剤であり，胃液，膵液，胆汁などが欠如しても吸収可能である．窒素源が合成アミノ酸のみで構成されているものをelemental diet，またはchemically defined dietと呼ぶこともある．

c. 経腸栄養の適応

(1) 頭頸部疾患

重症の脳疾患，脳手術後の意識のないもの，顔面や頸部の疾患や術後で口腔の機能が一時的または永久に失われる場合などが適応となる．胃瘻，食道瘻（咽頭梨状窩瘻），経鼻胃管により行われる．ミキサー食，濃厚流動食でもよいが，流動性のよい経腸栄養剤を用いれば細径のチューブを用いることができ，とくに経鼻胃管では患者の苦痛が少ない．

(2) 食道疾患

食道癌では経口摂取不十分，また不能のための栄養状態の低下している症例が多く，また近年3領域リンパ節郭清，胸骨縦切による郭清など手術術式の拡大により侵襲度が増し，また高齢者が多いこともあり，術後たんぱくやエネルギー代謝の破綻をきたす危険があるので，術前より栄養管理が重要な領域である．

本来，消化管の最初の通路の障害である本疾患では，消化吸収機能は多くの場合健在であり，癌狭窄部に細いチューブを通すだけで十分な経腸栄養投与がなされる．また，術後も栄養瘻を吻合部より下に造設することにより，吻合部に負担をかけることなく栄養投与が可能である．縫合不全発生時にも合理的な栄養投与ができる．

また，消化管の代表的過大侵襲手術となる本症では，既述のように腸管のtranslocationによる合併症を回避する意味でも経腸栄養による管理が望ましい．また既述したが，食道癌手術に頻発する高ビリルビン血症は，経腸栄養により防止できると報告されている．

(3) 胃・小腸疾患

胃および小腸疾患における経腸栄養施行上の問題点は，チューブ先端を疾患部位より先の理想的な位置におけるか否かにかかっている．幽門狭窄が強いときなどはチューブ挿入不能のときもあり，高カロリー輸液で管理することも多い．また，術後合併症が予想されるときは空腸瘻を閉腹前に増設しておくのもよい．

短腸症候群（short bowel syndrome）も，消化を要さず吸収される経腸栄養法のよい適応である．術後早期の水・電解質管理は高カロリー輸液を軸にして行われるが，症状が安定したころから経腸栄養法を併用することは，残存腸管の代償性肥大を促す意味でも重要であるとされる．残存腸管の長さによっては，home TPNによらなくとも，経鼻胃管の自己挿管により在宅経腸栄養で管理されれば，よりよいquality of lifeと社会復帰が得られる．なお製剤は脂肪の多い半消化態栄養剤よりも，エレンタールなどの脂肪量の少ないelemental dietが適している．

(4) 結腸・直腸疾患

経腸栄養により腸内細菌叢（fecal flora）の減少[7]と，糞便量の激減がみられ，下部消化管術前準備（colon preparation）にきわめて適しており，清浄で空虚な腸管の操作は術後縫合不全の予防に有効である．大腸手術術後患者に経腸栄養を行った場合，術直後から十分な栄養素や水分の吸収が観察されており，投与した栄養剤が水分や糞便として大腸に至らないように注意すれば，術後の栄養管理に使うことができる．

術後縫合不全の治療としても同様の注意を払いつつ，十分なエネルギーを投与すれば，高カロリー輸液に劣らない効果をあげることができる．しかし，major leakageや感染を伴う場合などは躊躇せず高カロリー輸液にかえたり，人工肛門を造設して吻合部を空置するなど病態に応じて適切な処置をとることはもちろんである．

クローン病では，副腎皮質ホルモンや抗生物質などの対症療法とともに，chemically defined dietまたは消化態栄養剤を用いた経腸栄養法が有効な治療法となる．多くの場合良好な治療効果が得られるが，再発をくり返すことが多く，そのつど食事を止めて経腸栄養に切り替え，それ以上の増悪を防がねばならない．

潰瘍性大腸炎では経腸栄養による効果はクローン病

より劣るとされる．保存療法を第1とし，抗生物質，ステロイド，サラゾピリンなどとともに経腸栄養が適応となる．下痢や腹痛が強いときは高カロリー輸液に切り替えざるをえないことも多い．

そのほか，今ではまれだが，腸結核，腸梅毒，腸放線菌症などの特異性炎症性腸疾患においても，それぞれの起因菌に対する抗生物質投与に加えて，経腸栄養または高カロリー輸液がよい適応となる．

(5) 肝・胆・膵疾患

肝硬変では，血中遊離アミノ酸パターンに著しい異常が認められ，これが肝性脳症の発現を招く大きな要因であるとされる．Fischerはこのアミノ酸パターンの是正が肝不全，肝性脳症の治療に重要であるとし，そのためのアミノ酸液（Fischer液）[8]を提案し，ついでこれとほぼ同じアミノ酸組成をもつ経腸栄養剤Hepatic Aidがつくられた．わが国でも開発が進められ，現在アミノレバンEN，ヘパンEDが使用可能である．肝切除後や，肝硬変患者の長期管理に使用されている．なお，肝硬変では腸管内で腸菌が出す毒性物質も問題になるが，経腸栄養ではその減少が図られ，血中アンモニア値の低下が得られる利点もある．

近年，膵‐肝道系の悪性疾患などでは，徹底的なリンパ節郭清に肝・膵合併切除を伴う拡大手術が行われるようになったが，その術後早期に起こる代謝障害や頑固な下痢に対して，高カロリー輸液を軸にした管理が必要になる．急性期を過ぎ，代謝状態が安定してからは経腸栄養で肩がわりできることも多い．

施行にあたっては，膵・胆道系手術に伴ういくつかの吻合部位の十分肛側に栄養チューブの先端を位置させることが必要である．また使用する製剤は，膵液，胆汁の分泌が少なく管腔内消化が十分でないので，中鎖脂肪を含む製剤が適していると思われる．

膵炎治療にあたっては，膵外分泌を刺激せず栄養摂取を可能にすることが必要であるが，チューブ先端を空腸において経腸栄養することでこれが達成される．ただし腸麻痺などを伴っている場合は注入剤が十二指腸や胃内に逆流するため，とくに重症膵炎では高カロリー輸液による管理が安全である．

膵切除後は吻合部の安静，膵外分泌の抑制を目的に経腸栄養が適応になることも多い．膵全摘では術後食思不振に陥ることが多く，一定量の栄養摂取の確保は栄養管理上も血糖管理（主に低血糖防止）上も必要であり，本法が適応となることも多い．いずれもインスリン投与による厳密な血糖管理を要する．

(6) 消化管瘻孔

縫合不全は消化器手術の合併症として最も恐れられるものの1つであったが，高カロリー輸液の出現により様相は一変した．経腸栄養法もこれに劣らぬ効果のあることが報告されているが，その施行にあたってはいくつかのポイントがある．すなわち，チューブの先端は必ず吻合部の肛側にあり，縫合不全部に近すぎないこと，腸管の動きや通過が正常であることであり，さもないと投与した栄養剤がleakageから漏出し逆効果になる．

種々の原因で起こる消化管瘻も同じ要領で管理することにより自然閉鎖をみることも多く，また経腸栄養で全身や局所の状態を十分に改善してから手術にふみ切り，成功する場合もある．

(7) 癌合併療法との併用

悪性腫瘍の化学療法や放射線療法は，遠隔成績の向上に寄与しているところが大きいが，他方，悪心，嘔吐，下痢，食欲不振などの消化器症状や，貧血，白血球減少，血小板減少などの骨髄抑制作用，体重減少，全身状態の悪化などのためしばしば中断・中止を余儀なくされたり，無理に継続して不幸な転帰をとることも多い．したがって，合併療法中に高カロリー輸液や経腸栄養による強制栄養を行うことは，近年行われるようになった骨髄輸血やGCSFの投与などと相まって，合併療法の完遂に大きく寄与するようになった．

合併療法と高カロリー輸液の併用効果に関する報告は多いが，経腸栄養法は，先に述べた高カロリー輸液の欠点を補うものとして推奨されている．放射線照射や5FU投与による腸管粘膜の損傷は，経腸栄養により回復が促進すること，予防されることが報告されている[9]．

経口摂取不能例，悪心，嘔吐，食欲不振例，また低栄養例が適応になる．経鼻胃管からの投与が多いが，術後では胃瘻，空腸瘻を用いることも多い．病態に応じて用いれば自然流動食でも経腸栄養剤でもよいが，後者は細径チューブを使えるので患者の苦痛は少ない．

(8) 熱傷

重症熱傷の管理は，循環動態や水・電解質の管理のほか，著増するエネルギー消費量や過大侵襲のために亢進するたんぱく異化に加えて，創面からの大量のたんぱく喪失に見合った栄養管理が必要となる．受傷初

期は水・電解質管理や呼吸・循環管理を優先するが,それを過ぎても多くは経口摂取が不能か不十分なことが多いため,著明な代謝亢進とたんぱく異化に対応するには,高カロリー輸液や経腸栄養による強制栄養が適応となる[10].

腸管の消化吸収機能は多くの場合十分であり,また熱傷のため中心静脈カテーテル挿入が困難な場合もあり経腸栄養が適応となる.陰股部に創を要する場合は排便の管理上糞便量の少ない製剤を用いることが必要であり,早期では高カロリー輸液のほうが望ましい場合もある.

d. 経腸栄養の禁忌

以上のように,経腸栄養法は欠点の少ない栄養法であるが,病態によっては高カロリー輸液の肩がわりをできない場合もある.

まず,大量の消化管出血では,胃酸分泌をおさえ,腸管の蠕動をおさえてできるだけ安静にすることが必要であり,絶食・高カロリー輸液管理にすることが望ましい.機械的イレウス,麻痺性イレウスでは投与栄養剤がすべて吸収されて残渣のない本法を施行するには興味深い対象であるが,閉塞部位が比較的上部の場合は,水分や消化液の逆流・嘔吐により事実上投与不能となる.

難治性下痢症,急性膵炎,炎症性腸疾患はいずれも本法のよい適応であるが,急性期で重症の場合はかえって症状を悪化させることがあり,このような場合は躊躇せずに絶食・高カロリー輸液管理とすべきである.また,ショック,MOFなど細胞レベルで障害が進行している過程では,投与した基質が吸収・利用できないことも多く,呼吸・循環・水電解質管理などを優先すべきであろう.

おわりに 高カロリー輸液の栄養効果は大きく,広く安全に施行できるようになったため安易に行われがちであるが,消化管機能が残されているかぎり,より生理的で安全な経腸栄養を使うように心がけるべきである.また,その施行にあたっては製剤の特色をよく知ったうえで使い分けていくことが必要である.

文献

1) 岡田 正（編）：静脈栄養の手引き,医薬ジャーナル社,東京,1994.
2) 岡田 正（編）：経腸栄養の手引き,医薬ジャーナル社,東京,1993.
3) Deitch EA, et al: The gut as a portal entry for bacteria. *Ann Surg* **200**: 297, 1984.
4) Isselbacher KJ: Biochemical aspect of fat absorption. *Gastroenterology* **50**: 78, 1966.
5) 佐藤 博,小越章平（編）：経腸栄養,朝倉書店,東京,1984.
6) Silk DBA, et al: Use of peptides rather than free amino acid nitrogen source in chemically defined "Elemental diets". *JPEN* **4**: 548, 1980.
7) Winitz M, et al: Studies in metabolic nutrition employing chemically defined diet. II. Effects on gut microflora populations. *Am J Clin Nutr* **23**: 546, 1970.
8) Fischer JE, et al: Nutritional support in liver disease. *Surg Clin North Am* **61**: 653, 1981.
9) Bounous G, et al: Elemental diet in the management of the intestinal lesion produced by 5-fluorouracil in man. *Can J Surg* **14**: 312, 1971.
10) Larkin JM, et al: Complete enteral support of thermally injured patients. *Am J Surg* **131**: 722, 1976.

〔田代亜彦・中島伸之〕

5. 内分泌代謝疾患と食事療法

5.1 糖尿病

医食同源という言葉がある．病気を治すのも食事をするのも，生命を養い健康を保つためで，その本質は同じだという意味である．そのくらい食事は人間の健康にとって大切なものであると理解したい．糖尿病は高血糖と尿糖を特徴とする病気であり，慢性に経過すると特有の合併症（糖尿病性神経障害，網膜症，腎症など）が起こる．平成5年10月23日には新しく改訂された糖尿病食事療法のための食品交換表（第5版）が出版された．食事療法が大きく変わりはじめた．

a. 糖尿病の概念

糖尿病は大別してインスリン依存糖尿病（IDDM）とインスリン非依存糖尿病（NIDDM）に分類される．IDDMは高血糖とケトアシドーシスを特徴とし，インスリン治療によらないと糖尿病性昏睡になる．インスリン非依存糖尿病の発症を理解する上で次の2段階説は都合がよい（図5.1）．すなわちNIDDMになる素因としてインスリン抵抗を仮定すると，この抵抗性は遺伝因子（ポリジーン説）および環境因子（過食，運動不足）で規定されているから，膵β細胞からインスリンが分泌されている間は血糖の上昇は軽度である．この時期にぶどう糖負荷試験を行えば境界型あるいはIGT（impaired glucose tolerance）と判定される．これを第1段階（the first step）と考える．高血糖が持続すると，膵β細胞が疲弊し，やがてインスリン分泌が不十分になり，血糖が異常に上昇し糖尿病が発症する．これを第2段階（the second step）と考えると，糖尿病の1次予防は最初のインスリン抵抗を解除するか，あるいは膵β細胞機能を維持すればよい．これまでの経験から糖尿病になりやすい人はしばしば糖尿病の遺伝歴があり，過食，運動不足による肥満（巨大児分娩妊婦）があるから，この時点で健康を維持することが糖尿病の予防と初期治療につながる．

b. 糖尿病の食事療法

糖尿病食が健康食であるという認識は，糖尿病によい食事，悪い食事という考えだけでは十分でないことを教えている．

(1) 食事指導の実際

実際に糖尿病患者の食事指導を行う上での注意点をまとめてみた．

a）1日エネルギー

理想体重または標準体重を算出する．身長が168cmの糖尿病男性中年患者なら，標準体重は64kgであるから，事務職なら30を掛けておおよそ1800kcalが1日エネルギーである．肥満者ならこれより少なく1600kcalに設定する．

b）栄養素配分

栄養素配分を食品ごとに計算してもよいが，食品交換表を使うと便利である（後述）．まず1600kcal（20単位）の場合を想定して，食品の配分を単位で表示し

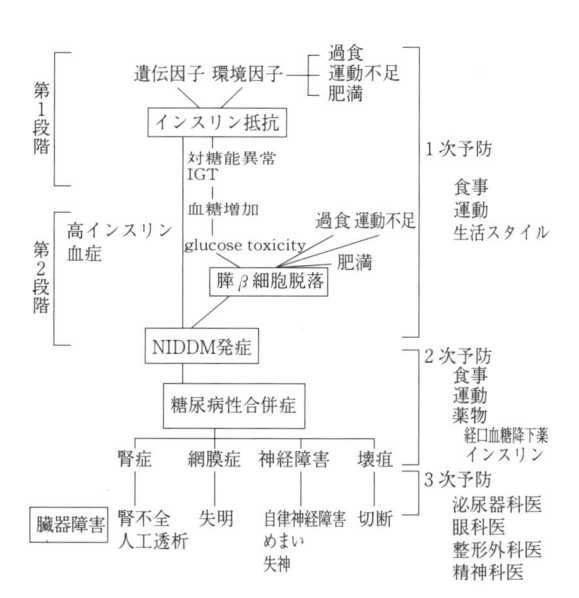

図5.1 NIDDM糖尿病発症過程の図

てみた．図5.2の食事指示票に示した食品交換表の表1のように1日の指示単位を利用すると正しい栄養素配分が求められる．その配分がきまれば，それぞれ表2から6までの中から食品を選べばよい．たとえば，ごはんを選び4単位なら，1単位が110gであり，茶わんにかるくもったものならおおよそ2単位であるから，2杯は食べられる．同様な手順で魚肉類の中から1単位選ぶとすれば，たとえば「さけ」なら40g半身，脂身のすくない「たら」なら100g1切れとなる．こ

のような手順で指導していけば，ほぼ正しい食事指導が可能になる．「糖尿病のための食品分類表・交換表」を表5.1に示す．

c) ビタミン，微量元素

栄養学的に不足しがちなビタミンや微量元素は野菜類を十分にとるよう指導する．

(2) 指導の要点

食事教育や相談の最終目標を達成するためには患者の日常行動の変更に踏み込む必要がある．教育が重要であるというだけでなく栄養相談を患者の状態に応じて段階別に行うことが大切である（図5.3）．

a) 初期治療

単純な個別的な食事献立を指示する．

b) 継続治療

基本的には患者個人が自ら治療を行う決意をすれば，教育とカウンセリングを継続する．成人では6か月ごとまたは1年ごとに栄養士の指導を受け，ライフスタイルや適正な栄養上の変更を行う．肥満者ではさ

食品交換表 食品の種類	表1 穀物 いも 豆など	表2 くだもの	表3 魚介 肉，卵 だいず	表4 牛乳	表5 油脂 多脂性食品	表6 野菜，海藻 きのこ こんにゃく	調味料 みそ 砂糖
1日の指示単位	11	1	4	1.4	1	1	0.6
朝食の単位	3		1			0.3	
昼食の単位	4		1		1	0.3	0.6
夕食の単位	4		2			0.4	
間食の単位		1		1.4			

図5.2 1600kcal食事指示票

表5.1 糖尿病のための食品分類表・交換表

群	Ⅰ 群		Ⅱ 群		Ⅲ 群	Ⅳ 群	調味料
	主に糖質を含む食品		主にたんぱく質を含む食品		主に脂肪を含む食品	主にビタミン，ミネラルを含む食品	・調味料（単位数を計算するもの） ・嗜好食品 ・外食料理 ・インスタント食品など
分類表	表1	表2	表3	表4	表5	表6	
食品の種類	穀物，いも類，糖質の多い野菜と種実，豆（だいずを除く）	果物	魚介，肉，卵，チーズ，だいずとその製品	牛乳と乳製品（チーズを除く）	油脂 多脂性食品	野菜（糖質の多い一部の野菜を除く），海藻，きのこ，こんにゃく（緑黄色野菜，淡色野菜をいろいろ組み合わせて300gが1単位）	
1単位80kcalに相当する食品重量食品名	ごはん 55g もち 35 米 25 食パン 30 うどん(ゆで) 80 スパゲッティ 20 うどん(干) 20 かゆ(全がゆ) 110 じゃがいも 100 さつまいも 70 西洋かぼちゃ 110 れんこん 120 スイートコーン缶 90 甘ぐり 30 うずらまめ 30 小麦粉 20 かたくり粉 20	いちご 250g すいか 250 グレープフルーツ 200 なつみかん 200 みかん 200 なし 200 もも 200 プリンスメロン 200 かき 150 キウイフルーツ 150 さくらんぼ 150 ぶどう 150 りんご 150 パインアップル 150 マンゴー 100 バナナ 100	たら，いか 100g たい，ひらめ 80 あじ，かつお 80 さけ，さば 40 あさり 150 かき(貝) 100 えび， たこ(ゆで) 80 いわし丸干 20 かまぼこ 80 牛，豚(もも) 60 鶏肉(もも) 60 牛，豚(ロース) 40 ハム 60 鶏卵 50 プロセスチーズ 25 カテージチーズ 80 木綿豆腐 100 納豆 40 油揚げ 20	牛乳 140g 低脂肪牛乳 160 濃厚牛乳 120 ヨーグルト 140 (全脂無糖) ヨーグルト 100 (加糖) 粉乳 20 脱脂粉乳 20	植物油 10g バター 10 マーガリン 10 ラード 10 ドレッシング 20 マヨネーズ 15 生クリーム 20 豚ばら肉 20 ベーコン 20 サラミソーセージ 15 アボガド 40 ごま 15 ピーナッツ 15 ポテトチップス 15 くるみ 10	緑黄色野菜 こまつな さやえんどう サラダ菜 トマト にら にんじん ピーマン ブロッコリー ほうれんそう みつば わけぎ ひじき，のり もずく，わかめ 寒天，こんぶ こんにゃく しらたき	淡色野菜 かぶ カリフラワー キャベツ きゅうり ごぼう だいこん 切干し大根 たけのこ たまねぎ なす もやし えのきたけ しめじ なめこ しいたけ きくらげ マッシュルーム	砂糖 20g みそ 40 みりん 35 トマトケチャップ 60 カレールウ 15 ハヤシルウ 15 ビール 200 ぶどう酒 100 日本酒 75 清涼飲料 200 果汁(天然汁) 200 豆乳飲料 130 ジャム 30 干しぶどう 30 くだもの缶詰 100 まんじゅう 25 アイスクリーム 40
たんぱく質	2g	—	9g	4g	—	5g	1単位80kcal当たりの各栄養素含量の平均値
脂質	—	—	5g	5g	9g	1g	
糖質	18g	20g	—	6g	—	13g	

食品は交換表より抜粋して記したもの．　　　　　（日本糖尿病学会編：糖尿病食事療法のための食品交換表（第5版），日本糖尿病協会，文光堂，1993）

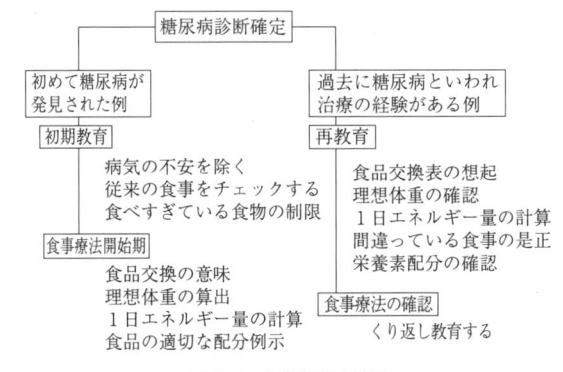

```
糖尿病診断確定
├─ 初めて糖尿病が発見された例
│   ├─ 初期教育
│   │   病気の不安を除く
│   │   従来の食事をチェックする
│   │   食べすぎている食物の制限
│   └─ 食事療法開始期
│       食品交換の意味
│       理想体重の算出
│       1日エネルギー量の計算
│       食品の適切な配分例示
└─ 過去に糖尿病といわれ治療の経験がある例
    ├─ 再教育
    │   食品交換表の想起
    │   理想体重の確認
    │   1日エネルギー量の計算
    │   間違っている食事の是正
    │   栄養素配分の確認
    └─ 食事療法の確認
        くり返し教育する
```

図 5.3 食事指導の手順

らに頻回に指導を受ける．小児や思春期の若年者では3か月ごとの指導が必要である．

c) 集団教育

家族ごとにあるいは集団的に教育を行い，医師，栄養士，あるいは他の療養指導士によって食事計画を検討する．

d) 個別指導

食事計画，教育，カウンセリングは個人別に行い，実際的で柔軟性をもたせて教える．治療をできるだけライフスタイルに合わせるのがよい．教育手段も個別に工夫し，栄養知識の程度や年齢，教育程度を考慮し教える．

e) 運動

運動をすすめ，日常生活に組み入れるようにする．30歳以上で，糖尿病の罹病歴が10年以上の患者があらためて運動をはじめるときには，必ず医師に相談させる．運動の効用はインスリン依存糖尿病では心血管機能をよくし，理想体重を維持し，血清脂質を正常化することにある．とくにインスリン非依存糖尿病では血糖のコントロールと血清脂質の改善を目指す．

(3) 指導上の注意点

a) 指導基準の統一

食事療法の基本的なことを教えたら，その後の経過をチェックすることが大切である．また，食事指導や食事教育は栄養士あるいは看護婦などの協力を得て行うことが多いので，チーム医療として一定の指導基準を統一しておくことが必要である．スタッフの意見がばらばらでは効果があげられない．これは医師同士の間でも共通した問題である．

b) 医師の役割

i) 医師と患者のよい関係 医師が食事療法について細部にわたって指導することは困難であるから，病状の経過をみながら，食事の誤りを早く発見して是正するとか，患者の食事内容の真偽を確かめたり，嘘の告白を見抜くなどにより，患者対医師関係をよりよくするための高度の作業が必要である．なぜ患者は医師に嘘をついて喜ぶのか現代の謎である．患者なりに先生が信頼できるかどうか試しているのかもしれないから，医師としても負けておれない．そのためには食品交換表に十分に慣れておく必要がある．野菜を例にあげると，にんじんがじゃがいもと同程度に血糖を増加させること，じゃがいもが砂糖と同じように血糖をあげること，あるいはトマトを多くとり過ぎるとそのエネルギーを無視できないこと，などこまめに知識を仕入れておかなければならない．

ii) 患者言葉と医師言葉 医師独特の言葉が患者には理解できないことがある．それで医師の権威が保たれている部分もあるが，本当に理解させたいときは患者言葉を使わないといけない．患者も医師言葉を理解したいと思っている場合には，適宜使いわけて教育効果をあげるべく工夫が必要であろう．

c. アメリカ糖尿病学会ガイドライン

アメリカでは糖尿病の食事療法は次の2つの目標をめざしている[1]．すなわち，血糖と血清脂質をもとに改善する食事（diet）でなければならない．とくに脂質は動脈硬化に関連し，リポたんぱくやコレステロール代謝の研究に基づいて提案されている．適正なエネルギー，理想的な栄養素配分，食物繊維の使い方，グリセミックインデックスの役割，食品交換（exchange list），エイコサペンタエン酸，魚油の栄養価などが主要な問題となっている．また，栄養学の教育法が工夫され，さらに健康問題が提起されている．しかし，糖尿病患者に対する栄養学的指導は心臓病学会や小児糖尿病栄養委員会が提案したものや，1985年のアメリカ栄養学会ガイドラインに似ている．要点を以下にまとめた．

(1) 食事療法の原則

a) エネルギー

理想体重を維持するエネルギーがよい．

b) 糖質（炭水化物）

1日エネルギーの55〜60%を糖質からとるのが望

ましいが，患者には個体差があり，血糖に対する影響をみて決定する．患者が同意してくれれば食物繊維を多くして，また精製していない糖質をすすめる．代謝調節に必要なときは砂糖（ショ糖）精製糖を使ってもよい．

c）たんぱく質

成人ではたんぱく質は0.8～1.0g/kg体重がすすめられているが，老人ではもう少し多くてもよい．潜在的腎症があればたんぱく質を制限すべきである．しかし，これには異論があるので，慎重に判断する．

d）脂　肪

脂肪量は1日摂取エネルギーの30％以下，コレステロールは300mg以下が望ましいが，実際にこの基準では献立しにくい．脂肪量を制限すると当然，全体のエネルギーが低下するという結果になる．飽和脂肪酸と多価不飽和脂肪酸の比を1にすれば動脈硬化の進行を遅延させる．エイコサペンタエン酸やモノ不飽和脂肪酸を加えるが，これも今後の研究が必要である．

e）人工甘味料

代用甘味料は糖尿病の治療上認められる．

f）食　塩

理想的な食塩量は食事のエネルギー1000kcalに対して1000mgであり，多くても3000mgをこえないことである．高血圧患者では食塩過剰は危険である．しかし，極端に食塩を制限することはコントロール不良な糖尿病や起立性低血圧，水・電解質のバランスがとれていない場合にはよくない．

g）アルコール

アルコール摂取（飲酒）は糖尿病でも注意すべきである．とくに低血糖，神経障害，血糖コントロール，肥満，高脂血症などでは制限する．

h）ビタミン，微量元素

極超低エネルギー食（very low calorie diet, VLCD）を処方するとか，他の特殊な場合以外にはビタミンや微量元素の補充はしない．しかし，カルシウムの補充が必要な場合がある．

(2) 糖尿病管理の目標

a）血糖・血清脂質の正常化

高血糖や低血糖にならないように血糖を調節する．心血管障害や腎症，網膜症，神経障害を予防することを目指す．

b）成長を妨げない

小児や思春期の若者が正常に成長し，成人になって理想体重に達するように血糖コントロール，食行動，摂取エネルギーに注意する．

c）妊婦に対して

妊婦，胎児，授乳に対して特別に配慮する．

d）インスリン治療患者

血糖が不安定にならぬように食事のタイミングに注意し，食間にスナックをとらせる．

e）ライフスタイル

個人個人の食習慣を尊重する．自己血糖測定を利用し，予定外の摂食や運動に対応させてインスリン治療を適正にする．

f）体　重

インスリン非依存糖尿病（NIDDM）の肥満者の体重を減量させることが大切である．食事摂取，食行動を変更させることは運動量を増加させるのと同様に重要である．ライフスタイルを変更するときには健康指導者の協力が必要である．

d. 糖尿病と栄養に関する最近の研究

(1) 糖　質

1日エネルギーの55～60％を糖質から摂取することがすすめられているが，これは日本古来の食事の比率に近い．ピーマインディアンの昔の食事は糖質から70～80％のエネルギーをとっていたし，伝統的な食事をすすめると糖尿病の発生が減少するのではないかという疫学調査がある[2]．しかし，糖質をとりすぎたり，糖質の内容によっては糖尿病に必ずしも有利とはかぎらない．オーストラリアやピーマインディアンの原住民の食事が変化し精製糖質と脂肪の摂食が増え，その結果，肥満とインスリン抵抗が増加し糖尿病発症が増えた[3]．しかし他方では，実験的に糖質60％食でNIDDMを2週間治療すると食後中性脂肪とレチノールエステルが増加し，リポたんぱく（カイロミクロン，VLDL）が増えたという意外な結果を出している[4]．中性脂肪が粥状動脈硬化を促進することを考えると，NIDDMの食事の糖質を増やすことに疑問を投げかけている．たしかに高糖質食はVLDLを増加させ，血糖を上昇させ，グルカゴンを増加させるのでNIDDMには望ましくないし[5]，また1日エネルギーの20％を果糖で28日間摂取させると，血糖は低下するがコレステロール，LDL-コレステロールが増加したという成績がある．

では食物繊維はどうか．溶解性繊維は糖代謝によい

影響があり，コレステロールを低下させ，LDLを減少させるが不溶性繊維にはこのような効果はない[6]．炭水化物食として繊維を考慮すればさや豆，ひら豆，根茎類，じゃがいも，青野菜，小麦，大麦，カラス麦，とうもろこし，ライ麦などがすすめられる．妊娠にも繊維食がすすめられるが，これまでのところ食物繊維に関する研究はそれほど多くない．繊維食の危険性はカルシウムや微量元素の欠乏が起こることである．糖尿病性胃症があれば胃石形成の可能性がある．また，インスリン治療患者では低血糖の危険もあることなどが指摘されている．

(2) 脂　　肪

血清脂肪とリポたんぱく異常は動脈硬化の危険因子である．糖尿病の血清脂質はLDLが正常で，中性脂肪やVLDL-TGやVLDL-Cが高いし，HDL-Cが低い．しかし，家族性高コレステロール血症と糖尿病が併発する確率はきわめて低いと考えられている．糖尿病ラットの小腸のacyl-CoA-cholesterol acyltransferase (ACAT) を測定すると，糖尿病ではこの活性が増加しており，インスリン治療や酵素阻害薬で活性が抑制された[7]．ACAT活性亢進が糖尿病の高コレステロール血症の一因と考えられる．

アメリカではこのような観点から食事のガイドラインがつくられた．中性脂肪が心血管障害のリスクファクターであるので，高脂血症の治療が必要であることが強調されている．食事療法の治療的効果をみた報告によれば，高脂肪，低炭水化物食でIDDM患者を2週間治療したら血糖が増加し，インスリン抵抗性が増大したという．NIDDM患者に食事療法を強化した群ではコンプライアンスがよくなり，脂肪30％以下，多価不飽和脂肪酸10％以下にするように指導し効果をあげることができた．不飽和脂肪酸の研究が進んでおり，高モノ不飽和脂肪酸／低炭水化物食で治療すると食後血糖が低下しインスリンも低下し，中性脂肪も減少した[8]．また，脂肪酸代謝と糖代謝の研究が行われており，脂肪酸酸化を抑制するcarnitin palmitoyl transferase inhibitorを糖尿病ラットに投与するとインスリン感受性が増加し，空腹時血糖が低下して肝臓からの糖放出が減少したと報告されている．

魚油の問題が注目されているが，ストレプトゾトシン糖尿病ラットに魚油 (menhaden oil) を1日エネルギーの30％投与すると血清インスリンが増加し，血糖が低下した．正常ラットでは血清中性脂肪とコレステロールが低下し，肝臓のglucose-6-phosphate dehydrogenase活性が減少したが，糖尿病ラットではこのような結果が認められなかった．ストレプトゾトシン糖尿病ラットに多価不飽和脂肪酸10％を12か月投与すると，腎臓の基底膜肥厚が抑制された．腎症に効果があるようにみえるが，一方，魚油 (menhaden oil) を投与すると微量アルブミンが増加し，クレアチニンクレアランスが低下したと逆の報告もある．この実験では，牛油が腎病変を予防するという結果を示した．NIDDM遺伝ラット (BHE/cdb) をコーンオイル10％で9か月飼育すると6-keto-PEF1αが増加し，エイコノサイドが増えた[9]．ストレスがどう影響するかについてクロアチア戦争前後の住民の脂質を調べたが，戦争のストレスが加わると中性脂肪とコレステロールが減少しただけで血糖やHbA1cは変化しなかったと報告されている．

(3) たんぱく質

食事たんぱくは腎症とのかかわりで注目を集めている．IDDM患者にたんぱく質を0.6g/kg/日にして2年観察すると尿微量アルブミンが減少した[10]．また，食事効果は理想的なコンプライアンスがなければならないということが指摘されている．IDDMモデル動物のNODマウスに加水分解したカゼイン200g/kgを投与するとinsulitis病変が減少したので，糖尿病発症に関わるたんぱく質や他の栄養素を考える必要がある．たんぱく質が不足すると膵β細胞が減少するという観察もある．

(4) 微量元素，ビタミン

正常動物ではマンガン (Mn) が欠乏すると腎臓や心臓のmanganese superoxide dismutase (MnSOD) 活性が低下し，糖尿病動物では肝臓のこの酵素がさらに低下する．また，肝臓の本酵素は増加し，血清のビタミンEが増加する．マンガンはアンチオキシダントとして作用を強めるので，マンガンを補充する食事はIDDMにとって必要かもしれない．

(5) 運　　動

運動が健康によく糖尿病の血糖コントロールによいことは明らかであるが，運動によって何がよくなるのだろうか．IDDM患者に運動させると，コレステロール，LDL，中性脂肪，Lp(a)を減少させるがHDLを増加させない．運動で筋肉のGLUT4が増加する．このような変化の機序は不明だが，運動後数日して変化する．また，IDDM患者にクロスカントリースキーレ

ースを行わせたところ，ACTH，プロラクチン，レニン活性が増加し，インスリンやグルカゴン，コーチゾルが増加した．インスリン注射を調節しながら積極的に運動をすすめるべきである．

まとめ　患者が健康維持に必要な食事（meal）を食事療法（diet）という治療手段にまとめてみると意外に不明な部分がある．栄養学的な問題を中心に述べたが，最初に述べたように食事が治療法にとどまらず，人間の文化にもかかわるので調理の問題が大きい．エネルギーと栄養素からだけでなく，視覚，嗅覚および味覚を満足させながら，食に対する充足感を満たす工夫が必要である．

文　献

1) American Association: Nutritional recommendations and principles for individuals with diabetes mellitus. *Diabetes Care* **16** (suppl 2): 22-29, 1993.
2) Boyce VL, Swinburn BA: The traditional Pima Indian diet. Composition and adaptation for use in a dietary intervention study. *Diabetes Care* **16**: 369-371, 1993.
3) Ravussin E: Energy metabolism in obesity. Studies in the Pima Indians. *Diabetes Care* **16**: 232-238, 1993.
4) Chen YD, Swami S, Skowronki R, et al: Effect of variations in dietary fat and carbohydrate in take on postprandial lipemia in patients with noninsulin dependent diabetes mellitus. *J Clin Endocrinol Metab* **76**: 347-351, 1993.
5) Garg A, Grundy SM, Koffler M: Effect of high carbohydrate in take on hyperglycemia, islet function, and plasma lipoproteins in NIDDM. *Diabetes Care* **15**: 1572-1580, 1992.
6) Nuttall Q: Dietary fiber in the management of diabetes. *Metabolism* **42**: 503-508, 1993.
7) Maechler P, Wolheim, CB, Bentzen CL, Niesor E: Role of the intestinal acyl-CoA: cholesterol acyltransferase activity in the hyperresponse of diabetic rats to dietary cholesterol. *J Lipid Res* **33**: 1475-1484, 1992.
8) Prillo M, Rivellese AA, Ciardullo AV, et al: A high-monounsaturated fat/low-carbohydrate diet improves peripheral insulin sensitivity in noninsulin-dependent diabetic patients. *Metabolism* **41**: 1373-1378, 1992.
9) Bunce CR, Abou el Ela Sh, Berdanier CD: Long-term feeding of corn oil, beef tallow, or menhaden oil and ecixosanoid levels in BHE/cdb rats. *Nutrition* **8**: 421-425, 1992.
10) Dullaart RP, Buesekamp BJ, Meijer S, et al: Long-term effects of protein-restricted diet on albuminuria and renal function in IDDM patients without clinical nephropathy and hypertension. *Diabetes Care* **16**: 483-492, 1993.

〔豊田隆謙・大橋レイ子〕

5.2 肥　　　　満

肥満は体脂肪組織が過度に蓄積した状態と定義されるが，脂肪組織の蓄積は肥満の原因にかかわらず，摂取エネルギーが消費エネルギーを上回り，余剰のエネルギーが生ずることによって生じる．したがって，内分泌異常など原因の明らかな肥満以外は，肥満治療の基本は，エネルギーバランスを負の方向に傾け，脂肪組織をエネルギー源として消費させることである．したがって，摂取エネルギーを制限する食事療法と，消費エネルギーの増加を図る運動療法が肥満治療の中心となるが，食事療法が肥満治療において占める割合のほうがはるかに大きい．しかし食事療法を行うに当たっては，摂取エネルギーを制限することは当然であるが，それと同時に不適当な食習慣を改め，正しい食習慣を指導し，守らせてゆくことが大切である．

a. 肥満者の食習慣の特徴

1955年に夜食症候群（night-eating syndrome）が発表されて以来，肥満の発症における食習慣の果たす役割が注目されるようになった．つまり肥満者は1日の総エネルギー摂取量が過剰であり，しかも多くの例で大部分のエネルギーを夜間に集中して摂取するため，夜は不眠で，朝食はほとんど食べないといった特徴をもつ．また，これに関連して動物実験においても，1日1回短時間食物に接触させるほうが，自由摂取させるより体重が増加し，自由摂取群の70％の食事量で同じ体重を維持できた．これらの原因としては，脂肪組織における脂肪合成能，とくに解糖系および脂肪合成系の律速酵素の活性の上昇が指摘され，このように短時間多く食べる場合にみられるような脂肪酸合成能の増大は，adaptive hyperlipogenesisと呼ばれている．

また，ヒトにおける研究でも同様の報告がみられ，ヒトに同量の食物を1日10回2時間ごとに分けて与えるよりも，夕方4時間で一度に与えたほうが脂肪組織での脂肪合成能が増大したという．また，Fabryらは成人の男子を対象とし，食事回数と体重，血清コレステロール値，耐糖能，虚血性心疾患の関係を調べ，食事回数が減少するほど，肥満，高コレステロール血症，耐糖能低下，虚血性心疾患の頻度が増加することを示した（表5.2）[1,2]．

以上のことから，肥満者の食習慣の特徴の1つとして，食事回数が少なく，まとめ食いの傾向があることが明らかとなった．とくに肥満者は早食いの者が多く，間食，とくに甘い物や夜食をとる習慣などが多くみられることもよく知られている．

表5.2　成人における食事回数の影響 [1,2]

1日の食事回数	肥満 (体重超過10%以上)	高コレステロール血症	耐糖能の低下	虚血性心疾患
3回未満	57.2%	51.2%	42.9%	30.4%
3～4回	42.2	35.1	21.5	24.2
3～4回*	32.8	29.8	26.5	
3～4回**	36.0	32.0	25.0	
5回以上	28.8	17.9	19.4	19.9

* 食間に軽食　　** 就寝前に軽食

b. 肥満の食事療法

食事療法の基本は摂取エネルギーをできるだけ少なくし，消費エネルギーを下回ることによってエネルギーバランスを負に傾けることである．摂取エネルギーは，正しくは食事エネルギーから糞便および尿中エネルギーなどを差し引いたものであるが，食事エネルギーとほぼ同じと考えてよい．一方，消費エネルギーは，基礎代謝量に運動に要するエネルギーと，食物摂取に伴う特異動的作用を加えたものである．一般に，基礎代謝量は1200～1400kcalであり，消費エネルギーは普通の生活をしている人で男性2100kcal，女性1700kcal前後が平均である．食事療法によってエネルギーバランスが負になると当然体重減少が起こってくるが，脂肪組織のみの減少と仮定すると，脂肪1gは約9kcalのエネルギーに相当し，脂肪組織には15～20％水分が含まれているため，体重が1kg減少するためにはエネルギーバランスが7000～7700kcalのマイナスになればよいということになる．しかしながら，脂肪が燃焼すると炭酸ガスと水になるため水分貯留などの問題もあり，実際には計算どおりにはならないこ

とが多い．

　食事療法を続けていると体重減少の割合がしだいに鈍ってくることが多い．これは減量に伴って体表面積の減少以上の基礎代謝量の低下や，食物摂取に伴う特異動的作用の節約などある種の適応（adaptation）が起こり，消費エネルギーが減少してくることによるものと考えられている．

　肥満の食事療法の種類としては低エネルギー食（減食療法），超低エネルギー食（半飢餓療法），絶食療法があげられるが，一般には低エネルギー食による減食療法で十分効果がある．しかし食事療法を行うにあたって重要なことは，肥満になった原因を食事摂取量のみならず，それぞれの食習慣，生活環境，精神的要因などの面からも検討し，これらが肥満の成因にかかわっていることを説明して，それらの矯正に努めさせることである．また，食事療法を支えるものとして，表5.3に示すような行動療法[3]を併用して，食事摂取量が多くならないように努めることもよい方法である．

表 5.3　減食を支える条件

1) 定まった場所で定まったときにのみ食べる．
2)「ながら族」をやめて，テレビを見ること，友人とたべることなどを摂食行動とは切り離す．
3) ゆっくりと味わって食べる．
4) 身辺に食物を置かず，食物は手間をかけないと食べられないものにする．
5) 食事は余分に作らず，食べるものだけ皿に割り当てる．
6) 1日3回，一定の規則正しい時間間隔をおいて食べる．
7) 幾口食べたか数える．
8) 自分の醜い写真を見ながら食べる．
9) 情緒を安定させる．
10) 食事時間，場所，内容を記載する．
11) 体重の変化を記録する．

(1) 低エネルギー食（減食療法）

　低エネルギー食は肥満の食事療法として最も広く用いられており，1か月あたり2〜6kg程度の減量が得られる．1日の摂取エネルギーは，入院患者では600〜1200 kcal，外来患者では1000〜1500 kcalの低エネルギー食を用いるのが通常で，たんぱく質30%，脂肪20%，炭水化物50%程度の割合となる場合が多い（表5.4[4]）．

　低エネルギー食による食事療法の原則は，生体に悪影響を与えることなく減量でき，しかも長期間にわたって継続することができる食事内容とすることであり，① 必要量のたんぱく質をとる，② 最小限の炭水

表 5.4　肥満治療食

		800	1000	1200	1500
エネルギー (kcal)		800	1000	1200	1500
たんぱく質 (g)		50	55	60	70
脂肪 (g)		20	30	40	50
含水炭素 (g)		100	130	150	200
糖質食品	パン	30	45	60	100
	米飯	100	160	220	330
	雑穀	3	3	3	3
	いも類	50	50	50	50
	果実類	50	50	100	100
たんぱく質食品	大豆製品	50	50	50	70
	魚介類	60	60	80	80
	肉類	50	50	50	50
	卵類	50	50	50	50
	牛乳	―	200	200	200
脂質食品	油脂類	3	3	3	5
	バター	―	―	8	8
ミネラル・ビタミン食品	緑黄野菜	100	100	100	100
	その他の野菜	200	200	200	200
	海藻類	2	2	2	2
調味料	みそ	15	15	15	15
	砂糖類	5	5	5	5
特殊食品	低エネルギージャム	15	15	―	―
	低エネルギー甘味料	15	―	―	―
	紅茶	3	―	―	―

(g)

化物をとる，③ 十分量のビタミン・ミネラルや水分をとる，④ 空腹感を軽減させる食品を工夫する，⑤ 規則正しい食習慣を守る，といったことが基本となる．

a) たんぱく質

　たんぱく質は筋肉，内臓，血液，酵素，ホルモンなど生体の構成成分として重要であり，他の栄養素から体内で合成することは不可能である．したがって，低エネルギー食の際にもたんぱく質の十分な供給が必要で，体たんぱくの崩壊を防ぎ，生体に必要なアミノ酸を多く含んだ生物価の高い良質のたんぱく質が望ましく，普通食としては一般に，標準体重kgあたり少なくとも1gは必要である．

b) 炭水化物

　肥満，とくに日本人の肥満の原因は炭水化物のとり過ぎによることが多いといわれ，また実験動物においても肥満動物は糖質から脂肪への転換が亢進していることが報告されている．とくに砂糖に関しては，動物実験でショ糖（砂糖）を多く与えると，糖尿病，高脂血症，高血圧などを引き起こすとされる（腹腔内）内臓脂肪を増加させることが明らかとなっているので，可能なかぎりひかえるべきである．しかし，TCAサ

イクルの回転を円滑にし，体脂肪がエネルギー源として完全燃焼してケトーシスを防ぐためにも炭水化物の供給は必要であるので，少なくとも1日80gの炭水化物を摂取する．

c）脂　肪

必須脂肪酸は1日最低2g必要であるが，たんぱく質を通常の食品を用いて必要量確保した場合，自然に含まれる脂肪は10g以上となる．したがって，低エネルギー食の場合，たんぱく質と炭水化物を確保すれば，脂肪の量はとくに考慮する必要はないが，抗動脈硬化作用を有する多価不飽和脂肪酸をバランスよく摂取することが望ましい．

d）その他

低エネルギー食においても，とくに800kcal程度になるとビタミンなどが不足しやすくなるため，総合ビタミンを投与する．また，エネルギーがわずかで満腹感をもたせる食品としてこんにゃく，海草類，きのこ類，野菜などを用いる工夫も大切である．食物繊維にはコレステロールの吸収を妨げ，便中排泄を促進させる作用も認められている．塩分は1日10g以下にし，香辛料や刺激物は食欲を亢進させるのでひかえることが望ましい．調味料としては，砂糖などは当然使用を避けるべきであるが，それを人工甘味料で代用したり，その他各種低エネルギーの調味料や食品をうまく利用すると，食生活も単調にならず，食事の量や味にもある程度満足して，長期間食事療法を続けてゆくことができる．

(2) 超低エネルギー食（半飢餓療法）

減量をある程度短期間で行う必要性の高い場合には，超低エネルギー食（very low calorie diet, VLCD）療法を用いることがあるが，これは1日の摂取エネルギーにして600kcal以下の特別食をいう．VLCDは絶食に伴う筋肉や内臓などのlean body mass（除脂肪体重，体重から脂肪量を除いたもの，LBM）の崩壊や副作用をできるだけ少なくし，しかも絶食療法に匹敵する減量効果を得ようとする目的から生まれた．

VLCDの原型が確立した1970年当時，VLCDに用いられていたたんぱく質は，牛皮，コラーゲンのような栄養学的に生物価が低く必須アミノ酸が不足したものが多く，数十人の死者が出た．その後はそれらに対する反省から，生物価の高い良質のたんぱく質と糖質，ビタミン，ミネラル，電解質などを含有するformula diet（規格食品）が開発され，現代のVLCDとなった．

VLCDのformula dietとしては，現在わが国ではオプチファスト70®（サンド製薬）が発売されているが，このオプチファスト70®は1日5包（420kcal）を使用した場合，1日あたりにして，卵白・ミルク・だいずなどのたんぱく質70g，糖質30g，脂肪2g，および必要量のビタミン，ミネラル，電解質が摂取できるようになっている（表5.5[5]）．ただし，VLCDは肥満者の治療に際して，第1選択として適用される治療法ではなく，普通の低エネルギー療法を長期間実施しても十分に効果の得られない症例，あるいはある程度減量できたものの，その後の減量が進まない難治性の高度肥満者に対して用いる，第2次選択の治療法である．

formula dietの実際の使用法としては，オプチファスト70®の場合，1包を180m*l*の水あるいは微温湯に溶解し，1日に5包を，3～5回に分けて飲用する．そのうえ，1日2*l*以上のノンエネルギーの水分（麦茶，ウーロン茶，ダイエット飲料など）摂取を行わせ，それ以外は一切の飲食を禁じる．また，VLCD療法中には高度の空腹感，頭痛，めまい，倦怠感，嘔気，下痢，腹痛，不眠，イライラ感，意欲減退，集中力低下などの症状が出現することがあるが，多くは一過性で，第1週を過ぎると徐々に消退することが多い．

VLCDによる減量効果は治療開始直後の体重減少は3～4kg/週と著しいが，3週目以降になると少し鈍

表5.5　オプチファスト70®の組成表

	1袋	5袋
エネルギー　(kcal)	84	420
たんぱく質　(g)	14	70
炭水化物　(g)	6.0	30
脂肪　(g)	0.4	2.0
ビタミンA　(IU)	1000	500
ビタミンD　(IU)	80	400
ビタミンE　(IU)	6.0	30
ビタミンC　(mg)	18	90
葉酸　(mg)	0.08	0.4
チアミン　(mg)	0.45	2.25
リボフラビン　(mg)	0.52	2.6
ナイアシン　(mg)	4.0	20
ビタミンB_6　(mg)	0.6	3.0
ビタミンB_{12}　(mcg)	1.2	6.0
ビオチン　(mg)	0.072	0.36
パントテン酸　(mg)	2.0	10
カルシウム　(mg)	160	800
リン　(mg)	160	800
鉄　(mg)	3.6	18
マグネシウム　(mg)	52	260
カリウム　(mg)	390	1955
ナトリウム　(mg)	184	920
その他の栄養素		

(池田[5]，1989)

り，1～2kg/週となる．これは治療初期には体水分やlean body massの喪失が生じるが，それが間もなく是正されるためとされ，したがって入院治療下では蓄尿を徹底し，尿中の窒素排泄量を測定し，患者の窒素平衡状態を把握しておく必要がある．ちなみに窒素平衡の計算法は下記のごとくである．

　Intake：食事中たんぱく量（g）×0.16
　Output：尿中排泄量＋便中排泄量（2g/日）
　尿中排泄量＝（UA＋Crnn＋Crn）/3＋UN

治療開始後4週間経っても窒素平衡－5g以下が持続している場合，また貧血の進行や電解質失調，あるいは重篤な不整脈が出現した場合には，速やかにVLCD療法を中止すべきである．その他の合併症としては血中ケトン体の急激な上昇に伴い，腎における尿酸クリアランスが低下し，血中尿酸値の上昇をみることがあるが，これは十分な尿量（1l/日以上）を確保することにより予防できる．また，とくに副作用がない場合でも，治療期間は通常4週間程度で，長くとも8週間以内とすべきである．

(3) 絶食療法

減量の基本がエネルギーバランスを負にすることにある以上，摂取エネルギーが0である絶食療法では急速な体重減少が得られるのは当然である．絶食療法はヒポクラテスの時代から行われているといわれているが，絶食療法の効果は大きく，絶食療法開始後50日目には平均22.6kgの体重減少が得られたとの報告がある．また，1週間に1～2日の絶食日を挿入することによって，良好な減量結果が得られたとの報告もある．

このように絶食療法の体重減少効果は良好であるが，問題点はその体重減少が脂肪組織のみならず，lean body massの減少も引き起こし，生体にとって大切な筋肉や内臓組織の崩壊を招くということである．また，絶食療法の副作用としては，高尿酸血症や痛風，貧血，電解質失調，起立性低血圧などが報告され，心電図の変化としては，QT時間の延長や，不整脈の出現も認められている．さらに重篤な場合には，心筋断裂や不整脈などが原因と考えられる死亡例も報告されている．

このように，絶食療法はlean body massの崩壊を招く危険性が大きく，一方その予後は必ずしもよくなく，体重のリバウンドをみる例が多い．したがって，本療法は現在，医学的には推薦できる治療法ではないと考えられる．

おわりに　食事療法ほど原理が簡単で，実行の困難な治療法はないと考えられ，多くの例では治療初期に成功しても長期継続が困難であることは，多くの医師および栄養士が経験することである．

食事療法の成否は，第1に肥満者本人の努力，自覚にかかっていることは当然であるが，減量に対する動機づけ（motivation）を強化し，長期にわたり食事療法を続けさせることが大切である．すなわち，肥満は単に容姿の問題ではなく，多くの成人病を合併する病気であり，肥満者は短命であることなど肥満の怖さを理解させる一方，それらの障害は減量によりほとんどが改善することを十分に説明することが必要である．そういった医師や栄養士の側からの激励や助言，さらには家族や周囲の協力などをたゆまず続けることが，食事療法を成功させる秘訣である．

文　献

1) Fabry P, et al: The frequency of meals — its relationship to overweight, hypercholesterolemia, and decreased glucose tolerance. *Lancet* **2**: 614, 1964.
2) Fabry P, et al: Meal frequency and ischemic heart-disease. *Lancet* **2**: 190, 1968.
3) Levitz L, et al: A therapeutic coalition for obesity: Behavior modification and patient self-help. *Am J Psychiatry* **131**: 423, 1974.
4) 藤岡滋典，ほか：肥満の食事療法．肥満（垂井清一郎，松沢佑次編），p 214，医薬ジャーナル社，大阪，1985.
5) 池田義雄，ほか：インスリン非依存性糖尿病ないしは耐糖能障害を伴った高度肥満者に対するVLCDの治療効果に関する研究－Optifast70®の有用性について．*Therapeutic Research* **10**: 5037, 1989.

〔小谷一晃・松沢佑次〕

献立の実際

肥満治療の基本は，いうまでもなく食事療法をベースに，運動療法，行動療法などを併用して継続的な治療を行う．

体重減少は，消費エネルギー量より，摂取エネルギー量を少なくした食事療法を主とし，さらに運動療法を加えて体脂肪を燃やして月に2～3kgの減量を目標

に長期的な体重減量に取り組まなければならない．

肥満の食事療法の基礎となる低エネルギー食を毎日バランスよく長期間継続して摂取することは，肉体的，精神的に大きな苦痛となり後退するケースも多々あり，また，減量を達成できたとしても体重を維持しなければならず，そのためにも基本となる食事療法をしっかり身につけることが最大のポイントになる．

(1) 食事療法の基本
a) 低エネルギー食（表5.6）

表5.6 低エネルギー食の栄養基準量

エネルギー (kcal)	たんぱく質 (g)	脂質 (g)	糖質 (g)
450	72	2	35
800	50	20	100
1000	55	30	130
1200	60	40	150
1400	70	45	180
1520	70	50	200
1600	70	50	220
1800	80	55	250

日本糖尿病協会の食品交換表を用いて指導する．

b) 超低エネルギー食（very low calorie diet）
（表5.7）

急激に食事量を減らすことなく，順次低エネルギー食へと移行することが必要である．食事療法で大切なことは，バランスのよい食事を摂取することである．とくに，食事の絶対量が少なくなるためビタミン，ミネラルなどの不足が起こってくる．必要栄養量を確保するためには，いろいろの工夫がなされなければ長期的な減量は無理が生じる．極端な食事療法は破綻の原因となり，中途挫折を引き起こす要因となる．楽しく減量するために食品の選択，調理方法などを工夫する．

調理方法の工夫（低エネルギー食）
1) 甘味を加える（人工甘味料の使用）．
2) 食物繊維を多く摂取する（dietary fiber）．
3) 水分の補給を確保する．
4) ノンカロリー食品を多く利用する．

上記のような工夫を考慮して，少ない食事量にもかかわらず空腹感を満たして低エネルギー食事療法を長期にわたり持続する．

(2) 適正な食事量

エネルギー	20〜25 kcal/kg
たんぱく質（1g↑/kg）	20〜25％
脂質	15〜20％
糖質	50〜60％

表5.7 超低エネルギー食（VLCD）の食品構成と献立例

給与量 (g)		エネルギー (kcal)	たんぱく質 (g)	脂質 (g)	糖質 (g)
オプティファスト	5包	450	70.0	2.0	30.0
野菜（淡色）	150	34	1.8	0.2	6.9
海草類	3	—	0.3	—	1.0
こんにゃく	100	—	0.1	—	2.2
パルスイート	10	—	—	—	—
計		454	72.2	2.2	40.1

朝食	オプティ	オプティファスト	24.00
		白湯	250.00
	清し汁	干しわかめ	0.20
		食塩	1.00
		濃口しょうゆ	1.00
		だし汁	130.00
昼食	オプティ	オプティファスト	48.00
		白湯	500.00
	サラダ	ニューヨークレタス	20.00
		トマト	30.00
		きゅうり	20.00
		ドレッシングビネガー	10.00
		食塩	0.20
	抹茶かん	粉寒天	0.80
		水	100.00
		抹茶	0.50
		みかん缶	15.00
夕食	オプティ	オプティファスト	48.00
		白湯	500.00
	スープ	生しいたけ	15.00
		えのきたけ	20.00
		コンソメスープの素	1.00
		食塩	0.70
		白湯	130.00
	かか煮	こんにゃく	100.00
		糸かつお	1.00
		濃口しょうゆ	5.00

ビタミン

ミネラル

エネルギーに対しては，摂取エネルギーに対し消費エネルギーを多くして，体脂肪を燃やさなければならない．したがって，摂取エネルギーを低くする．

たんぱく質は体重あたり1g以上の摂取が必要となる．

脂肪は必須脂肪酸の摂取が不可欠となり，また脂溶性ビタミン（A・D・E・K）摂取のためにも15％くらいは必要である．

ビタミン，ミネラルも1日必要量を確保しなければならない．

献立表 5.2 肥満

(1) 春

			800 kcal	1000 kcal	1200 kcal	1520 kcal
朝食	牛乳	牛乳	—	200.00	200.00	200.00
	マービ紅茶	紅茶パック	2.00	—	—	—
		マービ甘味料	15.00	—	—	—
		レモン	10.00	—	—	—
		白湯	150.00	—	—	—
	食パン	食パン	30.00	45.00	60.00	90.00
		マービ苺ジャムパック	15.00	15.00	—	—
		バター	—	—	5.00	5.00
	フルーツ	グレープフルーツ	50.00	50.00	50.00	50.00
昼食	信州蒸し	さわら*	60.00	60.00	60.00	60.00
		信州そば	10.00	10.00	10.00	10.00
		もみのり	0.20	0.20	0.20	0.20
		だし汁	80.00	80.00	80.00	80.00
		食塩	0.80	0.80	0.80	0.80
		みりん	3.00	3.00	3.00	3.00
		濃口しょうゆ	2.00	2.00	2.00	2.00
		しゅんぎく	50.00	50.00	50.00	50.00
	白和え	絞り豆腐	30.00	30.00	30.00	30.00
		糸こんにゃく	30.00	30.00	30.00	30.00
		コーンサラダ油	1.00	1.00	1.00	1.00
		にんじん	10.00	10.00	10.00	10.00
		焼きかまぼこ	20.00	20.00	20.00	20.00
		ふき	30.00	30.00	30.00	30.00
		洗いごま・白	2.00	2.00	2.00	2.00
		食塩	0.20	0.20	0.20	0.20
		砂糖	3.00	3.00	3.00	3.00
		白みそ	5.00	5.00	5.00	5.00
		紅たで	0.10	0.10	0.10	0.10
	若筍汁	たけのこ	20.00	20.00	20.00	20.00
		生わかめ	3.00	3.00	3.00	3.00
		だし汁	130.00	130.00	130.00	130.00
		食塩	1.00	1.00	1.00	1.00
		濃口しょうゆ	0.50	0.50	0.50	0.50
		薄口しょうゆ	0.50	0.50	0.50	0.50
		清酒	3.00	3.00	3.00	3.00
	フルーツ	いちご	50.00	50.00	50.00	50.00
	米飯	米飯	50.00	80.00	110.00	165.00
夕食	東坡肉	豚ももブロック	40.00	40.00	60.00	60.00
		小麦粉	3.00	3.00	3.00	3.00
		青ねぎ	3.00	3.00	3.00	3.00
		土しょうが	5.00	5.00	5.00	5.00
		砂糖	3.00	3.00	3.00	8.00
		パルスイート	2.00	2.00	2.00	—
		かたくり粉	1.00	1.00	1.00	1.00
		濃口しょうゆ	8.00	8.00	8.00	8.00
		だいずもやし	40.00	40.00	40.00	40.00
		さんど豆	10.00	10.00	10.00	10.00
		コーンサラダ油	2.00	2.00	2.00	2.00
		食塩	0.20	0.20	0.20	0.20
	炒菜	チンゲンツァイ	80.00	80.00	80.00	80.00
		むきえび	30.00	30.00	30.00	30.00
		コーンサラダ油	2.00	2.00	2.00	2.00
		食塩	0.80	0.80	0.80	0.80
		濃口しょうゆ	2.00	2.00	2.00	2.00
		ごま油	1.00	1.00	1.00	1.00
	中華スープ	鶏卵	25.00	25.00	25.00	25.00
		青ねぎ	3.00	3.00	3.00	3.00
		しょうが汁	1.00	1.00	1.00	1.00
		中華スープの素	1.00	1.00	1.00	1.00
		白湯	130.00	130.00	130.00	130.00
		食塩	0.50	0.50	0.50	0.50
		濃口しょうゆ	0.50	0.50	0.50	0.50
		かたくり粉	2.00	2.00	2.00	2.00
	杏仁豆腐	牛乳	40.00	40.00	40.00	40.00
		水	40.00	40.00	40.00	40.00
		粉寒天	0.60	0.60	0.60	0.60
		パルスイート	2.00	2.00	2.00	2.00
		エッセンス・バニラ	0.10	0.10	0.10	0.10
		キウイフルーツ	15.00	15.00	15.00	15.00
		チェリー缶	8.00	8.00	8.00	8.00
		水	20.00	20.00	20.00	20.00
	米飯	米飯	50.00	50.00	80.00	165.00

*800 kcal 食ではあまだいを使用.

(2) 夏

			800 kcal	1000 kcal	1200 kcal	1520 kcal
朝食	牛乳	牛乳	—	200.00	200.00	200.00
	マービ紅茶	紅茶パック	2.00	—	—	—
		マービ甘味料	15.00	—	—	—
		レモン	10.00	—	—	—
		白湯	150.00	—	—	—
	食パン	食パン	30.00	45.00	60.00	90.00
		マービ苺ジャムパック	15.00	15.00	—	—
		バター	—	—	5.00	5.00
	サラダ	サニーレタス	10.00	10.00	10.00	10.00
		プチトマト	30.00	30.00	30.00	30.00
		かいわれ菜	10.00	10.00	10.00	10.00
		カテージチーズ	10.00	10.00	10.00	10.00
		ハーフマヨネーズ	10.00	10.00	10.00	10.00
昼食	焼き魚	たちうお	70.00	70.00	70.00	70.00
		食塩	0.35	0.35	0.35	0.35
		レモン汁	5.00	5.00	5.00	5.00
		こんにゃく	60.00	60.00	60.00	60.00
		濃口しょうゆ	3.00	3.00	3.00	3.00
		砂糖	2.00	2.00	2.00	2.00
		けしの実	0.01	0.01	0.01	0.01
	炒り煮	ずいき	80.00	80.00	80.00	80.00
		牛ももスキヤキ赤身	20.00	20.00	20.00	20.00
		生揚げ	30.00	30.00	30.00	30.00
		濃口しょうゆ	3.00	3.00	3.00	3.00
		砂糖	2.00	2.00	2.00	2.00
		コーンサラダ油	1.00	1.00	1.00	1.00
	みそ汁	なす	30.00	30.00	30.00	30.00
		えのきたけ	10.00	10.00	10.00	10.00
		赤みそ	10.00	10.00	10.00	10.00
		だし汁	130.00	130.00	130.00	130.00
	フルーツ	マスカット	50.00	50.00	50.00	50.00
	漬物	はくさい漬	20.00	20.00	20.00	20.00
	米飯	米飯	50.00	80.00	110.00	165.00
夕食	かにコロッケ (焼き*)	じゃがいも	40.00	40.00	40.00	40.00
		たまねぎ	10.00	10.00	10.00	10.00
		かに缶	15.00	15.00	15.00	15.00
		食塩	0.30	0.30	0.30	0.30
		コーンサラダ油	1.00	1.00	1.00	1.00
		小麦粉	5.00	5.00	5.00	5.00
		鶏卵	2.50	2.50	2.50	2.50
		パン粉	7.00	7.00	7.00	7.00
		コーンサラダ油	—	—	7.00	7.00
		ケチャップ	10.00	10.00	10.00	10.00
		ウスターソース	3.00	3.00	3.00	3.00
		ブロッコリー	40.00	40.00	40.00	40.00
		食塩	0.10	0.10	0.10	0.10
		貝柱	30.00	30.00	30.00	30.00
	サラダ	鶏もも皮なし	30.00	30.00	30.00	40.00
		レッドオニオン	20.00	20.00	20.00	20.00
		トマト	30.00	30.00	30.00	30.00
		ヤングコーン	20.00	20.00	20.00	20.00
		サラダ菜	5.00	5.00	5.00	5.00
		ドレッシングビネガー	10.00	10.00	10.00	7.00
		辛子粉	0.05	0.05	0.05	0.05
	フルーツ	すいか	50.00	50.00	50.00	100.00
	漬物	緋桜漬	15.00	15.00	15.00	15.00
	米飯	米飯	30.00	50.00	80.00	120.00

*1200 kcal 以上は油で揚げる.

(3) 秋

		800 kcal	1000 kcal	1200 kcal	1520 kcal
朝食	牛乳 / 牛乳	—	200.00	200.00	200.00
	マービ紅茶 / 紅茶パック	2.00	—	—	—
	/ マービ甘味料	15.00	—	—	—
	/ レモン	10.00	—	—	—
	/ 白湯	150.00	—	—	—
	食パン / 食パン	30.00	45.00	60.00	90.00
	/ マービ苺ジャムパック	15.00	15.00	—	—
	/ バター	—	—	5.00	5.00
	海草サラダ / トマト	40.00	40.00	40.00	40.00
	/ かいわれ菜	15.00	15.00	15.00	15.00
	/ ロースハム	—	—	—	10.00
	/ 青とさか	1.00	1.00	1.00	1.00
	/ 赤とさか	1.00	1.00	1.00	1.00
	/ 干しわかめ	0.20	0.20	0.20	0.20
	/ 青じそドレッシング	10.00	10.00	10.00	10.00
昼食	栗ごはん / むきぐり	15.00	23.00	30.00	45.00
	/ 食塩	0.20	0.30	0.40	0.70
	/ 米飯	50.00	80.00	110.00	165.00
	造り / たい	80.00	80.00	80.00	80.00
	/ きゅうり	10.00	10.00	10.00	10.00
	/ みょうが	5.00	5.00	5.00	5.00
	/ 粉わさび	0.50	0.50	0.50	0.50
	/ もんごういか	40.00	40.00	40.00	40.00
	浸し / しゅんぎく	80.00	80.00	80.00	80.00
	/ 洗いごま・白	2.00	2.00	2.00	2.00
	/ 濃口しょうゆ	3.00	3.00	3.00	3.00
	/ ゆず	0.10	0.10	0.10	0.10
	清し汁 / あさり	10.00	10.00	10.00	10.00
	/ みつば	3.00	3.00	3.00	3.00
	/ だし汁	130.00	130.00	130.00	130.00
	/ 食塩	1.00	1.00	1.00	1.00
	/ 薄口しょうゆ	1.00	1.00	1.00	1.00
	添加醤油 / 濃口しょうゆパック	5.00	5.00	5.00	5.00
夕食	フライ盛り合わせ / 無頭えび・冷凍	30.00	30.00	30.00	30.00
	/ 若鶏むね肉・皮なし	45.00	45.00	45.00	30.00
	/ 食塩	1.00	1.00	1.00	1.00
	/ 小麦粉	4.00	4.00	4.00	4.00
	/ パン粉	6.00	6.00	6.00	6.00
	/ コーンサラダ油	8.00	8.00	8.00	8.00
	/ レモン	10.00	10.00	10.00	10.00
	サラダ / ニューヨークレタス	20.00	20.00	20.00	20.00
	/ じゃがいも	50.00	50.00	50.00	50.00
	/ たまねぎ	10.00	10.00	10.00	10.00
	/ グリンピース・冷凍	5.00	5.00	5.00	5.00
	/ マヨネーズ (卵黄)	5.00	5.00	5.00	5.00
	赤だし / 絹ごし豆腐	25.00	25.00	25.00	25.00
	/ なめこ	15.00	15.00	15.00	15.00
	/ だし汁	130.00	130.00	130.00	130.00
	/ 赤だしみそ	10.00	10.00	10.00	10.00
	フルーツ / キウイフルーツ	50.00	25.00	25.00	50.00
	漬物 / ピクルス(はくさい)	20.00	20.00	20.00	20.00
	米飯 / 米飯	50.00	80.00	110.00	165.00

(4) 冬

		800 kcal	1000 kcal	1200 kcal	1520 kcal
朝食	牛乳 / 牛乳	—	200.00	200.00	200.00
	マービ紅茶 / 紅茶パック	2.00	—	—	—
	/ マービ甘味料	15.00	—	—	—
	/ レモン	10.00	—	—	—
	/ 白湯	150.00	—	—	—
	食パン / 食パン	30.00	45.00	60.00	90.00
	/ マービ苺ジャムパック	15.00	15.00	—	—
	/ バター	—	—	5.00	5.00
	サラダ / ニューヨークレタス	15.00	15.00	15.00	15.00
	/ きゅうり	20.00	20.00	20.00	20.00
	/ トマト	40.00	40.00	40.00	40.00
	/ ハーフマヨネーズ	10.00	10.00	10.00	10.00
昼食	ホイル焼き / 無頭えび・冷凍	30.00	30.00	30.00	30.00
	/ かき	60.00	60.00	60.00	60.00
	/ しめじ	10.00	10.00	10.00	10.00
	/ にんじん	10.00	10.00	10.00	10.00
	/ さんど豆・冷凍	10.00	10.00	10.00	10.00
	/ バター	5.00	5.00	5.00	5.00
	/ 食塩	0.50	0.50	0.50	0.50
	/ 白こしょう	0.50	0.50	0.50	0.50
	/ 白ワイン	3.00	3.00	3.00	3.00
	/ レモン汁	5.00	5.00	5.00	5.00
	粕汁 / だいこん	20.00	20.00	20.00	20.00
	/ にんじん	5.00	5.00	5.00	5.00
	/ 小いも	20.00	20.00	20.00	20.00
	/ 青ねぎ	3.00	3.00	3.00	3.00
	/ さけ	20.00	20.00	20.00	20.00
	/ つきこんにゃく	25.00	25.00	25.00	25.00
	/ 油揚げ	3.00	3.00	3.00	3.00
	/ 酒かす	10.00	10.00	10.00	10.00
	/ 白みそ	5.00	5.00	5.00	5.00
	/ だし汁	130.00	130.00	130.00	130.00
	/ 濃口しょうゆ	1.00	1.00	1.00	1.00
	酢の物 / きゅうり	60.00	60.00	60.00	60.00
	/ 干しわかめ	0.20	0.20	0.20	0.20
	/ 焼きかまぼこ	10.00	10.00	10.00	10.00
	/ 酢	5.00	5.00	5.00	5.00
	/ 砂糖	3.00	3.00	3.00	3.00
	/ 濃口しょうゆ	4.00	4.00	4.00	4.00
	/ みりん	3.00	3.00	3.00	3.00
	漬物 / たくあん漬け	15.00	15.00	15.00	15.00
	米飯 / 米飯	50.00	80.00	110.00	165.00
夕食	ビーフステーキ / 牛ももステーキ	80.00	80.00	80.00	100.00
	/ 食塩	0.30	0.30	0.30	0.30
	/ コーンサラダ油	0.50	0.50	0.50	0.50
	/ キャベツ	40.00	40.00	40.00	40.00
	/ 食塩	0.30	0.30	0.30	0.30
	/ 白こしょう	0.50	0.50	0.50	0.50
	フテックサラダ / グリーンアスパラ	30.00	30.00	30.00	30.00
	/ にんじん	20.00	20.00	20.00	20.00
	/ セロリー	20.00	20.00	20.00	20.00
	/ プリーツレタス	10.00	10.00	10.00	10.00
	/ ドレッシングビネガー	10.00	10.00	10.00	10.00
	/ 食塩	0.20	0.20	0.20	0.20
	スパゲティソテー / スパゲティ	10.00	10.00	10.00	10.00
	/ あさり水煮缶	10.00	10.00	10.00	10.00
	/ ミックスベジタブル	15.00	15.00	15.00	15.00
	/ ケチャップ	10.00	10.00	10.00	10.00
	/ コーンサラダ油	1.00	1.00	1.00	1.00
	/ パセリ	0.50	0.50	0.50	0.50
	フルーツ / ネーブル	25.00	25.00	25.00	50.00
	漬物 / 福神漬	15.00	15.00	15.00	15.00
	米飯 / 米飯	30.00	50.00	80.00	120.00

〔石井和子〕

5.3 高脂血症

a. 高脂血症とその特色
(1) 高脂血症の基本

高脂血症とは，一般に血清コレステロール，あるいはトリグリセライドの異常高値の状態を指している．最近は，高比重リポたんぱく（HDL）の低値が併存している事実が多いので，単独でもHDLコレステロールの低値を，高脂血症の範疇に入れて論ずることも多い．

食事療法との関連で，高脂血症を考えるときには，WHOの高脂血症の分類に準拠したほうが，具体的である．つまり，表5.8に示すように，食事由来の脂肪の増加を示している高カイロマイクロン血症（Ⅰ型またはⅤ型），内因性の高トリグリセライド血症（Ⅳ型），あるいはこれらの混在するⅤ型，高コレステロール血症を主所見とする高低比重リポたんぱく（LDL）の増加するタイプ（Ⅱa，Ⅱb型），さらに血清コレステロールとトリグリセライドの両方が増加しているⅢ型，Ⅱb型などである．とくにⅢ型は異常β-リポたんぱく血症とも呼ばれ，アポたんぱくEの異常から生ずる処理障害により発生するものである．

表5.8 高脂血症の分類

増加する在脂質の由来	増加するリポたんぱく	増加する血清脂質	WHO分類
外因性由来	カイロマイクロン	トリグリセライド	単独…Ⅰ型 合併…Ⅴ型
内因性由来	超低比重リポたんぱく（VLDL）	トリグリセライド	単独…Ⅳ型 合併…Ⅱb型
	低比重リポたんぱく（LDL）	コレステロール	単独…Ⅱa型
	異常β-リポたんぱく（β-VLDL）	コレステロール トリグリセライド	Ⅲ型
	高比重リポたんぱく（HDL）	コレステロール	高比重リポたんぱく

外因性脂質は，主として，食事中の長鎖脂肪（炭素数14以上）を指しており，その摂取によりトリグリセライドの著しい増加，高カイロマイクロン血症をきたす．内因性脂質は，主として肝臓で合成されたトリグリセライド，あるいはコレステロールであり，糖質，あるいは過剰のエネルギー摂取によって発生する合成亢進の結果である．

高脂血症を成因的にみると，処理障害によって発生するか，合成亢進の結果か，あるいは両メカニズムの混在の効果かに分けることができる．食事療法との関連では，処理障害であれば，その増加するリポたんぱくを減らすためには，その脂質あるいはリポたんぱくの生成をできるだけ抑制するところに主眼がおかれるし，合成亢進の結果でその脂質あるいはリポたんぱくが増加しているのであれば合成の材料を減らす必要があり，いずれにせよある程度の供給する食事量，その内容を制限することが必要である．

具体的に増加するリポたんぱく，あるいは脂質と，それに関連する成因面での因子を，一括して表5.9に示してある．

表5.9 高脂血症の成因（1次性）

増加するリポたんぱく（脂質）	成因に関連する因子
カイロマイクロン（トリグリセライド）	リポたんぱくリパーゼ（LPL）欠損 アポたんぱくC-Ⅱの欠損 異常
VLDL（トリグリセライド）	リポたんぱくリパーゼ活性低下 アポたんぱくC-Ⅲの増加 アポたんぱくEの減少
β-VLDL（トリグリセライド，コレステロール）	アポたんぱくE_3の欠損 アポたんぱくE_2の存在
LDL（コレステロール）	LDL受容体欠損 異常 異常アポたんぱくB-100
HDL（コレステロール）	コレステロールエステル転送たんぱく（CETP）の欠損，低下 肝由来リパーゼ（HTGL）の低下

高カイロマイクロン血症は，カイロマイクロンの分解に関与するリポたんぱくリパーゼ活性の著しい低下で，多くはリパーゼ酵素量も減少するか，欠損している場合がみられる．さらに，このリパーゼの補酵素として働くアポたんぱくC-Ⅱが欠損するか，あるいは作動している不活化の異常C-Ⅱの存在するかである．

超低比重リポたんぱく（VLDL）の増加する場合は，一部で合成亢進が関与するが，他方でリポたんぱくリパーゼの活性を抑制するアポたんぱくC-Ⅲの増加，

さらにVLDLの処理に必要なアポたんぱくEの減少，などが関連している．

低比重リポたんぱく（LDL）の増加は，LDLを処理する主として肝細胞のLDL受容体の欠損，異常による場合が多く，家族性高コレステロール血症とも呼ばれている．しかし一部に，アポたんぱくB-100がLDL受容体に結合するために必要な結合部位（3500位）のアミノ酸がアルギニンよりグルタミンに置換されている結果，結合できない場合がある．

β-VLDLの増加は，VLDL中のアポたんぱくEが欠損しているか，異常な，結合能の低下しているアポたんぱくE_2が存在し，正常のアポたんぱくE_3, E_4が少ない場合に，VLDLの異化障害として生ずる．

高比重リポたんぱく血症は，日本人には比較的多い異常であるが，HDLよりコレステロールエステルをVLDL，LDLなどへ転送する酵素（コレステロールエステル転送たんぱく活性，CETP，またはLTP）の欠損，低下によって生ずる．また一部には，肝臓由来のトリグリセライドリパーゼ（HTGL）の低下によっても，HDL，とくにHDL_2の分解がすすまず増加する場合がある．

以上の成因は，ほとんど1次性と呼ばれる遺伝子異常の関与したものであり，大部分は家族性に認められるものである．

高脂血症は，原疾患が別にあってそれにより2次的に発生する場合が多い．日常の臨床では，多くはこのタイプであるといえよう．表5.10に，WHOのタイプ分類との関係で，1次性，2次性を分類し，どのような原疾患が2次性に多いのかも示してある．一般的には2次性で，肥満，糖尿病，腎，肝障害などによることが多く，長期にわたり高脂血症を持続すると，動脈硬化など血管障害を発生させやすい．

最近になって，血清脂質のなかでレムナント粒子の増加，またはLp(a)（lipoprotein (a)）の増加も問題となりつつある．一般にレムナントは，食後の脂肪摂取を経ての分解過程での障害で発生し，多くは飽和脂肪，コレステロールの過剰摂取や，アポたんぱくEの減少，異常，リポたんぱくリパーゼ活性の低下などで生ずる．この粒子は，マクロファージを介して動脈壁にコレステロールエステルを蓄積させ，食後の高脂血症の問題となりつつある．Lp(a)に関しては，LDLにプラスミノーゲンときわめて相同性の高いアポ（α）が結合したものである．遺伝的にかなり規制されたものであり，食事療法に抵抗しやすい．Lp(a)の高値例では，冠状動脈疾患，脳血管障害，閉塞性下肢動脈硬化症などが多発する．一部腎障害，糖尿病，急性炎症などで増加をみることがある．

(2) 高脂血症の食事療法開始レベルと目標値

日本動脈硬化学会のコンセンサスカンファランスにおいて，表5.11のような治療開始基準が示されている．つまり血清総コレステロール値については220mg/dl以上を異常とし，トリグリセライド値は150mg/dl以上を異常，HDL-コレステロール値は40mg/dl以下を異常と判定し，何らかの対策をとることがすすめられている．

表 5.10 高脂血症の1次性，2次性分類

高脂血症タイプ	1次性	2次性疾患
I型	処理障害	糖尿病，アルコール過飲 γ-グロブリン高値，急性膵炎
IIa型	処理障害	ネフローゼ，閉塞性黄疸 甲状腺機能低下，神経性食欲不振 ステロイド服用
IIb型	合成亢進	ネフローゼ，甲状腺機能低下 肥満，糖尿病，ステロイド服用
III型	処理障害	糖尿病，腎不全
IV型	合成亢進，あるいは処理障害	肥満，糖尿病，ステロイド服用，腎不全，高ガンマグロブリン血症，慢性肝炎
V型	処理障害	糖尿病，アルコール過飲 γ-グロブリン増加，急性膵炎

表 5.11 異常値の判定基準と食事療法開始のガイドライン

I．日本動脈硬化学会（1987年）
  総コレステロール 220 mg/dl 以上
  トリグリセライド 150 mg/dl 以上
  HDL-コレステロール 40 mg/dl 以下
  （LDL-コレステロール 150 mg/dl 以上）

II．食事療法開始のガイドライン（中村）
  総コレステロール 200 mg/dl 以上
  （200～219 mg/dl，境界域；220 mg/dl 以上異常）
  トリグリセライド 150 mg/dl 以上
  （150～199 mg/dl，境界域；200 mg/dl 以上異常）
  HDL-コレステロール 40 mg/dl 以下
  （40～35 mg/dl，境界域；35 mg/dl 未満異常）

アメリカにおいては，総コレステロール値は200～239mg/dlを境界域とし，240mg/dl以上を異常高値と判定している．HDL-コレステロールは35mg/dl以下が異常となっている．しかもLDL-コレステロールが重視され130mg/dl未満が望ましい値で130～159mg/dlが境界域，140mg/dl以上を明らかな異常と

している.

日本の基準についてもLDL-コレステロールをFriedewaldの式にて換算すると150mg/dl以上が異常と判定されることとなる.元来,コレステロール濃度と動脈硬化性疾患の進展,発生には,明確な線を引くことは難しく,連続的に影響を受けることが知られている点から,日本においても境界域を採用すべきであるという意見がかなり強い.しかも日本人の血清コレステロールは,年々増加の一途をたどっている.基準値の採用の仕方が困難となりつつある.そこで筆者自身は案として表5.11の下段に示したように境界域を設定し,その段階から食事療法をスタートすべきではないかと考えている.

したがって,治療目標値についても,基本的には開始基準値を下まわるように実施すべきであり,患者の背景因子,危険因子などの有無,あるいはすでに動脈硬化性疾患をもっているかによって個々に判定されるべきであろう.

もし,高血圧,糖尿病,喫煙,家族歴などの動脈硬化危険因子をもつ場合には,総コレステロールで明らかに200mg/dl未満にすべきであり,冠状動脈硬化などが存在すれば180mg/dl程度まで低下させるべきであろう.

すでに冠状動脈硬化を有する患者にて,食事療法と運動療法を併用した1年間の追跡調査で,Ornischら[1]は総コレステロールを180mg/dl程度へ,LDLコレステロールを130〜100mg/dlまで低下させており,Schulerら[2]は総コレステロールを210〜200mg/dl,LDLコレステロールを150〜130mg/dlまで低下させて,それぞれ明らかな冠状動脈造影による狭窄所見の進展を抑制しており,退縮所見を促進させているからである.

b. 食事療法の注意事項

(1) 小児時代からのライフスタイルの注意

日本人の血清コレステロールは,最近の10年間に,おおよそ年間に1mg/dl程度の増加を続けてきている.日本人の家庭生活全般に,食事,運動などによるライフスタイルの影響を受けているものと推定される.

高脂血症の治療は,まず発生を予防すべきであり,ついで発症した例については積極的な治療が望まれることになる.

かかる意味から,まず小児時代より食事療法の大枠はそれぞれの個人で,家庭で実行されなければならない.とくに小児では,総コレステロール値を170mg/dl以下に,LDL-コレステロールを100mg/dl以下におくように努力すべきである.

動脈硬化の発生・進展は,小児時代よりみられることは広く知られている事実で,その改善についても,初期病変ほど反応がみられやすいことから,小児時代からの注意は大切である.

(2) 男女差からみて

閉経前の女性では,血清コレステロール,トリグリセライド値ともに男性に比しやや低値である.エストロジェンなどの多い時期にリパーゼ活性の促進がみられ,HDL-コレステロールが高値であることと,LDL受容体活性が促進しており,LDL-コレステロール値が低下しているからである.

したがって,閉経前の女性に高脂血症が存在すると,かなり1次性,2次性の要因が強く関与していることを意味し,時として食事療法に抵抗しやすい.

これに対し,男性では肥満,動物性脂肪,喫煙などのライフスタイルに注意することで,改善がみられやすい.しかし,動脈硬化の発生は,男性に明らかで,女性では閉経後から著しくなる.

(3) 高齢者について

高齢者の高脂血症も積極的に是正すべきである.血清コレステロール高値の意義は,若年者に劣らずに重要であると考えられる.

しかし,高齢者は一般に食事療法を守ることは難しく,長く続くことは比較的少ない.その結果,薬物療法に依存する度合いが強くなるが,可能であれば食事を含めたライフスタイルに,高齢者でも熱心であってほしい.

(4) 家族性高脂血症について

家族性高コレステロール血症例を含めて,一般に食事療法には反応しにくい.とくにLDL-コレステロール高値については,治療に抵抗する.しかし,高カイロマイクロン血症などは,食事の注意が最大の治療法であり,きわめて有用な手段である.いずれにせよ高脂血症の治療における食事療法の役割りは,大きいといえよう.

c. 食事療法の基本方針

(1) 高カイロマイクロン血症に対して

長鎖脂肪の吸収から生ずるカイロマイクロンの分解が障害されて発生するもので，多くはトリグリセライド値が400～1500mg/dlとなっている．急性膵炎，発疹性黄色腫なども発生する．

この際，脂肪制限が必須のものであり，1日15g以下に抑制することが望ましい．Ⅴ型高脂血症では内因性のVLDLの増加もあるので，全般的にエネルギー摂取枠を抑えることとなり，標準体重1kgあたり20～25kcal程度となる．

中鎖脂肪（炭素数8～12，MCT）は，カイロマイクロンを生成することはないので摂取してもよいが，ケトン体を形成しやすく，糖尿病などが基礎疾患として存在するときにはひかえたほうがよい．

(2) 高低比重リポたんぱく血症に対して

エネルギー枠の正しい設定がまず必要で，エネルギー過剰では，体内でのコレステロール，トリグリセライドの合成が促進される．また極端にエネルギー制限を行うと，HDL-コレステロールが低下する．

脂肪摂取量は1日50～60g程度で，エネルギーの25％までとしたい．多価不飽和脂肪（P），1価不飽和脂肪（M），飽和脂肪（S）の比率を1：1.5：1が目安となる．Pを増加させると，LDL受容体数の増加が生じ，LDLの処理が促進する．しかし，Pの中でもn-6系とn-3系のそれぞれの植物油，魚油に多い脂肪のバランスも重要で3：1から4：1程度がよい．またMについては脂肪摂取量が25％程度であれば主としてLDLの酸化変性を防ぐ意味があり，それ以上の摂取量ではHDLを低下させずにLDLを減少させる．

水溶性繊維の摂取増加によりLDLの異化排泄が促進されるので，ペクチン，マンナンなどをつとめて摂取することがすすめられる．1日に繊維として20～30g程度は摂取したいと考えられる．

コレステロール摂取量は1日300mg以下としたい．レムナント粒子の増加を防ぐ意味でも重要である．一般にバター，内臓類にコレステロールが多い．

(3) 高超低比重リポたんぱく血症

カイロマイクロンは存在せず，トリグリセライド値が150～400mg/dl程度まで増加しているタイプである．HDL-コレステロールの減少，LDL粒子サイズの小型化，組織プラスミノーゲン活性化因子の抑制，第Ⅶ因子の増加など，動脈硬化を促進する．

基本的にはエネルギー枠の正しい設定が重要で，標準体重1kgあたり25kcalが目安である．

脂肪は，n-3系のPを増すことで，VLDLの合成を抑制することができる．

アルコールの過飲，喫煙はいましめるべきであり，糖質に関しても，単糖類，二糖類は容易にトリグリセライドに合成されやすいのでひかえるべきである．

d. 日常生活での注意

(1) 酸化変性の防止対策も重要

LDL，HDLの酸化変性が，運動，喫煙といった日常生活動作の中で，またコントロール不良の糖尿病例で生じやすいと考えられる．それぞれ酸化変性したリポたんぱくはLDLについてはマクロファージのスカベンジャー受容体を介してコレステロールエステル形成に導き，HDLは組織のコレステロールを除去する能力を失う．つまり，ともに動脈硬化促進性に働くことになる．

したがって，酸化変性を防止する手段も重要であると考えられ，ビタミンE，β-カロチン，ビタミンCなどの摂取が望まれている．とくにビタミンE摂取増加は有効で，そのためには，小麦胚芽，米ぬか油，サフラー油，ひまわり油，種実類，かぼちゃ，のりなどの摂取がすすめられる．

(2) 1日の食事か，1回の食事か

一般に栄養指導を行う際，献立をたてる際に，1日の栄養素の摂取量，その比率などが問題となる．しかし，最近レムナント粒子，とくに食後高脂血症を注目するようになり，むしろ1回の食事についての飽和脂肪，コレステロール摂取量が問題で，これらに対する配慮を欠いてはならないと思われるようになった．つまり1日の食事の総合が高脂血症に影響するのではなく，1回の食事が効果を示すものであるという．

(3) 嗜好品

アルコールは高トリグリセライド血症を除けば，ビール1本，酒1合，ウイスキー（ダブル）1杯程度は許可される．HDL-コレステロール上昇に有用である．

コーヒーについても，フィルタータイプではあまり問題にならない．むしろ混入する砂糖，ミルクなどの量に注意すべきであろう．

e. 薬物療法とのからみ

どのタイプの高脂血症であれ，基本治療は食事によ

るものである．食事療法の効果の比較的弱い家族性高コレステロール血症であっても，食事療法を守らないと薬物の投与量が増え，それだけ副作用発現のチャンスが増えることになる．

高脂血症の治療には，あくまでも食事療法が必須のものであることを認識すべきであろう．

文　献

1) Ornish D, et al: Can life-style changes reverse coronary heart disease ? *Lancet* **336**: 129, 1990.
2) Schuler G, et al: Regular physical excercise and low fat diet *Circulation* **86**: 1, 1992.

〔中村治雄〕

献 立 の 実 際

献立の作成に参考となると思われる食品のコレステロール含有量を表5.12に，脂肪酸構成を表5.13に，また繊維の含有量を表5.14に示す．

献立表の実例としては，日常診療において頻度の高い高コレステロール血症（高LDL血症）と，高トリグリセライド血症の例を示す．

表5.12 食品中のコレステロール・エネルギー含有量

食品名	目安量	コレステロール量(mg)	エネルギー(kcal)	食品(可食部)100g中 コレステロール量(mg)	エネルギー(kcal)
油脂類					
牛脂	12g (大さじ1杯)	12	94	100	940
豚脂	12g (〃)	12	94	100	941
バター	12g (〃)	25	89	210	741
マーガリン	13g (〃)	0〜0.1	99	1	759
植物油	13g (大さじ1杯)	0〜0.2	120	0〜2	921
ショートニング	13g (〃)	1	120	11	921
魚類					
あこうだい	70g (1切)	39	91	55	130
あじ (生)	70g (中1尾)	49	101	70	144
あなご	35g (10cm)	56	59	160	169
あゆ	40g (中1尾)	34	52	85	129
あんこう (きも)	20g (1切)	112	89	560	445
いさき	50g (中1尾)	35	62	70	123
いわし (まいわし生)	40g (1尾)	30	85	75	213
めざし (生)	40g (4尾)	40	114	100	286
うなぎ (かばやき)	50g (中1串)	120	170	240	339
かじき	80g (1切)	44	102	55	127
かつを	70g (さしみ1皿)	46	90	65	129
かます	120g (中1尾)	72	151	60	126
かれい	65g (中1尾)	46	66	70	102
きす	30g (中1尾)	30	29	100	96
こい	80g (中1切)	60	104	75	130
さけ (生)	80g (1切)	52	134	65	167
(塩)	70g (1切)	46	104	65	148
(スジコ)	20g (大さじ1)	102	50	510	249
さば	80g (1切)	44	191	55	239
さわら	80g (1切)	56	142	70	177
このしろ	20g (中1尾)	14	31	70	157
さんま (生)	80g (中1尾)	48	192	60	240
ししゃも (干)	20g (小1尾)	52	36	260	182
すずき	80g (1切)	60	84	75	105
たい (生)	70g (1切)	49	74	70	105
たちうお	50g (1切)	40	66	80	132
たら (生)	80g (1切)	48	56	60	70
(たらこ)	65g (1腹)	221	74	340	114
どじょう	10g (大1尾)	18	9	180	88
とびうお	80g (中1/2尾)	48	77	60	96
にしん (生)	90g (中1/2尾)	63	205	70	228
(身欠き)	20g (1本)	46	80	230	399
(かずのこ)	15g (中1片)	56	21	370	139
はぜ	15g (1尾)	14	11	90	75
はも	35g (10cm)	26	71	75	202
ひらめ	70g (1切)	46	64	65	92
ふぐ	50g (さしみ10切)	30	43	60	86
ぶり	70g (1切)	49	180	70	257
ほっけ	100g (小1尾)	70	116	70	116
ほや	80g (1切)	52	110	65	137
まぐろ (赤身)	35g (さしみ5切)	18	12	50	133
(トロ)	35g (さしみ5切)	19	113	55	322
にじます	100g (1尾)	75	162	75	162
めばる	80g (1切)	60	87	75	109
わかさぎ	25g (1尾)	48	25	190	100
かまぼこ	40g (4切)	6	39	15	98
さつま揚げ	50g (小1枚)	10	75	20	150
魚肉ソーセージ	60g (1/2本)	18	100	30	167
貝類					
あさり	30g (10個)	17	15	55	49
あわび	75g (1/2個)	105	46	140	61
かき (生)	150g (5個)	75	117	50	78
さざえ	30g (1個)	51	27	170	91
しじみ	22g (カップ1)	18	11	80	50
とこぶし	25g (1個)	38	28	150	112
はまぐり	20g (5個)	9	12	47	60
ほたてがい (貝柱)	70g (1個)	28	54	40	77
	30g (1個)	10	32	33	105
ほっきがい	50g (1/2個)	25	49	50	97
その他魚介類					
いか (生)	90g (1/2杯)	270	68	300	76
(するめ)	40g (1/3枚)	392	135	980	337
(塩辛)	10g (大さじ1)	23	10	230	100
うに	15g (大さじ1)	44	22	290	148
えび (あまえび)	40g (5尾)	52	30	130	76
(いせえび)	80g (1/3尾)	76	69	95	104
(車エビ)	25g (中1尾)	38	23	150	93
(サクラエビ・ゆで)	5g (大さじ1杯)	12	5	230	107
かに (ズワイガニ)	45g (1/2杯)	23	31	50	68
しゃこ (ゆで)	15g (1尾)	23	14	150	94
たこ (マダコ)	80g (足1本)	72	61	90	76
ほたるいか	50g (5杯)	125	55	250	110
獣鳥鯨肉類					
あひる肉	100g (手のひら大)	80	337	80	337
うさぎ肉	100g (〃)	65	146	65	146
牛 (肩)	50g (薄切1枚)	30	117	60	233 (脂身つき)
(肩ロース)	50g (薄切1枚)	35	164	70	328
(リブロース)	150g (厚さ1cm)	105	536	70	357
(サーロイン)	150g (〃)	90	546	60	364 (脂身つき)
(バラ)	50g (薄切1枚)	35	159	70	317
(もも)	150g (厚さ1cm)	83	248	55	165 (脂身つき)
(ヒレ)	80g (〃)	48	186	60	232
(舌)	30g (1切)	30	81	100	269
(心臓)	30g (〃)	33	43	110	142
(肝臓)	40g (〃)	96	53	240	132
(じん臓)	40g (〃)	124	52	310	131
(胃腸)	20g (〃)	38	33	190	164
馬肉	50g (さしみ5切)	33	55	65	110
かえる肉	140g (1羽)	55	122	39	87
くじら (赤身)	40g (さしみ5切)	15	51	38	127
(ベーコン)	10g (1枚)	9	25	85	249
鶏 (手羽)	50g (1本)	55	111	110	221
(むね皮つき)	85g (1/2本)	68	173	80	203
(むね皮なし)	55g (〃)	39	66	70	120
(もも皮なし)	100g (〃)	146	90	146	90
(ささ身)	40g (1本)	22	42	55	105
(皮、むね)	60g (1枚)	72	272	120	453
(心臓)	15g (1個)	24	31	160	207
(肝臓)	40g (〃)	148	44	370	111
(腸)	10g (1切)	21	24	210	239
豚 (肩)	30g (薄切1枚)	17	65	55	217 (脂身つき)
(ロース)	100g (厚さ1cm)	65	283	65	283
(バラ)	100g (〃)	60	417	60	417 (脂身つき)
(もも)	30g (薄切1枚)	19	38	60	126
(ヒレ)	30g (〃)	18	38	60	134
(心臓)	20g (1切)	22	27	110	135
(肝臓)	30g (〃)	75	38	250	128
(胃腸)	8g (1切)	14	6	180	73
羊 (マトン)	30g (薄切1枚)	23	71	75	236
(ラム)	30g (〃)	23	68	75	227
ベーコン	20g (1枚)	12	85	60	423
ハム (ロース)	12g (1枚)	5	24	40	204
ウインナーソーセージ	10g (5cm1本)	6	30	60	304
卵類					
うずら卵 (全卵)	9g (1個)	42	16	470	173
鶏卵 (全卵)	50g (〃)	235	81	470	162
(卵黄)	20g (〃)	260	73	1300	363
(卵白)	30g (〃)	0	14	1	48
乳類					
普通牛乳	200g (1本)	22	124	11	62
ヨーグルト	100g (1カップ)	11	60	11	60
アイスクリーム (高脂肪)	50g (1人前)	16	106	32	211
全粉乳	7g (大さじ1杯)	7	35	95	500
脱脂粉乳	7g (〃)	2	25	25	359
チーズ (チェダー)	15g (厚さ5mm)	15	63	100	423
(プロセス)	15g (〃)	12	51	80	339
人乳	100g (1/2カップ)	15	65	15	65
調味料・その他					
マヨネーズ (全卵型)	14g (大さじ1杯)	8	98	60	698
(卵黄型)	14g (〃)	28	93	200	666
菓子類					
カステラ	35g (厚さ2cm)	67	111	190	316
ボーロ	10g (5個)	10	39	95	392
かわらせんべい	10g (1枚)	11	39	110	391
ケーキドーナツ	55g (1個)	61	237	110	430
ビスケット (ハード)	10g (1枚)	2	45	22	450
(ソフト)	10g (〃)	3	35	37	493
チョコレート (ミルク)	40g (小1枚)	6	221	16	553

(科学技術庁資源調査会報告第112号／四訂日本食品標準成分表のフォローアップに関する調査報告Ⅱ)

表 5.13 食品の脂肪酸構成

	食品名	100gあたり脂質(g)	ラウリン酸 12:0	ミリスチン酸 14:0	パルミチン酸 16:0	パルミトレイン酸 16:1	ステアリン酸 18:0	オレイン酸 18:1	リノール酸 18:2 n-6	リノレン酸 18:3 n-3	アラキジン酸 20:0	イコセン酸 20:1	アラキドン酸 20:4 n-6	イコサペンタエン酸 20:5 n-3	ドコセン酸 22:1	ドコサヘキサエン酸 22:6 n-6	備考
油脂類	オリーブ油	100			9.9	0.7	3.2	75.0	10.4	0.8							
	ごま油	100			9.0	0.2	5.3	39.0	44.8	0.6	0.7	0.2					
	サフラワー油	100			7.3		2.6	13.4	76.4	0.2							:紅花油
	だいず油	100			10.3	0.1	3.8	24.3	52.7	7.9	0.3	0.1					
	サラダ油	100			5.9	0.1	2.3	48.5	31.2	9.9	0.4	1.0					配合割合 なたね油7, だいず油3
	コーン油	100			11.2		2.1	34.7	50.5	1.5							:コーンオイル
	ココナッツ油	100	47.0	18.0	9.0		3.0	7.0	2.0								:ココナッツオイル
	綿実油	100		0.7	20.0	0.6	2.4	18.4	56.9		0.5	0.1					
	マーガリン(ソフトタイプ)	82.1	0.1	0.3	16.2	0.4	6.1	41.0	32.0	2.7							トランス酸13g
	〃 (高リノール酸タイプ)	82.1	1.7	0.7	8.8	0.3	6.6	22.9	56.6	0.3							トランス酸8.0g以下
	バター	81.0	3.7	12.0	29.6	1.9	11.1	24.6	2.6	0.7	0.2						
ナッツ類	アーモンド	47.2	0.5	0.3	10.5	0.4	9.7	59.8	17.5	0.2	0.6	0.3					
	くり	0.3			14.1		17.9	24.5	29.3		14.1						
	くるみ	68.7			7.0	0.1	2.9	14.9	61.2	13.3	0.1	0.2					
	ピーナッツ	49.5			9.4	0.1	4.9	48.2	31.2	0.2	1.5	1.5					
豆類	あずき	2.2		0.2	24.9	1.2	2.7	6.2	43.1	19.1	0.4	0.2					
	だいず	19.0		0.1	11.6	0.1	3.2	21.3	52.0	10.3	0.4	0.2					
	豆腐	5.0		0.2	12.2	0.1	6.5	22.7	49.8	6.9	0.6	0.4					
	豆乳	2.0		0.2	12.2	0.1	6.5	22.7	49.8	6.9	0.6	0.4					
魚介類	あじ(焼)	9.7		3.7	22.9	7.2	7.2	22.0	0.9	0.4	0.3	1.2	1.7	8.1	1.4	15.3	内臓除去後焼いたもの
	いわし(〃)	11.7		7.7	20.2	8.0	4.1	12.0	2.2	0.9	0.7	4.3	1.1	12.6	3.1	12.2	骨,頭部,ひれ,内臓除去
	さけ(塩)	5.3		6.0	13.5	4.6	3.3	21.5	1.1	1.1	0.3	9.1	0.6	7.7	9.7	11.8	〃
	さば(生)	16.5		4.0	18.5	5.1	4.9	26.5	1.4	0.8	0.2	3.9	0.7	9.0	2.7	13.2	3枚下ろし
	さんま(焼)	14.8		7.8	11.4	4.4	2.0	6.4	1.5	1.1	0.4	17.3	1.0	6.1	20.2	9.9	骨,頭部,ひれ,内臓除去
	まだい(養殖生)	14.8		4.4	17.1	6.9	4.2	21.5	3.9	1.0	0.4	3.8	1.0	8.6	2.3	14.5	3枚下ろし
	まぐろ(赤身)	1.4		2.8	19.1	3.6	9.3	24.7	1.1	0.5	0.2	4.8	2.1	3.6	5.1	15.6	切り身
	〃(脂身)	24.6		4.0	15.5	4.4	4.9	20.7	1.5	0.9	0.2	7.8	0.8	6.4	9.8	14.3	別名:とろ,切り身
	あさり(生)	1.0		2.0	18.0	6.4	9.6	8.4	0.8	0.5	0.3	9.3	4.3	7.0	0.1	11.3	
	かき(生)	1.8		4.6	20.1	4.6	3.9	10.9	2.3	1.2	0.1	2.9	3.8	16.3		9.4	
	いか(生)	1.0		2.3	26.1	0.4	5.8	3.5	Ø	0.2		3.3	2.8	14.3	Ø	38.9	
	うに(生)	8.5		6.1	14.7	10.2	3.2	7.5	2.4	1.5	0.8	8.8	2.5	16.6	0.7	1.1	
	えび(あまえび)	0.3		2.2	18.8	6.4	1.7	22.6	1.0	0.1	Ø	1.9	1.9	21.9	0.7	18.1	頭部,殻部,尾部を除く
	かに(ずわいがに)	0.5		0.9	13.5	3.5	2.9	20.0	0.5	0.3	0.1	2.2	4.4	27.8	0.6	18.3	殻,内臓を除く
	たこ(生)	0.7		1.0	16.0	1.3	9.8	4.7	0.5	0.1		4.2	8.8	17.7	0.1	29.4	内臓を除く
	かまぼこ	0.9		1.9	19.7	2.2	7.2	12.2	1.5	0.2	0.2	4.0	1.1	16.4	1.7	27.6	
獣肉類	牛サーロイン 和牛(脂身付)	31.0	0.1	3.0	27.9	6.2	10.4	46.7	1.8	Ø	0.1	0.4					脂身15%
	輸入	19.4	0.1	3.4	26.9	6.7	10.5	45.4	2.3	0.4	0.1	0.3					〃
	牛ヒレ(和牛)	15.7	0.1	2.6	27.4	3.7	14.3	46.0	2.5		0.1	0.3	0.1				
	(輸入牛)	7.0	0.1	3.8	26.1	3.8	14.3	42.6	3.9	0.5	0.1	0.3	0.2				
	若鶏もも(皮付)	14.6		0.9	23.5	7.0	6.4	43.2	15.2	0.8	0.2	0.8	0.6	0.3		0.6	皮下脂肪含む,皮19% 骨を除く
	豚ロース(脂身付)	25.7	0.1	1.6	26.2	3.1	14.5	42.5	9.5	0.6	0.2	0.7	0.3				脂身19%
	豚ヒレ	4.5	0.1	2.3	25.3	3.6	13.7	39.4	11.8	0.3	0.2	0.6	1.1				
卵	鶏卵(全卵性)	11.2		0.3	25.1	3.6	8.6	43.6	13.4	0.3		0.4	1.7			1.8	卵黄も同割合
乳類	加工乳	3.4	3.3	10.6	27.6	1.7	11.7	25.5	2.3	0.6	0.2	0.2	0.2				
	プロセスチーズ	26.0	3.4	11.1	28.4	1.8	11.4	24.4	1.6	0.7	0.2	0.3					
果実	アボガド	18.7			19.2	8.1	2.9	67.6	12.5	0.8							
調味料	ケチャップ	0.1	0.1	0.9	25.2	1.0	3.5	5.8	46.4	14.6	0.8	0.2					
	フレンチドレッシング	40.9			6.5	0.2	2.5	44.9	34.2	9.6	0.4	1.0					使用油配合割合 なたね油6, だいず油4
	マヨネーズ	75.4			4.2	0.2	2.7	44.8	33.8	9.5	0.4	0.9			0.1		
	カレー(ルウ)	35.2	0.4	2.2	25.3	2.3	18.1	43.4	4.9	0.3	0.3	0.7					

(科学技術庁資源調査会報告第112号 四訂日本食品標準成分表のフォローアップに関する調査報告Ⅱ)

表5.14 食品中の繊維含有量（可食部100gあたり）

食品名	水溶性	不溶性	総量
麦みそ	0.7	5.6	6.3
豆みそ	2.2	4.3	6.5
おから	0.3	9.5	9.8
湯葉（干）	0.4	2.4	2.8
〈野菜類〉			
あしたば（生）	1.1	4.2	5.3
おかひじき（〃）	0.5	2.5	3.0
オクラ（〃）	1.4	3.5	4.9
かぶ葉（〃）	0.3	2.4	2.7
（ゆで）	0.4	2.7	3.1
かぼちゃ（日本）(生)	0.4	1.9	2.3
（西洋）(生)	0.5	2.3	2.8
からしな（塩漬け）	1.2	2.6	3.8
カリフラワー（生）	0.5	2.1	2.6
かんぴょう（乾）	6.8	23.3	30.1
（煮）	1.4	2.5	3.9
きょうな（生）	0.2	2.2	2.4
ごぼう（生）	4.0	4.5	8.5
（煮）	5.5	5.6	11.1
こまつな（生）	0.5	2.0	2.5
（ゆで）	0.8	2.5	3.3
ザーサイ	1.1	4.6	5.7
ししとうがらし（生）	0.3	3.5	3.8
しゅんぎく（生）	0.8	2.4	3.2
（ゆで）	1.1	2.6	3.7
しょうが（生）	0.2	2.3	2.5
ずいき（乾）	2.6	23.9	26.5
せり（生）	0.3	2.1	2.4
ぜんまい（ゆで）	1.0	3.8	4.8
タアサイ（葉）	0.2	1.9	2.1
だいこん葉（生）	0.3	2.5	2.8
切干し大根	3.5	16.8	20.3
たくあん漬	0.7	2.3	3.0
たけのこ（生）	0.2	3.0	3.2
（煮）	0.4	2.4	2.8
なばな（生）	0.7	3.0	3.7
にがうり（〃）	0.5	2.1	2.6
にら（〃）	0.2	1.8	2.0
にんじん（生）	0.5	1.9	2.4
（煮）	1.4	1.6	3.0
にんにく（りん茎）	5.8	2.6	8.4
（芽）	0.5	3.0	3.5
ねぎ（根深）	0.1	2.2	2.3
（葉ねぎ）	0.2	2.9	3.1
のざわな（塩漬）	0.2	3.0	3.2
はす（生）	0.2	2.3	2.5
パセリ（葉）	0.5	5.3	5.8
ピーマン（生）	0.6	1.7	2.3
ひろしまな（塩漬）	0.2	2.4	2.6
ブロッコリー（生）	1.0	3.8	4.8
ほうれんそう（生）	0.8	2.7	3.5
（ゆで）	0.9	3.4	4.3
みずがらし	0.2	3.0	3.2
みつば（生）	0.2	1.9	2.1
めキャベツ	0.3	4.9	5.2
もやし（大豆もやし）(生)	0.7	2.7	3.4
よもぎ（ゆで）	0.3	5.4	5.7
らっきょう（漬）	1.5	1.9	3.4
わけぎ（生）	0.2	3.6	3.8
わらび（ゆで）	0.5	2.8	3.3
〈果実類〉			
干しあんず	3.6	4.6	8.2
うめ	1.8	2.6	4.4
干しがき	3.8	12.4	16.2
キウイフルーツ	0.5	2.4	2.9
干しぶどう	1.2	2.9	4.1
〈きのこ類〉			
えのきだけ（生）	0.3	2.9	3.2
（煮）	0.3	3.9	4.2
しいたけ（生）	0.4	3.7	4.1
（干）	2.1	40.4	42.5
しめじ（生）	0.2	2.8	3.0
なめこ（生）	0.4	1.2	1.6
（煮）	0.2	2.3	2.5
ひらたけ（生）	0.2	2.4	2.6
（煮）	0.3	4.1	4.4
〈穀類〉			
あわ（精白粒）	0.4	3.0	3.4
オートミール	3.2	6.1	9.3
大麦（強化押し麦）	4.1	4.0	8.1
（強化切断麦）	3.7	3.7	7.4
小麦（玄穀）	0.5	9.8	10.3
小麦粉（薄力）	1.2	1.3	2.5
（中力）	1.2	1.6	2.8
（強力）	1.2	1.5	2.7
食パン	0.4	1.9	2.3
フランスパン	0.9	2.0	2.9
干しうどん（乾）	0.6	1.8	2.4
そうめん・ひやむぎ（乾）	0.7	1.8	2.5
中華めん（生）	0.7	1.4	2.1
即席めん（油揚乾）	1.2	2.2	3.4
（加熱乾）	1.1	1.5	2.6
マカロニ・スパゲティ（乾）	0.7	2.0	2.7
焼きふ	1.1	2.6	3.7
小麦はいが	0.7	13.6	14.3
米（玄米）	1.0	2.4	3.4
そば粉（全層粉）	0.8	3.5	4.3
そば（生）	1.0	1.7	2.7
（ゆで）	0.5	1.5	2.0
とうもろこし（生）	0.4	3.0	3.4
（コーングリッツ）	0.1	2.3	2.4
（ポップコーン）	0.2	9.1	9.3
（コーンフレーク）	0.3	2.1	2.4
（缶詰，クリーム）	0.2	1.8	2.0
ひえ（精白粒）	0.4	4.0	4.4
ライ麦（玄穀）	3.2	10.1	13.3
（粉）	4.7	8.2	12.9
〈いもおよびでん粉類〉			
こんにゃく	0.1	2.1	2.2
さつまいも（蒸）	0.4	1.8	2.2
じゃがいも（水煮）	0.1	1.8	1.9
（ポテトチップス）	1.1	3.1	4.2
〈種実類〉			
アーモンド（いり）	0.6	11.2	11.8
カシューナッツ（いり味つけ）	0.8	5.9	6.7
ぎんなん（ゆで）	0.2	3.0	3.2
くり（生）	0.4	4.5	4.9
ごま（乾）	1.0	12.2	13.2
ピスタチオ（いり）	0.9	8.3	9.2
ブラジルナッツ（〃）	0.3	6.8	7.1
マカダミアナッツ（〃）	φ	6.2	6.2
松の実（〃）	0.5	6.4	6.9
落花生（〃）	0.3	6.9	7.2
〈豆類〉			
あずき（乾）	1.2	16.6	17.8
（ゆで）	0.8	11.0	11.8
いんげんまめ（乾）	3.3	16.0	19.3
（ゆで）	1.5	11.8	13.3
さやいんげん（生）	0.3	2.1	2.4
（ゆで）	0.6	2.0	2.6
えんどうまめ（乾）	1.2	16.2	17.4
（ゆで）	0.5	7.2	7.7
さやえんどう	0.2	2.1	2.3
グリンピース（生）	0.8	6.8	7.6
（水煮）	0.7	5.2	5.9
ささげ（乾）	1.3	17.1	18.4
（ゆで）	0.8	9.9	10.7
そらまめ（乾）	1.3	8.0	9.3
おたふく豆（煮）	1.5	4.9	6.4
ふき豆（〃）	0.9	4.1	5.0
だいず（乾）	1.8	15.3	17.1
（ゆで）	0.9	6.1	7.0
えだまめ（生）	3.7	6.4	10.1
大豆もやし（〃）	0.7	2.7	3.4
きな粉	1.9	15.0	16.9
ぶどう豆（煮）	1.3	5.0	6.3
凍り豆腐	0.3	2.4	2.7
納豆（糸引き）	2.3	4.4	6.7
（挽きわり）	1.1	4.1	5.2
米みそ（甘みそ）	0.3	5.3	5.6
（辛みそ）	0.6	4.3	4.9
まいたけ（生）	0.2	3.3	3.5
マッシュルーム（生）	0.2	2.0	2.2
まつたけ（生）	0.3	4.4	4.7
〈藻類〉			
あおのり（素干し）			38.5
あまのり（ほしのり）			29.1
おごのり（生）			7.5
かわのり（ほし）			44.9
こんぶ（まこんぶ）			27.1
（つくだ煮）			7.7
（昆布茶）			2.7
てんぐさ（寒天）			80.9
ひじき（干）			43.3
もずく（生）			
わかめ（生）			5.6
くきわかめ（生）			3.0
〈嗜好飲料類〉			
茶（抹茶）	6.7	32.5	39.2

（日本食品食物繊維成分表）

献立表 5.3　高脂血症

(1) 高コレステロール血症

	献立名	材料	g
朝食	米飯	米飯	150
	みそ汁	だいこん	50
		かいわれ菜	5
		みそ	12
	ひじきの煮物	ひじき乾	6
		厚揚げ	30
		だいず	10
		植物油	5
		酒	
		しょうゆ	
	おひたし	もやし	50
		にんじん	10
		かつおぶし	少々
	牛乳	低脂肪牛乳	150
昼食	米飯	米飯	160
	野菜たくさんの	豚もも肉	50
	メンチカツ	たまねぎ	50
		にんじん	10
		植物油	10
		塩	
		こしょう	
		小麦粉 ┐	
		パン粉 ┘	7
		卵	15
		キャベツ	40
		レモン	1切
	あえもの	さやえんどう	30
		きのこ (しめじ, えのき, 生しいたけ)	50
		しょうゆ	少々
	フルーツ	キウイフルーツ	100
夕食	米飯	米飯	150
	和風なべ	豆腐	70
		たら	100
		はくさい	70
		ねぎ	40
		しらたき	30
		しめじ	20
		ぽん酢	
	かぼちゃの	かぼちゃ	80
	そぼろあんかけ	とりひき肉	30
		だし汁	
		しょうゆ	
		砂糖	
		植物油	3
	ヨーグルト	低脂肪ヨーグルト	90
	サラダ	りんご	30
		オレンジ	30

	朝食	昼食	夕食	計
エネルギー (kcal)	482.0	556.9	606.8	1645.5
たんぱく質 (g)	20.0	20.5	35.9	76.4 (18.6%)
脂質 (g)	13.9	17.1	12.6	43.6 (23.8%)
糖質 (g)	69.2	80.3	87.5	237.0 (57.6%)
コレステロール (mg)	23.2	98.7	96.6	218.5

(2) 高トリグリセライド血症

	献立名	材料	g
朝食	トースト	食パン	90
		マーガリン	8
	中華風スープ	ほうれんそう	30
		卵	20
		スープの素	
		ごま油	1
		塩	
		こしょう	
	ツナサラダ	まぐろの油漬缶	30
		トマト	50
		きゅうり	30
	果物	ネーブル	100
昼食	米飯	米飯	140
	豆腐ステーキ	豆腐	130
		小麦粉	5
		植物油	10
		たまねぎ	
		にんにく	
		パセリ	
		しょうゆ	
	じゃがいもの煮物	じゃがいも	100
		豚もも肉	40
		さやえんどう	10
		しょうゆ	少々
		砂糖	少々
	キャベツの	キャベツ	40
	刻み漬け	セロリー	20
		わかめ	少々
		しそ	少々
	牛乳	牛乳	150
夕食	米飯	米飯	140
	お刺身の盛り合	まぐろ 赤身	30
	わせ	中とろ	30
		あじ	30
		たい	20
		だいこん	30
		わさび	
		青じそ	
	きんぴら	ごぼう	50
		にんじん	10
		植物油	4
		しょうゆ	
		ごま	
	きゅうりもみ	きゅうり	40
		しその葉	
		塩	
	みそ汁	えのきたけ	20
		わかめ	少々
		ねぎ	10
		みそ	12

	朝食	昼食	夕食	計
エネルギー (kcal)	475.2	634.6	524.4	1634.2
たんぱく質 (g)	26.8	24.3	31.8	83.0 (20.3%)
脂質 (g)	19.3	24.3	15.5	59.2 (32.6%)
糖質 (g)	48.6	79.7	64.4	192.7 (47.2%)
コレステロール (mg)	97.5	28.7	66.7	192.9

〔宮島恵美子〕

5.4 痛風

a. 痛風の定義

かつて，痛風はぜいたく病といわれた時代があり，また以前は「美食」を楽しめる一部の富裕な階層の病気と考えられてきた．しかし，「美食」から「飽食」の時代となり，誰もがどこに住んでいてもほぼ豊かな食生活を営めるようになって，痛風は富裕階層から一般大衆へ，都市から地方へ，壮年層から若年層へ広がってきている．

その一方で，痛風発症のメカニズムもしだいに明らかにされ，単に食事だけでなくさまざまな環境因子が痛風の発症につながることが知られるようになってきた．痛風は「エネルギー代謝の調節障害を基盤とした高尿酸血症を基礎病態とし，過剰に産出された尿酸のために急性の関節炎症状や腎障害をまねく疾患」と定義できる．

b. 痛風・高尿酸血症の分類

体内で尿酸が異常に増加した状態，すなわち，高尿酸血症は痛風の重大な危険因子である．高尿酸血症を原因の有無別に分けると，アスピリンや利尿薬や白血病，腎臓病などが原因でなる続発性と，原因がはっきりしない特発性に大別できる．しかし，原因のはっきりした続発性の高尿酸血症は全体の数パーセントにすぎず，大部分は原因不明の特発性である．こういった特発性痛風の90%は原因不明であるが，現在，ストレス過剰のエネルギー摂取肥満などが，その外的要因として考えられている．こういった要因は細胞内プリンヌクレオチドの異化亢進をまねき，ヒポキサンチンなどの塩基を細胞外に露出させ酸化され，尿酸が合成される．血中に遊離した尿酸は腎糸球体で濾過されたあと，尿細管で再吸収されてしまうため，尿酸プールが増大し，高尿酸血症になる．従来，高尿酸血症の大部分は腎臓から尿酸が排泄されにくくなる「排泄低下型」といわれてきたが，今日では，それは見かけ上の表面的な現象にすぎないことが明らかになりつつある．

c. 尿酸値のみかた

痛風の検査で最も重要なのが血清尿酸値である．また，血清尿酸値は痛風の基礎にある高尿酸血症がうまくコントロールされているかどうかを知るうえでも重要である．血清尿酸値は自覚症状のない，いわゆる"健康人"の間でも，性および日内変動などのいわゆる生理的変動がある．あるいは年齢によっても，また同じ人でも1日のうちである一定の幅で変動する．

血液100ml中に含まれている尿酸量を指標とすると，正常範囲は6.5mgまでが生理的変動幅，8.5mgまでが境界型高尿酸血症，それ以上が治療の必要な高尿酸血症である．血清中の理論的な尿酸の溶解度は6.4mg/dlで，これ以上になると尿酸塩は溶けない．痛風はこの尿酸塩が関節各部に蓄積することによって反復性に起こる急性の関節炎発作を主徴とする疾患であり，血清尿酸値が高いほど痛風として発症する頻度が高くなる．8.5mgをこえたら症状の有無にかかわらず高尿酸血症そのものの治療を開始する必要がある．

d. 痛風の治療

痛風治療の最大の目標は痛風の基礎にある高尿酸血症という病態をコントロールし，高尿酸血症に伴う種々の合併症を予防することにある．しかし，同時に発作そのものに対する治療も患者の疼痛をやわらげるという意味で重要である．

痛風発作に対してはコルヒチンや非ステロイド系抗炎症薬が用いられる．コルヒチンはユリ科のイヌサフランの種子や球根から得られる物質で，古くから痛風発作の特効薬として知られてきた薬剤である．

多くの痛風患者は激烈な痛風発作が起こる前に「チクチク痛む」，「なんとなく腫れぼったい」といった発作の予感を経験する．痛風発作を2～3回経験するとこの予感をキャッチできるので，この時点でコルヒチンを1錠だけ服用する．痛風発作に対してその有効性が認められている非ステロイド系の抗炎症薬は数多くあるが，フェンブフェンやナプロキセンなどは副作用も比較的少なく使いやすい．

痛風発作に対する薬物療法の原則は，次のようにな

る．

1) 発作の前兆があったらコルヒチンを1錠服用させる．
2) 前兆期を過ぎて発作が起こったら非ステロイド系抗炎症薬を比較的大量に短期間で用いる．
3) 発作が軽快したら常用量の非ステロイド系抗炎症薬を投与する．
4) 発作のない寛解期にはどのような非ステロイド系抗炎症薬も投与しない．

以上のような薬物療法で痛風発作が寛解したら，痛風の原因療法である高尿酸血症に対する治療を開始する．高尿酸血症に対する治療がうまく行われていれば，痛風発作を頻繁に起こすようなことはまずない．

高尿酸血症をコントロールする薬剤には，尿酸の排泄を促進するものと，生体内で尿酸の生合成を阻害することによって血中の尿酸レベルを下げるものがある．このうち，尿酸排泄剤の代表はプロベネシッドで，有効性，安全性ともに高い．プロベネシッドは1日約500～1000 mgを2回に分け，12時間間隔で服用する．副作用としてまれに発疹や胃腸障害を訴えるが，軽度である．

少量で優れた尿酸排泄作用があるのがベンズロマンで，プロベネシッドよりも強力な尿酸低下効果を示すので1日投与量は50 mgまでとする．一方，尿酸の生合成を阻害するものとして代表的なのはアロプリノールで，長期的に使用すると大きな痛風結節も数年で減少する．その他の尿のアルカリ化剤であるウラリットUの投与は，とくに尿酸排泄薬を用いているときは必須であり，1日に1.0 g～2.0 gを投与する．

e. 痛風の食事療法の基本

過剰のエネルギーは一般的に肥満をまねき，尿酸の排泄を低下させ，体内の尿酸量を増加させる．したがって，痛風における食事の基本は摂取エネルギーの適正化が重要である．

しかし，注意しなければならないのは，肥満しているからといって極端な減食や絶食をすることは，ケトン血症になりやすく，尿酸排泄を妨げ，尿酸が増えて発作を誘発する．すなわち，ゆるやかにエネルギー制限をしていく必要がある．そこで，減量のペースは週に0.5 kg程度で，1か月に1～2 kgくらいがよい．

一方，各種栄養素のバランスを考え，体に必要な栄養素は毎日きちんと食事からとるようにする．過食，とくに脂肪や糖質の過剰摂取は肥満をまねき，極端にたんぱく質をとることも，栄養素のバランスを崩す．糖尿病と同じように，生涯にわたって栄養素のバランスに注意することが，合併症の予防にもつながり重要である．

これまで痛風の食事というと，肉類とくにもつ類など，いわゆるプリン体をたくさん含む食品は制御するといった，プリン体の制限が大きなウエイトを占めていた．しかし今日では，プリン体の多い食品の摂取が即高尿酸血症をまねくという考え方は，むしろ否定的である．

水分の摂取量が重要であるが，腎の糸球体障害や心不全の既往がなければ，尿量は常に1日に2 lの排泄量を維持するように，水分を十分に摂取させる．体内のpHは常に恒常性が優れており，とくに血漿をはじめとする細胞外液のpH 7.3～7.4くらいに保たれていて，食事によって変わることはない．体液のpHをほぼ一定に保つのは，主として腎と肺の働きによるものである．腎は尿として，また肺は呼気として体液のバランスを崩すものを排除する．したがって，食事の影響は考えなくてよい．水分を補給するにあたっては，ビールなどのアルコール性飲料，清涼飲料，砂糖入りのコーヒーや紅茶など甘い飲物はあまり好ましくない．肥満者ではなおさらである．水分の補給は水，緑茶，砂糖の入ってないコーヒーや紅茶などが好ましい．

また，血液中に尿酸が増えている人は，高血圧や動脈硬化を促進させる．血圧を左右するのは塩分だけではないが，塩分のとり過ぎは血圧を上げる最大の要因である．食塩とくにナトリウム摂取量はできるだけ減らすようにする．

症状によっては，エネルギーが過剰にならないように，そして栄養の偏りをまねかないように注意しながら，アルコールを摂取する．その場合，1日の量として日本酒なら1合，ビールなら中びん1本，ウイスキーならダブル1杯くらいを限度とし，決められた総エネルギーの10％をこえない範囲内が理想である．

〔西岡久寿樹〕

6. 腎疾患と食事療法

6.1 腎結石

a. 尿路結石症の特徴

尿路結石症は20〜50歳代の働き盛りの男性に多くみられ（男女比2.3:1），その頻度は増加傾向にある．1979年の全国統計調査によると罹患率は人口10万対53.2であり，また生涯罹患率は3.96%（日本人の100人のうち4人は一生のうち一度は尿路結石症を患うことになる．アメリカでは100人につき約12人である）であった[1]．結石存在部位をみてみると最近では膀胱結石は激減しており，上部尿路結石（腎，尿管結石）が97%以上を占めるようになっている．これらの変遷はちょうど従来の米飯中心の食事から肉類に重点をおいた欧米型の食事に移行していく時期に一致しており，食生活の影響が考慮されるゆえんである．

現在，尿路結石症の治療は非侵襲的な体外衝撃波による結石破砕法（extracorporeal shock-wave lithotripsy, ESWL）が主流となり，手術（open surgery）を必要とすることはほとんどなくなった．しかし，尿路結石症の再発率は高く，前述の全国統計調査では2年間で35%の再発率であった．欧米では5年間で約50%の再発率という報告もある[2]．また，当教室の統計でも手術を施行したカルシウム結石患者のみをみてもその再発率は24.3%であった[3]．これらのデータは尿路結石症の治療は単に結石を除去すればよいというのではなく，いかにその再発を防止することが重要であるかを示している．尿路結石症の成因は未だ不明な点も多く食事のみが原因ではないが，食生活の改善はその再発予防におおいに役立つものであると考える．

b. 腎結石症の原因と食事療法

腎結石の原因は複雑多様であり，すべてを1元的に説明することはできない．また，それらの原因も結石の組成により異なることはいうまでもない．表6.1に上部尿路結石の組成を示した．上部尿路結石の大部分

表 6.1 尿路結石の組成

1) カルシウム結石（70〜80%）
   シュウ酸カルシウム
   リン酸カルシウム
2) 尿酸結石（5%）
3) 感染結石（15〜20%）
   リン酸マグネシウムアンモニウム
   リン酸カルシウム
4) シスチン結石（1〜3%）
5) その他
   2,8-dihydroxyadenine，キサンチン，たんぱく，など

はカルシウム結石である（70〜80%）．このカルシウム結石のほとんどがシュウ酸カルシウム，またはシュウ酸カルシウムとリン酸カルシウムの混合結石である．カルシウム結石以外では尿酸結石があり（約5%），高尿酸血症や高尿酸尿症に基づくことが多い．表6.1で感染結石と表現したが，これは尿路感染症に基づくもので，リン酸マグネシウムアンモニウムを主体としリン酸カルシウムやリン酸炭酸カルシウムなどがあげられる（15〜20%）．その他，頻度は少ないが先天性アミノ酸代謝異常に基づくシスチン結石がある（1〜3%）．このように組成によりそれぞれ成因が異なるため，以下成分別にその原因と食事療法について論ずることにする．ただし，結石の組成が何であれ，尿量が多ければ多いほど結石はできにくくなる．結石の成分となる物質で尿中に多量に排泄されても，多量の尿で希釈されるので過飽和状態になりにくいためである．多量の水分摂取は結石再発予防のための食事療法の基本である．

(1) 食事療法の基本—多量の水分摂取

結石再発予防のためには1日の尿量が2〜2.5l以上あることが望ましい．普通の環境下で通常の活動をしている場合，不感蒸泄を考慮しても少なくとも3l以上の水分をとる必要がある．これは1日に摂取する食物中の水分含有量500〜1000mlを差し引いても実際に飲まなければならない水分は2〜2.5lとなる．もち

ろん，高温環境下や発汗を伴う活動で多量の水分喪失がある場合は，さらにそれに見合う水分摂取が必要である．水分のとり方は一度に多量を飲むのではなく均等に分けて飲む習慣をつけることが大切である．飲物の種類にはとくに制限はないが，カルシウムを多く含む牛乳や乳製品飲料，シュウ酸を含むコーヒー，紅茶，緑茶などの多量摂取は慎しむべきである．また，アルコールは尿中尿酸排泄を高め結石形成の促進因子となる[4]．尿路結石患者に対しては昔からよく"ビールをたくさん飲んで縄跳びをせよ"というが，アルコールの多量摂取はすすめられない．いずれにせよ，水を中心に多種の飲料を偏りなくとることが望ましい．

(2) 結石組成別の原因と食事療法

a) カルシウム結石

カルシウム結石の原因は未だ不明な点が多いが，multifactorial diseaseとしてとらえられており，現在いくつかのrisk factorもあげられている（表6.2）．高カルシウム尿症，高シュウ酸尿症，高尿酸尿症，低クエン酸尿症などが重要なrisk factorであるが，これらは血液，尿の生化学検査を再三くり返すことで明らかにされる．これらのrisk factorは日常の偏った食生活の影響を受けており，水分摂取の不足，カルシウム，シュウ酸，ナトリウム，動物性たんぱく質などの過剰摂取が問題となる．もちろん，食事療法はすべての結石患者に共通のものではなく，その原因あるいはrisk factorの検索を可能なかぎり行い，それぞれにあった食事療法を行う必要がある．

表 6.2 カルシウム結石の原因

1) 特発性高カルシウム尿症
　(a) 腎性
　(b) 吸収性
2) 副甲状腺機能亢進症
3) 高シュウ酸尿症
　(a) 原発性（先天性）
　(b) 腸性
　(c) 食事
4) 高尿酸尿症
5) 低クエン酸尿症
6) 原因不明

i) カルシウムの制限　カルシウム結石症の中でよく認められるrisk factorの1つに高カルシウム尿症がある．これは，血清カルシウムが正常だが，24時間尿中カルシウム排泄量が250～300mgをこすもので，腎尿細管からのカルシウム再吸収不全が原因である腎性高カルシウム尿症および腸からのカルシウム吸収が亢進している吸収性高カルシウム尿症がある．吸収性高カルシウム尿症の場合はカルシウムの制限が必要である．Pakらはカルシウム摂取量を1日400～600mgに制限することをすすめている[5]．しかし，欧米人のカルシウム摂取量は1日1000mg以上であるのに対して，日本人の場合は541mg（1991年）と少なく，しかも所要量を下回っている[6]．これは欧米で用いられている400～600mgのカルシウム制限食は日本人の平均摂取量に等しいという現状を示している．カルシウム摂取量を1日400mg以下に制限することは栄養学上好ましくないので，日本人の場合，カルシウム摂取を厳しく制限すると1日必要量を下回る可能性もでてくる．したがって，カルシウムを多く含む食品（牛乳，乳製品など）を極端に多く摂取しないかぎり厳しく制限する必要はないと考える．

ii) シュウ酸の制限　シュウ酸の24時間尿中排泄量は普通約30mgであり，そのうち約2/3は食品中のシュウ酸由来である．尿中シュウ酸濃度はカルシウム濃度に比べてシュウ酸カルシウム結石形成にははるかに大きな影響をもっているという報告もあり[7]，シュウ酸を多く含む食品の制限は大切である．尿中シュウ酸排泄量が増す状態としてはクローン病などの慢性下痢を伴う腸疾患，肥満治療のための小腸バイパス手術，広範小腸切除術，膵炎を含む脂肪吸収不良症候群など（腸性）やきわめてまれな遺伝的疾患に基づくもの（原発性）がある．また，いわゆる特発性高シュウ酸尿症といわれる中にはシュウ酸含有量が多い食事摂取によるものがある．シュウ酸含有量が多い食品としてはほうれんそうを代表とする緑黄野菜，また茶，コーヒー，ココアなどの嗜好品にも多く含まれている．普通，口から摂取されたシュウ酸は，腸管内でカルシウムと結合して不溶性のシュウ酸カルシウムとなり糞便中に排泄されてしまう．したがってシュウ酸イオンが腸管からなるべく吸収されないようにするには腸管内に十分なカルシウムを供給しなければならない．カルシウムだけをむやみに制限すればシュウ酸の吸収が亢進することになるので，食事中のシュウ酸とカルシウムの比率は大切である．

iii) ナトリウムの制限　ナトリウムの過度の摂取は腎でのカルシウムのhandlingに影響を与え，尿中カルシウム排泄量が増加する．ナトリウムの過剰摂取はカルシウム結石形成のrisk factorの1つであるが，

その詳細な作用機序は不明である．Pakらは特発性カルシウム結石症の患者にはナトリウムの1日摂取量を100mEq（食塩にして約6g）に制限することをすすめている[5]．日本人のナトリウム摂取量は多く1991年の1日摂取量は食塩にして12.9gである[6]．当科では食塩摂取量を1日8gに制限している．高血圧症や他の腎疾患の予防という面も含め，食塩のとり過ぎには注意を促すことが必要である．

iv）動物性たんぱく質（肉類）の制限 Robertsonらはカルシウム結石を何回もくり返す患者は，健康人に比べて動物性たんぱく質の摂取量が多いことを報告している[8]．過剰の動物性たんぱく質の摂取は尿中の尿酸，カルシウム，シュウ酸排泄量を増し，尿pHの酸性化傾向，結晶阻止物質であるクエン酸排泄量の減少をもたらし，カルシウム結石形成のrisk factorとなる．欧米では，肉の摂取量を動物性たんぱく質に換算して1日100～120g以下に抑えることが提案されている[5,9]．しかし，1991年の日本人の平均動物性たんぱく質摂取量は42.7gであり，わが国ではよほどの肉食愛好者でないかぎり，厳重な制限は必要ない．

b）尿酸結石

尿酸はプリン体の終末代謝産物であり通常1日に約600mgが生成されるが，このうち約500mgは核酸代謝に（内因性），約100mgは食事に由来している（外因性）．当然，プリン体に富む食物（動物性たんぱく質）をとり過ぎれば尿酸は増加する．尿酸の大部分は腎から尿中に排泄されるが，その溶解度は尿pHの影響を大いに受ける．すなわち，尿酸はアルカリに易溶，酸に難溶であり，一般に尿pHが6.0以下では過飽和状態にあり，pH5.0では約4倍の過飽和にある（図6.1）．したがって，尿酸結石は必ずしも高尿酸血症を伴わないこともある．実際，尿酸結石患者のうち血清尿酸値が高い症例は1/4程度しかないという[10]．高尿酸血症を伴わない尿酸結石の場合，動物性たんぱく質の過剰摂取，尿量過少，酸性尿などの条件が重なれば容易に尿酸結石ができることになる．この場合，水分の多量摂取はもちろんのこと尿中尿酸排泄量を抑えるためプリン体に富む食物の摂取を制限する必要がある．また，尿の酸性度が強い症例や尿酸結石をくり返す症例に対してはクエン酸製剤を投与して尿のアルカリ化をはかることも大切である．オレンジ，レモン，グレープフルーツジュースなどは尿pHを上げるため尿酸結石の予防には効果的である[11]（明らかな高尿酸

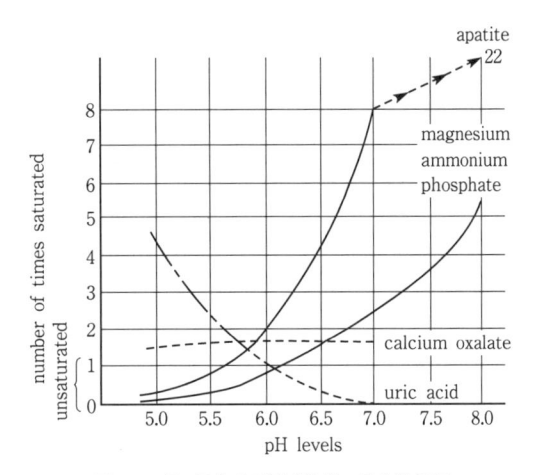

図6.1 尿pHと結石形成物質の尿中飽和度
（Prien EL：*J Urol* **73**：627, 1955）

血症に伴う尿酸結石患者に対する治療，食事療法は痛風の項を参照）．

c）感染結石

これはウレアーゼ産生菌による尿路感染が原因となる結石である．ウレアーゼ産生菌としては*P. mirabilis*を代表として*K. pneumoniae, S. marcescens, P. aeruginosa*などがあげられる．これらの菌は尿中の尿素を分解してアンモニアをつくり尿をアルカリ化する．図6.1に示したように，尿のpHが上昇すると前述の尿酸の場合と逆にリン酸マグネシウムアンモニウムやアパタイト（リン酸カルシウムやリン酸炭酸カルシウム）は難溶で，過飽和状態となり結石が生ずる．この場合，起炎菌に感受性のある抗生物質を投与して尿路感染症を治療しなければならないが，このような症例では尿路感染の誘因となる尿路疾患が存在することが多く，完全に感染を除去することは困難なことが多い．ウレアーゼ阻害薬としてacetohydroxamic acidやhydroxyureaがあげられる．これらはウレアーゼを抑制することで尿pHを低く抑え，結石形成を阻止する[12,13]．

食事療法としてはリン酸の過飽和を防ぐ目的でリン酸制限食を行う．また，尿の酸性化をはかりアパタイト，リン酸マグネシウムアンモニウムの溶解度を高める目的でクランベリージュースなどのスグリ科のジュースの飲用も有用と考える[9]．クランベリージュースはその中に多く含まれているキナ酸が肝において代謝を受け，馬尿酸として尿中に排泄され，尿pHを低下させる．この尿の酸性化が感染結石形成の予防になる

と考えられる．クエン酸に富んだフルーツジュース（オレンジ，レモン，グレープフルーツなど）は逆に尿のpHを上げるため，制限したほうがよい．

d）シスチン結石

シスチン尿症はシスチンおよびリジン，オルニチン，アルギニン（COLA）の腎尿細管における再吸収障害と腸管での吸収障害というアミノ酸転送障害を起こす常染色体劣性遺伝疾患である．尿中に上記の4つのアミノ酸が多量に排泄されるが，シスチンは難溶性であるため結石を形成する．シスチン以外のアミノ酸は易溶性である．シスチンの溶解度は尿pHの影響をおおいに受け，尿酸と同様にpHの上昇とともに溶解度も大きくなる．そのためクエン酸製剤を投与して尿のアルカリ化をはかることも再発予防の1手段である．しかし，基本は多量の水を摂取してシスチン濃度を薄めることにある．また，α-mercatopropionylglycine（MPG，チオラ）はシスチンとの間にSH-SS変換反応を起こしシスチンを易溶性の複合体とするため，シスチン結石の溶解，予防にある程度は有用な薬剤である．

シスチンは必須アミノ酸であるメチオニンからつくられるため，低メチオニン食が尿中シスチン排泄量を減少させる．しかし，小児に対して必須アミノ酸を制限することは成長に悪影響を与えることにもなり，また一生続けることも困難であり実際的ではない．

まとめ 尿路結石症に対する食事療法は一律ではなく，個々の患者ごとにどのような結石発生の原因あるいはrisk factorがあるのか，またそれがどの程度関与しているのかを把握し，それを是正するような食事指導を行う必要がある．

文献

1) 吉田 修：日本における尿路結石症の疫学．日本泌尿器科学会誌 **70**：975-983, 1979.
2) Coe FL: Clinical and laboratory assessment of patients with kidney stones. Nephrolithiasis, pp14-16, Year Book, Chicago, 1978.
3) 松下一男, 谷川克己, 勝岡洋治, ほか：カルシウム結石症の再発. 日本泌尿器科学会誌 **75**：1288-1292, 1984.
4) Zechner O, Latal D, Pfluger H, Scheiber V: Nutritional risk factors in urinary stone disease. *J Urol* **125**: 51-54, 1981.
5) Pak CYC, Smith LH, Resnick MI, Weinerth JL: Dietary management of idiopathic calcium urolithiasis. *J Urol* **131**: 850-852, 1984.
6) 厚生省保険医療局健康増進栄養課：臨床栄養 **82**：505, 1993.
7) Finalayson B: Renal lithiasis in review. *Urol Clin North Am* **1**: 181, 1974.
8) Robertson WG, Peacock M, Heyburn PJ, et al: Should recurrent calcium oxalate stone formers become vegetarians. *Br J Urol* **51**: 427, 1979.
9) Vahlensieck W: Urolithiasis: The importance of diet in urinary stones. *Urol Res* **14**: 283-288, 1986.
10) Coe FL: Contemporary Issue in Nephrology, vol 5 Nephrolithiasis, pp 188-207, Churchill Livingstone, 1980.
11) Wabner CL, Pak CYC: Effect of orange juice consumption on urinary stone risk factors. *J Urol* **149**: 1405-1408, 1993.
12) Griffith DP, Gibson JR, Clinton CW, Musher DM: Acetohydroxamic acid, clinical studies of a urease inhibitor in patients with staghorn renal calculi. *J Urol* **119**: 9-15, 1978.
13) Smith MJV: Hydroxyurea and infected stones. *Urology* **Ⅱ**: 274-277, 1978.

〔谷川克己・松下一男〕

献立の実際

（1）カルシウム結石予防のための食事療法の基本方針

1）カルシウム摂取量を1日400〜600mgとする．カルシウムを多く含む食品（表6.3）はとり過ぎないように注意する．

2）たんぱく質量を適正にする．たんぱく質は1.2g/kg程度として，90g以上にならないようにする．動物性たんぱく比は50％をこえないようにする．

3）シュウ酸を多く含む食品を制限する．シュウ酸を多く含む食品（表6.4）の摂取量を少量とする．

4）塩分量を1日8g程度とする．味つけはうす味として，塩分を多く含む食品（表6.5）はひかえる．また，減塩方法は次のように行うこと．汁物は1回量を150ml程度として，1日2杯までとする．また，めん類を食べるときは，汁を残すようにする．塩分を使わずに調理する方法（油，酢，のり，香味野菜）（しょうが，しその葉，ゆずなど）の利用（以下表6.6）．

カルシウム結石予防の食料構成を（表6.7）に示す．

（2）尿酸結石予防のための食事療法の基本方針

1）プリン体を多く含む食品（表6.8）はとり過ぎないように注意する．魚類，肉類の摂取過多を避け，卵，豆腐，乳・乳製品と組み合わせて食べる．

2）たんぱく質摂取量を適正にする．1日量1.2g/kg程度として90gをこえないようにする．

6.1 腎結石

表6.3 カルシウムを多く含む食品

mg	食品名	カルシウム mg/100g	1回使用量 g	カルシウム (mg)
	干しえび	2300	10	230
	煮干し	2200	10	220
	干しあみ	1800	10	180
	煮干しさくらえび	1500	10	150
	まいわし（丸干し）	1400	20	280
	ひじき（乾燥）	1400	5	70
	エメンタールチーズ	1200	20	240
↑	ごま（乾燥・いり）	1200	3	36
1000	脱脂粉乳（国産）	1100	20	220
	干しわかめ	960	1	10
	どじょう	880	80	704
	わかさぎ	750	50	375
	チェダーチーズ	740	20	148
	ゴーダチーズ	680	20	136
	エダムチーズ	660	20	132
	プロセスチーズ	630	20	126
	凍り豆腐	590	20	118
↑	ブルーチーズ	590	20	118
500	しらす干し	530	20	106
↓	切干し大根	470	12	56
	焼きのり	410	1	4
	しじみ	320	20	64
	加糖粉乳	300	10	30
	油揚げ	300	5	15
	こまつな	290	70	203
	がんもどき	270	30	81
	厚揚げ	240	50	120
	焼き豆腐	150	100	150
	ヨーグルト（含脂加糖）	130	100	130
	チンゲンツァイ	130	70	91
↑	ヨーグルト（脱脂加糖）	120	100	120
100	牛乳	100	200	200
↓	糸引納豆	90	50	45
	豆乳（調整）	31	100	31

表6.4 シュウ酸を多く含む食品

ほうれんそうなどの青菜類	いちご
じゃがいも	ぶどう
たけのこ	チョコレート
うど	コーヒー
せり	ココア
アスパラガス	緑茶
りんご	紅茶
なつみかん	

表6.5 塩分を多く含む食品

食品名	塩分量 g/100g	1回使用量 g	塩分量 (g)
塩さんま	10.9	60	6.5
即席中華麺（油揚乾燥味つけ）	6.4	80	5.1
あみ塩辛	15.7	30	4.7
かつお塩辛	15.0	30	4.5
だいこんみそ漬け	11.9	30	3.6
新巻きさけ・生	5.8	60	3.5
塩ます	5.6	60	3.4
いか塩辛	11.4	30	3.4
すじこ	9.7	35	3.4
たらこ・生	6.6	50	3.3
手延べそうめん乾燥	5.6	50	2.8
ひやむぎ乾燥	5.6	50	2.8
みそ赤色・辛	13.0	10	2.6
いわししらす干し	11.9	20	2.4
はまぐり佃煮	10.2	20	2.1
梅干し	20.6	10	2.1
あみ佃煮	9.1	20	1.8
蒸しかまぼこ	2.5	50	1.3
ウインナーソーセージ	2.3	50	1.2
まいわし・丸干し	5.3	20	1.1
カレールー	10.2	10	1.0
ソース（ウスター）	8.6	10	0.9

表6.7 カルシウム結石予防食の食糧構成表（たんぱく質 1.2 g/kg, 動物性たんぱく比 45% 程度）

食品名	数量	エネルギー (kcal)	たんぱく質 (g)	脂質 (g)	カルシウム (mg)	備考
米	210	748	14.3	2.7	13	① 肥満の場合は，主食量・油・砂糖類の使用量を制限する．
パン	100	263	8.5	4.3	35	② 高齢者は主食量を減らす．
その他の穀類	30	102	2.8	1.5	17	③ カルシウムを600 mgとするときは卵を50 gにして牛乳200 mlを追加する．
砂糖類	35	120	0.0	0.0	2	④ 砂糖はジャム・ジュース・菓子類を含む．
油脂類	30	261	0.0	28.4	0	
いも類	80	70	1.5	0.1	10	
卵	60	97	7.2	6.6	32	
肉および加工品	80	142	16.7	6.8	2	
魚介類	70	76	11.5	2.8		加工品は塩分が多いので少量にとどめる．骨ごと食べる魚・佃煮・干物をさける．練り製品は少量にとどめる．
練り製品	—	—	—	—	—	
大豆製品または牛乳	80	72	4.8	4.4	96	カルシウム含有量の多いだいず・だいず製品・牛乳・乳製品は取り過ぎないようにする（平均値）．
緑黄色野菜	100	29	2.2	0.1	48	ほうれんそう，こまつななどの青菜類はカルシウム・シュウ酸が多いので，少量にとどめる．
その他野菜	200	44	2.4	0.1	56	うど・たけのこ・アスパラガスなどシュウ酸の多い食品は少量にとどめる．
果物	200	110	1.4	0.2		りんご・いちご・ぶどう・なつみかんはシュウ酸が多いのでひかえる．
海藻類	2	0	0.2	0.0		
みそ類	10	19	1.3	0.6		
合計	1287	2152	74.8	58.5	407	1 g あたり 1.7 kcal

表 6.6 減塩食をおいしくたべるための調理のアイデア

新鮮な旬の材料を用い，材料独自の味や香り（レモン・ゆず・しょうがなど）を生かす．
酸味，香味，辛味（カレー粉・わさび・七味唐辛子など）を利用する．
だしはこんぶやかつお節などを利用し旨味を生かす．
魚や肉などは焦げ目を生かして風味をつける．
油などを生かす．
味つけは重点的に利用する．
汁物は思い切って分量を減らす．
ソース類はかけないで，つけながら食べる．
鍋物から練り製品を追放する．

3) 動物性たんぱく質比は50％以下とする．塩分量を1日8g～10g程度とする．なお，減塩方法については，カルシウム結石予防のための食事療法の個所を参考とする．

尿酸結石予防食の食料構成を表6.9に，リンを多く含む食品を表6.10に示す．

4) 尿酸はアルカリ性の溶液に溶けやすく，酸性溶液ではその溶解度は低下するため，尿のアルカリ化に努めるために，アルカリ性食品（野菜類，いも，果物）などを主とした植物性の食品を多くする．

表 6.8 食品のプリン体窒素含有量表 (mg/100g)

		食品の種類	食品中のプリン体窒素含有量	備考
[A]	穀類	ごはん，パン，うどん，そば，マカロニ，スパゲティ，小麦粉，とうもろこし，クラッカー，酵母，タピオカ	0～25	
	いも類	じゃがいも，さつまいも，かたくり粉，さといも，くず粉，黒くわい		
	乳・乳製品	牛乳，チーズ，脱脂乳		
	卵類	鶏卵，うずら卵		
	魚肉類	ウインナーソーセージ，魚肉ソーセージ，さつま揚げ，かまぼこ，なると，焼き竹輪，ささかまぼこ，かずのこ，すじこ		
	野菜類	ちしゃ，キャベツ，芽キャベツ，にんじん，こまつな，みつば，トマト，きゅうり，かぶ，かぼちゃ，はくさい，ごぼう，だいこん，マッシュルーム，よもぎ，しそ，グリンピース（缶），なめこ，えのきたけ，なす		
	果物	果物，缶詰類，ジャム，ゼリー，果汁		
	油脂類	サラダ油，白絞油，バター		
	海草類	のり，わかめ，こんぶ		
	豆類	皇帝豆，豆乳，そらまめ，豆腐		
	調味料	酢，塩，しょうゆ，砂糖およびその加工品，はちみつ，水あめ		
	嗜好品	コーヒー，ココア，チョコレート，茶		
	その他	ゼラチン，肝油，木の実，ごま種子，りゅうがん*		
[B]	魚肉類	たい，まがれい，わかさぎ，うなぎ，はたはた，はまぐり，つみれ，たらばがに，まぐろ缶詰，豚すね，豚バラ，豚舌，牛肩ロース，牛ヒレ，牛肩バラ，牛もも，牛舌，牛すね，マトン，コンビーフ，ラム，くじら赤身，尾身，ボンレスハム，プレスハム，ベーコン，レバーペースト	26～50	多摂取を控える
	豆類	大納言あずき		
	野菜類	ほうれんそう，カリフラワー		1日の食糧構成に準じた程度
	穀類	そば粉		
[C]	魚肉類	まぐろ，いさき，さわら，きす，とびうお，あかかます，まだい，べにます缶詰，ひらめ，にしん，まあじ，あいなめ，まさば，ぶり，あかあまだい，さけ，あゆ，すずき，めばる，さんま，あさり，やりいか，まだこ，しばえび，ずわいがに，たらこ，どじょう，豚ヒレ，豚もも，鶏手羽，鶏もも，ささ身，サラミソーセージ，鶏皮，鶏砂肝	51～75	
	豆類	納豆		
	野菜類	ひらたけ		
[D]	魚肉類	かつお，にじます，まいわし，まがき，するめいか，くるまえび，さんま干物，豚腎臓，牛腎臓，牛心臓	76～100	摂取を控える
	豆類	だいず		
[E]	魚肉類	大正えび，おきあみ，まあじ干物，豚肝臓，牛肝臓	101～125	禁忌食品，ただし**印は1回の使用量が少ないため可
[F]	魚肉類	まいわし干物，かつお節**，煮干し**，鶏肝臓	126～500	
	野菜類	干ししいたけ**		

*乾燥重量　**使用方法からみて使用量が少ないので注意する．

（栄養と料理 30：155, 1977）

6.1 腎結石

表 6.9 尿酸結石予防食の食糧構成表（たんぱく質 1.2 g/kg，動物性たんぱく比 45% 程度）

食品名	数量	エネルギー(kcal)	たんぱく質(g)	脂質(g)	プリン体窒素(mg)	備考
米	210	748	14.3	2.7	27.3	① 肥満の場合は，主食量・油・砂糖類の使用量を制限する．
パン	100	263	8.5	4.3	強力粉 60 g として 7.8	② 高齢者は主食量を減らす．
その他の穀類	30	102	2.8	1.5	主として小麦粉 2.7	③ 砂糖はジャム・ジュース・菓子類を含む．
砂糖類	30	103	0.0	0.0		
油脂類	25	218	0.0	23.6		
いも類	80	65	1.5	0.1		
卵	50	81	6.0	4.2		
肉および加工品	70	125	14.6	6.0	34.3	内臓類はプリン体窒素が多いので禁止する．
魚介類 練り製品	60	74	10.6	2.8	35.2	干物類・いわしなどプリン体窒素量 80 mg/100 (食品) をこえるものは禁止する．
だいず製品	50	67	4.9	4.2	10.1	だいずはプリン体窒素が多いため制限する．
牛乳	200	118	5.8	6.4		
緑黄色野菜	100	29	2.2	0.1		
その他野菜	250	55	3.0	0.0		ほうれんそうは少量にとどめる．
果物	200	106	1.0	0.0		アスパラガス・きのこ類などは少量にとどめる．
海藻類	2	0	0.0	0.0		
みそ類	10	19	1.3	0.6		塩分の過剰摂取をさけるため 10 g 程度とする．
だし用かつお節	5	—	—	—	10.7	肉スープは避ける．
	1472	2179	76.5	57.8	128.1	1 g あたり 1.5 kcal

表 6.10 リンを多く含む食品

食品名	リン mg/100g	1回使用量 g	リン (mg)	食品名	リン mg/100g	1回使用量 g	リン (mg)	食品名	リン mg/100g	1回使用量 g	リン (mg)	食品名	リン mg/100g	1回使用量 g	リン (mg)
〈卵類〉				〈魚介類〉				〈大豆製品〉				〈乳・乳製品〉			
鶏卵	200	50	100	煮干し	1500	5	75	あずき(乾燥)	350	15	53	牛乳	95	200	190
卵黄	520	18	94	あゆ	310	50	155	生揚げ	150	90	135	アイスクリーム	120	80	96
うずら卵	220	12	26	どじょう	600	5	30	木綿豆腐	85	100	85	〈普通〉			
〈肉類〉				はまち(ぶり)	130	80	104	絹ごし豆腐	65	140	91	プロセスチーズ	730	25	183
牛もも(脂なし)	160	80	128	わかさぎ	680	30	204	だいず(ゆで)	190	40	76	脱脂粉乳	1000	10	100
牛レバー	330	80	264	つみれ	120	15	18								
豚もも(脂なし)	200	80	152	あさり	180	40	72								
豚レバー	340	80	272												
鶏もも(脂なし)	150	80	120												
鶏レバー	300	80	240												

献立表 6.1 腎結石

(1) カルシウム予防食 a)

	献立名	食品名	使用量(g)
朝食	ロールパン	ロールパン	80
		ジャム	25
	オムレツ	鶏卵	50
		たまねぎ	20
		ささ身ひき	15
		こしょう	0.1
		植物油	3
		植物油	5
	付け合わせ	レタス	20
		トマト	30
		マヨネーズ全卵	10
	カフェオレ	コーヒー	1
		牛乳	50
		砂糖	4
	果物	いちご	80
昼食	米飯	米飯	230
	鰈の酒蒸	かれい生	80
		酒	1
	ぽん酢	酢	7
		減塩しょうゆ	3
		だし汁	1
	さらしねぎ	根深ねぎ	10
	田楽	さといも	60
		だいこん(生)	80
		砂糖	5
		みりん	1
		みそ	10
		ゆず・果皮	1
		だし汁	
	ごま和え	りょくとうもやし	50
		ほうれんそう	20
		ごま	3
		砂糖	1
		減塩しょうゆ	3
	錦糸卵添	鶏卵	10
		植物油	2
	果物	バナナ	100
夕食	米飯	米飯	230
	清し汁	食塩	1
		減塩しょうゆ	2
		観世ふ	1
		根みつば	3
		だし汁	
	ハンバーグ	豚ひき肉	80
		たまねぎ	30
		こしょう	0.1
		食塩	0.3
		植物油	3
		パン粉	5
		鶏卵	5
		植物油	5
	ソース	トマトケチャップ	8
		ウスターソース	8
		ブロッコリー	40
	グラッセ	にんじん	30
		砂糖	2
		マーガリン	2
	煮物	長芋	60
		凍り豆腐	5
		にんじん	3
		砂糖	3
		減塩しょうゆ	10
		だし汁	
合計	エネルギー 2134 kcal	たんぱく質 80.8 g　カルシウム 393 g	食塩 7.2 g

b)

	献立名	食品名	使用量(g)
朝食	パン	食パン100	100
		ジャム	25
	マカロニサラダ	マカロニ・スパ乾	15
		きゅうり	15
		にんじん	15
		マヨネーズ全卵	15
	飾り卵	鶏卵	50
	果物	メロン	100
	ミルクティー	牛乳	50
		紅茶	150
		砂糖	4
昼食	炒飯	米飯	230
		たまねぎ	30
		にんじん	15
		根深ねぎ	10
		豚もも(スライス)	30
		グリンピース(ゆで)	3
		こしょう	0.1
		食塩	0.5
		鶏卵	25
		植物油	10
		減塩しょうゆ	3
	野菜炒め	キャベツ	50
		りょくとうもやし	40
		にんじん	20
		ピーマン	15
		ロースハム	10
		植物油	5
		こしょう	0.1
	スープ	ワンタン	14
		根深ねぎ	10
		コンソメ	1
		減塩しょうゆ	2
		食塩	0.5
	果物	りんご	100
	しょうゆ	減塩しょうゆ	5
夕食	米飯	米飯	230
	ブイヤベース	あこうだい	60
		かき	60
		いか	40
		たまねぎ	40
		トマトピューレー	30
		トマト	40
		ぶどう酒(白)	1
		カレー粉	1
		マーガリン	5
		食塩	1
		コンソメ	1
	みそ炒め	なす	40
		ピーマン	30
		板こんにゃく	20
		植物油	5
		みそ	5
		砂糖	3
	和風卸し和え	だいこん	60
		豚ももスライス	20
		なめこ水煮缶詰	30
		かいわれだいこん	3
	しょうゆ	減塩しょうゆ	5
合計	エネルギー 2085 kcal	たんぱく質 79.1 g　カルシウム 341 g	食塩 8.3 g

6.1 腎結石

c)

	献立名	食品名	使用量(g)
朝食	米飯	米飯	230
	みそ汁	みそ	10
		生わかめ	3
		豆腐絹ごし	30
		根深ねぎ	10
		だし汁	
	あんかけ卵	ポーチドエッグ	50
		鶏ひき肉	15
		しいたけ	10
		にんじん	10
		りょくとうもやし	20
		さやえんどう	5
		みりん	3
		減塩しょうゆ	5
		だし汁	1
	お浸し	はくさい	70
		糸がき	0.1
	果物	キウイフルーツ	100
	しょうゆ	減塩しょうゆ	5
昼食	サンドイッチ	サンド切パン	100
		辛子・粉	0.1
		マーガリン	10
	*	まぐろフレーク水煮	30
		レタス	10
	*	鶏卵	25
		きゅうり	10
		マヨネーズ	5
	*	じゃがいも	30
		ポークハム	10
		にんじん	10
		マヨネーズ	5
	付け合わせ	ピクルス・スイート	10
		サラダ菜	10
	コンポート	りんご	100
		砂糖	20
	ミルクティー	牛乳	50
		砂糖	4
		紅茶	150
夕食	米飯	米飯	230
	てんぷら	しばえび	12
		きす	30
		いか	30
		西洋かぼちゃ	40
		ししとうがらし	12
		しいたけ	10
		小麦粉	25
		鶏卵	12
		植物油	15
	天つゆ	しょうゆ	7
		本みりん	3
		だし汁	1
	信濃蒸し	鶏卵	30
		だし汁	100
		食塩	0.8
		しょうゆ	2
		うどん(ゆで)	30
		なると	5
		根みつば	3
		ぎんなん	8
	しぐれ和え	だいこん根	40
		みかん(缶詰)	10
		きゅうり	15
		砂糖	5
		酢	6
		食塩	0.2
合計	エネルギー 2103 kcal	たんぱく質 73.8 g カルシウム 358 g	食塩 7.6 g

d)

	献立名	食品名	使用量(g)
朝食	パン	食パン	100
		マーガリン	28
		いちごジャム	25
	ハムエッグ	鶏卵	50
		豚・ロースハム	20
		植物油	4
	コールスロー	キャベツ	40
		にんじん	15
		パセリ	2
	果物	ネーブル	100
	レモンティー	砂糖	4
		レモン・全果	10
		紅茶	1
昼食	米飯	米飯	230
	みそ汁	みそ	10
		根深ねぎ	10
		なめこ水煮缶詰	15
		だし汁	
	チキン唐揚げ	鶏むね肉・皮付	80
		食塩	0.5
		こしょう	0.1
		鶏卵	10
		かたくり粉	10
		植物油	10
	付け合わせ	レタス	30
		トマト	30
		レモン・全果	10
	丸十煮	さつまいも	80
		砂糖	6
		減塩しょうゆ	3
		ごま	0.1
	さらし	たまねぎ	40
	玉葱ぽん酢	糸がき	0.1
		酢	4
		減塩しょうゆ	2
		砂糖	1
夕食	米飯	米飯	230
	あさり汁	あさり	10
		食塩	1
		しょうゆ	2
		だし汁	
	刺身盛り合わせ	ほんまぐろ(赤身)	30
		たこ	30
	つま	だいこん	40
		にんじん	10
	金平ごぼう	ごぼう	40
		にんじん	20
		さつま揚げ	10
		植物油	5
		砂糖	3
		しょうゆ	7
	かぶ酢の物	かぶ	60
		酢	6
		食塩	0.3
		砂糖	3
		かぶ・葉	20
	果物	バナナ	100
	しょうゆ	減塩しょうゆ	5
合計	エネルギー 2130 kcal	たんぱく質 73.1 g カルシウム 339 g	食塩 7.9 g

e)

	献立名	食品名	使用量(g)
朝食	パン	食パン	100
		マーガリン	8
		マーマレード	25
	シーチキンサラダ	まぐろフレーク水煮	20
		きゅうり	20
		レタス	20
		トマト	30
		かいわれだいこん	5
		マヨネーズ	10
	果物	グレープフルーツ	100
	ミルクティー	牛乳	100
		紅茶	100
		砂糖	4
昼食	米飯	米飯	230
	みそ汁	みそ	10
		キャベツ	30
		油揚げ	3
	魚マリネ	さけ	40
		いか	30
		こしょう	0.1
		食塩	0.3
		小麦粉	10
		植物油	10
		レタス	20
		たまねぎ	20
		ピーマン	5
		酢	3
		植物油	3
		砂糖	1
		減塩しょうゆ	3
	お浸し	さやいんげん	40
		糸がき	0.1
	果物	バナナ	100
	しょうゆ	減塩しょうゆ	5
夕食	米飯	米飯	230
	コンソメスープ	根深ねぎ	5
		鶏卵	15
		コンソメ	1
		減塩しょうゆ	2
		食塩	0.8
	串焼き（ブロセット）	豚かたロース	60
		くるまえび	40
		うずら卵	20
		しいたけ	20
		ピーマン	30
		たまねぎ	40
		こしょう	0.1
		植物油	8
		ウスターソース	10
	かぼちゃ煮	西洋かぼちゃ	80
		砂糖	5
		減塩しょうゆ	7
		だし汁	
	お浸し	はくさい	80
		糸がき	0.1
	しょうゆ	減塩しょうゆ	5
合計	エネルギー 2120 kcal	たんぱく質 76.0 g カルシウム 380 g	食塩 8.1 g

f)

	献立名	食品名	使用量(g)
朝食	米飯	米飯	230
	みそ汁	みそ	10
		なす	30
		だし汁	
	鰆の塩焼	さわら	50
		食塩	0.3
	おろしだいこん	だいこん	40
		パセリ	2
	サラダ	ブロッコリー	40
		レタス	20
		トマト	30
		ドレッシング	10
	果物	グレープフルーツ	100
	しょうゆ	減塩しょうゆ	5
昼食	天ぷらそば	そば（ゆで）	240
		くるまえび	40
		小麦粉	20
		鶏卵	10
		植物油	10
		めんつゆ	20
		ほうれんそう	20
	山芋線切り	長芋	60
		焼きのり	0.5
	ぽん酢かけ	減塩しょうゆ	3
		酢	3
		砂糖	1
	フルーツミツマメ	寒天	1
		砂糖	10
		みかん（缶詰）	20
		パイン（缶詰）	30
		チェリー	5
		黒砂糖	20
夕食	米飯	米飯	230
	コーンスープ	コーン・クリームスタイル	30
		ポタージュベース	10
	クルトン	食パン	5
	とんかつ	豚かたロース	80
		こしょう	0.1
		食塩	0.3
		鶏卵	8
		パン粉	12
		植物油	10
	付け合わせ	キャベツ	40
		トマト	30
		レモン	10
		ウスターソース	10
	煮物	かぶ	80
		かぶ・葉	10
		砂糖	3
		減塩しょうゆ	10
		だし汁	
合計	エネルギー 2142 kcal	たんぱく質 76.2 g カルシウム 355 g	食塩 7.9 g

g)

献立名	食品名	使用量(g)
パン	食パン	100
	ジャム	25
	マーガリン	8
チキンシチュー	鶏むね肉（皮付）	30
	植物油	3
	じゃがいも（生）	80
	たまねぎ（生）	40
	にんじん（生）	20
	グリンピース（ゆで）	3
	牛乳	100
	ポタージュベース	5
	コンソメ	1
盛り合わせサラダ	アスパラ水煮缶	20
	レタス	20
	きゅうり（生）	15
	ブロッコリー（生）	40
	ドレッシングブンリ	10
レモンティー	レモン・全果	10
	紅茶	150
	砂糖	4
果物	バナナ	100
米飯	米飯	230
鯖みそ汁	さば（生）	80
	しょうが	1
	砂糖	3
	本みりん	1
	淡みそ	12
しらが葱	根深ねぎ	10
そぼろ煮	だいこん（生）	100
	鶏ひき肉	15
	植物油	2
	砂糖	3
	減塩しょうゆ	10
	だし汁	1
	さやえんどう（生）	5
わさび和え	根みつば（生）	20
	しめじ	40
しょうゆ	減塩しょうゆ	5
米飯	米飯	230
清し汁	食塩	1
	減塩しょうゆ	2
	さやえんどう（生）	10
	だし汁	
八幡巻煮	牛もも肉	60
	ごぼう（生）	30
	植物油	3
	砂糖	3
	本みりん	1
	減塩しょうゆ	10
焼きししとう	ししとうがらし（生）	20
卸しだいこん	だいこん（生）	40
とろろいも	とろろいも	60
	焼きのり	1
果物	みかん	100
合計	エネルギー 2142 kcal　たんぱく質 78.1 g　カルシウム 375 g　食塩 8.0 g		

(2) 尿酸結石予防食 a)

献立名	食品名	使用量(g)
パン	ロールパン	80
	マーガリン	8
	ジャム	25
半熟卵	鶏卵	50
	食塩	0.5
生野菜	サニーレタス	25
	トマト	20
	アスパラガス水煮缶	30
	プロセスチーズ	10
	マヨネーズ全卵	10
果物	バナナ	100
牛乳	牛乳	200
米飯	米飯	230
みそ汁	みそ	10
	根深ねぎ	15
	生わかめ	3
	だし汁	
炊き合わせ	鶏むね肉（皮付）	40
	植物油	3
	長芋	80
	にんじん	30
	板こんにゃく	30
	ごぼう	30
	さやえんどう	5
	砂糖	10
	減塩しょうゆ	15
	だし汁	
白和え	押し豆腐	40
	にんじん	15
	ほうれんそう	20
	しらたき	30
	ごま	2
	砂糖	3
	食塩	0.3
果物	パインアップル	100
米飯	米飯	230
かき玉汁	食塩	1
	減塩しょうゆ	2
	鶏卵	15
	根深ねぎ	10
	だし汁	
刺身	ぶり	30
	まだい	40
大根つま	だいこん	40
	しそ	1
茶巾なす煮	なす	60
	にんじん	30
	鶏ひき肉	20
	植物油	3
	砂糖	3
	減塩しょうゆ	8
	グリンピース（ゆで）	3
酢の物	きゅうり	50
	生わかめ	5
	酢	6
	砂糖	3
	食塩	0.3
合計	エネルギー 2128 kcal　たんぱく質 76.4 g　プリン体N 125.2 mg　食塩 7.9 g		

b)

	献立名	食品名	使用量(g)
朝食	米飯	米飯	230
	みそ汁	みそ	10
		絹ごし豆腐	40
		根深ねぎ	10
		だし汁	
	焼き魚	さけ	50
		食塩	0.3
	卸しだいこん	だいこん	40
		レモン・全果	10
		パセリ	2
	ひじき煮	乾燥ひじき	6
		にんじん	15
		油揚げ	3
		植物油	3
		砂糖	3
		しょうゆ	6
	果物缶	おうとう缶詰	80
	しょうゆ	減塩しょうゆ	5
昼食	たぬきそば	そば(ゆで)	240
		小麦粉	8
		鶏卵	5
		植物油	5
		鶏卵	50
		ほうれんそう	20
		かまぼこ	10
		めんつゆ	20
	大学芋	さつまいも	80
		植物油	8
		砂糖	15
		ごま	0.3
		しょうゆ	1
	そぼろ和え	りょくとうもやし	60
		にんじん	10
		鶏ひき肉	10
		砂糖	2
		しょうゆ	2
	牛乳	牛乳	200
夕食	米飯	米飯	230
	和風ハンバーグ	合びき肉	60
		こしょう	0.1
		食塩	0.3
		鶏卵	5
		たまねぎ	30
		植物油	2
		パン粉	8
		植物油	5
		パルメザンチーズ	1
		ウスターソース	10
	卸しだいこん	だいこん	40
	付け合わせ	レタス	20
		きゅうり	15
		トマト	30
	ザーサイサラダ	ザーサイ・漬物	10
	さらしねぎ	根深ねぎ	30
		にんじん	10
		ドレッシング	10
	果物	グレープフルーツ	100
合計	エネルギー 2189 kcal	たんぱく質 79.1 g　プリン体N 114.6 mg	食塩 7.7 g

c)

	献立名	食品名	使用量(g)
朝食	パン	食パン	100
		マーガリン	8
		いちごジャム	15
	スクランブルエッグ	鶏卵	50
		こしょう	0.1
		植物油	3
		マッシュルーム水煮缶	10
		レタス	20
		きゅうり	20
		トマト	30
		ドレッシング	10
	盛り合わせ果物	バナナ	50
			60
	牛乳	牛乳	200
昼食	米飯	米飯	230
	清し汁	食塩	1
		減塩しょうゆ	2
		手延そうめん(乾)	10
		根深ねぎ	8
		だし汁	
	鰆塩焼き	さわら	60
		食塩	0.3
	大根つま	だいこん	40
		しそ	1
	田楽	さといも	80
		板こんにゃく	40
		木綿豆腐	60
		淡みそ	10
		本みりん	2
		砂糖	5
		ゆず(果皮)	1
		だし汁	
	果物	りんご	100
	しょうゆ	減塩しょうゆ	5
夕食	米飯	米飯	230
	串かつ	豚もも肉	50
		たまねぎ	40
		ししとうがらし	15
		根深ねぎ	30
		小麦粉	10
		鶏卵	10
		パン粉	15
		植物油	12
	付け合わせ	キャベツ	40
		トマト	30
		レモン(全果)	10
	煮物	かぶ	80
		がんもどき	25
		砂糖	3
		減塩しょうゆ	10
		だし汁	1
		さやえんどう	5
	二色和え	りょくとうもやし	50
		ほうれんそう	20
		ごま	3
		砂糖	1
		減塩しょうゆ	2
	ソース	ウスターソース	5
合計	エネルギー 2198 kcal	たんぱく質 81.1 g　プリン体N 130.4 mg	食塩 8.0 g

d)

	献立名	食品名	使用量(g)
朝食	パン	食パン	100
		マーマレード	25
	目玉焼き	鶏卵	50
		こしょう	0.1
		植物油	3
		ほうれんそう	40
		マーガリン	3
		トマト	30
	果物	グレープフルーツ	100
	牛乳	牛乳	200
	しょうゆ	減塩しょうゆ	5
昼食	米飯	米飯	230
	みそ汁	みそ	10
		えのきたけ	20
		生わかめ	3
		だし汁	
	生姜焼き	豚かたロース	60
		減塩しょうゆ	7
		みりん	3
		砂糖	2
		酒	3
		しょうが	2
		植物油	
		キャベツ	40
		トマト	30
		サラダ菜	10
	パンプキン	西洋かぼちゃ	70
	クリーミーサラダ	干しぶどう	5
		マヨネーズ	10
		クリーム	3
	しょうゆ	減塩しょうゆ	5
夕食	米飯	米飯	230
	清し汁	食塩	1
		減塩しょうゆ	2
		刻みこんぶ	1
		根深ねぎ	5
	鰈唐揚げ	かれい	70
		減塩しょうゆ	7
		かたくり粉	10
	おろしだいこん	植物油	7
		だいこん	40
		レモン・全果	10
		パセリ	2
	煮物	だいこん	60
		がんもどき	50
		にんじん	20
		砂糖	3
		減塩しょうゆ	8
		さやえんどう	5
	あんみつ	だし汁	
		みかん(缶詰)	20
		バナナ	20
		チェリー	5
		寒天	1
		黒砂糖	20
合計	エネルギー 2124 kcal	たんぱく質 76.2 g　プリン体N 128.1 mg	食塩 7.8 g

e)

	献立名	食品名	使用量(g)
朝食	パン	食パン	100
		マーマレード	25
	エッグソテー	鶏卵	25
		キャベツ	50
		にんじん	15
		たまねぎ	30
		ピーマン	15
		こしょう	0.1
		植物油	5
	果物	ぶどう	80
	牛乳	牛乳	200
	しょうゆ	減塩しょうゆ	5
昼食	米飯	米飯	230
	みそ汁	みそ	10
		生わかめ	3
		油揚げ	3
		根深ねぎ	10
		だし汁	
	千草焼き	押し豆腐	80
		鶏卵	30
		鶏ひき肉	20
		りょくとうもやし	40
		にんじん	20
		ごぼう	20
		砂糖	2
		減塩しょうゆ	3
		キャベツ	40
		トマト	30
		パセリ	2
	かぶ炊き合わせ	かぶ	60
	あんかけ	なす	40
		砂糖	3
		しょうゆ	5
		かたくり粉	2
		さやえんどう	5
		だし汁	
	焼きりんご	りんご	150
		砂糖	5
		マーガリン	5
	しょうゆ	減塩しょうゆ	5
夕食	天どん風	米飯	230
		くるまえび	20
		きす	30
		ししとうがらし	15
		小麦粉	25
		鶏卵	10
		植物油	15
		減塩しょうゆ	10
		みりん	3
		砂糖	3
		だし汁	
	清し汁	食塩	1
		減塩しょうゆ	2
		はんぺん	5
		根みつば	3
	肉じゃが	牛肉もも	30
		じゃがいも	60
		にんじん	30
		しらたき	20
		植物油	3
		砂糖	3
		減塩しょうゆ	8
		だし汁	
	お浸し	はくさい	60
		糸がき	0.3
合計	エネルギー 2202 kcal	たんぱく質 76.0 g　プリン体N 121.2 mg	食塩 7.9 g

f)

	献立名	食品名	使用量(g)
朝食	サンドイッチ	サンド切りパン	100
		マーガリン	10
		プロセスチーズ	15
		サニーレタス	20
		トマト	30
		きゅうり	15
		まぐろフレーク	30
		マヨネーズ	10
	ヨーグルト	ヨーグルト	100
	果物	ネーブルオレンジ	100
	レモンティー	砂糖	6
		レモン・全果	10
		紅茶	1
昼食	チキンライス	米飯	230
		鶏むね肉（皮付）	40
		たまねぎ	30
		マッシュルーム水煮缶	15
		こしょう	0.1
		植物油	8
		トマトケチャップ	20
		グリンピース（ゆで）	3
	シチュー	牛乳	100
		ポタージュベース	10
		じゃがいも	60
		にんじん	20
		くるまえび	20
		ブロッコリー	30
		しめじ	15
	オレンジゼリー	ゼラチン	3
		みかん（缶詰）	20
		砂糖	20
夕食	米飯	米飯	230
	おでん	鶏卵	25
		だいこん	80
		板こんにゃく	30
		焼き竹輪	15
		がんもどき	30
		じゃがいも	60
		むすびこんぶ	3
		食塩	1
		減塩しょうゆ	3
		だし汁	
	鮪ぬた	ほんまぐろ（赤身）	20
		わけぎ	50
		淡みそ	8
		砂糖	3
		酢	3
	お浸し	はくさい	70
		糸がき	0.3
	しょうゆ	減塩しょうゆ	5
合計	エネルギー 2096 kcal	たんぱく質 80.1 g　プリン体N 119.9 mg	食塩 7.8 g

g)

	献立名	食品名	使用量(g)
朝食	パン	食パン	100
		マーガリン	8
		いちごジャム	15
	ポテトサラダ	鶏卵	25
		じゃがいも	80
		にんじん	15
		きゅうり	15
		マヨネーズ	12
		レタス	20
	果物	もも	100
	牛乳	牛乳	200
昼食	米飯	米飯	230
	みそ汁	みそ	10
		ほうれんそう	20
		油揚げ	3
		だし汁	
	鮃ピカタ	ひらめ	70
		こしょう	0.1
		食塩	0.3
		小麦粉	10
		鶏卵	10
		植物油	6
	温野菜グラッセ	ブロッコリー	40
		にんじん	30
		砂糖	2
		マーガリン	2
		レモン・全果	10
	かぼちゃ煮	西洋かぼちゃ	80
		干しぶどう	10
		砂糖	3
		減塩しょうゆ	5
		だし汁	
	しょうゆ	減塩しょうゆ	5
夕食	米飯	米飯	230
	うどんすき	和牛かた肉	50
		焼き豆腐	80
		根深ねぎ	30
		にんじん	15
		はくさい	60
		しめじ	20
		しゅんぎく	20
		ごぼう	20
		うどん（ゆで）	80
		めんつゆ	25
	焼きなす	なす	70
		糸がき	0.3
		しょうゆ	3
	果物	メロン	100
合計	エネルギー 2140 kcal	たんぱく質 79.8 g　プリン体N 135.4 mg	食塩 7.5 g

〔東　憲三〕

6.2 腎　不　全

腎不全は急激に発症して治癒するにせよ不帰の転機となるにせよ，全経過がほぼ1か月以内の急性腎不全と，徐々ではあるが不可逆的に腎機能の低下をみる慢性腎不全に大別しうる．前者は治療内容は血液浄化法，輸液，薬剤など医師が直接関与するものが大部分で，食事療法が関与する部分は必ずしも大きくないのに対し，慢性腎不全は食事療法の治療上占める割合がきわめて大きい．そのため，本稿では慢性腎不全に限って述べることとする．慢性腎不全は人工透析などの手段を要しない代償期（または保存期）と血液浄化法の助けを借りなければ生命を維持できない非代償期とに分けられる．

a．代償期（保存期）慢性腎不全

慢性腎不全とは不可逆的に進行する腎機能障害のことであるから，何らかの方法によって進行を止めるか緩徐にすることが望ましい．残念ながら，進行を停止せしめる薬剤はないので，進行をできるだけ緩徐にするのは食事療法と生活指導の2点にしぼられる．食事療法については，慢性腎炎など腎に本質的に原因が由来する1次性慢性腎不全と，糖尿病，膠原病，動脈硬化症など全身性疾患の進行とともに腎機能障害を合併する2次性慢性腎不全とでは，本質的には大差のないものの微妙なニュアンスの差がある．そのため両者を一応区別して述べてみる．

(1) 1次性慢性腎不全の食事療法

糖質や脂質は体内で燃焼すれば水と炭酸ガスとなり，人体に有害な物質は出ない．しかし，たんぱく質は燃焼すると尿毒症性物質や酸を生みだし，いかに人体に有害であるかはここで改めて述べる必要もないであろう．

では，どの時点で食事療法を始めるかについては厚生省研究班"腎機能障害"班の食事療法の部門では，血清クレアチニン値1.8mg/dlを1つの基準と考えた．図6.2にみるように，クレアチニンクリアランス（Ccr）でみれば40〜50ml/分となる．つまり，腎機能が正常の半分を割るくらいになったらたんぱく制限を主とした食事療法を始めていなければならないと

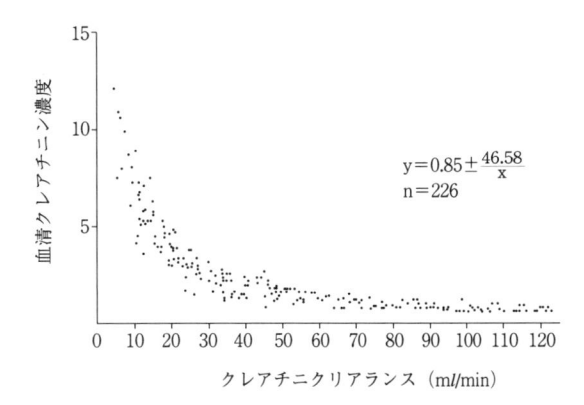

図6.2 血清クレアチニン濃度とクレアチニンクリアランスの相関

$$y = 0.85 \pm \frac{46.58}{x}$$
$$n = 226$$

うことである．

a）たんぱく制限の実際

まず，体重60kgくらいの標準的体格の場合，たんぱく質の体内のturnoverを考えると20g/日の摂取が必要である．すなわち，標準的な筋肉量のある人では，20g/日のたんぱく質は摂取しないとネガティブバランスになり筋肉の減少をまねくことになる．一方，摂取したたんぱくが燃焼してエネルギーになってしまうようでは，かえって尿毒症性物質などの産生をうながしているようなものなので摂取たんぱくがエネルギー産生のほうにまわされないよう，糖質や脂質で十分エネルギーを摂取しなければならない．食べたたんぱくがエネルギー産生にまわされないようにするには，60kcal/gたんぱくが要求される．一方，その労働量に応じておおよそ35kcal/kg/日内外のエネルギー摂取が要求されているであろう．表6.11は35kcal/kg/日の

表6.11　たんぱく摂取とエネルギー摂取の関係

摂取たんぱく質	必要エネルギー
30 g/日	1800〜2100 kcal/日
35 g/日	2100 kcal/日
40 g/日	2100〜2400 kcal/日
45 g/日	同上
50 g/日	同上

35kcal/kg/日摂取が必要な人の場合で計算した．しがたって，2100kcal/日が必要なはずであるから，たんぱく30g食で1800kcalしかとれないとエネルギーバランスはマイナスとなり，労働レベルを下げなければならなくなる．

エネルギー摂取を前提にして1日たんぱく制限量と必要エネルギーの関係を示したものである．

血清クレアチニン値1.8mg/dl内外からたんぱく50g/日食が始まるが，クレアチニン2.0〜2.5mg/dlよりたんぱく40g食へと進む．医師によってはこのとき30g食へと進む．このときが最も重要な時期である．必要エネルギーを摂取するには通常の食品のみではどうしても不可能である．そのため，粉あめ，マクトン，でんぷん米，スパゲティなど無たんぱく糖質または脂質をかなり多量にとらなければならない．こういった特殊食品はお世辞にも美味しいとはいい難い．どうしても指示どおりの食事がとれずコンプライアンスが落ちやすく，かつたんぱく/エネルギー比を保ちにくい．その結果，どうしてもうまくいかない人はA→B→Cとたんぱく制限をゆるめざるをえなくなる．コンプライアンス，たんぱく/エネルギー比のチェックは栄養士まかせでは不確実で，1日蓄尿をさせ，尿量記録と一部尿を持参させる．そして，その尿中尿素窒素（UUN）を測定して尿中排泄量から摂取量を計算する方法をとらねばならない．馴れると患者も協力的に正確に蓄尿してくれるし，Ccrも同時に計算しうる利点がある．尿中尿素窒素（UUN）から1日たんぱく摂取量はMaroniの式で計算される．

$$UUN \times 24時間尿量 + 31 \times 体重 \times 6.25$$

現実的には図6.3のAは医師・栄養士・患者が十二分に熱心で，患者がかなりがまん強くないかぎり困難である．しかし，これができればthe bestである．一般的には医師が食事療法に理解があり，かつ栄養士の協力が得られ，患者が必要性を十分理解しているという条件でBが可能であろう．ここまでのラインが守れれば腎機能の低下をかなり抑えることができよう．実際の医療の現場ではBのコンプライアンスのやや悪い患者，エネルギー摂取が不十分な患者が大多数であろう．現在の保険医療体制では，十分患者と話す時間をつくることも困難であり，チーム医療を組むことも経営上難しい．患者の自己管理の場をつくっていくための方法として，いわゆる"取手方式"[1]は評価されてもよいであろう．図6.3Cは病識をもたすことで，いくらか自己の生活管理が行われることを期待する程度であろう．Bでも患者の把握が悪いといつでもCに転落することに常に注意すべきである．

なお，自然食で考える場合，たんぱくを制限した結果不足分のエネルギーを糖質と脂質のいずれを主として補うべきであろうか．慢性腎不全患者ではリポプロ

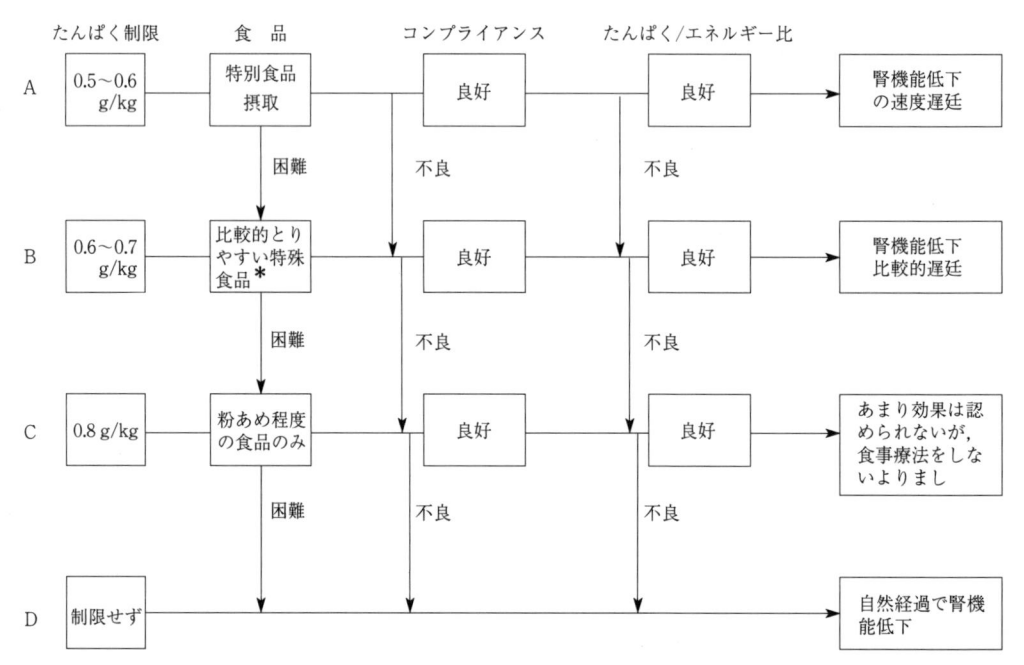

*吟醸酒を作る米粒を半分にまで磨く方法で得た米はたんぱく含量が半分，リンは1/3まで減っていて，かつ食べやすい．"ゆめごはん"など加工米もたんぱくが半分くらいになっている．

図6.3 たんぱく制限と予後

テインリパーゼ（lipoproteinlipase, LPL）活性が低下して中性脂肪の分解能が低下し，IV型高脂血症になりやすい．そのため粉あめのような糖質はなるべく避け，脂質とくに不飽和多価脂肪酸を用いるのがよい．これによりHDL-コレステロールも上昇するので，脂質代謝面からも望ましい[2]．問題は，老人は脂っこいものを好まないこと，若い人でも揚げものが続くと鼻について食べられなくなるという点で，工夫を要する．

b）食　塩

食塩制限は高血圧の存在，心循環系疾患，浮腫の有無に強く左右される．これらの疾患症状がなければ，当初付加食塩で7～8g，たんぱく0.6～0.7g/kg食になる時点で5g/日とする．頭記の条件が存在する場合は当初より5g/日，可能ならば3g/日とするが，3g/日というのは非常に実行困難な指示である．そのためエネルギー摂取が落ちたんぱく/エネルギー比が悪化し，さらにコンプライアンスも悪化することが多い．むしろループ利尿薬を多目に使用して，尿中へのNa排泄を図るほうが現実的である．

c）Ca，P，Mg

Pの過剰摂取はたんぱく質同様，腎機能を悪化させるとの報告があり注目されている[3]．問題は図6.4に示すように，食品のたんぱく含量とP含量はきわめて高い相関にあり，Pを減らしながらたんぱくは必要量を摂取するというのはかなり困難なことである．

一方，Caの摂取量が不足していることは従来より知られている．図6.4に示すようにCa含量はPよりもたんぱく含量との相関が低く，Caを多く含む食品を選択する余地がある．慢性腎不全患者は高リン低カルシウム血症の傾向になると副甲状腺ホルモン（PTH）の分泌をうながし，かつ残り少ない腎の$1,25(OH)_2D_3$生成にも阻害的に働き，腎性骨異栄養症をまねく．また，Pの過剰はアシドーシスの一因ともなり，これも骨の脱灰に働く．そのような合併症予防の見地からもPの摂取を抑えCaの摂取を上げなければならない．ただ注意しなければならないのはMgである．食品で不十分であれば$CaCO_3$服用とするとP値も下げる効果がる．しかし，最近の研究では血中Ca/Mg比が高いほど動脈硬化のリスクが上昇するといわれている[4]．Caを摂取させる場合Mgにも目を向けて欲しいものである．

d）Fe，微量元素

慢性腎不全患者の貧血は正球性正色素性であるが，時に小球性のものがあり鉄欠乏性であることが多い．ことに女性で生理がある場合は鉄分をとるよう指導するべきであろう．近年，保存期腎不全の腎性貧血にエリスロポエチンが使用されるようになり，そのときは急速に鉄が造血のため使用される．しかし，その使用量が膨大なため食品による経口摂取では間に合わないので，医師の鉄剤使用が必要となる．

わりあい気のつかないものに微量元素，とくに亜鉛（Zn）の欠乏がある．症状としては味覚異常（最もひどいと砂をかむようなという場合もある）と皮膚症状であるが，皮膚症状はまずみられることはない．Znは正常人でも摂取量が必要量ぎりぎりなので，腎不全患者のように食事制限がある場合には起きやすい．ふだんからZn含有量の比較的多いものをすすめておくのがよい．

(2) 2次性慢性腎不全の食事療法

第1に問題になるのは糖尿病性腎症である．これには2つの議論がある．

1つは，高糸球体濾過率（GFR）が糸球体硬化を促進するのでたんぱく質の制限が必要だというもので，2つ目は，糖尿病のためのエネルギー制限がたんぱく/エネルギー比を悪化させてたんぱくの異化作用を亢進させるというものである．

Brennerら[5]のラットを用いた実験では，高たんぱく食にしてGFRを増加させると糸球体の硬化が促進されるという．ただし，ヒトでの成績はなく，ラットの成績がヒトにあてはめられるかどうか疑問であるが，もともと糖尿病患者ではGFRが高いので安全の

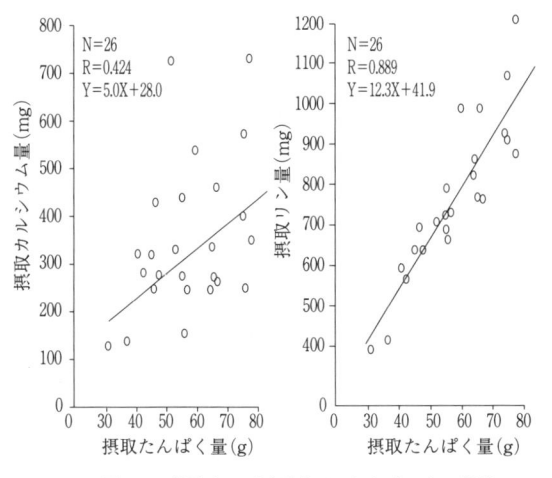

図6.4 摂取たんぱく量とCaおよびPとの相関

ためたんぱくは制限したほうがよいと考えられる．時期は腎機能がまったく正常のうちから0.8g/kg/日程度とし，腎機能の低下をみたら0.6〜0.7g/kg/日としたい．第2のポイントは明白である．表6.11の考え方に従っていただき，糖尿病のほうはインスリンでコントロールすることになる．もちろん理想体重になっていない肥満の人はゆっくり減量してもらうのは当然であるが．

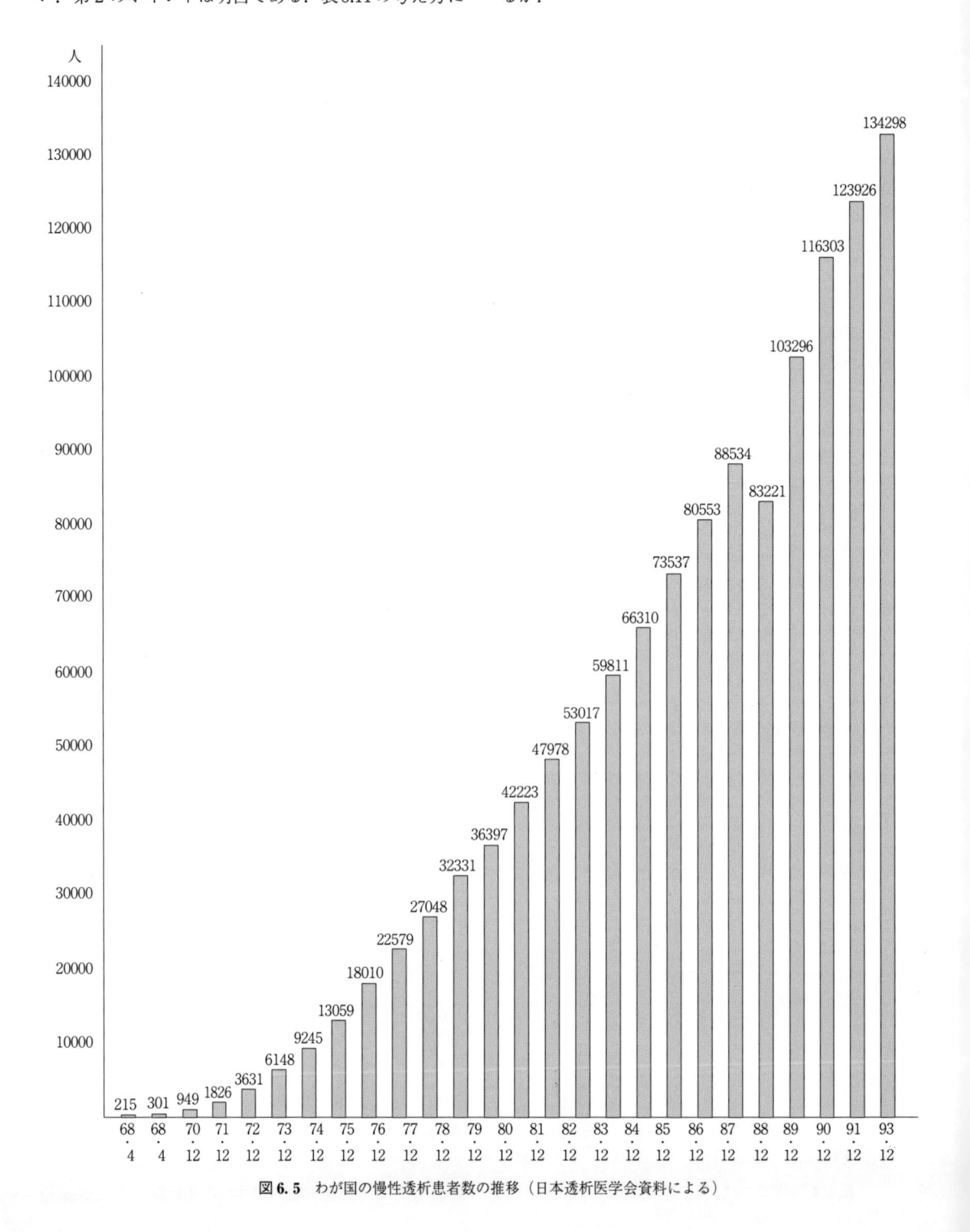

図6.5 わが国の慢性透析患者数の推移（日本透析医学会資料による）

膠原病では特別のことはない．動脈硬化症による腎硬化症は，悪性腎硬化症を除き進行は緩徐でかつ高齢者である．したがって，あまり強い制限では必要性と患者の受け入れに問題がある．あまり強い制限を行うとはなはだしくコンプライアンスが悪く，かつエネルギー摂取が極度に低下して，かえって悪化することがあるので注意を要する．

b. 非代償期慢性腎不全

血液浄化療法を受けないと生命維持が不可能な患者は図6.5に示すように年々増加の一途をたどっており，1995年末現在で15万人を越えている．ほとんどが血液透析患者で，CAPDという家庭腹膜透析の人は少ない．

(1) 血液透析患者の食事療法

最近は透析機器主としてダイアライザの性能が著しく向上したため，10年ほど前に比して制限は少なくなり，場所によっては自由食といって普通食としているところもある．しかし，人工透析の限界は厳としてあり，自由食というのは明らかに誤りである．まず，摂取した食塩は細胞外液中にとどまるため，循環血漿量の増加をまねき容量依存性高血圧をもたらし，心肥大をもたらす．したがって，付加食塩は高血圧患者で3〜5g/日，循環系に異常のない患者で7〜8g/日を目標とする．

ダイアライザの性能が上がり尿素窒素やクレアチニンの除去率がよくなったため，つい安心してたんぱく質を制限なしに摂取する傾向があるが，血中Pは明らかに上昇している．与薬ではこの血中Pは十分に下がらないので，Pの供給源であるたんぱくを0.8/kg/日ほどに少なくとも制限すべきであろう．

(2) CAPDの食事療法

CAPDは1日4回2000mlの透析液を腹腔から出し入れするため，透析液中に1日数gのたんぱくが喪失する．体にたまった水分をぬくため高張の透析液を使うと腹膜への刺激が強く腹膜が肥厚し，溶質の透過性が落ちてくる．こうしたことから，低たんぱく血症にならない程度の十分なたんぱく（0.8〜1.0g/kg/日）を摂取することは必要になる．塩分に対しては，人工透析同様，あるいはそれ以上に厳しくする必要がある．

文　献

1) 椎貝達夫（編）：食事療法を中心とした腎不全治療，東京医学社，東京，1993.
2) 米田富子，野口球子，城井美子，ほか：慢性腎不全患者の高中性脂肪血症改善に関する研究（第2報）．栄養学雑誌 **43**: 35-42, 1985.
3) Shichiri M, Nishio Y, Ogura M, Marumo F: Effect of low-protein, very-low-phosphorus diet on diabetic renal insufficiency with proteinuria. Am J Kidney Dis **18**: 26-32, 1991.
4) Davis WH: Monotherapy with magnesium increases abnormally low high density lipoprotein cholesterol: A clinical assay. Current Therap Res **36**: 341-346, 1984.

〔丸茂文昭〕

献立の実際

(1) 腎不全保存期の食事

1) 2100〜2400 kcal
　　たんぱく質　　40 g
　　　　　　　　低P
　　Mg（初期の段階で欠乏しない方向で，基準量に近づけるように）（表6.12参照）
　　塩分　　5 g
2) 1800〜2100 kcal
　　たんぱく質　　30 g
　　　　　　　　低P
　　　　　　　　低K（40mEq）
　　塩分　　5 g

食事療法をつづけていくうえで当事者の生活環境によってかなり問題が違ってくるかと思われるが，3食とも家庭でとれない場合をとりあげてみた．

外食と弁当（昼）をどのように選択するか，1日を1/3に分割すると，

表6.12　Mgを含む食品

食品名	含有量 (mg/100g)	1回使用量 (g)	含有量 (mg)	たんぱく質 (g)
こんぶの根（風乾）	930	3	28	—
わかめ（〃）	900	2	18	—
こんぶ（〃）	870	10	87	—
茶ごま	390	3	12	0.6
納豆	73	40	29	6.6
ほうれんそう	57	60	34	2.0
大正えび	50	30	15	6.2
さつまいも	46	80	37	1.0
あじ	34	60	20	11.2
いさき	33	100	33	17.2
しゅんぎく	31	60	19	1.7

表 6.13 腎臓病用特殊食品の栄養価

(100 g あたり)

食品名	エネルギー(kcal)	たんぱく質(g)	リン(mg)	カリウム(m)	備考
精白米	356	6.8	140	110	普通食品
特精米	370	4.0	32	35	
でんぷん米	344	0.3	17.5	4	
普通ごはん	148	2.6	30	27	普通食品
ゆめごはん	169	0.9	17	1	
低たんぱくごはん (特精米70%, でんぷん米25%)	150	1.4	16	2	
もち	235	4.2	50	43	普通食品
低たんぱくもち	233	2.0	10	12	
でんぷんもち	271	0.1	16	5	1個45g
干しうどん	360	12.0	250	40	普通食品
げんたうどん	369	2.8	49	44	
でんぷんうどん	353	0.9	27	20	
干しそば	360	12.0	250	240	普通食品
げんたそば(乾)	345	3.0	55	90	
げんたそば(ゆで)	111	1.0	10	4	
でんぷんめん スパゲッティ	374	0.3	19.2	4.7	
きしめん	349	0.4	23.5	4.9	
低たんぱくめん	350	2.0	25	40	
小麦粉(薄力粉)	368	8.0	70	120	普通食品
低たんぱく小麦粉	365	5.5	47	86	
ホットケーキミックス	361	3.4	44	50	
ミックス粉	407	3.7	45	135	
でんぷん小麦粉	351	0.4	39.3	6.4	
でんぷんせんべい	384	0.9	51.2	26.9	
(のり)	381	1.1	53.1	41.7	
でんぷんクラッカー	388	0.4	37.6	4	
粉あめ	150	1.4	16	2	
マクトンプチゼリー	50		1	13	1個27.5g
ジャネフグレープフルーツゼリー	43	0.05		13	1個
アガロリー	100			2	1個
シルキー80	84	1.0	11	34	1個80g
ハイカロ120 グレープゼリー	120	0.1	2	26	1個84g
いちごシャーベット	120	0.1	3	20	1個82g
マクトンビスキー	100	0.6	6	8	1袋18.6g
サンドビスケット	31	0.3	3.6	5.1	1枚6g
マクトンM740	782	2.7		1.0	1個

1) エネルギー 700 kcal
   たんぱく質 13 g
   リン 200 mg
   塩分 2 g
2) エネルギー 700 kcal
   たんぱく質 10 g
   リン 200 mg
   塩分 2 g

(2) 外食のとりかたの注意

外食はたんぱく質が少ないと思われるものを選ぶ.エネルギーは不足すると思われるため,それを補うように職場でおやつ形式のものを補充する.

栄養価の算出は食品成分早見表を使用している.食品交換表を使用すると主張される人もいようが,この方法で十分である.当事者または家族の納得も得られる.

腎臓病用特殊食品の栄養価を表6.13に示す.

(3) 飲酒について

飲みすぎは細胞内脱水の原因になる.また筋肉のクレアチン,リン代謝が亢進してくる.エネルギーが消費されるだけでなく,血中クレアチニン値の上昇という事態が生まれる(佐中[4]).

文 献

1) 阿部 裕 小坂樹徳(監修),中島泰子,安東明夫,折田義正(編集):食品成分早見表,p 327,医歯薬出版,東京,1993.
2) 科学技術庁資源調査会(編):日本食品無機質成分表,p 205,大蔵省,1993.
3) 橘 裕司:でんぷん製品をおいしくたべる新しい調理法と工夫.地域保健108,1992.
4) 佐中 孜:どのような日常生活がよいか.慢性腎不全保存期のケア,p 197,医学書院,東京,1992.
5) 香川芳子(監修):カロリーガイドブック,p 192,女子栄養大学出版部,東京,1994.

献立表 6.2 腎不全

（1） 外食（1 食分）のとり方
（エネルギー 700 kcal, たんぱく質 13 g, リン 200 mg, 食塩 2 g）

	献立名	食品名	分量 (g)	エネルギー (kcal)	たんぱく質 (g)	P (mg)	NaCl (g)	備考
①	チャーハン ハイカロ120 あんずシャーベット	チャーハン あんずシャーベット	82	574 120	13.0 0	0.4	1.9 —	文献5
②	ビビンバ みつ豆	ビビンバ みつ豆		497 185	10.7 3.0		1.7 0.2	文献5 文献5
③	肉南蛮 うどん 紅茶 クラッカー	紅茶 粉あめ でんぷんクラッカー いちごジャム	180 30 30 15	404 — 114 116 39	13.1 0.4 — 0.1 0.1	5 — 11 2	4.6 つゆを抜い — — —	文献5
④	ファミリーレストランの揚げぎょうざ マクトンゼリー 杏仁豆腐	マクトンゼリー 2個 杏仁豆腐 粉あめ	50 30	296 200 135 114	11.8 0.3 1.8 0	7 ∅	1.1 — —	文献5 文献5
⑤	すし（回転ずし） ポテトチップス りんごジュース フルーツゼリー	細巻(かっぱ)5個 〃(かんぴょう)5個 にぎり(いか)2個 のり巻(太)2個 ポテトチップス りんごジュース フルーツゼリー2個	25 200 24	90 106 73 123 139 88 86	2.0 2.1 4.3 3.0 1.1 0.4 0.1	2.5 18	(0.3) (0.6) (0.3) (0.6) (0.2) —	

（2） 弁当（1 食分）の献立
（エネルギー 700 kcal, たんぱく質 13 g, 低リン, 食塩 2 g）

	献立名	食品名	分量 (g)	エネルギー (kcal)	たんぱく質 (g)	P mg	NaCl (g)	備考
①	卵サンド 紅茶 ポテトチップス	食パン バター からし粉 卵 マヨネーズ きゅうり パセリ ピクルス ティーバッグ 粉あめ ポテトチップス(ハウス)	60 10 50 20 20 5 30 25	156 76 81 140 2 5 — 114 131	5.0 ∅ 6.2 0.3 0.2 ∅ — — 0.8	42 1 100 6 7 ∅ — — 25	(0.8) (0.2) (0.2) (0.4) — ∅ (0.5)	
②	米飯 野菜 いため 菊花かぶ サラダ カフェオレ	でんぷん米 うるち米 油 豚ばら肉 しょうゆ 酒 キャベツ たまねぎ にんじん ピーマン こしょう かぶ ゆず酢,砂糖 はるさめ みかん缶 きゅうり ロースハム マヨネーズ コーヒー 牛乳	25 40 8 20 3 3 100 50 15 20 50 3 10 20 20 10 15 100	86 142 74 83 2 3 24 18 5 4 9 12 34 12 2 20 105 63	0.1 2.7 0 2.6 0.2 8 1.4 0.5 0.2 0.2 0.5 — — 0.1 0.2 1.6 0.2 3.1	4 56 0 19 4 ∅ 27 15 6 5 12 — 2 2 7 25 4 95	— — (0.5) (0.3) (0.3) (0.1)	
③	揚げ ぎょうざ なの花 からし和え 野菜 　炒め煮 果物 クッキー	6個(ニチレイ) 油 なの花 からし粉 油 だし,あげ さといも こんにゃく にんじん ごぼう さとう しょうゆ りんご マクトンビスキー	 10 40 5 10 50 30 20 30 5 5 100 18.6	290 92 12 46 39 30 — 6 25 20 4 50 100	6.4 — 1.6 — 1.9 1.3 ∅ 0.2 0.9 — 0.5 0.2 0.6	 32 23 21 2 7 20 — 10 8 6	(1.2) (1) 	文献5

(3) 2100〜2400 kcal 食−1

	献立名	食品名	分量(g)	エネルギー(kcal)	たんぱく質(g)	P(mg)	Mg(mg)	NaCl(g)	備考
朝食	米飯	米飯	100	148	2.6	30			
	みそ汁	だし干わかめ	2	—	0.3	8	18	(0.3)	
		さや	10	3	0.3	7	3	—	
		みそ	10	19	1.3	17		(1.2)	
	納豆	納豆	40	80	6.6	76	29		
		ねぎ	10	3	0.1	2	1		
		からし粉	少々						
		しょうゆ	3	2	0.2	4	—	0.5	
	いためもの	油	10	92	0	0			
		豚三枚肉	10	42	1.3	10			
		ほうれんそう	60	17	2.3	36	34		
		こしょう							
間食	桃ネクター	桃ネクター	200	110	0.4	8	—	—	
昼食	盛りそば	低たんぱくそば(乾)	100	345	3.0	55	—	—	げんたそば
		そばつゆ大さじ1	17	20	1.0	15	—	1.6	げんたつゆ
		もみのり	1						
		しその葉	1	0	0	1	1	—	0
		みょうが	5	1	0.1	1			
		おろしわさび	3	2	0.1	2	—		
		ごま	3	17	0.6	16	11	—	
	天ぷら	かき(20g×5)	100	78	9.7	130	39		
		ししとう2本	6	2	0.1	2	—		
		でんぷん小麦粉	50	176	0.2	20			
		油	15	138	0	0			
間食	抹茶	抹茶	2	—	0.6	7	3	—	
	干菓子	らくがん	30	118	0.6	8			
夕食	雑煮風	だし 低たんぱくもち3個	135	300	0.2	17	—	—	
		だいこん	10	2	0.1	2	—		
		生しいたけ	5	—	0.1	—	1	—	
		とりもも肉	10	24	2.0	14	2	—	
		しょうゆ	8	5	0.6	11	—	(1.2)	
	ごまあえ	しゅんぎく(ゆで)	60	14	2.2	29	19		
		ごま	5	29	1.0	27	20	—	
		砂糖	3	12	—	—	—		
	さつまいも バター煮	さつまいも	100	123	1.2	44	46		
		りんご	20	10	0	2	—		
		バター	10	76	0	1	—	(0.2)	
		シナモン	少々						
	ビール	ビール(1/3本)	211	82	0.8	14	13	—	文献4
	揚げせんべい	でんぷんきしめん	30	106	0.1	13	—		
		油	10	92	0	0	—		
	合計			2288	39.7	629	240	5.0	

(4) 2100〜2400 kcal 食−2

	献立名	食品名	分量(g)	エネルギー(kcal)	たんぱく質(g)	P(mg)	Mg(mg)	NaCl(g)	備考
朝食	クロワッサン	クロワッサン	30	129	2.0	21	—	(0.6)	
	ポテトサラダ	ポテト	50	39	1.0	28	10	—	
		たまねぎ	10	4	0.1	3	1	—	
		きゅうり	20	2	0.2	7	3	—	
		マクトンM740	10	78	0.3	—	—	—	
		マヨネーズ	15	105	0.2	4	—	(0.3)	
	果物	いちご	80	28	0.7	22	11	—	
		生クリーム	30	130	0.6	15	1	—	
		砂糖	15	58	0	0			
	ミルク紅茶	牛乳	100	63	3.1	95	10	(0.1)	
		紅茶							
		粉あめ	30	114	—	—	—	—	
昼食	焼うどん風	でんぷんきしめん	100	349	0.4	24	—	—	文献3
		油	10	92	—	—	—	—	
		たまねぎ	30	11	0.3	9	3	—	
		ピーマン	20	4	0.2	5	2	—	
		キャベツ	50	12	0.7	14	7	—	
		長ねぎ	20	5	0.2	4	2	—	
		にんじん	10	3	0.1	4	1	—	
		牛ひき肉	30	88	5.4	76	6	(0.1)	
		さや	10	3	0.3	7	3	—	
		濃縮ソース	10	12	0.1	2	—	(0.6)	
	酢のもの	しめじ	30	—	1.1	48	4	—	
		くらげ	10	3	0.6	40	—	(0.5)	
		かに缶	30	17	3.8	36	—	(0.5)	
		かいわれだいこん	10	2	0.7	7	4	—	
		酢,砂糖,しょうが	3	12	—	—	—	(0)	
	マクトン プチゼリー	マクトンプチゼリー (ピーチ,マスカット) 2個	55	100	0	3	—	—	
夕食	米飯	特精米	75	278	3.0	24	—	—	
		でんぷん米	25	86	0.1	4	—	—	
	キムチ鍋	ごま油	5	46	—	—	—	—	
		とりからスープ							
		とり肉	20	36	3.9	28	3	0	
		えのきたけ	30	—	0.8	24	5	—	
		だいこん	50	9	0.4	11	8	—	
		にら	30	6	0.6	10	3	—	
		はくさいキムチ	50	15	1.2	28	—	(1.8)	
	涼拌墨魚	きゅうり	30	3	0.3	11	4	—	
		かぶ	30	5	0.3	7	7	—	
		干しわかめ	2	—	0.3	8	18	(0.3)	
		いか	20	15	3.1	34	9	(0.2)	
		酢,砂糖	3	12	—	—	—	—	
		サラダオイル	3	28	0	0	—	0	
	デザート	くず粉団子	20	69	0	2	—	—	
		みかん缶	20	6	0.1	2	1	—	
		黒砂糖	15	53	0.3	1	5	—	
		砂糖	10	38	0	0	—	—	
	合計			2168	36.0	627	125	5.0	

(注) Mgを意識しないで献立作成すると数値は低くなる.

(5) 1800～2100 kcal 食-1

	献立名	食品名	分量(g)	エネルギー(kcal)	たんぱく質(g)	P(mg)	NaCl(g)	備考
朝食	米飯	特精米	75	278	3.0	24		
		でんぷん米	25	86	0.1	4		
	みそ汁	だし焼ふ	2	8	0.6	1		
		万能ねぎ	5	1	0.1	2		
		みそ	10	19	1.3	17	(1.2)	
	大根の	ごま油	2	18	0	0	—	
	べっこう煮	だいこん	80	14	0.6	18	—	
		酒	5	5	φ	φ	—	
		しょうゆ,七味唐辛子	5	4	0.5	10	(1)	
		砂糖	3	12	—	—	—	
	焼きのり	焼きのり	1	—	0.4	6	φ	
昼食	たらこスパゲティ	でんぷんスパゲティ	100	347	0.3	19	—	文献3
		たらこ	20	23	5.0	78	(1.3)	
		レモン汁	10	2	0	1		
		マヨネーズ	15	105	0.2	4	(0.3)	
		かいわれだいこん	10	2	0.2	7	—	
		干しのり	0.5	—	0.2	3	—	
	なの花ひたし	菜の花	40	12	1.6	32	—	
		ごま	2	12	0.4	11	—	
		だししょうゆ	3	2	0.2	4	(0.5)	
	焼きりんご	りんご	200	100	0.4	16	—	
		マーガリン	10	76	φ	1	(0.2)	
		砂糖	15	58	0	φ	—	
	クッキー	マクトンクッキー	18.6	100	0.6	6	—	
間食	ヨーグルト	ヨーグルト	100	84	4.0	110	—	
		ブルーベリージャム	15	39	0.1	2	—	
		ミントの葉						
夕食	フルーツカレー	ゆめごはん	180	304	1.6	31	—	
		牛すね肉スープ					—	
		キャベツ	10	2	0.1	3	—	
		たまねぎ	10	4	0.1	3	—	
		にんじん	10	3	0.1	4	—	
		ピーマン	10	2	0.1	3	—	
		セロリー	10	1	0.1	3	—	
		りんご	20	10	φ	2	—	
		パインアップル	20	12	0.1	1	—	
		バナナ	20	17	0.2	4	—	
		牛赤身ひき肉	20	26	4.2	68	(0.1)	
		油	10	92	—	—	—	
		バター	5	37	φ	1	(0.1)	
		唐辛子,ターメリック,フェンネル,セージ,コリアンダー,カルダモン,オレガノ,ローズマリー						
	ほたて貝サラダ	だいこん	50	9	0.4	11	—	
		ほたてがい缶	30	33	6.7	51	(0.4)	
		サラダオイル,酢,こしょう	5	46	—	—	—	
	合 計			2005	33.5	562	5.1	

(6) 1800～2100 kcal 食-2

	献立名	食品名	分量(g)	エネルギー(kcal)	たんぱく質(g)	P(mg)	NaCl(g)	備考
朝食	米飯	ゆめごはん	180	304	1.6	31	—	
	みそ汁	だしはくさい	40	5	0.4	14	—	
		油揚げ	3	12	0.6	7	—	
		みそ	10	19	1.3	17	(1.2)	
	おろしあえ	だいこん	50	9	0.4	11	—	
		しらす干し	8	14	3.0	47	(1.0)	
	オクラ納豆	オクラ	30	10	0.7	18	—	
		ごま	1	6	0.2	6	—	
昼食	もちベーコン巻オーブン焼サラダ	でんぷんもち2個	90	200	0.1	11	—	
		ベーコン	30	66	5.0	78	(1.0)	
		あさつき	5	1	0.1	2	—	
		エンダイブ	10	1	0.1	2	—	
		きゅうり	20	2	0.2	7	—	
		たまねぎ	10	4	0.1	3	—	
		プチトマト	10	2	0.1	5	—	
		パセリみじん	少々					
		オリーブオイル	5	46	0	0	0	
		ワインビネガー	3	1	φ	φ	φ	
		こしょう						
	フルーツゼリー	パインジュース	100	49	0.3	5	—	
		ゼラチン	1.3	4	1.2	φ	φ	
		生クリーム	30	130	0.6	1.5	—	
		砂糖	4	15	0	φ	—	
間食		デニッシュペストリー1個	40	160	2.0	30	0.5	
		はちみつ	30	88	0.1	2	—	
		レモン,水	少々					
夕食	うどん	でんぷんうどん	100	369	2.8	49	0	
		濃縮つゆ	15	17	0.9	15	(1.4)	げんたつゆ
		のり	1	—	0.4	6	φ	
		あさつき	5	1	0.1	2	—	
		ごま	5	30	1.0	28	—	
	きすはるさめあげ	きす	30	29	5.8	57	(0.1)	
		生しいたけ	10	—	0.2	3	—	
		しその葉	1	φ	φ	1	—	
		ピーマン	20	4	0.2	5	—	
		でんぷん小麦粉	20	70	0.1	8	—	
		はるさめ	10	34	φ	2	—	
		油	15	138	0	0	—	
	クラッカー	でんぷんクラッカー	20	78	0.1	8	—	
		レーズンバター(雪)	10	60	0.2	4	(0.1)	
	ウイスキー	ウイスキー	30	69	0	0	0	
		氷						
	合 計			2047	29.9	495	5.3	

〔福山啓子〕

6.3 急性腎炎

急性腎炎は現在は急性腎炎症候群としてとらえられ，急性に発症する血尿，たんぱく尿，腎機能低下，高血圧などの症状すべて，またはいずれかを呈する疾患群である．その多くは溶血性レンサ球菌（溶連菌）感染後腎炎であるか，IgA腎症や膜性増殖性腎炎などの慢性腎炎やループス腎炎，半月体形成性腎炎などが含まれており，腎生検による診断を含めた厳密な鑑別が必要である．

急性腎炎は急性感染症の症状から1～2週間の潜伏期の後，症状を呈してくる急性発症の腎炎である．原因菌としてはA群ベータ溶連菌が最も一般的であるが，その他，ブドウ球菌やウイルスなどでも急性腎炎を起こすといわれている．急性腎炎は原因菌そのものが腎に炎症を起こす感染症ではなく，原因菌を抗原として生体内に抗体が形成され，その抗原抗体複合物（immune complex）が腎糸球体に沈着して腎炎を発症すると考えられている．急性腎炎は小児に多く，5～8歳が好発年齢とされているが，内科領域でもしばしばみられる．しかし，最近は細菌感染症そのものの減少とともに急性腎炎の発症は減少している．

a. 臨床症状

通常，咽頭や皮膚などの溶連菌感染後1～2週，平均10日で肉眼的血尿，浮腫，尿量減少，高血圧などの症状で発症する．急性感染症の後，2，3日で血尿などの症状を呈するものはIgA腎症など慢性腎炎の急性増悪であることが多い．浮腫は本症の主要徴候の1つであり，起床時の眼瞼にみられる．まれにネフローゼ症候群を呈することがあるが，その場合は浮腫は高度であり，胸水や腹水の貯留も認められることがある．高血圧は通常軽度か中程度であるが，まれに高血圧性脳症や心不全を呈するような高度な高血圧を呈する場合もある．腎機能は病初期に低下するが，ほとんどの例では2～4週間で正常化する．まれに急性腎不全を呈したり，急速進行性腎炎の経過をとり，数週間の経過で末期腎不全に移行する場合もある．

b. 検査所見

尿検査では血尿は必発である．肉眼的血尿であることも多い．また，たんぱく尿もほとんどの例で認められるが，ネフローゼ症候群を呈するような大量なたんぱく尿はまれである．溶連菌感染を示すASLO値は70％以上の例で有意な上昇を認める．血清補体価（CH50）やC3濃度は急性腎炎においては特異的な変化を示し，95％以上の例で低下し，約8週間持続する．腎機能は病初期には糸球体濾過値の低下が認められるが，腎血漿流量は通常変化しない．血中尿素窒素（BUN）や血清クレアチニンは病初期に一過性に上昇することが多い．

c. 病理組織像

光学顕微鏡では糸球体の腫大と著明な細胞増殖が認められるのが特徴である（図6.6）．メサンギウム細

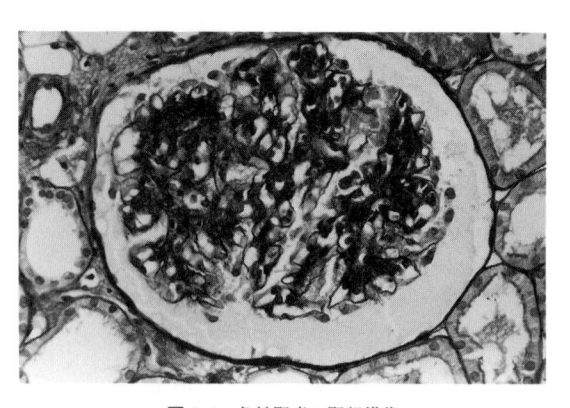

図6.6 急性腎炎の腎組織像
糸球体の著明な細胞増殖が観察される．

胞の増殖のほかに多核白血球の浸潤が認められる．5～10％の例において半月体がみられることがあり，半月体の多い例では急速進行性腎炎の経過をとり末期腎不全に至ることもある．蛍光抗体法では糸球体毛細管壁にそってIgGとC3の微細顆粒状の沈着を認める．ある程度，時間がたってからの腎生検ではIgGの沈着がなくC3のみが認められることもまれではない．電子顕微鏡では急性腎炎に特徴的な"hump"と呼ばれる上皮細胞下の沈着物が認められ，これが抗原抗体複

d. 治　療

　急性腎炎は自然治癒の経過をとるのが一般的であり，対症療法が行われる．急性腎炎の療養には安静が必要であり，入院治療が一般的である．発症から2～4週間で浮腫が消失し，血圧，腎機能が正常化した後，徐々に運動量を増やしていく．腎組織像が完全に回復するのに6か月から1年かかるといわれており，この間は激しい運動や妊娠は避けるように指導する．溶連菌感染に対してペニシリンが投与されるが，ペニシリンが急性腎炎の発症の予防や，急性腎炎の進行を抑制するか否かについては未だ確定されていない．副腎皮質ホルモン剤は一般には使用されない．しかし，急速進行性腎炎の経過をとる場合は副腎皮質ホルモンの大

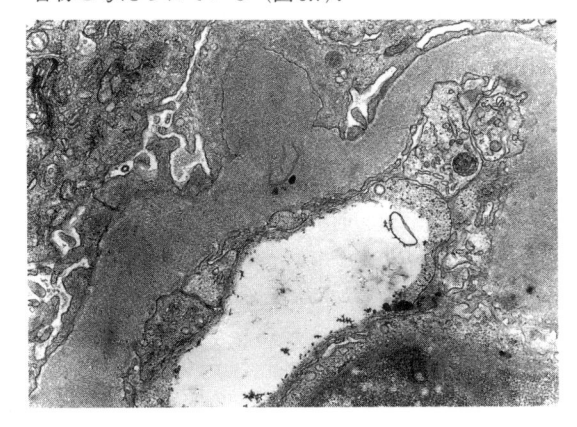

図 6.7　急性腎炎の電顕像
糸球体上皮細胞下に"hump"といわれる沈着物が観察される．

表 6.14　腎臓病食の区分

たんぱく / 添加食塩	A	B	C	D	E
0	A₀ 急性，急速進行性腎炎の乏尿期、急性腎不全の乏尿期				
1		B₁ 急性腎炎，急性腎不全の利尿開始期，慢性腎不全の乏尿期	C₁ ネフローゼ症候群の乏尿浮腫期（腎機能50％以下）		E₁ ネフローゼ症候群の乏尿浮腫期（腎機能50％以下）
2		B₂ 慢性腎不全の尿量減少期	C₂ 急性腎炎の回復期　急性および慢性腎不全	D₂ 慢性腎不全	E₂ ネフローゼ症候群の利尿期
3		B₃ 急性腎不全，慢性腎不全の多尿期	C₃ 慢性腎疾患（腎機能50％以下），急性腎不全の回復期	D₃ 急性腎炎の治癒期，慢性進行性で腎機能50％以上，ネフローゼ症候群の寛解期	E₃ ネフローゼ症候群の浮腫消失期　慢性腎不全
4				D₄ 慢性腎疾患（腎機能50％以上）	

たんぱく量（g/kg・体重/日）

対象＼区分	A	B	C	D	E
成　人	<0.2	0.5	1.0	1.25	1.5
学　童	<0.3	1.0	1.5	2.0	2.5
幼　児	<0.5	1.2	2.5	3.0	3.5
乳　児	<0.6	1.5	3.0	3.5	4.0

添加食塩量（g/日）

対象＼区分	0	1	2	3	4
成　人	0	0～3	3～5	5～8	8～10
学　童	0	0～2	2～3.3	3.3～5.3	5.3～6.6
幼　児	0	0～0.3	0.3～1.3	1.3～2.1	2.1～2.6
乳　児	0	0～0.2	0.2～0.3	0.3～0.5	0.5～0.7

［注］
1. □□□は透析療法実施期を示す．
2. 慢性腎疾患とは慢性腎炎，慢性腎盂腎炎，腎硬化症など．
3. 慢性腎炎の急性憎悪の場合は急性腎炎に準ずる．
4. ネフローゼ症候群で腎機能が50％以下の場合は，必要により腎不全食を考慮する．
5. 高血圧を合併する場合は食塩量を適宜制限する．
6. 食塩喪失性の場合は，さらに食塩を与えなければならない．
7. カリウムおよび水分量については病態に応じ増減する．
8. たんぱくは生物価の高いものを与えることが望ましい．
9. 摂取エネルギーは所要量を目標とする．

量投与（パルス療法）や免疫抑制薬や抗凝固薬と組み合わせて用いられる．病初期に尿量が少なく，浮腫が著明であればフロセミドなどの利尿薬が用いられる．また，高血圧が高度であれば降圧薬が投与される．

e. 予　　後

急性腎炎の予後は一般に良好であり，たいていの例は1～2か月の経過で治癒に向かう．最終的には小児では90％以上，成人では60％以上で治癒するとされている．

f. 食事療法

急性腎炎の食事療法の基本方針は病初期の乏尿，浮腫のある時期には食塩と水分の摂取を制限する．また，血中尿素窒素が高ければたんぱく質の摂取を制限するということである．

1977年，日本腎臓学会第1次栄養委員会は腎疾患の病態の変化や治療法の多様化に対応して表6.14に示すような腎臓病食の区分を行っている．横軸のA～Eはたんぱく質の摂取量を表し，縦軸の0～4は食塩摂取量を表している．このうち急性腎炎については，病状の軽快に従ってA_0-B_1-C_2-D_3と食事の制限を緩和してゆく．急性腎炎の極期では乏尿，浮腫，高血圧が認められA_0食となる．A_0食は成人でたんぱく質$0.2g/kg$体重以下とし，食塩は0gとする．水分摂取量は前日の尿量に不感蒸泄量として成人では1日約500～800mlを加えた量以下にする．利尿がついてくればB_1食に移行し，たんぱく質は$0.5g/kg$体重とし，食塩は3gまで制限を緩める．極期が過ぎ，腎機能や高血圧も安定したなら，食事はC_2に移行する．C_2ではたんぱく質は$1g/kg$体重，食塩は5gまでとし，水分摂取量は制限しない．腎機能や血圧も正常化しタンパク尿や血尿も消失し臨床的に治癒と考えられる時期は食事はD_3になる．たんぱく質は$1.25g/日$体重とし，食塩は8gまで増やす．

以上のように，この食事療法の区分は各病状に合わせてきめこまやかに配慮されている．しかし，最近はA_0を必要とされるほどの重症例は少なく，また，そのような例では一時的に透析療法を行うことが多い．上記の腎臓学会の食事表に基づいて筆者の施設では腎炎の食事をより簡略にして表6.15のように定めている．急性腎炎の極期では腎不全食Ⅱ度としてたんぱく質の摂取量を1日30g，エネルギー1600kcal，食塩は

表6.15　腎炎の食事療法－弘前大学病院約束食事箋

腎炎食
対　　象：急性並びに慢性腎炎・ネフローゼ症候群
目的及び趣旨：病腎の負担を軽減し，疾患の治癒または自然寛解を円滑にするため，食塩並びに蛋白質を制限する．

腎炎食Ⅰ度　急性腎炎回復期・慢性腎炎の高血圧型・ネフローゼ症候群固定期．
腎炎食Ⅱ度　慢性腎炎で軽度腎機能低下のあるもの．

分　類	エネルギー(kcal)	蛋白質(g)	食塩(g)	水分
Ⅰ度	2000	70	7	制限なし
Ⅱ度	2000	50	7	制限なし

腎不全食
対　　象：急性並びに慢性腎不全・人工透析患者・急性腎炎極期
目的及び趣旨：エネルギーは日常生活に差し支えのない程度とし，腎機能の低下を防ぐため蛋白質を制限する．また，食塩並びに水分も制限する．

腎不全食Ⅰ度　慢性腎不全（腎機能10～40％）
腎不全食Ⅱ度　急性腎不全・急性腎炎極期
腎不全食Ⅲ度　透析食

分　類	エネルギー(kcal)	蛋白質(g)	食塩(g)	水分
Ⅰ度	2000	70	7	制限なし
Ⅱ度	1600	30	7	尿量+800ml
Ⅲ度	2000以上	40～80	3～7	1000～1500ml

ネフローゼ食
対　　象：ネフローゼ症候群極期
目的及び趣旨：病腎の負担を軽減し，疾患の治癒又は自然寛解を円滑にするため高蛋白並びに食塩を制限する．

分　類	エネルギー(kcal)	蛋白質(g)	食塩(g)	水分
ネフローゼ食	2000～2200	80～90	7	制限なし

5g以下とし，水分摂取量は前日の尿量に不感蒸泄800mlを加えた量としている．治療食は残食があることが最もよくないことである．腎臓病の患者は食欲が低下しており，さらに食塩やたんぱく質の制限のため摂取量が少なくなることが多く，残食が問題になる．たんぱく質を制限したときにエネルギーが不足すると体内にあるたんぱく質が分解されて，高窒素血症は改善しないばかりでなく，かえって増悪し，逆効果になってしまう．減塩調味料や香辛料などを用い食欲をそそる工夫も大事である．また，この時期に高カリウム血症がみられれば生野菜や果物は制限するか，ゆでるか煮るかして食べるようにする．急性期が過ぎれば腎炎食Ⅰ度としてたんぱく質を70gまで増やし，エネルギー2000kcalとし，食塩は7g以下に制限するが水分は自由に摂取させる．

香辛料は以前は厳しく制限されていたが，現在ではむしろ適度の香辛料は治療食を食べやすくすることから，かえって好ましいと考えられている．

g. 特殊な病態の場合の食事療法

急性腎不全の合併例では食事療法だけでは治癒は困難であり，一時的に透析療法を行うことが多い．透析療法が行われると食事制限は緩められる．一部の例でネフローゼ症候群を呈することがあるが，この場合はネフローゼ食として高たんぱく食とする．また，まれに急速進行性腎炎の経過をとる場合があるが，この場合は積極的な薬物療法と長期の食事制限が必要である．

たいていの急性腎炎は治癒するものであるが，一部の例では1年以上経過してもたんぱく尿，血尿が持続し，臨床的に慢性化したと考えられる例が存在する．このような例に対しては腎機能低下や高血圧の有無ならびにその程度を正しく把握して食事療法を行うことが必要である．ただ単に，たんぱく尿，血尿が出ているというだけで，食事制限することは慎まなければならない．

文 献

1) 第1次栄養委員会報告，p 36，日本腎臓学会，名古屋，1977．
2) 弘前大学医学部附属病院給食委員会（編）：約束食事箋，pp 8-9, 1992．

〔小野寺庚午・山辺英彰〕

献立の実際

(1) 献立の作成

急性腎炎極期（乏尿，浮腫，高窒素血症）では，エネルギー1600 kcal，たんぱく質30 g，食塩5 g以下，水分量は前日の尿量＋不感蒸泄800 mlとする．

献立は腎臓病食品交換表（第6版）を用いて，表6.16のような単位配分で作成する．たんぱく質は良質（高たんぱく価）のものをとるようにし，エネルギーは脂肪，糖質で補うため油っこく甘いものが多い献立になりがちなので，おやつの形で提供すると食べやすい．また，腎臓病のための治療用特殊食品が市販されているので利用することも必要である．

急性腎炎回復期では，エネルギー2000 kcal，たんぱく質70 g，食塩7 g以下，水分量は自由にする．食品構成は表6.17に示す．比較的食事制限が緩和され，普通食に近い減塩食となる．

(2) 調理のポイント

○ 鮮度の高い材料を用い，持ち味を生かす．
○ 加工食品（漬物，佃煮，干物，塩魚，練り製品など）は避ける．
○ 減塩調味料を利用する．

表6.16 急性腎炎極期の単位配分

群	表	分 類	30 g
たんぱく質3 gを1単位	1	ごはん	3
	2	果物 種実 ゆでいも類	1
	3	ゆ で 野 菜	1
	4	魚・肉・卵 豆・乳および乳製品	5
100キロカロリー1単位	5	砂糖 粉あめ でんぷん	5
	6	油 脂 類	3
エネルギー (kcal)			1600
たんぱく質 (g)			30.0
塩 (g)			5
食品中の水分 (ml)			930
食品中のナトリウム (mg)			1700
食品中のカリウム (mg)			1700
単位合計			18.0

表6.17 急性腎炎回復期の食品構成

食品名	分量 (g)	エネルギー (kcal)	たんぱく質 (g)	脂質 (g)	糖質 (g)	水分 (ml)	ナトリウム (mg)	カリウム (mg)	備考
米 飯	600	888	15.6	3.0	190.2	390.0	12	162	たんぱく質を含む食品
小麦(製品)	20	67	1.8	1.2	2.9	4.7	123	21	
大豆製品	50	43	3.4	2.2	2.2	41.6	4	102	
魚介類	150	201	26.7	8.8	2.5	108.1	901	403	
獣鳥鯨肉類	70	141	13.0	9.0	0.4	46.6	109	191	
鶏 卵	50	81	6.1	5.6	0.4	37.3	65	60	
ゆで野菜類	250	62	3.7	0.5	11.7	230.7	20	592	
ゆでいも類	80	62	0.8	0.4	14.8	63.3	4	199	
果実類	100	50	0.5	0.1	12.9	85.5	1	198	たんぱく質を含まぬ食品
砂糖類	60	228			58.9	1.0			
植物油	30	276		30.0					
調理水									
計	1460	2099	71.6	60.8	296.9	1008.8	1239	1928	

減塩調味料でも量的に多く使用すると実質的には減塩にはならない．
- 食品の酸味（レモン，食酢）や風味（青じそ，のり，ごま，ピーナッツ）を生かす．
- 味つけは，すべての料理を薄味にするのではなく，1品だけポイントをつけ味を濃くすると食べやすい．
- 料理にあった温度で食べられるように配慮する．
- 少量の香辛料を上手に使い，食欲をそそるようにする．
- Kの制限のある場合は，野菜，いも，豆類をゆでてから利用する．

献立表6.3 急性腎炎

(1) 急性腎炎極期の献立（エネルギー1600 kcal，たんぱく質30 g，食塩5 g）

	献立名	食品名	分量(g)	表1	表2	表3	表4	表5	表6	食塩(g)	水分(ml)	備考
朝食	米飯	米飯	120	1.0							80	
	薬味納豆	納豆	30				1.5				15	
		長ねぎ	5								5	
		減塩しょうゆ	5							0.5	5	
	油炒め	さやいんげん	70			0.5					60	
		油	5						0.5			
		減塩しょうゆ	5							0.5	5	
		青じその葉	1									
	コンポート	なし	100		0.1						89	
		砂糖	15					0.6				
		粉あめ	25					1.0				
		水分	50								50	
昼食	チャーハン	米飯	120	1.0							80	
		油	10						1.0			
		ささ身	25				1.7				17	
		たまねぎ	30			0.1					27	別表1
		しいたけ(乾)	1									
		にんじん	10								9	
		グリンピース	3								2	
		塩	0.5							0.5		
		こしょう	0.1									
	シルバーサラダ	はるさめ	15					0.5				
		きゅうり	20			0.1					19	
		にんじん	10								9	
		マヨネーズ	15						1.0	0.3		
	甘煮	さつまいも	70		0.3						48	
		レーズン	5									
		砂糖	15					0.6				
		粉あめ	25					1.0				
		塩	0.2							0.2		
		水分	50								50	
夕食	米飯	米飯	120	1.0							80	
	から揚げ	かれい	30				2.0				20	
		塩	0.3							0.3		
		かたくり粉	5					0.2				
		油	5						0.5			
	粉吹きポテト	じゃがいも	70		0.5						60	
		塩	0.3							0.3		
		サラダ菜	20			0.1					19	
		トマト	40			0.1					38	
	酢の物	もどしわかめ	40								38	別表1
		菊の花	30								27	
		かいわれだいこん	3								3	
		酢	5								5	
		砂糖	2									
		減塩しょうゆ	5							0.5	5	
	みかんゼリー	みかん缶	20								17	
		寒天	1									
		砂糖	10					0.4				
		粉あめ	25					1.0				
		水分	50								50	

合計栄養量　エネルギー1616 kcal，　たんぱく質30 g，　食塩3.1 g，　水分932 ml

(2) 急性腎炎極期の献立 (エネルギー 1600 kcal, たんぱく質 30 g, 食塩 5 g)

	献立名	食品名	分量(g)	表1	表2	表3	表4	表5	表6	食塩(g)	水分(ml)	備考
朝食	トースト	食パン	40	1.0						0.5	20	
		マーガリン	10						0.7	0.2		
		いちごジャム	10					0.3			3	
	巣ごもり卵	うずら卵	25				1.0				20	
		キャベツ	70			0.3					63	
		油	5						0.5			
		塩	0.5							0.5		
	フルーツ	いちご	30		0.1						27	
	ポンチ	白桃缶	50		0.1						39	
		みかん缶	20								17	
		砂糖	20					0.8				
		粉あめ	25					1.0				
		水分	50								50	
昼食	米飯	米飯	120	1.0							80	
	きすの	きす	30				2.0				20	
	マリネ	かたくり粉	6					0.2				
		油	5						0.5			
		たまねぎ	10								9	
		にんじん	5								5	
		ピーマン	5								5	
		だし	50								50	
		酢	5								5	
		塩	0.5							0.5		
		とうがらし	0.1									
	ワルドルフ	きゅうり	30			0.1					29	
	サラダ	うど	20								19	
		セロリー	20								19	
		にんじん	5								5	
		くるみ	4			0.2						
		サラダ油	8						0.8			
		酢	5								5	
		塩	0.3							0.3		
		こしょう	0.1									
	くず餅の	くず粉	20					0.7				
	黒蜜かけ	水分	100								100	
		黒砂糖	30					1.0				
		粉あめ	25					1.0				
		水分	30								30	
夕食	米飯	米飯	100	0.8							64	
	ヒレかつ	豚ヒレ肉	30				2.0				20	
		こしょう	0.1									
		低たんぱく小麦粉	6		0.1							
		パン粉	6		0.2							
		かぼちゃ	40			0.2					31	
		ししとうがらし	15			0.1					14	
		塩	0.3							0.3		
		油	10						1.0			
		減塩ソース	5							0.1	5	
	のり巻き	はくさい	80			0.3					77	別表1
	はくさい	焼きのり	1									
		減塩しょうゆ	5							0.5	5	
	さといもの	さといも	60			0.5					50	
	うま煮	だし	50								50	
		砂糖	3					0.1				
		減塩しょうゆ	5							0.5	5	
		ゆずの皮	1									

合計栄養量　エネルギー 1660 kcal，　たんぱく質 30 g，　食塩 3.4 g，　水分 941 ml

(3) 急性腎炎回復期の献立
　　(エネルギー 2000 kcal, たんぱく質 70 g, 食塩 7 g)

	献立名	食品名	分量(g)	エネルギー(kcal)	たんぱく質(g)	脂質(g)	糖質(g)	食塩(g)
朝食	米飯	米飯	200	296	5.2	1.0	63.4	
	炒め卵とじ	卵	50	81	6.2	5.6	0.5	
		キャベツ	50	12	0.7	0.1	2.5	
		にんじん	10	3	0.1		0.6	
		油	5	46		5.0		
		塩	0.3					0.3
		減塩しょうゆ	5					0.5
	マヨネーズかけ	ゆでアスパラガス	50	11	0.9	0.1	1.8	
		マヨネーズ	15	100	0.4	10.9		0.3
	コンポート	りんご	100	50	0.2	0.1	13.1	
		砂糖	15	58			30.0	
		粉あめ	30	114				
昼食	米飯	米飯	200	296	5.2	1.0	63.4	
	すきやき	牛もも肉	60	86	13.4	2.9	0.4	
		焼豆腐	50	44	3.9	2.9	0.5	
		糸こんにゃく	50					
		しめじ	20		0.4	0.1	0.7	
		長ねぎ	20	5	0.2		1.2	
		油	5	44		5.0		
		砂糖	4	15			4.0	
		減塩しょうゆ	10					1.0
	酢の物	もどしわかめ	40		0.4		0.8	
		きゅうり	30	3	0.3		0.5	
		酢	5					
		砂糖	2	8			2.0	
		減塩しょうゆ	5					0.5
	揚げパンのはちみつかけ	食パン	30	78	2.5	1.1	14.4	0.4
		油	10	92		10.0		
		はちみつ	20	59			15.9	
夕食	米飯	米飯	200	296	5.2	1.0	63.4	
	包み焼	たら	100	70	15.7	0.4		0.3
		塩	0.5					0.5
		しいたけ	20		0.4	0.1	1.1	
		にんじん	10	3	0.1		0.6	
		ゆず	5					
		バター	5	37		4.1		0.1
	えびの吉野煮	えび	40	37	8.2	0.3		0.2
		塩	0.3					
		かたくり粉	10	33			8.2	
		だし						
		塩	0.3					0.3
		減塩しょうゆ	5					0.5
		切りみつば	3					
	ごま和え	ゆでほうれんそう	70	20	2.7	0.1	2.7	
		いりごま	5	30	1.0	2.7	0.8	
		砂糖	2	8			2.0	
		減塩しょうゆ	5					0.5

合計栄養量　エネルギー 2035 kcal, たんぱく質 73.3 g, 食塩 5.7 g

(4) 急性腎炎回復期の献立
　　(エネルギー 2000 kcal, たんぱく質 70 g, 食塩 7 g)

	献立名	食品名	分量(g)	エネルギー(kcal)	たんぱく質(g)	脂質(g)	糖質(g)	食塩(g)
朝食	米飯	米飯	200	296	5.2	1.0	63.4	
	お煮しめ	ほたて水煮	30	28	5.1	0.5	0.6	0.2
		さといも	50	29	1.3	0.1	6.0	
		角こんにゃく	50					
		にんじん	20	6	0.2		1.2	
		しいたけ(乾)	2			0.4	1.1	
		砂糖	2	8			2.0	
		減塩しょうゆ	8					0.8
	しぎなす	なす	100	18	1.1	0.1	3.4	
		青じその葉	1					
		油	10	92		10.0		
		砂糖	2	8			2.0	
		みそ	5	15	1.0	0.4	1.5	0.7
	フルーツ	グレープフルーツ	100	36	0.8	0.1	8.9	
		砂糖	10	38			10.0	
		チェリー缶	5					
昼食	パン	食パン	100	260	8.4	3.8	48.0	1.3
		マーガリン	10	76		8.2		0.2
		いちごジャム	15	40	0.1		10.1	
	ハンバーグ	牛もも肉(挽)	40	57	8.9	2.0	0.3	
		豚もも肉(挽)	30	38	6.5	1.1	0.2	
		たまねぎ	30	11	0.3		2.3	
		食パン	15	39	1.3	0.6	7.2	0.2
		ナツメグ	0.1					
		油	5	46		5.0		
		ケチャップ	10	13	0.2		2.9	0.4
		ウスターソース	5	6	0.1		1.3	0.4
		キャベツ	40	10	0.6		2.0	
		プチトマト	30	5	0.2		1.0	
	ポテトサラダ	ゆでじゃがいも	80	58	1.4	0.2	12.8	
		ゆで卵	10	15	1.2	1.0		
		ゆでにんじん	10	3	0.1		0.6	
		きゅうり	20	2	0.2		0.3	
		たまねぎ	5	1			0.3	
		マヨネーズ	20	140	0.3	15.1	0.6	0.4
	紅茶	紅茶	2					
		砂糖	5	19			5.0	
		粉あめ	15	57			15.0	
夕食	米飯	米飯	200	296	5.2	1.0	63.4	
	焼き魚	あいなめ	80	90	15.3	2.6		0.3
		塩	0.5					0.5
	だいこんおろし	だいこん	50	9	0.4	0.1	1.7	
		減塩しょうゆ	3					0.3
	湯豆腐	絹ごし豆腐	100	58	5.0	3.3	1.7	
		根こんぶ	0.5					
		しょうが	2					
		長ねぎ	5					
		けずり節	0.4					
		減塩しょうゆ	5					0.5
	きんぴらごぼう	ごぼう	50	38	1.4	0.1	8.1	
		にんじん	20	6	0.2		1.2	
		油	5	46		5.0		
		白ごま	1					
		砂糖	1	4			1.0	
		減塩しょうゆ	5					0.5

合計栄養量　エネルギー 2017 kcal, たんぱく質 72.4 g, 食塩 6.7 g

〔須藤信子・美濃又恵子〕

文　献

1) 浅野誠一, 吉利　和(監修)：第6版 腎臓病食品交換表―治療食の基準, 医歯薬出版, 東京, 1996.
2) 弘前大学医学部付属病院給食委員会(編)：約束食事箋, pp 55-56, 1992.

6.4 免疫異常

栄養状態が免疫に及ぼす影響は明らかで，栄養不良状態では免疫能低下のため，種々の感染症にかかりやすい．結核の治療が安静と栄養であった時代の戦中，戦後のみならず，インド，モザンビークなどでは治療薬の不足だけでなく，低栄養状態のため感染症が猛威をふるっている．飽食の時代の現代にあっても，後天性免疫不全症候群（AIDS）患者が十分な経静脈栄養により延命効果を示している．

免疫能の低下がある一方，アレルギー，自己免疫疾患は亢進した免疫反応によって引き起こされた病気である．したがって，免疫異常と栄養については，低下した免疫能を上昇させることと，亢進した免疫反応を抑えることの2つにわけて考える必要がある．

免疫異常とは

免疫反応は通常，マクロファージが抗原を認識し，Tリンパ球に呈示することにより開始される．Tリンパ球のなかでヘルパーT細胞と呼ばれる細胞はBリンパ球の抗体産生を助け，サプレッサーT細胞は抑制する．NK細胞，キラーT細胞は直接標的細胞を障害する．細胞間の情報伝達はインターロイキン，リンホカインなどのサイトカインと呼ばれる液性因子を介して行われる（図6.8）．T細胞が直接働く免疫を細胞性免疫，B細胞の産生する抗体が主体の免疫を液性免疫という．この免疫系のどこかに欠陥があり，そのため生体防御に支障をきたしている状態を免疫不全症という．免疫不全のもたらす結果を図6.9に示す．免疫系そのものに起因する原発性免疫不全症と他疾患や治療などにより2次的に障害されて発症する続発性免疫不全症がある．

図6.9 免疫不全のもたらす結果

a. 免疫能の低下をきたす疾患（表6.18）

原発性免疫不全症には，X染色体性の遺伝病のブルトン型無ガンマグロブリン血症，選択的IgA欠損症，胸腺無形成症（DiGeorge症候群），T，B両細胞系に発生障害のある重症複合免疫不全症，細胞性免疫不全と血小板減少症を伴うWiskott-Aldrich症候群，細

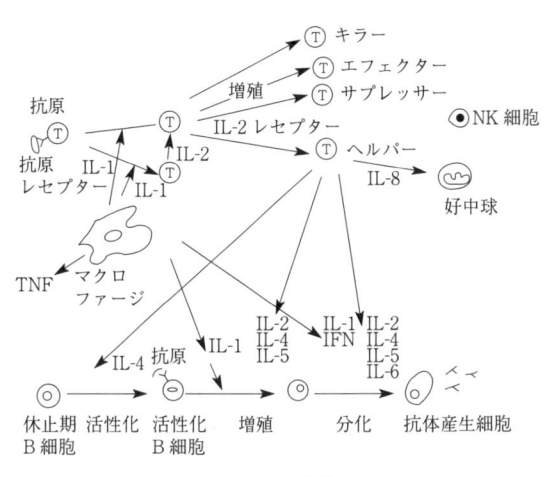

図6.8 免疫応答

表6.18 免疫能の低下をきたす疾患

原発性免疫不全症	続発性免疫不全症
ブルトン型無ガンマグロブリン血症 選択的IgA欠損症 DiGeorge症候群 重症複合免疫不全症（SCID） Wiskott-Aldrich症候群 ataxia telangiectasia common variable immunodeficiency Chediak-Higashi症候群 アデノシンデアミナーゼ欠損症	1) 感染　ウイルス（AIDS，麻疹），原虫（マラリア，トリパノゾーマ）真菌，結核 2) 薬剤　副腎皮質ステロイド　免疫抑制剤（サイクロスポリンA，イムラン，エンドキサン）抗腫瘍薬 3) 腫瘍　ホジキン病，骨髄腫，癌 4) 栄養障害　たんぱくカロリー栄養障害，亜鉛欠乏症 5) 腎疾患　ネフローゼ，慢性腎不全 6) 外傷　火傷，外科手術 7) 代謝異常　糖尿病 8) 加齢

胞性免疫不全に小脳失調症と毛細血管拡張症を伴うataxia telangiectasia, 低ガンマグロブリン血症が主体のcommon variable immunodeficiencyがある．続発性免疫不全症には表のような種々の原因がある．ウイルス感染は細胞性免疫を障害し，AIDSはその最たるものである．高度の栄養失調症でも主に細胞性免疫が低下する．治療に用いる免疫抑制薬，ステロイド剤によっても免疫不全状態に陥る．悪性腫瘍では細胞性免疫が低下するが，栄養障害，腫瘍に対する反応により産生される免疫抑制物質が関与していると考えられている．糖尿病では細胞の代謝障害により，熱傷では炎症過程で産生されるアラキドン酸代謝産物がリンパ球の機能を低下させる．ネフローゼ症候群では尿中にIgGが失われることと，増加する脂肪によるリンパ球機能抑制が関与する．外科手術後もストレスによる副腎皮質ステロイドの増加や麻酔薬の免疫抑制作用などが関与すると考えられる．また，加齢によっても免疫能の低下がみられる．

b. 免疫反応の亢進がみられる疾患（表6.19）

自己免疫疾患はB細胞の機能亢進と免疫制御機構をつかさどるT細胞の機能異常により，種々の自己抗体が産生されて発症する．また過剰な反応は，種々のアレルギー疾患となる．炎症においては炎症性サイトカイン（IL-1, IL-6, IL-8, TNFなど）により，食欲不振に陥り，カタボリズムから栄養不良をきたす．サイトカインにより筋肉から放出されたアミノ酸は肝臓により吸収され急性炎症性たんぱく（acute phase protein）産生亢進の一因となる．なかでもTNFはlipogenic enzymeのmRNA発現を抑制して脂肪を分解し，lipoprotein lipaseを低下させ，中性脂肪を増加させる．IL-1も脂肪の代謝に影響を与え，エネルギーを消費した結果カヘキシーに導く．この両者は赤血球の成熟をおさえ，造血能を抑制する．さらに，肝臓での鉄の蓄積を増加させ，ラクトフェリンへの取り込みをあげるため貧血を増強する．ラクトフェリン，セルロプラスミン，α_2-マクログロブリン，酵素などの急性期たんぱくにも鉄が使われる．

表 6.19 免疫反応の亢進する疾患

1) 自己免疫疾患
2) アレルギー疾患
3) 炎症

c. 免疫機能に影響を与える栄養素（表6.20）

(1) 脂肪

脂肪は免疫にかかわる因子，サイトカイン，プロスタノイドの産生，リンパ球のマイトーゲンに対する増殖反応に影響を及ぼす．The National Choresterol Education Panel（NCEP）は動脈硬化による心疾患の予防に，脂肪はエネルギーの30％以下で，飽和脂肪酸は7％以下，10～15％は1価不飽和脂肪酸，10％以下の多価不飽和脂肪酸，コレステロールは200mg/日以下の食事療法を提唱している．Meydaniら[2]は，このプロトコールで不飽和脂肪酸を魚由来のEPA（eichosapentaenoic acid），DHA（docosa-hexaenoic acid）[3]と植物由来の食事の2群にわけ24週間続けて，免疫能に及ぼす影響を検討した．植物由来の不飽和脂肪酸の食事ではT細胞のCon Aに対する増殖反応と，IL-1β, TNF産生を増強したが，遅延型皮膚反応，IL-6, GM-CSF, PGE$_2$産生能には影響しなかった．一方，魚由来の不飽和脂肪酸の多い食事では，ヘルパーT細胞の減少とサプレッサーT細胞の増加がみられ，ConAに対する増殖反応，遅延型皮膚反応，IL-1β, TNF, IL-6産生能の低下を認めた．これは動脈硬化や炎症性疾患の治療には有効であるが，感染などの外敵に対する宿主の反応としては不利となる．

表 6.20 栄養素の欠乏が免疫機能に及ぼす影響

栄養素	免疫機能不全			
	T細胞	B細胞	マクロファージ	好中球
Vitamin A	+	+		
チアミン		+		+
Vitamin B$_6$	+	+		
Vitamin B$_{12}$	+	+		+
リボフラビン		+		
ビオチン		+		
パントテン酸		+		
葉酸	+	+		
Vitamin C	+		+	+
Vitamin D		+		
Vitamin E	+	+	+	
ナイアシン		+		
鉄	+	+		+
マグネシウム		+		+
亜鉛	+		+	
セレニウム	+			

（文献5より）

(2) たんぱく質

たんぱく不足によるエネルギー不足は免疫能低下をきたす主な原因である．開発途上国の子供たちにおける低栄養状態と免疫異常のデータがそれを証明してい

る．感染症の頻度，死亡率の上昇と免疫機能の低下は関連し，彼らにあっては耳下腺炎や麻疹がしばしば致死的である．低栄養は胸腺の萎縮，脾臓の重量低下，T細胞数の減少，null cell 数の増加，リンホカイン産生異常，遅延型皮膚反応の低下，胸腺ホルモン産生低下，抗体産生能の異常など細胞性免疫，液性免疫両者の障害をもたらす[4]．Delafuente ら[5]は老人ホームの高齢者に7種の遅延型皮膚反応を行い，血清アルブミン値と細胞性免疫能低下に相関関係を報告している（表6.21）．

表6.21 血清アルブミンと遅延型皮膚反応

	アルブミン		
	<3.5 mg/dl	>3.5 mg/dl	P
陽性反応の総数*	1.7 ± 0.2	4.0 ± 0.6	<0.0005
硬　結 (mm)	7.5 ± 1.2	14.7 ± 2.8	< 0.005
年　齢	77.4 ± 2.3	79.6 ± 2.8	> 0.05

* 29の老人に Multifast CMI を用い皮内反応を行った．
2 mm 以上の硬結を示したものを陽性とした．
結果は mean ± SE で表した．

（文献5より）

(3) ビタミンA

動物実験によるビタミンA欠乏症では，脾臓と胸腺の萎縮がみられ，リンパ球の消失と抗原刺激に対する抗体産生の低下と細胞性免疫能の低下がみられる．人においては，ビタミンA欠乏は感染症の頻度，重症度，死亡率を上げる．ビタミンAを補給した動物では抗原刺激に対する抗体産生が増強され，細胞性免疫も増強される．皮膚移植片の拒絶反応も増強され，腫瘍からの生存率の向上がみられる．Pseudomonas aeruginosa, Listeria monocytogenes, Candida albicans の感染に対しても生存率が増加する．カロチノイドも重要で，その低下は肺癌の危険を増す．50～500のカロチノイドはビタミンAの前駆物質となり，T, B両細胞の免疫能を増強し，腫瘍の成長を抑える．βカロチンを180 mg/日，2週間服用した実験では，サプレッサーT細胞には影響を与えず，ヘルパーT細胞数が増加した．術後の一過性の免疫能の低下に300000 IU/日のビタミンAを7日間投与し，リンパ球の減少と in vitro におけるリンパ球の機能低下を抑制できた．最近二重盲検法にて麻疹で入院中の小児に400000 IU のビタミンAを投与し，投与群で死亡率が50％と低下したと報告している．

(4) ビタミンB [6,7]

動物実験によるビタミンB欠損症では抗体産生能の低下が起こる．人においても血清ピリドキシンレベルの低下とTと一部のB細胞数の低下に相関がみられる．高齢者に毎日50 mg のピリドキシンを2か月間投与すると，in vitro でリンパ球のマイトーゲンに対する増殖反応が増強される．ヘルパーT細胞のパーセントが増加するがサプレッサーT細胞には影響がない．動物実験ではビオチン，パントテン酸，葉酸の欠乏は液性免疫能の低下をきたす．ビタミンB_{12}は液性免疫に影響を及ぼさず，チアミン，ビオチン，リボフラビン，ナイアシンは中等度に液性免疫に影響を与える．葉酸やピリドキシンは正常の細胞内代謝に必須であるので，その欠乏は免疫反応に異常をきたすと考えられる．

(5) ビタミンC

ビタミンC欠損症は液性免疫より細胞性免疫に影響を与える．ビタミンCの補給は血清免疫グロブリン濃度に影響を与えず，in vitro, in vivo の細胞性免疫能を増強する．リンパ球のマイトーゲン，抗原，異種細胞に対する細胞増殖とたんぱく産生を増強する．生理的濃度で in vitro のサプレッサー細胞とNK細胞の機能を増強する．1～3g のビタミンCを1週間注射すると in vitro の細胞の反応が亢進する．内服でも遅延型皮膚反応の増強がみられた．Chediak-Higashi 症候群の患者に6～8g を5日間投与しNK細胞機能が正常化したと報告されている．500 mg/日筋肉注射を30日続け，健康な老人の in vitro のリンパ球の増殖反応の増強がみられ，加齢による免疫能低下に対しても効果があった．ステロイド投与中の患者に2g 毎日投与し，好中球の機能の正常化がみられ，200 mg/日を Chediak-Higashi の小児に投与した報告では，好中球の走化性と殺菌力の改善がみられた．

(6) ビタミンD

活性化ビタミンD（1, 25-dihydroxy vitamin D_3）のレセプターはマイトーゲン刺激でT, B細胞上に出現する．ビタミンDはヘルパーTに働き，活性化とIL-2産生を妨げ，間接的にB細胞のIg産生を抑える．一方，活性化B細胞とサプレッサーT細胞はD_3に対するレセプターを有するが，in vitro でD_3による免疫制御作用は認められない．

(7) ビタミンE [7]

動物実験ではビタミンE欠損により抗原刺激に対す

る免疫グロブリン産生と細胞性免疫能の低下がみられる．ビタミンE投与により抗原刺激による抗体産生の増加と in vitro でのマイトーゲンに対する増殖反応と白血球の貪食能の増強がみられる．人においては，300 mg/日 3週間投与によりマイトーゲン刺激に対するリンパ球の増殖反応の低下と白血球の殺菌能とホスファターゼ放出の低下がみられた．健康な老人に800 IU tocopherolacetate を30日間投与しプラセボと比較すると，遅延型皮膚反応とCon Aに対する増殖反応，IL-2産生能の増強がみられた．

(8) 鉄 [8]

鉄はリンパ球と好中球の機能に必須のもので，その欠乏は殺菌力の低下をきたす．また，遅延型皮膚反応，マイトーゲンに対するリンパ球の増殖反応，T細胞数が低下する．液性免疫は正常で，抗体産生能は変わらない．鉄の投与によりこれらの異常は改善する．正常の鉄濃度の人に対する免疫学的効果はわからない．

(9) 亜 鉛 [9]

亜鉛の欠乏症は in vitro でのマイトーゲンに対するリンパ球の反応性や遅延型皮膚反応の異常を伴う．好中球の走化性の遅延とNK細胞機能の低下，ヘルパーT細胞の減少もみられる．亜鉛欠乏症の動物では胸腺の萎縮が知られている．健康な老人に220 mgの硫酸亜鉛を1か月投与することで循環T細胞の％が増加し，遅延型皮膚反応は亢進したが，in vitro でのマイトーゲンに対するリンパ球の増殖反応はかわらなかった．テタヌストキソイドに対する抗体産生は亜鉛投与群で亢進した．他の研究では121人の高齢者の血中亜鉛濃度と皮膚反応との間に相関はなかったが，アネルギーの人に55 mgの硫酸亜鉛を投与すると，4週間後に皮膚反応の改善をみていることから，亜鉛は直接免疫強化に働くものと考えられている．しかし，免疫不全のない健康人に高濃度の亜鉛を投与すると，逆に免疫反応を抑制する．11人の健康男性に660 mgの硫酸亜鉛を6週間投与した研究では，2週後には in vitro のマイトーゲン刺激リンパ球の増殖反応の亢進がみられ，4，6週間で抑制された．好中球の走化性と細菌の貪食能も抑えられた．

(10) その他のミネラル

セレニウム欠乏症では抗体産生能の低下がみられ，とくにビタミンE欠乏を伴うと顕著である．銅やマグネシウムの欠乏症は動物において免疫異常を引き起こし，長期の亜鉛投与は銅の欠乏を引き起こす．

おわりに

動物あるいは人において単一または数種類の栄養素の欠損が中等度～重症の免疫学的異常を引き起こし，その補充が免疫能を改善することは明らかである．十分な栄養の摂取は免疫系を正常に維持するために必要ではあるが，欠損症のない個体に補充することが免疫反応の増強に役立つか否かは不明である．ビタミンCは正常者の免疫応答を増強し，ビタミンEと亜鉛は正常者には免疫抑制に働く．ある濃度では免疫増強効果を有し，高濃度では免疫抑制に働くような相反する働きを有する免疫薬理的物質はまれではない．また，最適濃度も人により異なる．サブクリニカルな欠乏のある患者群（高齢者，低所得者層など）においてはビタミン，ミネラルの補給は免疫能の増強に役立つと考えられるが，欠損症のない健康人に免疫強化の意味で栄養素の補給についてはさらなる研究が必要である．

文　献

1) Guillon PJ: The effects of lipids on some aspects of the cellular immune response. *Proc Nutr Soc* **52**: 91, 1993.
2) Meydani SN, Lichtenstein AH, Cornwall S, et al: Immunologic effects of National Cholesterol Education Panel Step-2 diets with and without fish-derived N-3 fatty acid enrichment. *JCI* **92**: 105, 1993.
3) Hinds A, Sanders TAB: The effect of increasing levels of dietary fish oil rich in eicosapentaenoic and docosahexaenoic acids on lymphocyte phospholipid fatty acid composition and cell-mediated immunity in the mouse. *Br J Nutr* **69**: 423, 1993.
4) Chandra RK: Nutrition and immunoregulation. Significance for host resistance to tumors and infectious diseases in humans and rodents. *J Nutr* **122** (3 suppl): 754, 1992.
5) Delafuente JC: Nutrients and immune response. *Rheum Dis North Am* **17**: 203, 1991.
6) Meydani SN, Ribaya-Mercado JD, Russell RM, et al: Vitamin B-6 deficiency impairs interleukin 2 production and lymphocyte proliferation in elderly adults. *Am J Clin Nutr* **53**: 1275, 1991.
7) Meydani SN, Hayek M, Eoleman L: Influence of vitamin E and B6 on immune response. *Ann NY Acad Sci* **669**: 125, 1992.
8) Thibault H, Galan P, Selz F, et al: The immune response in iron-deficient young children: effect of iron supplementation on cell-mediated immunity. *Eur J Pediatr* **152**: 120, 1993.
9) Sherman AR: Zinc, copper, and iron nutriture and immunity. *J Nutr* **122**: 604, 1992.

〔原　まさこ〕

献立の実際

　免疫機能が低下している患者においては，免疫機能を亢進させる高たんぱく食で，ビタミンA，ビタミンB，ビタミンC，ビタミンEに富む食事が推薦される．逆に，免疫機能が亢進したために発症した自己免疫疾患[1]にあっては，低エネルギーで，EPA，DHAに富む魚油とビタミンDを多く含む食事がすすめられる．

文献

1) Keen CL, German BJ, Mareschi JP, et al: Nutritional modulation of murin models of autoimmunity. *Rheum Dis Clin North Am* **17**(2): 223, 1991.

表6.22　各種栄養素に富む食品

a) イコサペンタエン酸（EPA）に富む食品

食品名	可食部100g中(mg)	目安量 g	目安量 mg
あんこう・きも	2318	50（1皿）	1159
まいわし・丸干し	2260	12（中1尾）	272
やつめうなぎ・干	2026	100（1尾分）	2026
すじこ	1896	20（大さじ1）	379
さば（缶詰・水煮）	1717	50（1回分）	859
ぶり（養殖・生）	1545	40（さしみ4切）	618
塩さば（塩干し）	1545	250（半身）	3863
きちじ（生）	1469	130（中1尾）	1910
身欠きにしん	1317	20（1本）	263
ほんまぐろ（脂身・生）	1288	70（1切）	902
さば（生）	1214	80（1切）	971
ぶり（天然・焼）	1135	65（1切）	738
まいわし（焼）	1095	40（中1尾）	438
まだい（養殖・生）	1085	70（1切）	760
めざし（生）	1063	40（4尾）	425
にしん（生）	989	195（中1尾）	1929
うなぎ（かば焼）	864	50（中1串）	432
さんま（生）	844	80（中1尾）	675
ししゃも（生）	720	20（小1尾）	144
うに	712	15（大さじ1）	107

b) ドコサヘキサエン酸（DHA）に富む食品

食品名	可食部100g中(mg)	目安量 g	目安量 mg
あんこう・きも	3652	50（1皿）	1826
ほんまぐろ（脂身・生）	2877	70（1切）	2014
やつめうなぎ（干）	2608	100（1尾分）	2608
さば（缶詰・水煮）	2371	50（1回分）	1189
ぶり（天然・焼）	2284	65（1切）	1485
すじこ	2175	20（大さじ1）	435
塩さば（干）	2156	250（半身）	5390
まいわし・丸干し	2122	12（中1尾）	255
まだい（養殖・生）	1830	70（1切）	1281
ぶり（天然・生）	1785	70（1切）	1250
めざし（生）	1613	40（1尾）	645
はも（生）	1508	35（10cm）	528
うなぎ（かば焼）	1490	50（中1串）	745
きちじ（生）	1469	130（中1尾）	1910
さんま（生）	1398	80（中1尾）	1118
さば（生）	1781	80（1切）	1425
あゆ（養殖・焼）	1067	40（中1尾）	427
さんま（開き）	1212	40（中1尾）	485
さわら（生）	1189	80（1切）	951
あじ（焼）	1108	60（中1尾）	665

c) リノール酸に富む食品

食品名	可食部100g中(mg)	目安量 g	目安量 mg
サフラワー油	72274	13（大さじ1）	9396
ひまわり油	65846	13（大さじ1）	8560
綿実油	53543	13（大さじ1）	6961
だいず油	49854	13（大さじ1）	6481
とうもろこし油	47319	13（大さじ1）	6151
マーガリン（高リノール酸タイプ）	44007	13（大さじ1）	5721
ごま油	42022	13（大さじ1）	5463
くるみ	41206	8（大さじ1）	3296
調合油	41056	13（大さじ1）	5337
落花生油	33993	13（大さじ1）	4419
米ぬか油	33269	13（大さじ1）	4325
調合サラダ油	29453	13（大さじ1）	3829
ブラジルナッツ	26707	30（10粒）	8012
マーガリン（ソフト）	24880	13（大さじ1）	3234
マヨネーズ（全卵）	24005	14（大さじ1）	3361
なたね油	20536	13（大さじ1）	2670
油揚げ	15179	30（1枚）	4554
凍り豆腐	14571	20（1個）	2914
アーモンド（いり味つけ）	12917	14（10粒）	1808
きな粉	10835	6（大さじ1）	650

d) リノレン酸に富む食品

食品名	可食部100g中(mg)	目安量 g	目安量 mg
なたね油	10174	13（大さじ1）	1323
調合サラダ油	9346	13（大さじ1）	1215
くるみ	8955	8（1個）	716
調合油	8325	13（大さじ1）	1082
だいず油	7473	13（大さじ1）	971
マヨネーズ（全卵）	6747	14（大さじ1）	945
フレンチドレッシング（分離）	3710	10（大さじ1）	371
油揚げ	2103	30（1枚）	631
凍り豆腐	2019	20（1個）	404
だいず（国産・乾）	1817	140（1カップ）	2544
きな粉	1724	6（大さじ1）	103
とうもろこし油	1406	13（大さじ1）	183
抹茶	1342	5（大さじ1）	67
米ぬか油	1273	13（大さじ1）	165
かつお（缶詰・油漬）	1164	100	1164
がんもどき	1113	80（1枚）	890
羊（脂身）	1027	30（1cm×5×5）	308
糸引納豆	1001	50（1食）	501
あゆ（天然・焼）	866	40（中1尾）	346
オリーブ油	752	13（大さじ1）	98

a)～d)　科学技術庁資源調査会報告第112号「四訂日本食品標準成分表のフォローアップに関する調査報告Ⅱ－日本食品脂溶性成分表」

e) ビタミンAを多く含む食品

食品名	V.A (IU)
鶏レバー	47000
豚レバー	43000
牛レバー	40000
ぎんだら	6300
うなぎ（かば焼）	5000
ほたるいか	5000
はも	2000
あなご	1700
うに（生）	1200
うずら卵	1500
卵黄	1800
しゅんぎく	1900
こまつな	1800
にら	1800
にんじん	4100
ほうれんそう	1700
菜の花	1600
だいこんの葉	1400
かぶの葉	1000
チンゲンツァイ	830
しそ	4800
パセリ	4200
プロセスチーズ	1200
チェダーチーズ	1400
生クリーム	1500
マーガリン	6000
バター	1900
トマトペースト	1100
抹茶	16000
のり	13000

f) ビタミンB_1を多く含む食品

食品名	V.B_1 (mg)
米飯（玄米）	0.16
スパゲティ（乾）	0.21
ライ麦パン	0.26
豚ヒレ肉	1.34
豚もも肉	1.13
豚ロース肉	0.86
豚ひき肉	0.65
焼き豚	0.85
ボンレスハム	0.90
鶏レバー	0.38
豚レバー	0.34
牛レバー	0.22
うなぎ（かば焼）	0.75
かれい	0.25
たい（まだい）	0.25
たらこ	0.60
かつお	0.23
子持かれい	0.23
ぶり	0.23
さけ	0.22
だいず（乾）	0.83
えんどう豆（乾）	0.72
いんげん豆（乾）	0.50
えだまめ	0.32
芽キャベツ	0.18
菜の花	0.15
ほうれんそう	0.13
とうもろこし	0.16
オクラ	0.13
脱脂粉乳	0.30

g) ビタミンB_2を多く含む食品

食品名	V.B_2 (mg)
ライ麦パン	0.10
豚レバー	3.60
牛レバー	3.00
鶏レバー	1.80
豚ヒレ肉	0.32
ずわいがに	0.60
かれい	0.40
さば	0.54
うなぎ（かば焼）	0.74
ぶり	0.36
子持かれい	0.35
さわら	0.35
さんま	0.33
どじょう	0.80
ししゃも	0.43
あいなめ	0.26
したびらめ	0.35
鶏卵	0.48
うずら卵	0.72
糸引き納豆	0.56
ブロッコリー	0.27
菜の花	0.26
ほうれんそう	0.23
こまつな	0.22
しゅんぎく	0.21
脱脂粉乳	1.60
アーモンド（いり）	1.10
アイスクリーム	0.18
シュークリーム	0.24
チョコレート（ミルク）	0.34

h) ビタミンCを多く含む食品 (mg)

食品名	100g中（可食部）	目安量 g	目安量 mg	食品名	100g中（可食部）	目安量 g	目安量 mg
牛レバー	30	60（1人分）	18	かぼちゃ	39	80（1人分）	31
豚レバー	20	60（1人分）	12	さつまいも	30	100（中1/2本）	30
芽キャベツ	150	50（4～5個）	75	じゃがいも	23	80（中1/2個）	18
カリフラワー	65	70（1人分）	46	パパイヤ	65	200（中1/2個）	130
キャベツ	44	70（1人分）	31	オレンジ	60	200（1個）	120
さやえんどう	55	50（1人分）	28	かき	70	150（1個）	105
はす	40	22（1人分）	55	ぽんかん	40	250（1個）	100
ブロッコリー	160	70（1人分）	112	いちご	80	120（8～10個）	96
菜の花	120	70（1人分）	84	ぶんたん	45	200（1/6個）	90
かぶの葉	75	70（1人分）	53	なつみかん	40	200（1/2個）	80
こまつな	75	70（1人分）	53	キウイフルーツ	80	100（1個）	80
だいこんの葉	70	70（1人分）	49	グレープフルーツ	40	200（1/2個）	80
ほうれんそう,たかな	65	70（1人分）	46	はっさく	40	200（1個）	80
チンゲンツァイ	29	70（1人分）	20	いよかん	35	200（1個）	70
ピーマン	80	20（1人分）	16	プリンスメロン	20	250（1/2個）	50

i) ビタミンDを多く含む食品

食品名	V.D (IU)
あんこう（きも）	4400
いさき	600
うなぎ（かば焼）	760
くろかじき	1400
めかじき	1000
かれい（生）	920
さけ	1300
にしん（生）	1100
にしん（くんせい）	1900
ひらめ（養殖）	720
むつ	960
まぐろ（脂身）	720
さば	440
きくらげ（黒）	16000
きくらげ（白）	16000
しいたけ（乾）	640
あひる卵	720

j) ビタミンEを多く含む食品

食品名	V.E (mg)
小麦はいが	29.3
米ぬか油	26.1
サフラワー油	27.4
コーン油	20.7
マーガリン（高リノール入）	40.4
アーモンド（乾）	31.1
ヘーゼルナッツ	22.6
あゆ（養殖）	8.8
あんこう（きも）	13.8
まぐろ（油漬け缶）	8.7
だいこんの葉	3.1
にら	2.2
ほうれんそう	2.5
アボカド	3.3
せん茶	65.4
抹茶	28.2

k) 鉄を多く含む食品

食品名	鉄 (mg)
小麦はいが	6.6
ごま（いり）	9.9
いんげんまめ（乾）	6.0
だいず（国産・乾）	9.4
きな粉	9.2
凍り豆腐	9.4
豆みそ	6.8
煮干し	18.0
どじょう（生）	4.5
やつめうなぎ（生）	9.0
わかさぎ（生）	5.0
あさり（生）	7.0
かき（水煮）	5.1
しじみ（生）	10.0
あおやぎ（生）	10.0
すっぽん（肉）	6.0
鶏レバー	9.0
豚レバー	13.0
こまつな（生）	3.0
切干し大根	9.5
パセリ	9.3
ほうれんそう（生）	3.7
きくらげ（黒・乾）	44.0
あおのり（素干し）	32.0
あまのり（ほしのり）	12.0
こんぶ（みついしこんぶ・干）	5.1
ほしひじき	55.0
わかめ（乾）	7.0
抹茶	17.0

l) 亜鉛を多く含む食品

食品名	亜鉛（μg）
小麦はいが	15000
そば粉	2400
ポップコーン	2400
アーモンド（いり）	4800
カシューナッツ	5400
ごま（乾）	7100
松の実（いり）	6000
えんどうまめ（乾）	4100
そらまめ（乾）	4600
だいず（乾）	3200
きな粉	3500
凍り豆腐	5500
たたみいわし	6600
かき（生）	40000
豚レバー	6900
牛もも脂肪なし	4500
パルメザンチーズ	7300
抹茶	6300
ピュアココア	6300

e)～l) 「四訂日本食品成分表」による可食部100g中含有量

献立表 6.4　免疫異常

(1) NCEPの推奨する食事

	献立名	食品名	g
朝食	米飯	米飯	150
	納豆	納豆	40
		卵	20
		ねぎ, 辛子, しょうゆ	
	こまつなと油揚げの炒めもの	こまつな	60
		油揚げ	10
		油	5
		しょうゆ	
	みそ汁	わかめ	5
		ねぎ	10
		みそ	12
	果物	りんご	100
昼食	米飯	米飯	150
	さばの竜田揚	さば	90
		ピーマン	30
		かたくり粉, 塩	8
		油	7
		レモン	
		キャベツ	40
	ごま酢あえ	トマト	20
		もやし	50
		ボンレスハム	20
		かいわれ菜	
		ごま	2
		酢, 砂糖	
	きざみオクラ	オクラ	40
	牛乳	低脂肪牛乳	150
夕食	米飯	米飯	150
	豆腐とタラのスープ	たら	50
		豆腐	50
		チンゲンツァイ	50
		うずらの卵（2個）	17
		ねぎ	20
		ごま油	1
		中華スープの素	
		酒, しょうが	
		塩, こしょう	
	牛肉とじゃがいもの煮つけ	牛肉	40
		じゃがいも	100
		たまねぎ	30
		油	5
		砂糖, しょうゆ	
	ほうれんそうのおひたし	ほうれんそう	50

栄養価
- エネルギー　1766 kcal
- たんぱく質　79.3 g
- 脂質　58.9 g
- 糖質　229.7 g
- コレステロール　287.5 g

(2) 植物由来の不飽和脂肪酸に富む食事

	献立名	食品名	g
朝食	トースト	食パン	90
		マーガリン	8
	ミネストローネ	キャベツ	70
		たまねぎ	30
		にんじん	10
		さやえんどう	5
		とり肉（ささ身）	30
	ブロッコリー	ブロッコリー	40
		かつおぶし	
	ミルクティー	紅茶	
		低脂肪牛乳	100
昼食	米飯	米飯	150
	いわしのつみれ汁	いわし	60
		しょうが汁	
		だいこん	50
		にんじん	20
		長ねぎ	20
		しょうゆ, 酒, 塩	
	だいずのかき揚げ	だいず	30
		しめじ	30
		三菜	
		小麦粉	20
		卵	10
		揚げ油	10
		だいこんおろし	20
		レモン, 塩	
	トマトサラダ	トマト	50
		パセリみじん切	10
		塩	
夕食	米飯	米飯	150
	牛肉の野菜巻き	牛肉	50
		にんじん	30
		さやいんげん	30
		長ねぎ	10
		小麦粉	3
		油	8
		パセリ	5
		スイートコーン	30
		ケチャップ, ソース	
	冷やっこ	豆腐	50
		おかか	
		オクラ	10
	みそ汁	じゃがいも	50
		かいわれ菜	10
		みそ	12
	果物	メロン 1/4 個	130

栄養価
 エネルギー　　1753 kcal
 たんぱく質　　75.3 g
 脂質　　　　　59.8 g
 糖質　　　　　228.4 g
 コレステロール　147.1 g

(3) 高たんぱく食

	献立名	食品名	g
朝食	にら玉ぞうすい	米飯	150
		卵	50
		にら	30
		だし汁, 塩	
	だいずのおろしあえ	だいず（乾）	20
		だいこん	60
		しょうゆ	少々
	サラダ	アスパラガス	40
		きゅうり	30
		にんじん	20
		たまねぎ	10
		マヨネーズ	10
	牛乳	牛乳	200
昼食	グリンピースごはん	米飯	200
		グリンピース	20
		塩, 酒	
	鶏ささ身フライ	鶏ささ身	80
		塩, こしょう	
		小麦粉, 卵	3、7
		パン粉	5
		揚げ油	10
		レモン	1切
		キャベツ	40
		トマト	20
	みそ汁	豆腐	50
		みつば	10
		みそ	12
	果物	キウイフルーツ	100
夕食	米飯	米飯	200
	おでん	じゃがいも	100
		さつまあげ	30
		はんぺん	40
		つみれ	30
		たこ	40
		こんぶ	5
		こんにゃく	30
		だいこん	70
		だし汁, しょうゆ, 酒	
		辛子	
	ソテー	にんじん	40
		もやし	60
		油	5
		しょうゆ	
	フルーツのヨーグルト添え	りんご	100
		ヨーグルト	50

栄養価
 エネルギー　　2001 kcal
 たんぱく質　　90.5 g
 脂質　　　　　51.8 g
 糖質　　　　　293.2 g

(4) 免疫能の低下している人の食事
（高たんぱく，ビタミンA，B，C，Eに富む）

	献立名	食品名	g
朝食	米飯	米飯	150
	ハムエッグ	ハム	20
		卵	50
		塩，ケチャップ	
	コールスローサラダ	にんじん	30
		きゅうり	30
		キャベツ	40
		ドレッシング	10
		たまねぎ	30
	みそ汁	じゃがいも	40
		かいわれ菜	
		みそ	12
昼食	米飯	米飯	150
	ひれかつ	豚ヒレ肉	100
		小麦粉	3
		パン粉	5
		卵	5
		キャベツ	40
		油	10
		レモン，ソース	
	なめこのおろしあえ	なめこ	40
		だいこん	50
	フルーツ	パパイヤ	150
夕食	米飯	米飯	160
	和風なべ	豆腐	100
		たら	80
		はくさい	80
		にら	30
		ぽん酢	
	しらたきとたらこの いり煮	しらたき	40
		たらこ	35
		油	2
		しょうゆ，みりん	
	こまつなのおひたし	こまつな	70
		かつおぶし	2
	牛乳	牛乳	150

栄養価
　エネルギー　　1621 kcal
　たんぱく質　　85.5 g
　脂質　　　　　48.4 g
　糖質　　　　　211.1 g

(5) 免疫能の亢進している人の食事
（低エネルギー，EPA，DHA，ビタミンDに富む）

	献立名	食品名	g
朝食	米飯	米飯	110
	さけの塩焼き	生さけ	60
	野菜炒め	にんじん	30
		キャベツ	50
		ピーマン	20
		油	4
	果物のヨーグルトあえ	バナナ	80
		ヨーグルト	50
昼食	米飯	米飯	140
	麻婆豆腐	絹ごし豆腐	100
		豚ひき肉（もも）	40
		ねぎ	30
		油	6
		しょうが，にんにく	
		中華スープ	
		かたくり粉	
	おひたし	ほうれんそう	70
		かつおぶし	
		しょうゆ	
	清し汁	長ねぎ	20
		きくらげ	3
		にんじん	10
		卵	25
		しょうゆ	
夕食	まぐろ丼	米飯	140
		まぐろ赤身	40
		脂身	30
		わさび，青じそ，のり	
	含め煮	かぼちゃ	60
		なす	60
		干ししいたけ	2
		さやいんげん	20
		砂糖	2
		しょうゆ，みりん	
	サラダ	トマト	30
		ブロッコリー	50
		ドレッシング	10
	牛乳	低脂肪牛乳	150

栄養価
　エネルギー　　1442 kcal
　たんぱく質　　71.8 g
　脂質　　　　　43.6 g
　糖質　　　　　190.6 g

〔宮島恵美子〕

7. 精神神経疾患と食事療法

7.1 脳　　卒　　中

　過去30年間以上にわたり日本人の死因の第1位を占め，日本人の国民病とまでいわれた脳卒中も，1970年代前半から着実に減少傾向を示している．これは，脳卒中の最大の危険因子といわれている高血圧治療の普及に負うところが大きい．一方，近年，日本人の食生活を含む生活様式の欧米化に伴い，肥満，高血圧症，耐糖能異常など代謝異常が増加してきた．こうした変化は都会を中心に虚血性心疾患の増加のきざしがみえることなどに反映される．つまり，わが国では心血管病の疾病構造に大きな変化が認められる．

　筆者らは，1961年より福岡市に隣接する久山町の地域住民を対象に循環器疾患の疫学調査（久山町研究）を行っている．本稿では，最初に脳卒中について概説を述べるにあたり，久山町研究の知見をもとに，日本人の脳卒中の時代的変化にふれ，次に脳卒中の食事療法に言及する．

a. 脳卒中の病型

　脳卒中には脳梗塞，脳出血，くも膜下出血の3つの病型がある．脳梗塞は，脳血管がつまることによって血流が大幅に減少または途絶して，脳への酸素や栄養の供給が障害され脳組織の壊死をきたす病態をいう．脳梗塞はその発症機序によって，脳血栓と脳塞栓に分けられる．脳血栓は動脈硬化によって脳動脈が徐々に閉塞するのに対し，脳塞栓では，心腔内や動脈壁にできた血栓がはがれて血流とともに脳に達し，脳動脈を閉塞する．通常，前者は数時間から数日間の進行性の経過をたどって症状が完成し，後者は突発完成型の経過をとる場合が多い．

　脳出血はおもに高血圧によって500μm以下の脳の細動脈の硬化，壊死が生じ，もろくなった場所が破れて脳実質内に出血する場合をいう．脳梗塞，脳出血ともに脳組織の障害を引き起こすため，意識障害，片麻痺，言語障害など多彩な神経脱落症状を呈する．

　くも膜下出血は，多くの場合脳底部の太い動脈の分岐部に発生した脳動脈瘤が破裂し，脳の表面を覆うくも膜と脳の間の薄いくも膜下腔に出血する．破裂した瞬間に，頭蓋内圧が血圧と同じ高さまで急上昇するために，激しい頭痛，嘔吐，意識障害を伴って発症する．しばしば，脳表のくも膜下腔だけでなく脳実質内に穿破して片麻痺などの神経症状がみられることがある．経過は重篤な場合が多く，突然死の原因となる．

b. 久山町における脳卒中発症率とその危険因子の時代的変化

　世界各地で報告された疫学研究の結果を参照すると，高血圧はいずれの研究でも脳卒中の有意な危険因子としてとりあげられている．久山町の追跡調査でも高血圧は脳梗塞および脳出血の重要な危険因子となった[1]．また，久山町の連続剖検例における検討では，高血圧は脳動脈硬化を15〜20年早く促進させた[2]．日本人はとくに脳の細動脈硬化が強く，脳深部の小梗塞（ラクナール梗塞）や脳出血が多いことの原因となっている[3]．

　久山町研究の前期の第1集団1621名（1961）と，後期の第2集団2053名（1974）の13年間の追跡調査を比較し，脳卒中発症率の時代的変化を病型別に比較した（表7.1）．第2集団では，脳梗塞および脳出血発症率が第1集団と比較して有意に減少した．これは，

表7.1　心血管系疾患発症率の比較
久山町第1集団と第2集団，年齢補正，追跡13年間

	第1集団 （1961〜74年）		第2集団 （1974〜87年）	
	例　数	発症例[†]	例　数	発症例[†]
脳出血	38	2.1	28	1.0 *
脳梗塞	137	7.6	137	4.9 **
くも膜下出血ほか	17	0.9	16	0.6
心筋梗塞	41	2.2	55	2.0

[†]対1000人年，** $p < 0.01$，* $p < 0.05$ 対第1集団

前期の集団が高血圧治療の影響をほとんど受けていないのに対し，後期の集団では高血圧治療が広く普及した影響と考えられる．

一方，久山町においても代謝異常の台頭が著しい．1961年の研究開始当時，40歳以上の久山町住民の血清総コレステロールの平均値は男性151 mg/dl，女性162 mg/dlと低かった．しかし，その後しだいに上昇し，1988年には男性198 mg/dl，女性215 mg/dlとなった．その間，高コレステロール血症（≧220 mg/dl）の頻度は，男性では1961年の3％から1988年の28％に，女性は7％から42％に大きく上昇した（図7.1）．

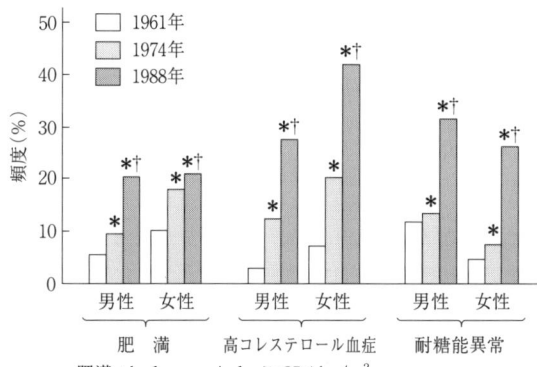

同様に，肥満者はこの約30年間に男性は3倍，女性は2倍に増加した．また，1988年の検診受診者全員に経口糖負荷試験を行ったところ耐糖能異常（糖尿病＋境界型耐糖能異常）の頻度は，住民の約30％に達していた[4,5]．

糖尿病は高血圧についで脳梗塞の重要な危険因子であり，高血圧と合併することにより著明にリスクが増大する．一方，高コレステロール血症など脂質代謝異常は脳の表層に分布する太い動脈の動脈硬化をもたらし，比較的大きな脳梗塞（皮質枝系梗塞）の原因となる[6]．このタイプの脳梗塞は欧米人に多い．久山町研究前期の追跡調査ではコレステロールレベルが低く，脳梗塞発症との間に有意の関係は認めなかった．しかし近年，久山町では脂質代謝異常が前述のように増えてきた．そこで，1983年に追跡を開始した2474名の比較的新しい集団において，血清脂質レベルと6年間の追跡期間中に発症した脳梗塞との関係を検討した（図7.2）．その結果，(TC−HDLC)/HDLCで算出した動脈硬化指数は，脳梗塞発症率（年齢調整）と有意な正の関連を示した（TCは総コレステロール値，HDLCはHDLコレステロール値）．脳血栓との間にその傾向がより強かった．つまり，近年の日本人においても脂質代謝異常が脳梗塞発症の重要な危険因子として台頭していることがうかがわれる．

図7.1 代謝異常の頻度の時代的推移（久山町断面調査）
肥満：body mass index ≧ 25.4 kg/m²
高コレステロール血症：総コレステロール ≧ 220 mg/dl
＊＜0.05対1961年，†p＜0.05対1974年

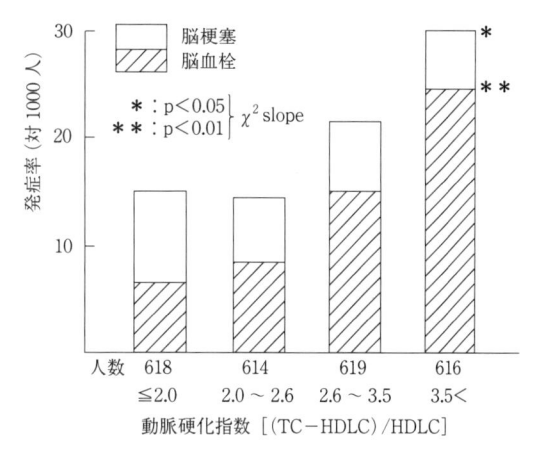

図7.2 動脈硬化指数と脳梗塞発症率
性・年齢階級補正，久山町男女2467名，1983〜1989年

このように，日本人の心血管病の疾病構造が変化しているなかで，脳卒中発症率および死亡率を今後さらに減少させるには，従来の高血圧管理に加えて，食生活を含むライフスタイルの適正化がより重要となってきたと考えられる．

c．急性期の治療

脳卒中の急性期には救命と脱落症状の改善を図る．脳浮腫対策としては抗浮腫薬のグリセオールを投与し，意識障害に対しては脳代謝賦活薬を投与する．脳梗塞に対しては線溶療法を，脳出血，くも膜下出血に対しては外科的治療を考慮する必要がある．重症度に応じて呼吸管理や感染症，ストレス潰瘍などの合併症の予防対策を行う．また，脱落症状の改善のために早期のリハビリテーションが求められる．

脳卒中の発症直後で意識レベルが低下した場合は絶食とし，2〜3日後より経静脈栄養や流動食による経管栄養を行う．体力の回復維持や褥瘡の予防のため，適正な栄養の補給が大切である．なお，水電解質バランスのための輸液は脳浮腫を助長しないように1000〜1500 ml/日から投与を開始する．経管栄養では逆流

し誤嚥する恐れもあるため，100〜300 ml/日より投与を開始し，徐々に増量し，1200 ml/日まで投与する．注入速度は100〜150 ml/時とする．この場合，脱水にならないように気をつけるべきである．

d. 嚥下障害や片麻痺のときの食事療法

嚥下障害が軽度であれば，流動食あるいは半流動食（プリン，ヨーグルトなど）を少量から開始し，徐々にかゆ食に進める．副食はミキサー食やきざみ食として与える．誤嚥の危険があるため，十分に時間をかけて食べさせる．食事の内容は後で述べる慢性期の食事療法に準じたものでよいが，酸味の強いものはむせやすく，また，水分が多過ぎると麻痺側の口角からこぼれやすく，水分が少ないと飲み込みにくいので，食事の種類や形態にも配慮しなければならない．リハビリテーションを兼ねて，できるだけ自力で食べるよう指導する．最近は，麻痺のある患者に使いやすいように工夫された食器類や自助具が市販されている．

e. 慢性期の食事療法

慢性期では脳卒中再発の予防が中心であり，高血圧，糖尿病，脂質代謝異常，肥満などの危険因子のコントロールが大切である．初発と再発の病型は必ずしも一致せず，初発は脳梗塞で再発は脳出血の場合や，あるいはその逆の場合もかなりある．したがって，脳卒中全般にわたる危険因子のコントロールが必要である．さらに，脳塞栓に対しては抗凝血薬の投与，脳血栓に対しては血小板凝集能抑制薬の投与などを行う．

以下に慢性期の食事療法のポイントを述べる．

（1） 塩分制限

脳卒中の原因に高血圧が最も関係が深いことが今までの多くの研究で明らかになっている．食塩（NaCl）を制限することにより，高血圧に対する治療効果は高い[7]．ナトリウム（Na）を減らすことは，循環血漿量を含む細胞外液量の減少や，血管壁内のNa減少による血管壁細胞の膨化が抑制され，末梢抵抗の減弱が期待される．したがって，高血圧予防のためには，食塩を10g以下に，治療のためには6〜8g以下に制限する必要がある．

逆に，カリウム（K）は体内でNaの作用と拮抗する働きがあり，Kの摂取量を増やすと血圧が低下する傾向がある[8]．とくに降圧利尿薬やジギタリス製剤を服用している場合はKの摂取は重要である．Kの摂取量を増やす指導には，同時にNa含量の少ない食品すなわちK/Na比が高い食品をすすめるべきである．えんどう，だいずなどの豆類は一般にK含量が非常に高く，Na含量は少ない．野菜類では，かぼちゃ，とうもろこし，なす，にらなどがK/Na比が高い．バナナ，すいか，ももなどの果物もK/Na比が高い．

多くの疫学研究ではカルシウム（Ca）摂取量と血圧値に逆相関が認められている[9]．さらに，脳卒中患者では長期に臥床を続けざるをえない場合もあり，骨が脆くなり，したがって骨折しやすくなる．これを予防するためにも，積極的にCaの摂取をすすめる．乳製品に含まれるCaは利用率も高くCa摂取源としては望ましいが，同時に動物性脂肪も含むため，低脂肪ミルクやスキムミルクを上手に利用したい．

マグネシウムの摂取も血圧を低下させる働きがあるといわれている．

（2） エネルギー制限

どの栄養素であっても，エネルギー過剰は肥満や高脂血症の原因となりうる．エネルギー過剰になると肝臓での中性脂肪の合成が促進され，とくに中性脂肪が増加する．この状態が長期に続くと肥満になり，肥満になればHDLコレステロールは低下し，LDLコレステロールが増加する．したがって，エネルギー過剰や肥満は動脈硬化を促進する要因となる．一方，肥満は血圧上昇と密接な関係があり，減量により血圧は低下する．したがって，高脂血症や高血圧合併例では，肥満者はできるだけ理想体重に近づけるよう，エネルギー摂取量を制限する．ただし，高齢者は栄養状態の低下をきたしやすいため，症例に応じて摂取量を慎重に検討する必要がある．

ところで，理想体重は，①〔身長cm − 100〕× 0.9で計算するBroca-桂の変法，②〔身長cm − 50〕/2で計算する加藤-綿谷の方法，③厚生省の肥満とやせの判定図，④〔身長m〕^{2} × 22で計算する日本肥満学会で提案されたbody mass indexが22のときの体重などで求められている．今後，簡便で比較的実状にあった④の方法が普及すると思われる．

肥満の指標については，上に述べた理想体重から判断する方法のほかに，体の脂肪の分布から判断する方法もある．たとえば，腹囲と腰囲の比（waist to hip ratio, WHR）で上半身肥満を判定する．WHRの値は測定部位で異なるが，WHRが大きいほど高血圧，高脂血症，糖尿病などのリスクとなることが知られてい

(3) 脂肪酸

総脂肪の摂取量は総エネルギーの20〜25%を目安とする．最近の久山町研究における食事調査や国民栄養調査の結果では，総脂肪のエネルギー比はすでに25%をこえているので，1次予防の面からも脂質摂取の制限は今後大切になると思われる．

脂肪の摂取で重要なのは，その主要な構成成分である脂肪酸の種類である．食事摂取による脂肪酸はその飽和度により3種類に分類される．

1つは，2重結合をもたない飽和脂肪酸で，ミリスチン酸，パルミチン酸，ステアリン酸などである．これらは獣脂，バターやチーズなどの乳製品，やし油やココナッツ油のような植物油に多く含まれている．これらの飽和脂肪酸は血清コレステロールとくにLDLコレステロールを増加させる．

2番目の脂肪酸は1価不飽和脂肪酸で，オレイン酸がその主なものであるが，血清コレステロール値にほとんど影響を与えない．

3番目の脂肪酸は多価不飽和脂肪酸で，炭素鎖の2重結合の位置によってω-6脂肪酸やω-3脂肪酸と呼ばれる．ω-6系にはリノール酸などがあり，紅花油やサラダ油などの液状植物油に多く含まれる．これはLDLコレステロールや中性脂肪を減少させ，動脈硬化に対して予防的な働きがある．一方，ω-3系にはエイコサペンタエン酸やドコサヘキサエン酸などがあり，いわしやさばなどの海洋生物に多く含まれている．これも中性脂肪を減少させる作用があり，とくにエイコサペンタエン酸からはプロスタグランジンの一種であるプロスタサイクリンが合成される．プロスタサイクリンは，血管を拡張し，血小板の凝集を抑制して血栓形成を防ぐ作用があり，心筋梗塞や脳梗塞の予防につながると考えられている．

脂肪の摂取は多価不飽和脂肪酸（P）を飽和脂肪酸（S）よりも多くし，P/S比が1.0〜2.0程度になるよう指導する．なお，多価不飽和脂肪酸は酸化を受けて過酸化脂質となりやすい．たとえば，製造後の期日が経ったポテトチップスなどの揚げ製品，魚の干物，使い古したてんぷら油などに多くみられる．この過酸化脂質は生体の細胞膜を傷害し，動脈硬化性疾患の一因となる．ビタミンEには，血中の過酸化脂質を減らしたり，体内の過酸化脂質の生成を抑える働きがあるため，抗動脈硬化薬として用いられることがある．

(4) 食事性コレステロール

コレステロールの摂取が多いと血清中のコレステロールも上昇する．食品中のコレステロールは卵黄，いくらやかずのこなどの魚の卵，獣肉，レバー，いかやえびなどに多く含まれている．過剰なコレステロールの摂取を避けるためには，1日300mg以下にすることが望ましい．

(5) 食物繊維

食物繊維とは消化酵素では消化できない植物由来の物質で，ひじきやわかめなどの海藻類，あずきやそらまめなどの豆類，さつまいもやこんにゃくなどに多く含まれている．食物繊維のうち，胆汁酸結合作用を有するヘミセルロース，ペクチン，こんにゃくマンナンなどはコレステロールの代謝産物である胆汁酸と腸管内で結合し，その再吸収を抑制する．このことによって，血清中のコレステロールが低下する．食物繊維を多くとるよう指導する．

(6) たんぱく質

体重1kgあたり1.2〜2.0gの良質のたんぱく質を摂取するようにする．一般に，カゼインのような動物性たんぱく質は血清コレステロールを増加させ，だいずたんぱくのような植物性たんぱく質はコレステロールを低下させる．動物性たんぱく質と植物性たんぱく質の摂取の割合はほぼ1対1がよいとされている．

(7) 嗜好品

飲酒習慣は中性脂肪とHDLコレステロールを上昇させ，LDLコレステロールを減少させる．疫学調査において，少量の飲酒は虚血性心疾患に予防的に働くとの報告が多いが，飲酒と脳卒中との関係については一定した結論は得られていない．男性においてのみ，アルコール300g/週以上の多量飲酒者が脳卒中のリスクを増したという報告[11]や，多数の看護婦を対象とした研究では適度な飲酒（アルコール5〜15g/日）はむしろ脳梗塞のリスクを減じたとの報告[12]がある．少量の飲酒は脳梗塞においても予防的に働く可能性は高い．しかし，久山町研究では，日本酒1.5合/日未満の飲酒量でも血圧を上昇させることがあり，また，飲酒は脳出血の重要な危険因子であるので，高血圧を合併した場合は飲酒をひかえるべきである．

喫煙はLDLコレステロールを上昇させ，HDLコレステロールを減少させる．疫学調査にても，喫煙は虚血性心疾患の強力な危険因子であるとともに，脳梗塞の危険因子でもある．禁煙は重要である．

以上脳卒中慢性期の食事に関するポイントを述べたが，これらは同時に脳卒中の1次予防にもつながっている．脳卒中を含む心血管系疾患はかなりの部分を予防でき，また予防こそが大切である．脳卒中が発症する前から，食生活の改善や適度な運動をとおして，高血圧，肥満，脂質代謝異常，耐糖能異常のコントロールを続けるべきである．

文　献

1) Ueda K, Omae T, Hasuo Y, et al: Prevalence and long-term prognosis of mild hypertensives and hypertensives in a Japanese community, Hisayama. *J Hypertens* **6**: 981-989, 1988.
2) Sadoshima S, Kurozumi T, Tanaka K, et al: Cerebral and aortic atherosclerosis in Hisayama, Japan. *Atherosclerosis* **36**: 117-126, 1980.
3) Kiyohara Y, Ueda K, Hasuo Y, et al: Type-specific incidence of cerebral infarction and its changing pattern during the long-term prospective population survey in Hisayama town. *Stroke* **21**(Suppl I): I-35, 1990.
4) Fujishima M, Kiyohara Y, Ueda K, et al: Smoking as cardiovascular risk factor in low cholesterol population: The Hisayama study. *Clin Exp Hypertens*〔A〕**A14**: 99-108, 1992.
5) 清原　裕，藤島正敏，加藤　功：脳血管障害における高脂血症治療薬の意義とマネージメント．内科 **72**: 124-127, 1983.
6) Reed DM, Resch JA, Hayashi T, et al: A prospective study of cerebral artery atherosclerosis. *Stroke* **19**: 820-825, 1988.
7) 川崎晃一：食塩摂取と高血圧．第21回日本医学会総会会誌 **2**: 1257-1259, 1983.
8) Intersalt Cooperative Research Group: Intersalt: an international study of electrolyte excretion and blood pressure. Results for 24 hour urinary sodium and potassium excretion. *Br Med J* **297**: 319-328, 1988.
9) Witteman JCM, Willett WC, Stampfer MJ, et al: A prospective study of nutritial factors and hypertension among US women. *Circulation* **80**: 1320-1327, 1989.
10) Després JP, Moorjani S, Lupien PJ, et al: Regional distribution of body fat, plasma lipoproteins, and cardiovascular disease. *Arteriosclerosis* **10**: 497-511, 1990.
11) Gill JS, Zezulka AV, Shipley MJ, et al: Stroke and alcohol consumption. *N Engl J Med* **315**: 1041-1046, 1986.
12) Stampfer MJ, Golditz GA, Willett WC, et al: A prospective study of moderate alcohol consumption and the risk of coronary disease and stroke in women. *N Engl J Med* **319**: 267-273, 1988.

〔加藤　功・藤島正敏〕

献立の実際

前述の慢性期の食事療法の基本方針に準じて，献立作成を試み，その実際について述べる．

(1) 食品構成

エネルギー所要量は，対象の年齢や日常生活の生活活動強度などによって異なるが，エネルギー摂取の過剰は肥満防止のうえからもよくない．

一般によく用いられる単位や点数を用いて食品構成を示す（表7.2）．エネルギーの多少は，穀類の分量でコントロールするとよい．

(2) 塩分制限をするうえの留意点

1) 主食，副食のバランスが重要である．
・主食が多すぎると（穀類エネルギー比50％程度をめどにする）塩分過剰につながりやすい．
2) 調理の基本を守る．
・計量の習慣をつける．
・こんぶ，しいたけ，かつお節などの美味しいだし汁でうま味を引き出す．
・水分などの絞り方で塩分が加減される．
・食事の適時，適温を配慮する．
3) 見えない塩分を知る．
・食品中の塩分量をマスターする．
4) 塩味は一皿に重点的に使う工夫をする．
5) 酸味，香辛料，焼き味，こげの風味を利用する．
6) 食事200kcalのボリュームに1gの塩分（食塩相当量）を目安にする．
7) 減塩調味料の利用もある．
・減塩しょうゆ，減塩みそなど．

(3) 脂肪の摂取についての留意点

1) 脂肪は，量と質を考えて摂取する．
・量：総エネルギーの20～25％とする．
・質：多価不飽和脂肪酸（P）を飽和脂肪酸（S）よりも多く，P/S比が1.0～2.0程度とする．主な食品の脂肪酸組成を示す（表7.3）．
2) 食事性コレステロールは1日300mg以下とする．
3) 魚介類を計画的に摂取する．
・魚は良質たんぱく質と多価不飽和脂肪酸を多く含んでいる．
4) だいずやだいず製品を計画的に摂取する．
・だいずに含まれるシトステロールは，コレステロールの吸収を妨げる．
5) 食物繊維の多い食品を組み合わせて摂取する．
・「おから」「だいず」「ひじき」「野菜類」「根菜類」

に多く含まれる．

(4) 献立例と栄養配分

前述の食品構成を用いて献立3日分を示す．この献立の栄養価・栄養比率を表7.4に示す．

表7.2 慢性期の脳卒中再発防止のための食事
－食品構成－

栄養素など	所要量	栄養素など	所要量
エネルギー	1600 kcal	Ca	600 mg 以上
たんぱく質	60～70 g	Mg	250～300 mg
PFCエネルギー比		Na	3900 mg 以下
P（たんぱく質）	15～18 %		（食塩相当量：10 g 以下）
F（脂質）	20～25 %	K	2～4 g
C（糖質）	60 %程度		
コレステロール	300 mg 以下	K/Na 比	0.5～1.0
食物繊維	15～20 g	P/S 比	1～2

表	食品群	単位	どれくらい（g）
1	穀物，いも類	10.5	米 195　麦 30　いも 50
2	果実類	1	りんごなど 150～200
3	魚介類	1	あじ 50～70
	獣鳥肉類	1	鶏肉 40～50
	卵類	0.8	鶏卵 40（小1個）
	だいず・だいず製品	1	豆腐 40　納豆など
4	牛乳・乳製品	1.4	牛乳 200
5	油脂類	2	植物油 20
6	野菜類	1.2	緑黄色 160　淡色 200
	調味料	1.1	みそ 12　砂糖，菓子
計		20.0	

表7.3 主な食品の脂肪酸組成
（g／100 g）

肉類		P	S
牛	ヒレ	6.6	5.9
	うちもも	1.9	1.5
	ばら	0.2	6.3
豚	ヒレ	1.5	0.5
	うちもも	0.3	1.1
	ばら	3.9	15.5
鶏	手羽	2.5	3.9
	ささ身	0.1	0.1
	もも	1.1	1.8
	皮	7.0	12.5
	レバー	0.6	0.7
魚介類			
	ひらめ	0.4	0.2
	かつお	0.3	0.5
	さば	5.4	4.1
	いわし	3.8	3.4
	しらす干し	0.4	0.3
乳類・卵類			
	牛乳	0.1	2.2
	チーズ	0.6	16.0
	卵	1.6	3.1
	マヨネーズ	28.9	7.5
	母乳	0.6	1.3
油脂類			
	だいず油	57.4	14.0
	菜種油	30.7	6.1
	ごま油	42.6	14.2
	サフラワー油	72.5	9.4
	オリーブ油	10.5	12.3
	バター	2.4	51.4
	マーガリン	27.1	17.7
豆・豆製品			
	落花生，いり	15.2	9.1
	国産だいず	10.5	2.6
	木綿豆腐	2.5	0.9

（四訂食品成分表による）

P：polyunsaturated fatty acid　多価不飽和脂肪酸
S：saturated fatty acid　　　　飽和脂肪酸

表7.4 献立例の栄養価・栄養比率

栄養素など		献立（1）	献立（2）	献立（3）
エネルギー	kcal	1600	1590	1680
たんぱく質	g	68.5	64.4	74.4
PFCエネルギー比				
P（たんぱく質）	%	18	16	18
F（脂質）	%	23	21	24
C（糖質）	%	59	63	58
コレステロール	mg	266	257	294
食物繊維	g	17.8	17.8	18.3
Ca	mg	619	669	871
Mg	mg	288	230	276
Na	mg	3399	3668	3642
（食塩相当量）	g	8.6	9.3	9.3
K	mg	3049	2833	3079
K/Na 比		0.89	0.77	0.85
P/S 比		1.95	1.26	2.08

献立表 7.1 脳卒中

(1) 1600 kcal 食－1

	献立名	食品名	分量(g)	コレステロール(mg)	SFA(g)	MUFA(g)	PUFA(g)	SDF(g)	IDF(g)	Na(mg)	K(mg)	Ca(mg)	Mg(mg)
朝食	麦飯	精白米	65	－	0.27	0.20	0.29	0	0.5	1	72	4	21
		押し麦	10	－	0.06	0.02	0.09	0.4	0.4	－	17	2	3
		強化米	0.4										
	みそ汁	さといも	60	－	0.02	0.01	0.04	0.3	0.8	1	366	13	10
		干しわかめ	2					－	－	1	1	3	1
		油揚げ	3	－	0.18	0.21	0.52				2	9	－
		白みそ	12	－	0.06	0.13	0.43	－	0.6	288	41	10	4
		ねぎ／カボス	3/3						0.1/－	－/－	6/14	2/－	－/－
	温泉卵	卵	40	188	1.26	1.75	0.64			52	48	22	4
		だし汁／塩／しょうゆ	0.3/3							117/177	－	－	3
	青菜ソテー	チンゲンツァイ	50					0.1	0.7	20	160	65	8
		サラダ油	5		0.42	2.36	1.94			－	－	－	－
		白ごま	3		0.22	0.57	0.67	－	0.4	－	12	36	11
		しょうゆ	5							295	20	－	－
	漬物	きゅうり浅漬	15					－	0.1	165	84	4	2
		はくさい浅漬	15					－	0.1	100	4	8	1
	果実	みかん	100	0	0.01	0.02	0.01	0.8	1.1	－	150	22	12
小計				188	2.50	5.27	4.63	1.6	4.8	1218	997	200	80
昼食	五目炒飯	精白米	65	－	0.27	0.20	0.29	0	0.6	1	72	4	21
		押し麦	10	－	0.06	0.02	0.09	0.4	0.4	－	17	2	3
		強化米	0.4										
		にんじん	10				0.01	0.1	0.2	3	40	4	1
		ピーマン	10					0.1	0.2	－	20	1	1
		たまねぎ	10					－	0.1		16	2	1
		生しいたけ	10				0.01		0.4	－	17	－	－
		鶏肉（ささ身）	50	28	0.06	0.07	0.04			20	140	4	11
		サラダ油	7	－	0.59	3.30	2.72						
		塩／こしょう	0.7/0.1							273	－	－	
	生野菜	レタス	20				0.01	0.1	0.2	－	44	4	2
		きゅうり	20					－	0.2	－	42	5	3
		ブロッコリー	30					0.3	1.1	2	160	15	9
		トマト	30	－	0.01	－	0.01	－	0.2	－	69	3	2
		ドレッシング	6	－	0.23	1.08	1.01			96	1	－	－
	ミルク	スキムミルク	20	5	0.09	0.04	0.01			114	360	220	22
小計				33	1.31	4.71	4.20	1.0	3.6	509	998	264	76
夕食	麦飯	精白米	65	－	0.27	0.20	0.29	0	0.5	1	72	4	21
		押し麦	10	－	0.06	0.02	0.09	0.4	0.4	－	17	2	3
		強化米	0.4										
	いわしの生姜煮	いわし	60	45	2.03	2.09	2.25			216	204	42	20
		しょうが	3										
		さとう	5										
		しょうゆ／酒／水	20/5/60							472	32	－	6
		ねぎ	10					－	0.3				1
	ほうれんそう	ほうれんそう	50		0.01	0.01	0.04	0.4	1.4	11	370	28	35
	の白和え	にんじん	20				0.01	0.1	0.4	5	80	8	2
		こんにゃく	20					－	0.4	2	12	9	1
		だし汁／しょうゆ	15/3							177	－	－	3
		豆腐（木綿）	40	－	0.35	0.41	0.99	0.1	0.4	1	34	48	13
		白みそ	5	－	0.02	0.03	0.09	0.1	0.4	120	17	4	2
		白ごま	1	－	0.07	0.19	0.22	－	0.1				4
		砂糖／しょうゆ	2/2	－	0.07	0.19	0.22			118	－	－	2
	清し汁	だし汁	150										
		生しいたけ	10				0.01		0.4	－	17	－	－
		ふ	1										
		みつば	3										
		塩／しょうゆ	1/1							59/390	－	－	－
	漬物	はくさい浅漬	20					－	0.1	100	4	8	2
	果物	バナナ	50					0.1	0.8	－	195	2	17
小計				45	2.88	2.64	4.21	1.2	5.6	1672	1054	155	132
合計				266	6.69	12.62	13.04	3.8	14.0	3399	3049	619	288

7.1 脳卒中

(2) 1600 kcal 食 − 2

	献立名	食品名	分量(g)	コレステロール(mg)	SFA(g)	MUFA(g)	PUFA(g)	SDF(g)	IDF(g)	Na(mg)	K(mg)	Ca(mg)	Mg(mg)
朝食	フランスパン	フランスパン	100	−	0.35	0.13	0.76	0.9	2.0	630	120	15	22
		バター	5	11	2.57	1.05	0.12	−	−	38	1	1	−
	牛乳（低脂肪）	低脂牛乳	200	*1)5	*1)0.08	*1)0.03	*1)0.01	−	−	120	380	260	20
	フレンチサラダ	卵	20	94	0.62	0.87	0.32			26	24	11	2
		キャベツ	30					−	0.5	2	63	12	4
		きゅうり	30					0.1	0.2	1	63	7	4
		にんじん	10				0.01	0.1	0.2	3	40	4	1
		レタス	15					−	0.2	−	33	3	2
		かいわれ菜	5										
		サラダ油	6	−	0.50	2.83	2.32						
		酢	3										
		塩／こしょう	0.8/0										
	果物	りんご	50		0.01	−	0.01	0.2	0.2	1	55	2	2
小 計				110	4.13	4.91	3.55	1.3	3.3	821	779	315	57
昼食	おにぎり（麦飯）	精白米	75	−	0.31	0.23	0.34	0	0.6	2	83	5	25
		強化米	0.4										
		押し麦	10	−	0.06	0.02	0.09	0.4	0.4	0	2	0	3
		のり	1							1	24	4	3
		塩	0.7							273	1		
	さわらの	さわら	40	28	1.00	1.18	0.87			26	196	5	12
	みそ焼き	みそ	8	−	0.19	0.23	0.75	−	0.4	192	27	6	3
		みりん	2										
	付け合わせ	たまねぎ	20		−	−	0.01	−	0.3	−	32	3	2
		キャベツ	20					−	0.4	1	42	9	3
		白ごま	1		0.07	0.19	0.22			0	4	12	3
		薄口しょうゆ	2							128	7		
		パセリ	3							0	24	6	−
		ブロッコリー	50					0.5	1.9	3	265	25	15
	みそ汁	豆腐	40		0.35	0.41	0.99	0.1	0.4	1	34	48	13
		白みそ	12	−	0.06	0.06	0.22	−	0.6	285	41	10	4
		干しわかめ	2					−	−	122	110	19	1
		ねぎ	3										
		だし汁	150										
	漬物	はくさい浅漬	20					−	0.1	134	5	10	2
小 計				28	2.04	2.32	3.49	1.0	5.1	1168	897	162	89
夕食	さつまいもご飯	精白米	75	−	0.31	0.23	0.34	0	0.6	2	83	5	25
		強化米	0.4										
		さつまいも	30	−	0.01	−	0.02	0.2	0.4	4	138	10	8
		酒／塩	2/0.6							234	1		
	牛肉の八幡巻	牛肉	50	25	0.75	0.43	0.06	−	−	30	190	3	8
		ごぼう	20					0.8	0.9	1	66	10	8
		にんじん	10					0.1	0.2	3	40	4	1
		さやいんげん	20					0.1	0.4	0	56	12	5
		だし汁	50										
		しょうゆ	5							295	20		
		みりん／砂糖	5/3										
		油	8	−	0.67	3.77	3.10	−	−				
	青梗菜としめ	チンゲンツァイ	70					0.1	0.9	28	224	91	11
	じの煮浸し	しめじ	10					−	0.3	1	30	0	1
		だし汁	50										
		しょうゆ	5							295	20		
		みりん	3										
	清し汁	うづら卵	20	94	0.74	0.90	0.31			26	30	12	2
		わかめ（生）	10							61	73	10	−
		だし汁	150										
		塩／しょうゆ	1/1							390/64	1/3		
	漬物	はくさい浅漬	20				0.01	−	0.1	134	5	10	2
		きゅうり浅漬	10					−	0.1	110	27	3	1
	果物	みかん	100	−	0.01	0.02	0.01	*2)0.8	1.1	1	150	22	12
小 計				119	2.49	5.35	3.85	2.1	5.0	1679	1157	192	84
合 計				257	8.66	12.58	10.89	4.4	13.4	3668	2833	669	230

*1) 脱脂粉乳 20g で計算　　*2) うんしゅうみかん　生果, 砂じょうによる

(3) 1600 kcal 食-3

献立名	食品名	分量(g)	コレステロール(mg)	SFA(g)	MUFA(g)	PUFA(g)	SDF(g)	IDF(g)	Na(mg)	K(mg)	Ca(mg)	Mg(mg)
朝食												
麦飯	精白米	75	—	0.31	0.23	0.34	0	0.6	2	83	5	25
	強化米	0.4										
	押し麦	10	—	0.06	0.02	0.09	0.4	0.4	—	17	2	3
みそ汁	たまねぎ	30					—	0.4	—	48	5	3
	油揚げ	3		0.18	0.21	0.52	—	—	—	2	9	—
	干しわかめ	2					—	—	122	110	19	1
	白みそ	12		0.06	0.13	0.43	—	0.6	285	41	10	4
	ねぎ	3					—	0.1	—	6	2	—
干物	かます(干)	30	*1) 30	0.63	0.71	0.50			80	210	28	20
	かぼす	5										
納豆とにらの	納豆	40	—	0.56	0.70	2.26	0.9	1.8	1	264	36	40
あえもの	にら	15					—	0.3	—	68	8	15
	しょうゆ *2)	5							295	20		
漬物	きゅうりの浅漬	30					—	0.2	117	—	8	4
小計			30	1.80	2.00	4.14	1.3	4.4	902	869	132	115
昼食												
煮込みうどん	うどん(ゆで)	200	—	0.24	0.08	0.50	0.2	1.0	90	12	14	6
	鶏肉	40	38	1.55	2.59	0.90			18	96	2	6
	にんじん	20					0.1	0.4	5	80	8	2
	深ねぎ	20					—	0.4	—	36	9	2
	だし汁	300										
	塩/しょうゆ *2)	3/15							585/443			
	みりん	5										
ゆで卵ときゅ	卵	25	118	0.79	1.09	0.40			33	30	14	3
うりのサラダ	きゅうり	50					0.1	0.3	1	105	12	7
	クレソン	10					—	0.2	3	41	14	4
	マヨネーズ	10	6	0.73	3.29	3.08			70	2	1	—
	レモン酢	3								3	—	—
果物	キウイフルーツ	50	—	0.02	0.03	0.12	0.3	1.2	1	160	14	7
牛乳(低脂肪)	低脂牛乳	200	*3) 5	*3) 0.08	*3) 0.03	*3) 0.01			120	380	260	20
小計			167	3.41	7.11	5.01	0.7	3.5	1369	945	348	55
夕食												
麦飯	精白米	75	—	0.31	0.23	0.34	0	0.6	2	83	5	25
	強化米	0.4										
	押し麦	10	—	0.06	0.02	0.09	0.4	0.4	0	17	2	3
てんぷら	たら	20	12	0.01	0.01	0.03	—	—	26	86	8	5
	えび	20	38	0.02	0.01	0.03	—	—	28	90	10	9
	さつまいも	50					0.3	0.6	7	230	16	7
	なす	20					—	0.4	0	44	2	3
	ピーマン	30					0.2	0.5	1	60	3	4
	しその葉	2					—	—	0	9	4	0
	卵	10	47	0.31	0.44	0.16			13	12	6	1
	小麦粉	20					0.2	0.3	0	24	5	2
	植物油	10	0	0.67	3.77	3.10	—	—	0	0	0	0
	┌だし汁	50										
	│しょうゆ	15							443 *4)	30	—	—
	└みりん	10										
厚揚げとかつ	厚揚げ	50	—	0.61	0.71	1.74	0.1	0.2	2	60	168	22
お菜の煮物	かつお菜	50	—	0.01	—	0.04	0.3	1.0	12	165	80	8
	だし汁	50										
	しょうゆ	5							295	20		
	みりん	3										
もやしと貝割	もやし	30	—	0.09	0.09	0.34	0.2	0.8	1	39	5	3
菜のごま和	かいわれ菜	10							1	42	14	2
え	白ごま	3		0.22	0.57	0.67	—	—	0	12	36	—
	だし汁	10										
	しょうゆ	5							295	20		
	オレンジ	100	—				0.2	1.5	1	190	14	9
果物	はくさい浅漬	20	—				—	0.1	134	5	10	2
漬物	きゅうり浅漬	10	—				—	0.1	110	27	3	1
小計			97	2.31	5.85	6.54	1.9	6.5	1371	1265	391	106
合計			294	7.52	14.96	15.69	3.9	14.4	3642	3079	871	276

*1) かます生50gで計算　*2) 残存率50％で計算　*3) 脱脂粉乳20gで計算　*4) 残存率50％で計算

〔城田知子〕

7.2 うつ病

a. うつ病とは

一般診療科を受診する患者の約10％は臨床的に認めうる「うつ状態」を示しているといわれ，うつ状態を示す患者は多いことが指摘されている．

典型的な抑うつのエピソードは，抑うつ気分，興味と喜びの喪失，および活力の減退による易疲労感の増大や活動性の減少である．少し頑張るとひどく疲れてしまうことが多い．他の症状としては，①集中力や注意力の減退，②自己評価と自信の低下，③罪悪感と無価値観，④将来に対する希望のない悲観的な見方，⑤自傷あるいは自殺の観念や行為，⑥睡眠障害，⑦食欲不振などがあげられる．気分の落ち込みは日による変化は少ないが，日が経つにつれて特有な日内変動（朝悪く夜軽快する）を示すことがある．

また，身体性うつ病（somatic depression）と呼ばれるタイプでは楽しいと感じる活動に喜びや興味がわかないこと，朝の目覚めが2時間以上早いこと，午前中の抑うつが強いこと，精神運動制止や焦燥が認められること，明らかな食欲の減退，5％以上の体重減少，明らかな性欲の減退が認められる[1]．このタイプのものは一般診療科には多く，仮面うつ病と呼ばれていた．仮面うつ病では，①休養しても回復しない疲れ，②朝早く目が覚めてしまい熟睡感がない，③食欲がなく食べてもおいしくなく，体重が徐々に減少する，④朝は具合が悪いが夜は元気なときと変わらないほどよくなるなどの症状がよく訴えられる（表7.5）．

表7.5 一般診療科で訴えられやすい臨床症状

1) 全身倦怠感，疲労感
2) 不眠（早朝覚醒，浅眠）
3) 食欲不振，体重減少
4) 日内変動
5) 性欲減退

仮面うつ病の病像を明らかにするため典型的と考えられる症例を呈示し，病像を共有することとする．

症　例　45歳 男性
主　訴：食欲不振，体重減少，不眠
経　過：6か月ほど前，同僚が病気で入院してしまったため仕事が増え多忙な毎日が続いていた．2か月くらいすると胃部不快感や早朝の吐き気が出現し，食欲がだんだんなくなってきた．そのため体重も3〜4 kg減ってしまった．身体が悪いのではないかと考え近医を受診し胃透視，胃内視鏡，腹部エコーなど消化管を中心に精密検査を行ったが，とくに異常は認められなかった．そして，慢性胃炎として食欲増進剤などの薬剤を服用したが，症状の改善は認められなかった．最近睡眠が浅く夜間何度も目がさめ，朝も早々と起きてしまい，身体症状や睡眠が十分とれないため仕事にも集中できない．

このような症例が典型的な仮面うつ病である．

さて，うつ病を理解するために重要なものは今まで述べてきた病像であるが，もう1つは病前の性格である．病前の性格はうつ病の発症を促進する因子として無視しえない特有なものであると考えられている．病前性格の特徴は熱中性と几帳面さであり，この性格は執着性格と呼ばれている．また，他人との関係を円満に維持しようとする配慮を有した秩序性と几帳面さ，内的葛藤は少なく，しばしば過剰の適応を示し，自分の仕事に対する高い要求水準を有していることを特徴とするメランコリー親和型性格もうつ病の病前の性格として一般的である．

b. うつ病患者の食事の注意事項
(1) 一般的な問題

うつ病の身体症状として食欲不振があり，食事は体重が減ることが一般的であるほどすすまない．さらに，食事の味がしないなど食事が楽しめなくなり，1日に3回も食事をしなければならないことが負担にすらなっている．また，うつ病のもう一方の症状として，行動を起こすのが億劫になるため，日常的な食事もめんどうになることが多い．したがって，日常的に食事をするという人間のもっている基本的習慣部分についてもケアが必要となる．また，自分は存在する意味がな

く，死んだほうがましだと考え，自殺念慮をもつことも少なくない．さらに，治療意欲をなくし食べない（拒食）という治療抵抗を示す場合もある．

さらに，食事に関してのマイナス要因としては，うつ病の治療には抗うつ薬が用いられるが，抗うつ薬が効果を発揮し症状が寛解しはじめるまでに1～2週間かかることが多く，十分な効果を得るには1～2か月を要することも少なくないことである．また一方で，抗うつ薬の投与に高頻度に認められる抗コリン作用は口渇や腹部膨満をきたし，食欲をさまたげる．

(2) 高齢者の場合

老年期の抑うつをみるときのキーワードは喪失体験である．老人の喪失体験の要因としては役割の喪失，支配力の喪失，社会経済的変化，健康の喪失，過去の喪失体験，死の6つがあげられ，対象喪失の重要性が指摘されている．したがって，老年期に起こるデプレッションを対象喪失によって起こる一連の悲哀の反応として了解できることが多い．

とくに高齢者では，痴呆によるうつ状態とうつ病を区別することが重要である．

症　例　70歳 女性
主　訴：　拒食
現病歴：　3年前に脳出血で夫が他界し，その後次男の家族と生活するようになった．次男夫婦は共働きであったので，子供たちの面倒は患者が受け持ち，忙しい毎日であった．1年後，次男の妻が4人目の子供の出産のため共働きをやめ，子供の世話を患者が一手に引き受けなくてもよくなった．そのころからふさぎがちとなり，「家にお金がないから次の食事が食べられない」とか「子供がうえ死にしてしまう」などと心配し始め，「夫が死ぬときも自分が邪険にしたので自分はいい死に方はできない」と自分を責めるようになった．さらに，食事量も徐々に減り，ついに拒食状態となったため当科入院となった．

経　過：　入院後抗うつ薬の投与と輸液などにて全身管理を行ったが，ナースコールやトイレ・水道の蛇口などをこわがり，病棟内の徘徊も認められた．しかし，1か月間の入院治療により徐々に最近の事柄の記憶，計算力，見当識などの改善を示し，自発的な食事も可能となり，入院時の症状はすべて消失した．

症例は孫の世話などの家庭内の役割の喪失によって痴呆様状態を呈し，抗うつ薬の投与によって改善した抑うつ的偽痴呆と思われた．抑うつ的偽痴呆は，痴呆状態が治療によって可逆性であるため本症と診断することはきわめて重要であるが，臨床経過，愁訴および行動，知的機能に関する3つの臨床的検討で痴呆との鑑別が可能である．

(3) 主婦・1人暮らしの場合

1人暮らしの人がうつ病に陥ったときには，日々の食事が大きなテーマになる．うつ病では行動を起こすときの億劫さが主症状であるため食事をつくることもままならないことが多い．それに加え，食欲も低下してしまうため食事をつくって食べようという意欲がますます低下してしまう．したがって，入院を含めた食事のケアが重要である．

主婦の場合は家族の食事の世話がうつ病の症状のためできにくくなる．しかし，病前性格として対他的配慮をつくす傾向を有している人が多いため，家族の食事の世話ができないということに強い罪悪感をもちやすい．そのため家族の誰かが主婦の代理をするか，食事の世話ができない罪悪感から開放するため入院治療のほうがいい場合もある．

症　例　61歳 女性
主　訴：　不眠・食欲不振
現病歴：　50歳のときから高血圧症の治療のため近医にて薬物療法を続け，そのころうつ状態を初発したが半年くらいで自然寛解し，その後精神的にも安定し，高血圧症も安定していた．5年前，糖尿病を指摘されたが，とくに治療は受けなかった．2年前に夫が胃癌で死亡し，さらに外国へ留学していた次女が国際結婚した．また，下顎の総入れ歯のかみ合わせが悪く，自由に食事をとることができなくなったころ，再び抑うつ気分，自殺念慮が出現し，当科に約5か月入院し，寛解退院となった．退院後，長女と2人暮らしとなったが，長女も結婚し，別居したため，患者は1人暮らしとなった．入院中に糖尿病の食事療法を指導されていたため自分1人で食事をしていたが，食品交換表がよく理解できず，毎日豆腐ばかり食べていた．2か月後再び不眠，食欲不振など出現し再入院となった．

経　過：　本例の抑うつ状態は種々の対象喪失に対する悲哀反応と診断し，治療は抗うつ薬・抗不安薬の投与とともに支持的精神療法を行った．入院時，血糖270 mg/dlと高値を示し，糖尿病に対して食事療法を主体に治療を行い，血圧180/110 mmHgと高血圧を認めたため，ベータ遮断薬の投与にてコントロールを行った．抑うつ状態もコントロールされ，1人暮らしの

自信も回復してきたため，約半年の入院で退院，以降外来通院している．

症例は家族との離別，別離の喪失体験に糖尿病の食事療法の困惑も加わり，食べる楽しみを奪われてしまったという誤解がさらにデプレッションを誘発，悪化させてしまった．これは肥満者の減量中に観察した抑うつ状態（dieting depression）とも関連を有する減食によりデプレッションを誘発したものと考えられた．

(4) 食事の基本的方針

肥満の低エネルギー食や高血圧症の減塩食のように病気の本態に関連したうつ病の食事療法は現在のところ知られていない．食事療法はあくまで対症的である．

日常生活としての食事への対処は，味がしないという症候に対処して味つけは濃い目にするほうがよいと考えられる．また，食欲不振のための体重減少が無力感をさらに増強することが多いので，食の細い子供に供する工夫のように食べやすさを工夫する必要がある．また，本人も食べて元気をつけようと努力しているが食べられないという状況にあることを理解し，「早く元気になるようにたくさん食べなければいけない」といった励ましはかえって患者への負担になることが多い．

食事に関してもう1つ重要な点は，食事がつくれないという自責感への配慮である．ふだん食事の世話をする立場にある主婦の場合など，食事の支度から解放することへの工夫が病期の苦悩の軽減に大きく役立つ．

(5) 生活指導上の注意

うつ状態患者の治療は，投薬のみでは決して成功しない．心的エネルギー水準の低下した「心の疲労」の状況には心理面からの援助が不可欠である．うつ状態患者への生活指導上の注意を列挙してみる．

1) とにかく頑張れば頑張るほど症状が強くなっていくので，仕事などを休ませることを前提に治療プログラムを立てる．もし休むことが無理ならば1/2～1/3のペースダウンをすすめる．しかし，回復後自信が出ないで社会復帰をためらっているときには出社をすすめることも必要である．

2) 患者は自信がなくなり，仕事を続けることができないと考えたり，家族に迷惑をかけていると思ったり，自己卑下した考えを多く語る．また，症状がつらいのでいっそ死んでしまいたいと考える患者も多い．

決してなまけもの扱いせず，心理的な援助を家族と協力して与え，つらい状況をなんとか一緒に乗り切っていくように指導する．基本的には家族のきずなを患者に自覚させることが重要で，それを補う形で治療者-患者関係が心理面のサポートとして機能する．

3) 治療中に症状は一進一退である．よくなりかかっているときに症状が増悪すると患者は大変がっかりする．しかし，よくなりかけの悪化は寛解が近いサインであることをよく説明することも患者の心理をサポートする．

4) なぜこのようなうつになってしまったのだろうという問いかけは多く患者から投げかけられる．しかし，うつ状態のときには原則としてこの疑問は解決しないほうがよい．状況の好転のきざしがあるときにのみ，この問題をとり上げてもよい．

c. うつ病の治療

うつ病の治療は休養と抗うつ薬によるものが一般的である．また，患者の苦悩はきわめて強いので心理的なサポートも不可欠である．

(1) 抗うつ薬

抗うつ薬は臨床的な効果として，① 気分高揚作用，② 抑制解除作用，③ 鎮静作用をもっている．抗うつ薬の中で最も初期のもの（第1世代）はイミプラミン（トフラニール）とアミトリプチリン（トリプタノール）である．イミプラミンはうつ気分の改善や悲壮感の解除に効果的であり，アミトリプチリンは鎮静作用をもつ点が特徴である．これらの薬剤は精神科を中心に多く使用されているが，抗コリン作用などの副作用が強いため内科では使用しにくい．そして，抗コリン作用による副作用を減じた第2世代と呼ばれている四環系抗うつ薬マプロチリン（ルジオミール）などが登場し，最近抗コリン作用のないセロトニン作動型のトラゾドン（レスリン）が使用可能となり広く使われるようになった．

(2) 副作用

三環系抗うつ薬によくみられる副作用は，薬剤の抗コリン作用に由来するものが大多数といえる．

比較的よくみられるものに口渇，便秘，めまい，たちくらみ，振戦，動悸，眠気，眼調節障害などがある（表7.6）．

そのほか，副作用として知られているものに発汗，疲労，頻脈，発疹，排尿困難，不整脈，悪心，胸やけ，

表 7.6 抗うつ薬の主な副作用

しばしば	ときに	まれに
口渇	排尿障害	過敏症
便秘	嘔気	けいれん
かすみ眼	食欲減退	せん妄
眠気	振戦	不整脈
めまい	体重増加	肝障害
立ちくらみ	不眠	血液障害
発汗	血圧降下	麻痺性イレウス
洞性頻脈	頭重	軽躁
	不安	パーキンソン症候群
		乳汁分泌

胃部不快感,軽躁感,不穏,不眠などが生ずることがある.

四環系抗うつ薬は三環系抗うつ薬に比較し,これら副作用の発現がやや少ないと考えられる.

一方,sulpirideは副作用としてパーキンソン症状(振戦,筋強剛,歩行障害など)が出現したり,成熟期女子では乳汁分泌や無月経がみられることがある.

そのほか,老人でまれに口唇部の不随意運動がみられたり,浮腫,肥満,倦怠感が出現することがある.

なお,三環系抗うつ薬の使用禁忌とされているものに前立腺肥大,緑内障,心筋梗塞回復初期,妊娠早期婦人があげられる.

(3) 副作用と食事

抗うつ薬では口渇,便秘などに代表される抗コリン作用が高頻度に出現する.そのため症状の強いときはスープなどの飲みやすい食品が適切である.

文献

1) WHO:The ICD-10 classification of mental and behavioural disorders, 1992(融 道男ほか訳:ICD-10精神および行動の障害,医学書院,1993).
2) 中野弘一,筒井末春:心療内科における老年期デプレッション.心身医学 **25**:175-180, 1985.

〔中野弘一・筒井末春〕

7.3 神経性食欲不振症

　神経性食欲不振症は栄養不足の病態であるから，栄養管理は重要な問題である．しかしながら，他の疾患と異なって，単に栄養を補給しようとしても，患者が受け入れないのである．したがって，食事療法には心理的な配慮が必要である．また，経口的な食事療法が困難な状態では，栄養管理のために経鼻腔栄養や経静脈栄養が必要である．

　そこで本書は「食事療法」の本であるが，それに関連した精神療法や非経口的栄養補給法についてまず述べてから，献立作成方針など，一般的な食事療法について述べる．

a. 病気の特色[1,2]

　神経性食欲不振症の典型例は，若い女性でやせようとして食べなくなり，著しくやせて，無月経までできたすものである．若い女性は一般にやせたがり，東京の女子高校生のアンケート調査では，標準体重であってもその85％がやせたいと述べている．しかし，本症患者のやせ願望はきわめて強く，著明にやせているのに，なおやせようとする．他人が自分をどう評価するかに敏感であり，強迫性格のために徹底的に減食する．また，顔や腹部や足などの体の一部が太ることに恐怖感をもっており，ボディイメージの異常がある．そのため，たとえば足を細くしようとして，常軌を逸した減食をする．

　食べなくなったときの家族の対応によっては，さらに不食がひどくなる．すなわち，母親は当然であるが食べるように強くすすめる．しかし，思春期の患者には反抗心があるために，強制されたり干渉されるとますます食べなくなる．一方，まだ甘えたい気持ちももっているので，食べないでいて自分の好きなものばかり作ってくれたり，かまわれると，そのまま食べない状態にとどまってしまうこともある．たとえば，これまで弟ばかりかわいがっていた両親が，食べないために自分に関心を向けるようになると，「弟の体重よりもやせていたい」と述べる例がある．これらの症例では，食べないことが愛情のやりとりに関連した心理的な意味をもっている．

　したがって，食べないことややせることは患者のいわば目的であって，病気とは思っていないのである．衰弱が進んで階段が登れないほどにやつれると，もう少し太ってもよいというが，それも，自由に動けるようになるまでで，それ以上の体重増加は望まない．

　また，患者は食品のエネルギーに関心をもち，よくカロリーブックを買って計算する．エネルギーの高い食品をさけ，「…を食べると太る」といった情報は，誤っている場合ですら，それを信じてかたくなに守ることがある．一方，食欲を抑制しているので，その代償満足を得るかのような行動がみられる．たとえば，食堂をかざったり，テレビの料理番組をかかさず見たり，お菓子作りにこったりする．食事の材料を買いにいくのも好きである．こんなとき，食品を万引きすることがある．自分で料理したものは自分で食べずに，母や姉妹に食べるように強要する．姉妹がどんなものを食べているかが気になり，外で昼食にどんなものを食べたか，しつこく聞いたりする．いずれにしても，「食事のことがいつも気になり，それが頭の中の90％以上を占めている」という．職業として栄養士を選ぶこともまれではない．

　しばらく食欲の抑制をつづけているが，何かをきっかけにそれがとれると，反動として過食に転じて，おどろくほど多量に食べるようになる．ある患者の母によると，「1日中食事の用意をしている．3人分を1食で食べ，他の家族の弁当のおかずまで手あたりしだいに食べてしまう．冷蔵庫はすぐ空になる．お菓子も果物も十分に買っているつもりだが，間に合わない．とにかく1日中食べている」という．

　過食してもたいていはすぐに自ら吐いてしまうので，あまり太らない．こうして「食べたい」と「やせたい」という2つの矛盾した欲求を嘔吐によって同時に満たしている．

　嘔吐する代わりに，下剤を乱用してやせようとすることがある．下剤の量はしだいに増量して1日に150錠も内服する患者がいる．また，浣腸を多用することもある．

　過食期には不食期に抑制して食べなかった食物，た

とえばケーキや親子どんぶりなど1種類のみを連日食べる例がある．香辛料の強い刺激的な食物，たとえば，ひどく辛いカレーをライス抜きで食べたり，しょうゆをそのまま飲んだり，異食傾向を示すことがある．

摂食の日内リズムにも乱れがあり，朝食はあまり食べずに夜に過食になるパターンが多い．家族や他人といっしょには食べられなくて，1人ひそかに隠れ食いすることがある．また，食物をよくためこむ．

以上のように，本症では食行動の異常がみられるので，食欲不振症（anorexia）というよりも食欲異常症（dysorexia）と呼んだほうがよいような病態である．

b. 経静脈栄養

本症の患者は，食べないばかりでなく，水分も摂取せず，1日尿量が200〜300mlで，脱水状態になり，血液は濃縮し，血清Na値が上昇する例もある．また，嘔吐や，下剤・利尿剤の乱用によって血清K値が低下することがある．

このような症例では，まず，末梢血管からの点滴から始める．輸液としては，ぶどう糖，電解質，ビタミン剤のほか，プラスマネートなどを用いる．

しかしながら，たとえば血清K値の低下を補正する場合について考えてみると，これは数か月かけて低値となり，長期にわたってその値を保っているのであって，その患者個人にとっては，それがその時点では正常値ともいえるわけである．点滴によってKを急速に補給して，教科書にある一般の血清Kの正常値にしようとしたりすると，かえって不幸な転帰をとることすらある．すなわち，ゆっくりと補正していく必要がある．

さらに重症の場合には，経中心静脈高カロリー輸液（IVH）を行う．熊原ら[3]は，入院時すでに極度の低栄養状態に陥り，生命の危機にさらされている場合や，入院後一定期間管理していても改善傾向を認めず，むしろ体重が減少する例に対してIVHを施行している．

本症で低栄養状態が重篤になると，低たんぱく血症や血清アルブミンの低下が起こり，GOT，GPT，LDH，LAPなどの肝酵素の上昇が認められる．内分泌学的な検査では，基礎代謝率や血清トリヨードサイロニン（T_3），空腹時血糖値が低下し，血中成長ホルモン（GH）値が上昇する．このような低栄養所見に対しては，IVHが有効である．

鎖骨下を穿刺してルートを確保し，カテーテルで中心静脈に直接輸液するのであるが，低栄養が長く続いていた患者では，急に高カロリー輸液をすると，肝機能の異常が起こったり，浮腫をきたすことがあるので，はじめの数日は，フィジオゾール3号などの維持液を流す．ついでハイカリックなどの高カロリー輸液を，量としては40〜50ml/kg，投与エネルギーとしては25〜30kcal/kg/日よりしだいに増量して50〜60kcal/kg/日くらいまで行う．

この場合，ただ栄養を入れればよいという考えから強引に行うと，液をこっそり捨てたり，留置カテーテルを引き抜いてしまったりするので，精神療法と並行して行うほうがよい．

Maloneyら[4]は，週2回の精神療法と週1回の家族療法を併用しながら，4人の患者に平均25日のIVHを行い，5〜12.8kg（平均8.5kg）の体重増加をみている．これらの症例では，体重が増加すると精神的にも好転し，気分や病気についての認知，社交性などの改善がみられたという．

しかしながら，IVHでは敗血症，血栓症，気胸，電解質異常，さらにIVHのみの場合は微量元素欠乏[5]などの合併症のおそれがある．もちろん注意して行えば心配ないのであるが，次項の経鼻腔栄養では，そのような合併症はない．

c. 経鼻腔栄養（経腸栄養）

患者にそれほど苦痛ではないことを説明して納得を得てから，慣れたナースが赤ん坊にミルクをあげるようなふうに行うと受け入れられる．内容はエレンタールやクリニミール，サスタジェン，あるいは栄養のバランスのとれた流動食を100mlくらいの少量から始めて，500ml程度まで徐々に増量する．重篤な症例では，はじめから急に濃厚なものは用いず，薄めて，より少量から慎重に始める．

「胃が張るから食べられない」という心気的な患者には，細い十二指腸まで入る経空腸栄養補給用チューブを用い，上記の栄養剤のうち管をつまらせないものを注入する．このチューブは，持続的に挿入しておいたままで経口摂食も可能である．

経鼻腔栄養も，ただ太らせればよいという考えから強行すると，治療者に対する恐怖や嫌悪感をいだかせたり，萎縮してしまうことがあるので注意を要する．

慣れてくると，サスタジェンなどは経口的にも比較的抵抗なく受け入れるようになり，なかには好んで飲

む症例もある．

d．経口栄養

(1) 心理面を配慮した食事療法の基本方針[6]

　最終的には，栄養のバランスのとれた食事を適量摂取させるのが目的であるが，当初は食べないことには，むしろ無関心を装うほうがよい．すなわち，「食べるように強制すると反発して食べない」とか「食べないのを心配してかまうと，かまってもらおうとしてかえって食べなくなる」といった，患者と家族の間で行われてきた不適切な人間関係と同じパターンを治療者と患者の間でふたたびくり返さないで，食事に特殊な心理的な意味をもたせないようにするのである．食事に干渉されないと気楽になる．もともと食欲はあるのに，「がまんして食べない」とか「食べられないような状況に追いこまれていた」のであるから，入院させて上記の配慮をすると，しばらくのうちにおのずから食べるようになる．この際，医師や看護婦のみならず，栄養士，配膳する人，あるいは同室の他患者まで，「食べなさい」とか「太った」といった言葉を禁句にするとよい．もちろん，食事は患者の最大の関心事であるから，巻き込まれないように距離をとりながら治療者がこのテーマに対応せざるをえないことがある．

(2) 行動療法[7]

　心理的な原理（条件反射）を応用しながら，摂食を可能にする方法として注目されている．その中でも，報酬学習を用いる場合は，食べないのを無視するのは基本方針と同じであるが，食べることを賞讃し，報酬を与えて強化する．すなわち，目的にかなった行動をして，よい結果がでると報酬がもらえる．そうするとますますよい行動をするようになるというのが報酬学習である．この原理を応用して，操作的に条件づけして治療するのがオペラント条件づけ療法である．適応的な行動をしたらただちにほめるほうが，その行動が強化される．この点からは食べるとすぐに報酬を与えたほうがよいが，食べてもあとで吐いてしまうことがあるので，本症では食べることよりも体重の増加に対して報酬を与えるほうがよい．

　Azerradらは，体重のわずかな増加ごとに代用貨幣（トークン）を与え，それが一定の数たまると報酬を与えるトークンエコノミー法を行った．

　次に，ほうびとして何を与えるかであるが，化粧品などのほかに，本症の患者は活動を好むので，外出や外泊なども報酬になる．Bachrachらは，患者が食べるとラジオやテレビを病室に入れてやったり，治療者が食事をともにして，患者がフォークを食物のほうに動かしたときには患者の興味をもっている話題で話しかけるなど，日常的な強化因子を操作して治療している．

　Bhanji[8]は7つの文献を調べて，「計14例のうち11例は，体重増加に対して報酬を与えて，10例で成功している．これに対して摂食量に対して報酬を与えた3例のうち2例は体重が増加しなかった」という．また，彼ら自身が11例について，16回にわたりオペラント法で治療しているが，その方法は，個室に臥床させて，朝食，昼食，お茶，夕食と総計2000〜3000kcalを与え，一定の時間内に摂取したら，報酬として面会，手紙，新聞閲覧，花をかざることなどを許可するものである．そして，16回のうち2回を除いて，0.9〜3.3kg/週の体重増加を得ている．しかし，7例については予後を追求すると，正常の食習慣や体重を長期にわたって維持するには，オペラント技法のみでは不十分であった．ただし，オペラント技法は栄養上危機にあるときに，急速に体重を増加させるための手段としては最上であると述べている．

　Biancoは，2例の患者にオペラント条件づけ療法を行って，1例は11日間で13ポンド，他の1例では9日間で7ポンドの体重増加を得ている．彼の場合は簡易精神療法を併用しており，救急期を過ぎた後は，家族療法などで人格障害を治療するほうがよいと述べている．

　図7.3は筆者らの症例にオペラント条件づけ療法を適用したときの体重の増加曲線である．26日間で34kgから50kgに，16kg増加した．この症例では，面接による精神療法を同時に行った．

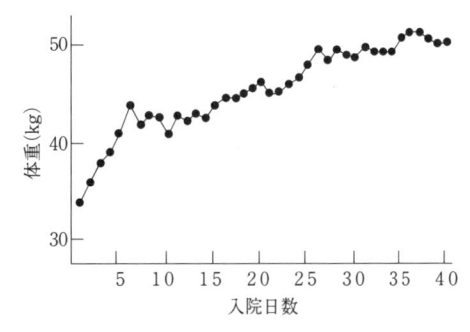

図7.3 オペラント条件づけ療法による神経性食欲不振症患者の治療（25歳，女性）

体重増加の目標と，報酬を患者自身に設定させるのを自己統制法という．本症患者は我意を通したがるので，この方法はその性格に合っている．たとえば，「10日後には40kgになる」と患者が目標体重と目標達成日を定める．もし，10日後に達成できなかったら，第2回目の目標達成日を定める．こうして目標が達成できると，あらかじめ患者が決めていた報酬が得られ，同時に次のレベルの目標を設定する．このような自己管理の構えで体重をふやしていく．

野添ら[9]は行動理論の立場から総合的な治療を行っている．まず，症状の持続あるいは固定化の原因となっている強化因子を除去する．たとえば，家族が患者の食べないことを気遣うと，注目や関心を得られるということで食べないという症状を持続させることになるので，入院させて，家族の面会，電話，文通などはすべて禁止する．こうして食べないことへの強化因子を徹底的に除くと，不食の意味がなくなる．

次に，望ましい食行動を再形成するために，1日の食事量を1000kcalの低エネルギーから開始して，1200，1400kcalとしだいに増していく．そして，食事をすべて食べると，栄養士を含めて治療スタッフは，言動的賞賛，注目，関心を与えて，その行動を強化する．また，体重の増加につれて，面会，電話などを漸次許可する．

さらに，行動論的なカウンセリングを併用して，よい治療成績をあげている．

近年，この行動療法に認知療法を組み合わせた認知行動療法[10]が本症の治療の世界的な傾向となっている．

本症の患者には，食物と体重，あるいは対人関係などにおいて，特有の認知の歪みがある．たとえば「炭水化物を食べていたとき，私は太っていた．だから今，私はそれを避けなければならない」といった「過度の一般化」などがみられる．認知療法の目標は患者がこのような非理性的な思考に気づいて，それを現実検討し，適応的に対応できるような方法を身につけるのを援助することである．

認知行動療法は，同じ摂食障害でも，神経性食欲不振症よりも神経性過食症でよく適用されている．同様のねらいをもっているKatzmanらの心理教育的アプローチでは，テキスト[11]にそって，毎週1つのテーマについて，説明と話し合いの後に，宿題で実地に練習して効果をあげている．

文 献

1) 末松弘行：神経性食欲不振症．新内科学体系40巻B（鎮目和夫ほか編），p192，中山書店，東京，1975.
2) 末松弘行：神経性食欲不振症．最新内科学体系12巻（別冊）（井村裕夫ほか編），p224，中山書店，東京，1993.
3) 熊原雄一，中沢貴子：神経性食欲不振症の治療法．臨床科学 **18**：875, 1982.
4) Maloney MJ, Farrell MK: Treatment of severe weight loss in anorexia nervosa with hyperalimentation and psychotherapy. *Am J Psychiatry* **137**: 310, 1980.
5) 末松弘行：神経性食欲不振症の栄養補給．内科 **54**：157, 1984.
6) 末松弘行：神経性食欲不振症．今日の治療食指針，p208，医歯薬出版，東京，1983.
7) 末松弘行：神経性食欲不振症の身体的看護と行動療法．臨牀看護 **8**：1644, 1982.
8) Bhanji S, Thompson J: Operant conditioning in the treatment of anorexia nervosa: A review and retrospective study of 11 cases. *Br J Psychiatry* **124**: 166, 1974.
9) 野添新一：神経性食欲不振症の行動療法についての研究．医学研究 **50**：129, 1980.
10) 厚生省特定疾患・神経性食欲不振症調査研究班（班長 末松弘行）（編）：神経性食欲不振症への対応のために．厚生省特定疾患・神経性食欲不振症調査研究班 平成3年度研究報告書，別冊，1992.
11) 末松弘行（監訳）；たべたい！でもやせたい —— 過食症の認知行動療法，星和書店，東京，1991.

〔末 松 弘 行〕

献 立 の 実 際

上記の心理面を配慮した食事療法や行動療法に則して食事の実際について述べる[1]．

(1) 献立作成の基本方針

1) 栄養素のバランスを考えて食品構成を作成する．
2) 栄養素の配分は日本人の平均的な食事（食習慣）と同様とし，3大栄養素の割合はおよそ，エネルギー比でたんぱく質15～20%・脂質20～30%・糖質55～65%とする．
3) 食品の量より質を考慮する．

(2) 治療経過にそった食事の進め方

献立例では1000kcalから1600kcalまで示してあるが，とくにエネルギー量の指定はない．食べられるもの，食べられそうなものを選び調理法を工夫し，摂取エネルギー量が高くなるように考慮する．治療開始時

の食事量は,摂食に対する心理的抵抗を徐々に解除していく目的で少量にすることが望ましく,低エネルギー食で慎重にあせらずに始める.病状の軽減がみられた場合は,食事量をふやし最終目的の普通食に移行する.

1) まず1000kcalで,とくに調製することは避け,病院食では普通食を主食,副食ともに1/2量程度に減らして提供する.

2) 1200kcalでは,患者の希望により,① 普通食の副食をそのままとし,米飯のみ1/2量に減らす.② 糖尿病食の基礎食を採用する.

①は分量のみを減らす方法で,見た目は少量となり「食べられそうだ」と摂食の動機づけになる.②の糖尿病食はエネルギー量が少ないわりにボリューム感をもたせてあるので,患者は意図的に増量しているのではないかと疑うことがある.ある程度食事の受け入れがうまくいき,慣れてから与えるとよい.一方,患者はエネルギー量の高い油脂や穀類の摂取に敏感でとろうとしない.糖尿病食はこのようなものが少ないので,この点から適当である.

3) 1400kcalは,食事の交流が回復し,普通食に入る前に行う方法である.副食は普通食と同様とし,主食のみ2/3量程度に落とすと摂取エネルギー量は指定量となる.これは,20歳の女性,体重45kgとして,体重1kgあたりエネルギー所要量39kcal(1985年改定)で計算すると1755kcalとなり,入院の場合は運動負荷分(−200kcal)が減らされるため,ほぼ適当な量でもある.食事内容については特に留意しない.

4) さらに病状が改善され,体重増加も認められると,最終目的である普通食となる.これは通常の食事であり,前述の献立作成の基本方針がすべて盛られたものが望ましい.

(3) 食品群別の特徴とその扱い方

患者は栄養の知識が豊富であり,エネルギー量の高いものは摂取しない傾向にある.しかし正確な知識に乏しく,正しく理解していない面もある.その弱点を利用して摂食効果を高めていくこともできる.

1) 穀類:主食の類であるが,主成分は糖質で70%以上を占めており,たんぱく質も7〜10%含んでいる.エネルギー量が高く,相当量のたんぱく質も期待できる.患者は米飯を敬遠し,パン食を比較的好む.めん類は低エネルギーとの誤解もあり抵抗が少ない.この類はエネルギーが高いため,好みをとり入れて摂取量を高めるようにするとよい.

2) いもおよびでん粉類:いもの主成分はでん粉であるが,ビタミンC・B_1,ミネラル,繊維なども多く,とくにビタミンは調理によって破壊されにくく安定している.患者はいもを比較的よくとる.野菜は低エネルギーであるとの知識から,いもも野菜と思って安心できるのであろう.じゃがいも,さつまいも,さといも,やまいもなどを蒸す・焼く・煮るまたは汁ものにするなど活用範囲は広い.またエネルギーを高めるため,じゃがいもにバターを混入してマッシュポテトにして供するもよい.でん粉の製品に,はるさめ,でん粉めんなどがあるが,患者は組成がわからないため,摂食に抵抗を示さない.これらを使用してバラエティーに富ませるよう工夫するとよい.

3) 油脂類:栄養的特徴は,エネルギーが高い,胃の停滞時間が長い,脂溶性ビタミン(A, D, E)の吸収をよくするなどである.動物性と植物性のものがあるが,植物性のものが適している.この類を患者は最も嫌う.野菜サラダにマヨネーズ,ドレッシングなどを使用すると,洗って野菜のみを食べることがしばしばある.使用方法としては,いためる・和える・揚げたものを煮つけるなどして,かくれた部分で使用するとよい.

4) 豆およびだいず製品:質のよいたんぱく質が含まれており,カルシウム,ビタミンB_1は魚肉類よりも多く含まれている.だいずの脂肪は不飽和脂肪酸のため,油脂を嫌う患者の栄養改善に必要な必須脂肪酸の摂取が期待できる.豆腐,納豆,凍り豆腐,ゆば,きな粉など十分に使用できる.患者により生揚げは食べられるが(豆腐分が多い),がんもどき,油揚げは揚げものという感じが強く,食べられないという例もあった.

5) 魚介類,肉類:たんぱく質のほか脂肪,ビタミンA・B_1・B_2,鉄分などを求める食品である.魚は赤身,白身,ピンクのものがよく,脂肪の多い魚は食べない場合が多い.獣肉は一般に好まれない.とくに脂肪分がついていると,そのまま返品されることが多い.魚介,獣肉の加工品はでん粉や脂肪が多く,アミノ酸の組成が不良のため質的に劣る食品である.

6) 卵類:良質たんぱく質,ビタミンB_2・B_1・A,鉄など凝集して含まれている.とくに必須アミノ酸の組成がよく,評価は高い.患者に好まれるものに,茶わん蒸し,卵豆腐,ポーチドエッグなど,油を使用せ

ずに調理したものがよい．目玉焼き・オムレツなどは敬遠される．また調理法も多種あり，献立に変化をもたせる好材料でもあるため，積極的に用いるとよい．

7) 乳類：たんぱく質，脂肪，カルシウム，ビタミンA・B_2が多く含まれている．とくにカルシウムは他の食品に比して吸収がよく，有効である．また，流動体であり食物と異なり抵抗が少ない．プレーンヨーグルトなど酸味のある乳類は好んで食べる．野菜・果物とともに使用するか（カテージチーズ和えなど），汁物に混入する（シチューなど）とよい．

8) 野菜類：緑黄色野菜と淡色野菜がある．緑黄色野菜はビタミンA・B_2・C，カルシウム，鉄が含まれ，価値がある．淡色野菜はビタミンC源として有効である．患者が好んで食べる唯一の食品であり，生食，いためもの，煮もの，和えものなど，他の材料と併用し料理に豊かさを盛り込むようにするとよい．

9) 果物類：ビタミンCやカリウム，繊維を多く含み，糖質は10%程度含まれている．カリウム，繊維などの補給とエネルギーの摂取が期待できる．一般に患者は好んで食べる．サラダ，飲みもの，料理のわき付けなどに活用するとよい．バナナは甘味が強く好まれない．

10) きのこ類・藻類：エネルギーとして利用できないが，繊維，ミネラル（ヨード，鉄）などが多く含まれ，その他海草などにはビタミン（A, C）も含まれている．また整腸効果もある．患者はこの種のものを好んで食べる．調理を行う際に，他食品および調味料とよく複合させてエネルギーを高めるよう工夫する．

(4) 食事作成上のポイント

1) 味つけを薄く，材料の持ち味を生かす：しょうゆを使用した色の濃いものを嫌う．

2) 材料は鮮度のよいもので，うま味があるものを選ぶ：えび，たこ，貝類はうま味がありエネルギーが低いため好む．

3) 香りや風味を上手に生かす：しそ，しょうが，酢，ごま，パセリ，レモンなどで油・砂糖分を消すようにする．

4) 味のバランス，楽しさを盛り込む．

5) ボリューム感を軽減するため，食器の配慮を行う：小型の食器を用い，山たかく盛りつける．

6) エネルギーを高める消化態栄養の製品を用いるもよい：中鎖脂肪酸をジュース，アイスクリーム，炭酸水，各種料理，米飯などに混入する．でん粉糖（粉あめ）をジュース，ゼリー，プリンに使用すると甘味が少なく口あたりもよい．

おわりに　「栄養の問題は，食べ物の栄養素の面からと，食べ物の受け入れ側の人体の面からとのアプローチが必要である」といわれる．神経性食欲不振症という病気の特色のゆえに食べ物の栄養素の面からも検討した．本症においては，栄養補給は中心課題であるから，医師と栄養士が綿密な連絡をとりながら治療にあたる必要がある．

文　献

1) 山下光雄：栄養士に向けて．神経性食欲不振症（鈴木裕也編），p 241, 女子栄養大学出版部，東京，1983.
2) 科学技術庁資源調査会編：四訂日本食品標準成分表準拠食品成分表，第一出版，東京，1983.

献立表 7.3 神経性食欲不振症

(1) 1000 kcal（夏）普通食の1/2量

	献立名	食品名	分量(g)	エネルギー(kcal)	たんぱく質(g)	脂質(g)	糖質(g)
朝食	米飯	米飯	115	170	3.0	0.6	36.5
	高野豆腐煮つけ	高野豆腐	8	43	4.0	2.7	0.4
		砂糖	2	8	—	—	2.0
	お浸し	ほうれんそう	30	8	1.0	0.1	1.1
		けずり節	1	4	0.8	0	0
	しらす干しおろし和え	しらす干し	5	9	1.9	0.0	0.0
		だいこん	15	3	0.3	0.0	0.4
	みそ汁	みそ	6	12	0.8	0.4	1.2
		えのきたけ	10	—			
昼食	パン	ロールパン	30	57	2.7	1.6	14.8
	魚の香り焼き	魚	30	53	6.1	2.9	0
	付け合わせ	しょうが	少々	—			
		油	2	18	—	2.0	—
		レモン	7	—			
		トマト	20	3	0.1	0	0.7
		紫キャベツ	5	1	—	—	0.2
		キャベツ	10	2	0.1	—	0.5
	スパゲティケチャップ	スパゲティ	5	19	0.7	0.1	3.6
		マッシュルーム	5	—			
		ケチャップ	5	—			
		きゅうり	20	2	0.2	0	0.3
		ねぎ	5	1	0.1	0	0.2
	きゅうりのナムル	しょうが	1	—			
		ごま油	1	9	—	1.0	—
間食	牛乳	牛乳	200	118	5.8	6.4	9.0
	みかん	みかん	80	35	0.4	0.1	8.7
夕食	米飯	米飯	115	170	3.0	0.6	36.5
	ロールキャベツ	豚ひき肉	30	79	5.5	6.0	0
		たまねぎ	10	4	0.1	0.0	0.8
		キャベツ	15	4	0.2	0.0	0.7
		砂糖	3	12	—	—	3.0
	煮しめ	さといも	40	24	1.0	0.1	4.9
		にんじん	10	3	0.1	0	0.6
		さや豆	5	1	0.2	0	0.2
		みりん	5	9	0	0	0.7
	なすのはさみ焼き	なす	20	4	0.2	0.0	0.7
		チーズ	5	17	1.1	1.3	0.0
	かぶのゆかり漬け	かぶ	10	2	0.2	0.0	0.3
		ゆかり	少々	—			
	あさりスープ	あさりむき身	5	2	0.4	0.1	0.1
		こまつな	10	2	0.3	0	0.3
	合 計			935	40.3	26.0	128.4

(2) 1000 kcal（冬）普通食の1/2量

	献立名	食品名	分量(g)	エネルギー(kcal)	たんぱく質(g)	脂質(g)	糖質(g)
朝食	米飯	米飯	115	170	3.0	0.6	36.5
	いり卵	卵	25	41	3.1	2.8	0.2
		砂糖	2	8	0	0	2.0
		油	2	18	0	2.0	0
	さやいんげんのお浸し	さやいんげん	20	4	0.5	0	0.6
		糸がき	1	4	0.8	0.1	0
	トマト	トマト	20	3	0.1	0	0.7
	牛乳	牛乳	200	118	5.8	6.4	9.0
昼食	パン	ロールパン	30	84	2.7	1.6	14.8
	串焼き	鶏肉	30	36	6.9	0.7	0.1
	キャベツ・レモン	ピーマン	15	3	0.1	0	0.6
		しいたけ	10	—	0.2	0	0.5
		油	3	28	0	3.0	0
		キャベツ	15	4	0.2	0	0.7
		レモン	10	4	0.1	0.1	1.0
	グリーンサラダ	レタス	5	1	0.1	0	0.1
		きゅうり	10	1	0.1	0	0.2
		セロリー	5	1	0.1	0	0.1
		塩					
	ふかしいも	さつまいも	30	37	0.4	0.1	8.0
	レモンティー	紅茶	—				
		レモン	10	4	0.1	0.1	1.0
間食	果物	オレンジ	100	46	0.9	0.1	11.6
夕食	米飯	米飯	115	170	3.0	0.6	36.5
	魚のホイル焼き	さけ	30	50	6.2	2.5	0
		たまねぎ	15	5	0.2	0	1.1
		えのきたけ	10	—	0.3	0.1	0.5
		さやえんどう	3	1	0.1	0	0.2
	ひじきの煮つけ	ひじき	1	—	0.1	0	0.5
		にんじん	5	2	0.1	0	0.3
		油	3	28	0	3.0	0
		砂糖	2	8	0	0	2.0
	しゅんぎくのごま和え	しゅんぎく	20	4	0.6	0	0.5
		ごま	1	6	0.2	—	0.2
		砂糖	1	4	0	0	1.0
	清し汁	はるさめ	1	3	0	0	1.0
		みつば	5	1	0.1	0	0.1
		干ししいたけ	1	—	0.2	0	0.5
	合 計			897	36.3	23.8	132.7

(3) 1200 kcal（春）普通食より応用

	献立名	食品名	分量(g)	エネルギー(kcal)	たんぱく質(g)	脂質(g)	糖質(g)
朝食	パン	ロールパン	60	167	5.3	3.1	29.6
	すごもり	キャベツ	30	7	0.4	0	1.5
	エッグ	青菜	10	2	0.4	∅	0.4
		卵	50	81	6.1	5.6	0.5
		油	3	28	0	3.0	0
	スティック	きゅうり	30	3	0.3	0.1	0.5
	生野菜	にんじん	10	3	0.1	∅	0.6
		セロリー	10	2	0.1	∅	0.4
	牛乳	牛乳	200	118	5.8	6.4	9.0
昼食	パン	ロールパン	60	167	5.3	3.1	29.6
	鶏肉の	鶏ささ身	60	65	14.4	0.4	0.1
	ピカタ	小麦粉	5	18	0.4	0.1	3.8
		卵	5	8	0.6	0.6	∅
		油	4	37	0	4.0	0
		サラダ菜	7	1	0.1	∅	0.1
	うどとあま	うど	20	3	0.1	∅	0.6
	なつみかん	きゅうり	20	2	0.5	∅	0.3
	の酢のもの	あまなつみかん	50	19	0.4	0.2	4.4
		砂糖	3	12	0	0	3.0
	ブロッコリー	ブロッコリー	30	13	1.8	∅	∅
	塩ゆで	トマト	40	6	0.3	∅	1.3
	トマト						
間食	いちご	いちご	150	53	1.4	0.3	11.3
夕食	米飯	米飯	115	170	3.0	0.6	36.5
	さわらの	さわら	60	106	12.1	5.8	0.1
	みそ焼き	みそ	7	13	0.9	0.4	1.4
		みりん	3	—	—	—	—
		サラダ菜	7	1	0.1	∅	0.1
	たき合わせ	京がんも	20	47	3.1	3.6	0.4
		ふき	20	2	0.1	∅	0.4
		さやえんどう	3	1	0.1	∅	0.2
		砂糖	2	8	0	0	2.0
	青菜の	青菜	60	15	2.0	0.1	2.2
	ごま和え	ごま	2	12	0.4	1.0	0.3
		砂糖	1	4	0	0	1.0
	即席漬	かぶ	30	5	0.3	∅	1.0
		きゅうり	20	2	0.2	∅	0.3
		こんぶ	0.5	—	—	—	—
	清し汁	紅白はんぺん	5	5	0.5	∅	0.6
		根みつば	10	2	0.2	0	0.2
	合計			1208	66.5	38.4	143.9

(4) 1200 kcal（春）糖尿病食より応用

	献立名	食品名	分量(g)	エネルギー(kcal)	たんぱく質(g)	脂質(g)	糖質(g)
朝食	米飯	米飯	100	148	2.6	0.5	31.7
	焼き豆腐磯煮	焼き豆腐	100	88	7.8	5.7	1.0
		生わかめ	7	—	0.1	∅	0.3
		砂糖	2	8	0	0	2.0
	菜の花お浸し	菜の花	50	16	2.0	∅	2.1
		糸がき	1	4	0.8	0.1	∅
	ぬか漬け	きゅうり	30	3	0.3	0.1	0.5
		かぶ	40	7	0.4	∅	1.3
	みそ汁	かぶの葉	10	2	0.2	∅	0.3
		みそ	12	23	1.5	0.7	2.3
昼食	パン	ロールパン	60	167	5.3	3.1	29.6
	いかの姿焼き	いか	100	76	15.6	1.0	0.1
		しょうが	少々	—	—	—	—
		酒	少々	—	—	—	—
		パセリ	1	—	—	—	—
	生野菜	レタス	20	3	0.2	∅	0.4
		きゅうり	30	3	0.3	0.1	0.5
		セロリー	20	3	0.2	∅	0.5
		トマト	40	6	0.3	∅	1.3
	粉ふきいも	レモン	10	4	0.1	0.1	0.1
		じゃがいも	50	39	1.0	0.1	8.4
	牛乳	牛乳	200	118	5.8	6.4	9.0
間食	果物	グレープフルーツ	200	72	1.6	0.1	17.8
夕食	米飯	米飯	100	148	2.6	0.5	31.7
	豚おかか焼き	豚もも肉スライス	60	76	12.9	2.1	0.3
		削り節	1	4	0.8	∅	∅
		ごま	1	6	0.2	0.5	0.2
		油	3	28	0	3.0	0
		ピーマン	30	6	0.3	∅	0.4
		ねぎ	30	8	0.3	∅	1.8
	おから	おから	40	36	1.9	1.4	2.6
	いり煮	にんじん	10	3	0.1	∅	0.6
		しいたけ	10	2	0.2	∅	0.5
		貝むきみ	10	5	0.8	0.1	0.1
		油	4	37	0	4.0	0
		砂糖	2	8	0	0	2.0
		さやえんどう	3	1	0.1	∅	0.2
	たけのこ	たけのこ	60	20	2.2	0.1	3.6
	木の芽田楽	みそ	7	13	0.9	0.4	1.4
		砂糖	3	12	0	0	3.0
		木の芽	1	—	—	—	—
	清し汁	青菜	20	5	0.7	0	0.7
		卵	15	24	1.8	1.7	0.1
	合計			1230	71.9	31.8	158.4

7.3 神経性食欲不振症

(5) 1400 kcal（春）

	献立名	食品名	分量(g)	エネルギー(kcal)	たんぱく質(g)	脂質(g)	糖質(g)
朝食	パン	ロールパン	60	167	5.3	3.1	29.6
	牛乳	牛乳	200	118	5.8	6.4	9.0
	スクランブルエッグ	卵	50	81	6.1	5.6	0.5
		にんじん	10	3	0.1	0	0.6
		グリンピース	5	5	0.4	0	0.6
		油	5	46	0	5.0	0
	レモン漬け	レタス	10	1	0.1	0	0.2
		きゅうり	30	3	0.3	0.1	0.5
		セロリー	10	1	0.1	0	0.2
	トマト	レモン	5	2	0	0	0
		トマト	40	6	0.3	0	1.3
昼食	パン	ロールパン	60	167	5.3	3.1	29.6
	牛肉の八幡焼ピーマン・しいたけ添え	牛肉	60	72	13.5	1.5	0.2
		さやいんげん	30	6	0.7	0	0.8
		ピーマン	30	6	0.3	0	0.4
		しいたけ	20	—	0.4	0.1	1.1
		油	5	46	0	5.0	0
		しょうが	少々	—	—	—	—
	おろし和え	レタス	20	3	0.2	0	0.4
		だいこん	50	9	0.4	0	1.7
		オクラ	10	3	0.2	0	0.6
	にんじんの梅煮	にんじん	30	9	0.3	0	1.8
		梅干し	少々	—	—	—	—
		砂糖	3	12	0	0	3.0
	レモンティー	紅茶	—	—	—	—	—
		レモン	—	—	—	—	—
間食	果物	グレープフルーツ	200	72	1.6	0.1	17.8
夕食	米飯	米飯	150	222	3.9	0.8	47.6
	白身魚のワイン蒸し	メルルーサ	100	77	17.0	0.6	0
		たまねぎ	30	11	0.3	0	2.3
		白ぶどう酒	10	8	0	0	1.0
		サラダ菜	1枚	—	—	—	—
	鶏ささ身野菜のしょうが酢和え	鶏ささ身	30	33	7.2	0.2	0
		きゅうり	30	3	0.3	0.1	0.5
		セロリー	10	1	0.1	0	0.2
		にんじん	10	3	0.1	0	0.6
		しょうが	少々	—	—	—	—
		ごま油	2	18	0	2.0	0
	生わかめ、えのきたけのお浸し	生わかめ	10	—	0.2	0	0.4
		えのきたけ	10	—	0.3	0.1	0.5
		糸がき	1	4	0.8	0.1	0
	じゃがいもの青のりかけ	じゃがいも	50	39	1.0	0.1	8.4
		バター	5	37	0	4.0	0
		青のり	少々	—	—	—	—
	みそ汁	豆腐	50	39	3.4	2.5	0.4
		ねぎ	10	3	0.1	0	0.6
		みそ	12	23	1.5	0.7	2.3
	合計			1359	77.6	41.2	164.7

(6) 1400 kcal（夏）

	献立名	食品名	分量(g)	エネルギー(kcal)	たんぱく質(g)	脂質(g)	糖質(g)
朝食	米飯	米飯	150	222	3.9	0.8	47.6
	みそ汁	わかめ	5	—	0.1	0	0.2
		だいこん	30	6	0.5	0	0.8
		みそ	12	23	1.5	0.7	2.3
	おろし納豆	納豆	40	80	6.8	4.0	4.0
		だいこん	50	10	0.9	0.1	1.4
		ねぎ	10	3	0.1	0	0.6
	しらたきのうま煮	しらたき	30	—	—	—	—
		にんじん	10	3	0.1	0	0.6
		えのきたけ	10	—	0.3	0.1	0.5
		砂糖	2	8	0	0	2.0
		油	3	28	0	3.0	0
	即席漬	キャベツ	40	8	0.4	0	1.6
		きゅうり	10	1	0.1	0	0.2
昼食	パン	ロールパン	60	167	5.3	3.1	29.6
	かじきのしそ香づけ	かじき	60	76	14.0	1.8	0
		しその葉	2枚	—	—	—	—
		たまねぎ	30	11	0.3	0	2.3
	生野菜レモン添え	サラダ菜	1枚	—	—	—	—
		きゅうり	30	3	0.3	0.1	0.5
		アスパラガス	30	6	0.6	0	1.0
		トマト	40	6	0.3	0	1.3
		レタス	20	3	0.2	0	0.4
		レモン	10	4	0.1	0.1	0.1
	もやしのナムル	もやし	50	27	2.7	1.1	1.3
		ねぎ	10	3	0.1	0	0.6
		ごま	1	6	0.2	—	0.2
		ごま油	1	9	0	1.0	0
	果物	オレンジ	200	92	1.8	0.2	23.2
間食	ヨーグルト	ヨーグルト	100	76	3.5	0.1	15.5
夕食	米飯	米飯	150	222	3.9	0.8	47.6
	鶏ささ身の七味焼ピーマン添え	鶏ささ身	60	65	14.4	0.4	0.1
		ピーマン	30	6	0.3	0	0.4
		七味唐辛子	少々	—	—	—	—
		みりん	3	5	0	0	0.4
		油	3	28	0	3.0	0
		サニーレタス	10	1	0.1	—	0.2
	かぼちゃと生揚げの含め煮	かぼちゃ	60	44	1.0	0.1	10.5
		生揚げ	50	75	5.3	5.7	0.5
		砂糖	3	12	0	0	3.0
		さやえんどう	5	1	0	0	0.7
	焼きなす	なす	80	14	0.9	0	2.7
		油	5	46	0	5.0	0
		しょうが	少々	—	—	—	—
	きゅうりのとろろこんぶ和え	きゅうり	30	3	0.3	0.1	0.5
		とろろこんぶ	0.5	—	—	—	—
	清し汁	しらす干し	5	9	1.9	0.8	0
		みつば	5	1	—	—	0.2
	合計			1413	72.2	32.1	204.6

(7) 1700 kcal（秋）

	献立名	食品名	分量(g)	エネルギー(kcal)	たんぱく質(g)	脂質(g)	糖質(g)
朝食	米飯	米飯	200	296	5.2	1.0	63.4
	プレスハム	プレスハム	40	49	6.2	1.8	1.6
	野菜の	にんじん	10	3	0.1	0.0	0.6
	ごま和え	さやいんげん	20	4	0.5	0.0	0.6
		ごま	1	7	0.2	0.6	0.2
		砂糖	3	12	—		3.0
	漬物	きゅうり	20	2	0.2	0.0	0.3
		なす	20	2	0.2	0.0	0.7
	みそ汁	みそ	12	23	1.5	0.7	2.3
		たまねぎ	20	7	0.2	0.0	1.5
		切りふ	1	4	0.3	0.0	0.6
昼食	パン	ロールパン	60	167	5.3	3.1	29.6
	鶏照り焼き	鶏肉(皮なし)	60	112	12.8	6.1	0.0
		砂糖	3	12	—	—	3.0
		キャベツ	20	5	0.3	0.0	1.0
		レモン	10	4	0.1	0.1	0.1
	サラダ	はるさめ	4	8	—	—	3.4
		きゅうり	20	2	0.2	0.0	0.6
		卵	17	28	2.1	1.9	0.2
		ホールコーン	10	10	0.1	0.1	1.9
		油	3	27	—	3.0	—
	マッシュポテト	じゃがいも	50	39	1.0	—	8.4
		バター	5	45	—	5.0	—
	トマト	トマト	40	6	0.3	0	1.3
間食	果物	なし	200	80	0.6	0.2	20.2
	牛乳	牛乳	200	118	5.8	6.4	9.0
夕食	米飯	米飯	200	296	5.2	1.0	63.4
	魚のチーズ焼き	魚	60	106	12.1	5.8	0.1
		粉チーズ	1	5	0.4	0.3	0.0
		小麦粉	3	11	0.2	0.1	2.3
		油	3	28	—	3.0	—
		サラダ菜	3	—	—	—	—
	煮つけ	生揚げ	50	76	5.4	5.7	0.5
		にんじん	20	6	0.2	0	1.2
		つとふ	30	45	1.6	0.3	8.5
		さやえんどう	5	1	0.2	0	0.2
		砂糖	3	12	—	—	3.0
	ピーマン甘みそ和え	ピーマン	50	8	0.5	0.1	2.1
		砂糖	5	19	—	—	5
		みそ	6	12	0.8	0.4	1.2
		しその葉	1	—	—	—	—
	わかめスープ	生わかめ	7	—	0.1	0	0.3
		しょうが	1	—	—	—	—
		ねぎ	5	1	0.1	—	0.2
	合計			1698	70.2	46.8	241.5

〔金田洋子〕

8. その他の疾患と食事療法

8.1 膠原病

　膠原病は多臓器障害を伴う全身性の慢性炎症性疾患で，その療養は年余，さらには生涯にわたることも少なくない．したがって，その生活および食事の指導は，膠原病の治療においてきわめて重要な位置を占める．しかし，膠原病の原因・病態と同様に，その食事療法の意義やそれによってもたらされる具体的な成果についても不詳な点が多いのが現状である．そこで，本稿では膠原病全般ならびに代表的な膠原病である慢性関節リウマチ（RA），全身性エリテマトーデス（SLE），強皮症（PSS）における食事療法について，最新の興味深い報告を交えて現時点での考え方を述べてみたい．

a. 慢性炎症性疾患における栄養・代謝状態

　膠原病のような慢性炎症性疾患に罹患した生体は，選択的にたんぱく質を喪失させる代謝亢進状態となる．すなわち，単球やリンパ球を主体とした炎症細胞から放出される炎症性サイトカインであるインターロイキン-1（IL-1）と腫瘍壊死因子（TNF）は脂肪融解，グリコーゲンの分解を亢進させる．その結果，高血糖，高インスリン血症，遊離脂肪酸の上昇をきたし，内因性のステロイドホルモンの放出が増大する．ステロイドホルモンの増加はたんぱく質の異化を亢進させ，プロスタグランジンE_2を介して筋組織のたんぱく分解をきたすことなどにより，たんぱく質が消耗される．その結果，増加した遊離アミノ酸は，糖新生ならびに急性炎症性たんぱくの生合成に利用されるわけである．このようなたんぱく喪失性の消耗状態では免疫能が低下する．

　一方で，飢餓状態により関節炎を初めとした炎症性疾患の臨床症状が改善したとする報告もみられる[1,2]．RA 患者を7日間飢餓状態におくと関節症状は改善し白血球の遊走能が正常化する．飢餓を改善させると症状は再燃するが，飢餓に引き続き菜食主義の食事を与えると，RA の活動性は低いレベルに保たれるという．

　さらに，SLE の動物モデルである NZB/WF1 マウスでも，エネルギー制限，不飽和脂肪酸制限，低たんぱく食，およびアミノ酸制限により，血中の抗 DNA 抗体価・免疫複合体量の低下，腎症発現の抑制，生存期間の延長がみられる．

　しかし，RA，SLE とも上述のように消耗性疾患である点を考慮すると，エネルギー不足の状態におくことは全身状態の保持の点で問題があろう．また，人間の疾患では病態・病型は多様性に富んでおり，マウスに有効な食事療法が人間においても有効であるかどうかはまったく不明といえる．

　栄養の過剰摂取に関してはどうであろうか．エネルギーを過剰に摂取すると免疫能が高まり，自己免疫疾患である膠原病が悪化する可能性が示されている[3]．

　結局のところ，前述のような消耗状態を改善するために，エネルギー，たんぱく質，ビタミンなどの不足栄養素を適度に過不足なく補充して，全身状態の保持に努めることが膠原病の食事療法においては基本的に重要な点であるといえよう．

b. 膠原病を引き起こしうる食事

　食物アレルギーが膠原病の発症に関与している可能性が示唆されている．正常者においても，食物抗原・抗体，それらの複合体，さらには食物に感作されたリンパ球が流血中に出現する[4]．これらは一部のヒトにおいて，免疫機序を介することによりアナフィラキシー様症状，皮膚，呼吸器，消化器症状などの即時型過敏反応を引き起こす．食物摂取後，数日後に出現する臨床症状としては，頭痛，消化器症状，関節炎が知られ，これらは IgE-肥満細胞の系以外の免疫反応を介した遅延型過敏反応であろうと考えられるようになってきている[5]．具体的に食物アレルギーの関与が示唆される例としては，黒くるみの関与したベーチェット

病[6]，アルファルファとSLE[7]，乳製品とRA[8]などの報告があり，いずれの場合においても，原因と思われる食物を除去することにより，臨床症状の改善を得ている．

c. 病態を改善しうる食事

エスキモーではスカンジナビア人に比べ，乾癬，気管支喘息およびRAなどの慢性多発性関節炎が少ないという興味ある報告がKromannらによりなされた[9]．エスキモーは多くの魚とアザラシを食べることから，そこに含まれる魚油が関与していると考えられた．魚油には多量のeicosapentaenoic acid (EPA) とdocosahexaenoic acid (DHA) が含まれている．炎症と免疫に関与するprostaglandin (PG) とleukotrien (LT) は，食事中の必須脂肪酸，とくにarachidonic acid (AA) から合成されるが，EPAはAAと拮抗して，免疫異常と炎症を改善する可能性がある．すなわち，炎症惹起物質であるLTB_4, C_4, D_4, E_4は5-lipoxygenaseなどによりAAから合成されるが，EPAは同じ5-lipoxygenaseにより炎症惹起性の弱いLTB_5～E_5へと変換される．競合によりLTB_4～E_4が減少するために炎症は鎮静化に向かうものと考えられている．

実際に，正常人に濃縮魚油カプセルを内服させると単核球のIL-1β，TNF，PGE_2の産生が減少し，炎症が起きにくくなる[10]．さらに，RA患者に投与した場合には，疼痛関節数と腫脹関節数がともに減少し，好中球からのLTB_4ならびに単核球からのIL-1産生が減少したという[11]．魚油の成分の中でも，とくにEPAがRAには有効のようである[12]．

一方，1993年にはTrenthamらにより非常に興味深い報告がなされている[13]．関節軟骨の主要構成成分であるII型コラーゲンは実験動物を免疫することによりRA様の関節炎を惹起すること，II型コラーゲンはRA発症の原因となる自己抗原である可能性が高いこと，自己免疫疾患の動物モデルに，病因となる自己抗原を経口投与すると免疫寛容が成立し，疾患の病勢が改善することなどから，彼らはRA患者に対して鶏由来II型コラーゲンを経口投与して，その有効性を2重盲検法により検討した[13]．その結果，II型コラーゲン投与群では疼痛関節数と腫脹関節数が有意に減少したという．追試験が必要であるが，副作用はまったく認められておらず，もし実用化されるならば一度は試みてみたい治療法となろう．

d. 各疾患に対する食事療法

(1) 慢性関節リウマチ (RA)

RAは全身性の慢性多関節炎とそれに由来する関節破壊を主徴とする慢性消耗性疾患でもある．その食事療法で留意すべき点を以下に述べる．

a) 栄養状態の改善 (表8.1)

先に述べたような慢性炎症に伴うたんぱく喪失性の消耗状態に，激しい痛みによる食欲の低下，著しい関節機能障害による食物摂取量の低下なども加わることから，バランスのとれた十分な量の栄養を摂取する工夫が必要である．たんぱく質に富み，ビタミンの豊富な食事をとるよう努める．しかし，下肢とくに膝関節への負担を軽くするためにも肥満になることは好ましくない．標準体重を目安に35kcal/kg程度とし，たんぱく質は良質たんぱく（動物性たんぱく質50％以上）で1.5g/kg程度を摂取するのが好ましい．

b) 貧血に対して

RAに認められる貧血はほとんどが慢性炎症によるもので，鉄欠乏性貧血とは異なり，血清鉄は低下するものの総鉄結合能は低下し，フェリチンは増加している．したがって，鉄剤の投与は原則的には無効であるが，RAは30～40歳の婦人に好発するため，なかには鉄欠乏性貧血も混在していることがあり，鉄分は不足しないようにするのが望ましい．貧血の程度が強い場合には，消化管出血などによる鉄欠乏性貧血も合併しており，鉄分を多く含んだ献立を工夫する必要がある．

c) 胃腸障害がある場合

RA患者では，胃腸粘膜が弱いうえに非ステロイド抗炎症薬，ステロイド剤などの長期投与の結果，胃十二指腸潰瘍が高率に出現しやすいことから，胃腸をいたわるような食事の仕方，内容が必要である．すなわち，①少量ずつをゆっくりとよくかんで食べる，②消化のわるいもの（繊維の多い野菜，固い貝類など）は調理法を工夫する，③胃腸粘膜への刺激が少ないように，味つけを薄くし，熱すぎるもの，冷たすぎるものは避ける，などの点を配慮する．

d) 疾患活動性の高い場合

抗炎症作用があり，RAへの効果が期待できるEPAを多く含む食事を考慮する．基本的には食品からの摂取が望ましい．EPAを含む魚介類は良質のたんぱく質などの栄養素を含んでいるので大いに利用したい．朝のこわばりがひどい場合には，食べられるときにい

8.1 膠原病

表 8.1 慢性関節リウマチ (RA) 食の食品構成表
― 平均体格の女性の場合 ―

食品群名	使用量 (g)	エネルギー (kcal)	たんぱく質 (g)	脂質 (g)	糖質 (g)	無機質 Ca (mg)	Fe (mg)	Na (mg)	ビタミン A (IU)	B1 (mg)	B2 (mg)	C (mg)
1. 穀類												
米	150	534	10.2	2.0	113	9	0.8	3	0	0.18	0.05	0
パン類	90	237	7.7	3.6	43	32	0.9	464	0	0.06	0.06	0
めん類	0	0	0.0	0.0	0	0	0.0	0	0	0.00	0.00	0
他穀類, 堅果類	10	39	1.0	0.7	7	12	0.2	19	0	0.01	0.01	0
2. いも類												
他	50	41	1.0	0.1	9	6	0.3	2	0	0.06	0.02	11
こんにゃく類	0	0	0.0	0.0	0	0	0.0	0	0	0.00	0.00	0
3. 砂糖類	10	34	0.0	0.0	9	1	0.0	0	0	0.00	0.00	1
4. 菓子類	0	0	0.0	0.0	0	0	0.0	0	0	0.00	0.00	0
5. 油脂類												
動物性	0	0	0.0	0.0	0	0	0.0	0	0	0.00	0.00	0
植物性	10	87	0.0	9.5	0	0	0.0	19	88	0.00	0.00	0
6. 豆類												
みそ	10	19	1.3	0.6	2	10	0.4	493	0	0.00	0.01	0
低脂肪製品	0	0	0.0	0.0	0	0	0.0	0	0	0.00	0.00	0
だいず製品	100	120	9.1	7.8	3	139	2.0	4	0	0.10	0.08	0
7. 魚介類	0	0	0.0	0.0	0	0	0.0	0	0	0.00	0.00	0
生物	100	126	19.2	4.6	0	31	1.3	181	52	0.13	0.22	1
塩蔵品, 缶詰	0	0	0.0	0.0	0	0	0.0	0	0	0.00	0.00	0
水産, 練り製品	0	0	0.0	0.0	0	0	0.0	0	0	0.00	0.00	0
8. 獣鳥肉類												
生物	0	0	0.0	0.0	0	0	0.0	0	0	0.00	0.00	0
赤身生	90	127	18.5	5.0	0	5	1.2	42	21	0.50	0.21	2
加工品	0	0	0.0	0.0	0	0	0.0	0	0	0.00	0.00	0
9. 卵類	30	49	3.7	3.4	0	17	0.5	39	192	0.02	0.14	0
10. 乳類	0	0	0.0	0.0	0	0	0.0	0	0	0.00	0.00	0
牛乳	200	118	5.8	6.4	9	200	0.2	100	220	0.06	0.30	0
ヨーグルト	100	76	3.5	0.1	16	120	0.1	60	0	0.03	0.15	0
他乳類	0	0	0.0	0.0	0	0	0.0	0	0	0.00	0.00	0
11. 野菜類												
緑黄色	200	52	4.0	0.4	9	124	3.8	34	3970	0.18	0.26	76
スープ, 漬物	0	0	0.0	0.0	0	0	0.0	0	0	0.00	0.00	0
その他野菜類	200	48	2.4	0.2	9	60	0.8	12	38	0.08	0.08	34
12. 果物類	150	83	1.1	0.2	21	14	0.3	3	47	0.08	0.05	29
13. 海草類	10	0	0.8	0.1	2	41	0.8	231	140	0.02	0.05	2
14. 調味料類	30	21	1.6	0.0	3	7	0.6	1577	8	0.01	0.04	0
15. 調味												10
加工食品類	0	0	0.0	0.0	0	0	0.0	0	0	0.00	0.00	0
合　計	1540	1810	90.6	44.6	256	825	14.1	*NaCl 6436	4775	1.52	1.72	164

( ) 内は適正比率
穀物エネルギー比　45 % (40～60 %)　　　糖質エネルギー比　57 % (60～68 %)
脂質エネルギー比　45 % (20～25 %)　　　たんぱく質エネルギー比　20 % (12～15 %)
動物性たんぱく比　56 % (40～50 %)　　　動物性脂肪比　44 % (33～50 %)

つでも摂取できるように，おにぎり，サンドイッチなどの食べやすいかたちに調理した食事を用意するとか，1 食分ずつを冷凍保存しておくなどの工夫をするとよい．

(2) 全身性エリテマトーデス (SLE)

a) 一般療法

SLE は若い女性に好発する全身性の慢性炎症疾患である．したがって，活動期には RA と同様に高たんぱく質，高エネルギー食を摂取することが望ましい．しかし，多彩な臓器症状を呈することから，その病型に応じた食事療法を工夫する必要がある．

b) ステロイド剤長期服用の場合（表 8.2）

中等量以上のステロイド剤を長期間服用する場合には，肥満，糖尿病，高脂血症，動脈硬化症，骨粗鬆症などを予防するために，エネルギー制限，脂肪・糖質制限，および十分なカルシウムの摂取を心がける．

c) ループス腎炎を伴う場合

一般的には，腎臓病の食事療法と同様である．すな

表 8.2 全身性エリテマトーデス (SLE) 食の食品構成表
― ステロイド長期服用の場合 ―

食品群名	使用量 (g)	エネルギー (kcal)	たんぱく質 (g)	脂質 (g)	糖質 (g)	無機質 Ca (mg)	Fe (mg)	Na (mg)	ビタミン A (IU)	B1 (mg)	B2 (mg)	C (mg)
1. 穀類												
米	160	570	10.9	2.1	121	10	0.8	3	0	0.19	0.05	0
パン類	90	237	7.7	3.6	43	32	0.9	464	0	0.06	0.06	0
めん類	0	0	0.0	0.0	0	0	0.0	0	0	0.00	0.00	0
他穀類, 堅果類	10	39	1.0	0.7	7	12	0.2	19	0	0.01	0.01	0
2. いも類												
他	50	41	1.0	0.1	9	6	0.3	2	0	0.06	0.02	11
こんにゃく類	0	0	0.0	0.0	0	0	0.0	0	0	0.00	0.00	0
3. 砂糖類	10	34	0.0	0.0	9	1	0.0	0	0	0.00	0.00	1
4. 菓子類	0	0	0.0	0.0	0	0	0.0	0	0	0.00	0.00	0
5. 油脂類												
動物性	0	0	0.0	0.0	0	0	0.0	0	0	0.00	0.00	0
植物性	15	131	0.0	14.2	0	0	0.0	28	132	0.00	0.00	0
6. 豆類												
みそ	10	19	1.3	0.6	2	10	0.4	493	0	0.00	0.01	0
豆, だいず製品	100	120	9.1	7.8	3	139	2.0	4	0	0.10	0.08	0
7. 魚介類												
生物	100	126	19.2	4.6	0	31	1.3	181	52	0.13	0.22	1
塩蔵品, 缶詰	0	0	0.0	0.0	0	0	0.0	0	0	0.00	0.00	0
水産, 練り製品	0	0	0.0	0.0	0	0	0.0	0	0	0.00	0.00	0
8. 獣鳥肉類												
生物	0	0	0.0	0.0	0	0	0.0	0	0	0.00	0.00	0
赤身生	60	85	12.3	3.4	0	3	0.8	28	14	0.33	0.14	1
加工品	0	0	0.0	0.0	0	0	0.0	0	0	0.00	0.00	0
9. 卵類	30	49	3.7	3.4	0	17	0.5	39	192	0.02	0.14	0
10. 乳類												
牛乳	200	118	5.8	6.4	9	200	0.2	100	220	0.06	0.30	0
ヨーグルト	100	76	3.5	0.1	16	120	0.1	60	0	0.03	0.15	0
他乳類	0	0	0.0	0.0	0	0	0.0	0	0	0.00	0.00	0
11. 野菜類												
緑黄色	200	52	4.0	0.4	9	124	3.8	34	3970	0.18	0.26	76
スープ, 漬物	0	0	0.0	0.0	0	0	0.0	0	0	0.00	0.00	0
その他野菜類	200	48	2.4	0.2	9	60	0.8	12	38	0.08	0.08	34
12. 果物類	150	83	1.1	0.2	21	14	0.3	3	47	0.08	0.05	29
13. 海草類	10	0	0.8	0.1	2	41	0.8	231	140	0.02	0.05	2
14. 調味料類	30	21	1.6	0.0	3	7	0.6	1577	8	0.01	0.04	0
15. 調味												10
加工食品類	0	0	0.0	0.0	0	0	0.0	0	0	0.00	0.00	0
合計	1525	1847	85.1	47.8	264	825	13.8	*NaCl 6436	4812	1.37	1.65	163

( ) 内は適正比率
穀物エネルギー比　46％ (40〜60％)　　糖質エネルギー比　　57％ (60〜68％)
脂質エネルギー比　23％ (20〜25％)　　たんぱく質エネルギー比　18％ (12〜15％)
動物性たんぱく比　52％ (40〜50％)　　動物性脂肪比　　　37％ (33〜50％)

わち，腎炎型の場合には，腎機能が正常であれば塩分制限のみで十分であり，ほかは一般療法に準ずるが，腎機能低下または腎不全となれば，たんぱく質・水分の制限も必要となる．一方，ネフローゼ症候群型の場合には，塩分制限に加え，高たんぱく食とするのが一般的である．しかし最近では，ネフローゼ症候群に対しても低たんぱく食が有効であるとする考えもあり[14]，検討を要すると思われる．本稿では高たんぱく食の献立を取り上げるが，詳しくは腎疾患の項を参照されたい．

(3) 強皮症 (PSS)

PSSは皮膚硬化と血管病変を特徴とする全身性結合組織疾患である．約60％の症例はレイノー現象で発症し，皮膚硬化が出現・進展する．内臓病変としては，消化管，肺，心，腎に線維性病変と血管病変がみられる．そのなかでとくに食事療法を要するのは消化管病変をもった症例であろう．具体的な注意点を以下にあげてみる．

a) 一般療法 (表8.3)

口周囲の皮膚および口輪筋・舌筋の硬化・萎縮によ

る開口障害，舌運動障害，中・下部食道平滑筋の線維性変化による嚥下障害，腸管の蠕動低下・機能障害による消化吸収不良をきたすことから，硬く大きな食物は避け，柔らかめで消化のよい食事を摂取する必要がある．

b) 逆流性食道炎

食道-胃接合部の機能低下により，逆流性食道炎を合併している場合には，1回の食事量を制限することによって胃部の膨満を防ぎ，胃から食道への食物の逆流を防止する．そのかわりに1日の食事回数は増やすようにする．

c) 吸収不良症候群

腸管の蠕動低下・機能障害が著明な場合，腸内細菌の異常繁殖を生じ，いわゆる吸収不良症候群を呈することがある．抗生物質および乳酸菌製剤などの投与により腸内菌の正常化を図るとともに，高エネルギー

表 8.3 強皮症 (PSS) 食の食品構成表
― 吸収不良症候群がある場合 ―

食品群名	使用量 (g)	エネルギー (kcal)	たんぱく質 (g)	脂質 (g)	糖質 (g)	無機質			ビタミン			
						Ca (mg)	Fe (mg)	Na (mg)	A (IU)	B1 (mg)	B2 (mg)	C (mg)
1. 穀類												
米	300	1068	20.4	3.9	227	18	1.5	6	0	0.36	0.09	0
パン類	0	0	0.0	0.0	0	0	0.0	0	0	0.00	0.00	0
めん類	100	336	10.0	1.8	66	20	1.0	104	0	0.10	0.04	0
他穀類，堅果類	10	39	1.0	0.7	7	12	0.2	19	0	0.01	0.01	0
2. いも類												
他	100	81	2.0	0.2	18	11	0.5	3	0	0.11	0.04	21
こんにゃく類	0	0	0.0	0.0	0	0	0.0	0	0	0.00	0.00	0
3. 砂糖類	50	172	0.1	0.0	44	4	0.1	2	0	0.00	0.01	3
4. 菓子類	0	0	0.0	0.0	0	0	0.0	0	0	0.00	0.00	0
5. 油脂類												
動物性	0	0	0.0	0.0	0	0	0.0	0	0	0.00	0.00	0
植物性	0	0	0.0	0.0	0	0	0.0	0	0	0.00	0.00	0
6. 豆類												
みそ	10	19	1.3	0.6	2	10	0.4	493	0	0.00	0.01	0
低脂製品	*80	56	4.5	3.0	2	61	1.0	2	0	0.05	0.07	0
だいず製品	0	0	0.0	0.0	0	0	0.0	0	0	0.00	0.00	0
7. 魚介類	*80	75	14.8	1.1	1	56	1.0	153	23	0.07	0.14	1
生物	0	0	0.0	0.0	0	0	0.0	0	0	0.00	0.00	0
塩蔵品，缶詰	0	0	0.0	0.0	0	0	0.0	0	0	0.00	0.00	0
水産，練り製品	0	0	0.0	0.0	0	0	0.0	0	0	0.00	0.00	0
8. 獣鳥肉類												
生物	0	0	0.0	0.0	0	0	0.0	0	0	0.00	0.00	0
赤身生	*60	85	12.3	3.4	0	3	0.8	28	14	0.33	0.14	1
加工品	0	0	0.0	0.0	0	0	0.0	0	0	0.00	0.00	0
9. 卵類	20	32	2.5	2.2	0	11	0.4	26	128	0.02	0.10	0
10. 乳類	*100	51	3.6	1.5	6	130	0.1	60	43	0.04	0.18	0
牛乳	0	0	0.0	0.0	0	0	0.0	0	0	0.00	0.00	0
ヨーグルト	*300	228	10.5	0.3	47	360	0.3	180	0	0.09	0.45	0
他乳類	0	0	0.0	0.0	0	0	0.0	0	0	0.00	0.00	0
11. 野菜類												
緑黄色	150	39	3.0	0.3	7	93	2.9	26	2978	0.14	0.20	57
スープ，漬物	0	0	0.0	0.0	0	0	0.0	0	0	0.00	0.00	0
その他野菜類	150	36	1.8	0.2	7	45	0.6	9	29	0.06	0.06	26
12. 果物類	300	165	2.1	0.3	42	27	0.6	6	93	0.15	0.09	57
13. 海草類	0	0	0.0	0.0	0	0	0.0	0	0	0.00	0.00	0
14. 調味料類	50	35	2.6	0.0	5	11	1.0	2629	13	0.02	0.07	10
15. 調味加工食品類	0	0	0.0	0.0	0	0	0.0	0	0	0.00	0.00	0
合計	1960	2517	92.3	19.5	480	871	12.3	*NaCl 7930	3320	1.55	1.67	175

低脂肪魚介類―あまだい，かじき，かつお，かれい，きす，さより，したびらめ，たら，ひらめ，まぐろ（赤身），メルルーサ，わかさぎ，いか，えび，たこ，あかがい，かき，たいらがい，ほたてがい
低脂肪肉類―とりささ身，とり皮なし，牛・豚赤身，豚ヒレ肉，サーロイン脂無
低脂肪だいず製品―豆腐，納豆，おから
低脂肪牛乳
低脂肪ヨーグルト

(2400～3000kcal),高たんぱく（1.5g/kg以上）,低脂肪（20g/日以下）,低繊維食の摂取が必要となる.脱水,電解質異常,貧血,低たんぱく血症などが高度のときには非経口的栄養補給が不可欠であろう.吸収不良症候群のときにとくに起きやすいものとして亜鉛の低下がある.亜鉛はビタミンAの血中濃度を維持するために必要であり,その低下は皮膚潰瘍の遷延化をきたしやすいので,亜鉛を豊富に含んだ食物（肉,卵,牛乳,レバー,かきなど）を進んで摂取すべきである.

おわりに 現在のところ,膠原病に対してのみの特異的かつ著効する食事療法は考えられず,基本的には適切な薬物療法を補助し,かつ一般全身状態を良好に保つような食事療法を心がけるべきであろう.しかし,病態改善に有効と思われる食事療法の報告も少数ながらみられつつあり,今後,より具体的な疾患特異的食事療法が確立されることを期待したい.

文献

1) Hafstrom I, Ringertz B, Gyllenhammar H, et al: Effects of fasting on disease activity, neutrophil function, fatty acid composition, and leukotriene biosynthesis in patients with rheumatoid arthritis. *Arthritis Rheum* **31**: 585, 1988.
2) Su M, Panush RS: Antirheumatic effects of fasting. *Intern Med* **12**: 57, 1991.
3) Bollet AJ: Nutrition and diet in rheumatic disorders. Modern Nutrition in Health and Disease (ed by Shils ME, Young VR), Lea & Febiger, Philadelphia, p1471, 1988.
4) Paganalli R, Levinsky RJ, Brostoff J, Wraith DG: Immune complexes containing food proteins in normal and atopic subjects after oral challenge and effect of sodium cromoglycate on antigen absorption. *Lancet* **1**: 1270, 1979.
5) Panush RS: Delayed reactions to foods: food allergy and rheumatic disease. *Ann Allergy* **56**: 500, 1986.
6) Marquart JL, Synderman R, Oppenheim JJ: Depression of lymphocyte transformation and exacerbation of Behçet's syndrome by ingestion of English walnuts. *Cell Immunol* **9**: 263, 1973.
7) Malinow MR, Bardona EJ: Systemic lupus erythematosus-like syndrome in monkeys fed alfalfa sprouts: role of a nonprotein amino acid. *Science* **216**: 415, 1982.
8) Panush RS, Stroud RM, Webster EM: Food-induced (allergic) arthritis: inflammatory arthritis exacerbated by milk. *Arthritis Rheum* **29**: 220-226, 1986.
9) Kroman N, Green A: Epidemiological studies in the Upernavik District, Greenland. *Acta Med Scand* **208**: 401, 1980.
10) Endres S, Chorbani R, Kelly VE, et al: The effect of dietary supplementation with n-3 polyunsaturated fatty acids on the synthesis of interleukin-1 and tumor necrosis factor by mononuclear cells. *N Eng J Med* **320**: 265, 1989.
11) Kremer JM, Lawrence DA, Jubig W, et al: Dietary fish oil and olive oil supplementation in patients with rheumatoid arthritis. *Arthritis Rheum* **33**: 810, 1990.
12) 川越光博,鈴木王洋,木谷 敦,ほか:免疫異常—リウマチのEPA療法を中心として.治療 **74**: 1919, 1992.
13) Trentham DE, Roselynn A, et al: Effects of oral administration of type II collagen on rheumatoid arthritis. *Science* **261**: 1727, 1993.
14) 出浦照國,吉村吾志夫:ネフローゼ症候群の食事療法—とくに低蛋白食について.別冊・医学のあゆみ:腎疾患（成清卓二,浅野 泰編）,p149,医歯薬出版,東京,1992.

〔立石睦人・柏崎禎夫〕

献立表 8.1 膠原病

(1) 慢性関節リウマチの一般治療食

	献立名	食品名	分量 (g)
朝食	パン	ロールパン	90
		ジャム	10
		マーガリン	5
	ミルク	牛乳	200
	焼き豚とだいこんのサラダ	焼きぶた	30
		だいこん	30
		にんじん	10
		きゅうり	20
		サニーレタス	20
		ミニトマト	30
		炒り卵	30
		しょうゆドレッシング	15
	フルーツ	パイナップル	50
	コーヒーまたはティー	ブラック	200
昼食	たけのこごはん	米（米飯）	100(220)
		油揚げ	10
		たけのこ	50
		みつば	5
		砂糖	2
		しょうゆ	5
		酒	2
	とろろ昆布汁	とろろこんぶ	3
		木の芽	1枚
		だし汁	180
		塩	1.0
		しょうゆ	1
		酒	1
	炊き合わせ	生揚げ	50
		ふき	30
		花にんじん	20
		砂糖	3
		しょうゆ	5
		酒	2
	菜の花浸し	菜の花	50
		糸かつお	0.3
		しょうゆ	2
		だし汁	8
	デザート	フルーツみつまめ	50
夕食	米飯	米（米飯）	75(165)
	清し汁	絹ごし豆腐	50
		花にんじん	5
		みつば	3
		塩	1.0
		しょうゆ	1
	かつおのたたき	かつお	100
		だいこん	30
		しその葉	1枚
		万能ねぎ	10
		しょうが	5
		しょうゆ	10
		酢	5
	炊き合わせ	鶏軟骨入り団子	40
		ねぎ	10
		揚げ油	3
		じゃがいも	50
		切干し大根	5
		さやえんどう	5
		油	3
		砂糖	3
		しょうゆ	5
	ほうれんそうのごま和え	ほうれんそう	60
		黒ゴマ	5
		砂糖	2
		しょうゆ	2
	漬物（糠みそ）	きゅうり	20
		にんじん	10
	果物盛り合わせ	オレンジ	30
		いちご	20

留意点：エネルギーはとり過ぎないようにする．
35 kcal/kg（標準体重）程度
たんぱく質は良質（動物たんぱく質50％以上）で
1.5 g/kg（標準体重）程度
ビタミンを十分にとる．

(2) RAで貧血が強い場合

	献立名	食品名	分量 (g)
朝食	米飯	米（米飯）	75(165)
	みそ汁	豆腐	50
		生わかめ	5
		みつば	3
		みそ	8
	卵納豆	生卵	30
		納豆	30
		ねぎ	5
		辛子	1
		しょうゆ	3
	ひじきの炒め煮	油揚げ	10
		ひじき	10
		にんじん	10
		油	3
		砂糖	3
		しょうゆ	3
	青菜のお浸し	ほうれんそう	60
		糸かつお	0.3
		しょうゆ	2
	フルーツ	グレープフルーツ	50
	ミルク	牛乳	200
昼食	ライスビーフカレー	米（米飯）	100(220)
		牛赤身肉	60
		たまねぎ	70
		にんじん	40
		油	5
		カレールー	15
		その他適宜	
	とろろサラダ	大和芋	40
		レタス	20
		にんじん	20
		きゅうり	20
		ブロッコリー	30
		糸かつお	0.3
		和風ドレッシング	15
	ピクルス	らっきょう漬け	10
		低塩福神漬	5
	果物	メロン	50
夕食	米飯	米（米飯）	75(165)
	潮汁	はまぐり	10
		かいわれ菜	5
		塩	1.0
		しょうゆ	1
	照り焼き魚 筆しょうが 菊花かぶ	ぎんだら	90
		砂糖	3
		しょうゆ	3
		酒	2
		きくの葉	1枚
		筆しょうが	10
		かぶ	30
		砂糖	2
		塩	0.2
		酢	2
	炊き合わせ	高野豆腐	5
		かぼちゃ	50
		だいこん	50
		生しいたけ	10
		さやいんげん	20
		砂糖	3
		しょうゆ	5
		酒	1
	木の芽みそ和え	鶏ささ身	20
		たけのこ	30
		うど	30
		木の芽	1枚
		みそ	5
		砂糖	4
		酢	4
	青菜のお浸し	摘み菜	50
		糸かつお	0.3
		しょうゆ	2
	デザート（ヨーグルト和え）	いちご	20
		パイナップル	20
		キウイフルーツ	20
		ヨーグルト	40

留意点：鉄分を多く含んだ食品をとり入れる．15 mg/日
（数字は100 g あたり mg）

豚レバー	13.0	木綿豆腐	4.2
鶏レバー	9.0	生揚げ	2.6
牛ヒレ肉	2.5	納豆	3.3
かつおフレーク缶詰	8.0	ほうれんそう	3.7
まぐろフレーク缶詰	4.0	こまつな	3.0
かき	3.6	ひじき	55.0
まぐろ赤身	2.0	もずく	4.0

(3) RAで胃腸障害がある場合

	献立名	食品名	分量(g)
朝食	米飯	米（米飯）	75(165)
	みそ汁	油揚げ	10
		だいこん	30
		かいわれ菜	5
		みそ	8
	焼き魚	いわし生干し	40
		レモン	10
	含め煮	かぼちゃ	60
		さやいんげん	20
		砂糖	3
		しょうゆ	4
		酒	2
	青菜のお浸し	根みつば	50
		糸かつお	0.3
		しょうゆ	2
	フルーツ	バナナ	50
	ミルク	牛乳	200
昼食	サンドイッチ	食パン	120
		辛子マーガリン	8
		マヨネーズ	10
	＊ツナサンド	ツナ缶	30
		サラダ菜	5
		きゅうり	20
		晒したまねぎ	10
	＊卵サンド	卵	20
		ポテト	40
		きゅうり	10
		レーズン	3
		サラダ菜	5
	＊野菜サンド	トマト	40
		サラダ菜	5
		きゅうり	20
	付け合わせ	パセリ	3
		ピクルス	10
		オリーブ	5
	レモンティー	紅茶	150
		レモン	10
	フルーツ	メロン	50
	ヨーグルト	脱脂ヨーグルト	100
夕食	米飯	米（米飯）	75(165)
	茶わん蒸し	卵	20
		鶏肉	10
		のり	10
		花にんじん	5
		生しいたけ	3
		みつば	3
		だし汁	100
		塩	0.5
		しょうゆ	1
	和風ハンバーグ	鶏ひき肉	50
		引き割り納豆	30
		ねぎ	20
		しその葉	1
		レモン	10
		しょうゆ	5
		だし汁	5
	ぶりとだいこんの煮つ	ぶり	30
		だいこん	70
		さやえんどう	5
		砂糖	3
		しょうゆ	2
		塩	0.5
		酒	2
	ほうれんそうの白和え	豆腐	50
		ほうれんそう	50
		にんじん	10
		白ごま	5
		砂糖	2
		塩	0.5
		酒	1
	漬物	芝漬（みじん切り）	15
	いちごのムース	いちご	50
		卵白	20
		ゼラチン	2
		生クリーム	20
		砂糖	10

留意点
消化のよいメニューをとりいれる．
繊維の多い食品，固い食品は，調理法を工夫し，量は少なめにする．
胃腸粘膜への刺激が少ないように，味つけ（辛すぎ，甘すぎ，酢っぱすぎ），温度（熱すぎ，冷たすぎ）に注意する．

(4) RAで疾患活動性の高い場合

	献立名	食品名	分量(g)
朝食	ホットドック	ロールパン	90(3個)
		辛子マーガリン	8
	＊肉野菜	焼き豚	20
		サラダ菜	5
		きゅうり	20
		晒したまねぎ	5
		ケチャップ	5
	＊チーズトマト	チーズ	20
		トマト	20
		きゅうり	10
		サラダ菜	5
	＊えび野菜	えび	20
		サラダ菜	5
		きゅうり	20
		ケチャップ	5
	付け合わせ	パセリ	3
		ピクルス	10
		ミニトマト	30
	ミルク	牛乳	200
	フルーツ	パインアップル	50
	コーヒー	アメリカンブラック	200
昼食	赤だし	豆腐	50
		なめこ	10
		万能ねぎ	5
		赤みそ	10
	いなり寿司	米（米飯）	100(220)
	太巻き寿司	酢	15
	酢どりしょうが	砂糖	7
		塩	1
		油揚げ	30
		かんぴょう	3
		干ししいたけ	2
		砂糖	5
		しょうゆ	5
		酒	3
		きゅうり	20
		卵	15
		にんじん	10
		浅草のり	1
		しょうが	15
	焼き鳥	鶏肉	30
		鶏レバー	30
		ねぎ	40
		砂糖	2
		しょうゆ	5
		みりん	5
	ブロッコリー	ブロッコリー	40
	辛子しょうゆ	辛子	1
		しょうゆ	2
	果物	いちご	50
夕食	米飯	米（米飯）	75(165)
	かき玉汁	卵	15
		生しいたけ	5
		みつば	5
		かたくり粉	2
		塩	1.0
		しょうゆ	1
	さばのみそ煮	さば	80
	たずなこんにゃく	しょうが	3
	ししとう	こんにゃく	30
		ししとう	5
		みそ	5
		砂糖	3
		酒	3
	肉じゃが	豚もも肉	20
		じゃがいも	50
		にんじん	20
		たまねぎ	30
		いんげん	10
		砂糖	3
		しょうゆ	5
		酒	2
	ごま酢和え	うど	20
		きゅうり	20
		にんじん	20
		白ごま	5
		酢	5
		砂糖	3
		塩	0.3
		しょうゆ	1
	青菜のお浸し	ほうれんそう	60
		糸かつお	0.3
		しょうゆ	2
	果物盛り合せ	りんご	30
		キウイフルーツ	20

留意点
EPAを多く含む食品をとり入れる．（数字は100gあたりg）
まいわし丸干し 2.3　　さんま 0.8
まいわし 1.4　　まぐろ（脂身） 1.3
すじこ 1.9　　さば 1.2
うなぎ蒲焼き 0.8　　ささみ 0.5
はまち 1.5　　さけ 0.5
ぶり 0.9　　あじ 0.5
食べやすいかたちの料理にする．
おにぎり，サンドイッチ，のり巻きずし，など

(5) 全身性エリテマトーデスの治療食

	献立名	食品名	分量 (g)
朝食	パン	ロールパン	90
		ママレード	15
		ピーナツバター	7
	ミルク	牛乳	200
	ポパイオムレツ	卵	50
		チーズ	10
		ほうれんそう	30
		パセリ	3
		油	3
		トマトソース	10
	ミニサラダ	サニーレタス	20
		きゅうり	20
		にんじん	10
		スイートコーン	20
		しょうゆドレッシング	15
	フルーツ	オレンジ	50
	コーヒーまたはティー	ブラック	200
昼食	まぐろとろろ丼（麦ごはん）	米	80 (220)
		麦	20
		まぐろ	90
		大和芋	50
		ほうれんそう	30
		のり	0.5
		とんぶり	3
		わさび	0.1
		しょうゆ	5
	若竹汁	たけのこ	10
		生わかめ	5
		木の芽	1枚
		だし汁	180
		塩	1.0
		しょうゆ	1
		酒	1
	酢みそ和え	ブロッコリー	30
		うど	20
		こんにゃく	30
		砂糖	5
		みそ	5
		酢	5
	果物	いちご	50
	ヨーグルト	ヨーグルト	100
夕食	米飯	米（米飯）	75 (165)
	みそ汁	油揚げ	5
		かぼちゃ	30
		万能ねぎ	10
		みそ	8
	ヒレカツ	豚ヒレ肉 (30g×3個)	90
		小麦粉	5
		パン粉	10
		卵	10
		線キャベツ	30
		レモン	10
		パセリ	3
		トマトソース	15
	冷やっこ	絹ごし豆腐	100
		晒しねぎ	10
		しょうが	5
		糸かつお	0.3
		しょうゆ	5
	金平ごぼう	ごぼう	40
		にんじん	10
		切りごま	2
		油	3
		砂糖	2
		しょうゆ	3
		七味唐辛子	少々
	漬物（糠みそ）	かぶ	20
		かぶの葉	10
	フルーツようかん	もも缶詰	10
		みかん缶詰	10
		パインアップル缶詰	10
		チェリー缶詰	5
		寒天	0.6
		砂糖	10
		水	

留意点：活動期には，高たんぱく，高エネルギー食にする．
臓器症状がある場合は，病型に応じた食事療法を行う．

(6) SLEでステロイド剤長期服用の場合

	献立名	食品名	分量 (g)
朝食	米飯	米（米飯）	75 (165)
	みそ汁	油揚げ	5
		生わかめ	5
		万能ねぎ	10
		みそ	8
	焼き魚	甘塩さけ	40
		レモン	10
		染めおろし	30
	炒め煮	鶏ひき肉	10
		切干し大根	10
		にんじん	10
		油	3
		砂糖	3
		しょうゆ	4
	青菜のお浸し	菜ばな	50
		糸かつお	0.3
		しょうゆ	2
	フルーツ	グレープフルーツ	50
	ミルク	牛乳	200
昼食	和風スパゲティ	スパゲティ	200
		辛子明太子	15
		たまねぎ	30
		しめじ	10
		生しいたけ	10
		万能ねぎ	10
		刻みのり	0.3
		油	3
		バター	2
		塩	0.5
		しょうゆ	2
		こしょう	0.3
	シーフードサラダ	えび	15
		いか	15
		たこ	15
		生わかめ	10
		レタス	20
		セロリー	10
		きゅうり	20
		プチトマト	30
		みそドレッシング	
	果物	パパイヤ	50
		レモン	
	ヨーグルト	ヨーグルト	100
夕食	米飯	米（米飯）	75 (165)
	清し汁 卵豆腐	卵	10
		みつば	2
		塩	1.0
		しょうゆ	1
	豚肉しょうが焼き	豚赤身平切	90
		しょうが	3
		しょうゆ	3
		酒	2
		紫たまねぎ	10
		線キャベツ	30
		パセリ	3
		ミニトマト	30
	炊き合わせ	生揚げ	50
		だいこん	50
		生しいたけ	10
		花にんじん	10
		さやえんどう	5
		砂糖	3
		しょうゆ	5
		酒	2
	こまつなの辛子納豆和え	こまつな	50
		納豆	20
		しらす干し	10
		しょうゆ	
		辛子	1
	即席漬け	キャベツ	30
		にんじん	10
		しその葉	1
		塩	0.5
	果物盛り合せ	キウイフルーツ	30
		オレンジ	20

留意点：十分なカルシウムを摂取する．800 mg/日 ↑
（数字は 100 g あたり mg）

牛乳	100	木綿豆腐	120
ヨーグルト	110	生揚げ	240
しらす干し	530	納豆	90
あみの佃煮	1400	切干し大根	470
ひじき	1400	こまつな	290

エネルギー過剰にならないように注意する．

(7) SLEで腎不全を伴う場合

	献立名	食品名	分量(g)
朝食	米飯	米(米飯)	75(165)
	みそ汁	生わかめ	5
		ねぎ	10
		みそ	8
	こまつなの卵とじ	卵	20
		こまつな	50
		油	3
		砂糖	2
		しょうゆ	3
		酒	1
	ミニサラダ	グリーンアスパラガス	30
		トマト	30
		マヨネーズ	10
	おろし和え	だいこん	50
		なめたけ	10
	焼きのり	味つけのり	2
	フルーツ	フルーツミックス(缶詰)	50
	抹茶ミルク	抹茶	5
		粉あめ	40
		生クリーム	20
昼食	五目焼きそば	ゆで中華	150
		豚肉	10
		キャベツ	40
		もやし	40
		にんじん	20
		ピーマン	20
		生しいたけ	10
		油	10
		塩	0.5
		こしょう	0.5
		ソース	15
		チンゲンツァイ	30
		紅しょうが	10
		青のり	0.1
	スイートポテト	さつまいも	50
		粉あめ	20
		砂糖	5
		バター	10
		生クリーム	20
		さくらんぼ(缶詰)	10
	フルーツ	グレープフルーツ	50
夕食	米飯	米(米飯)	75(165)
	清し汁	そうめん	3
		花にんじん	5
		みつば	3
		塩	1.0
		しょうゆ	1
	フライ盛り合わせ	えび	20
		たまねぎ	30
		かぼちゃ	30
		小麦粉	10
		パン粉	10
		油	10
		線キャベツ	30
		レモン	10
		プチトマト	30
		パセリ	3
	オーロアソース	マヨネーズ	10
		ケチャップ	5
	炊き合わせ	さといも	30
		たけのこ	30
		生しいたけ	10
		花にんじん	10
		さやえんどう	5
		砂糖	3
		しょうゆ	5
		酒	2
	ほうれんそうのごま和え	ほうれんそう	50
		黒ごま	50
		砂糖	2
		しょうゆ	2
	水ようかん	ゆであずき	20
		粉寒天	0.6
		水	40
		砂糖	5
		粉あめ	20
		さくらの葉	1

留意点:低たんぱく食はエネルギーが不足しないよう工夫する.
砂糖,油脂類の使用量が多くなるため,砂糖→粉あめに,油脂→P/S=1~2にする.
鉄分,カルシウムは↑,リン,ナトリウムは↓.
カリウム制限がある場合は,材料の選択や,調理上の処理(流水にさらす,湯でこぼす)が必要となる.

(8) SLEでネフローゼ症候群を伴う場合

	献立名	食品名	分量(g)
朝食	米飯	米(米飯)	75(165)
	みそ汁	豆腐	50
		生わかめ	5
		ねぎ	10
		みそ	8
	出し巻き卵染めおろし	卵	50
		だいこん	30
		だし汁	20
		砂糖	3
		塩	0.3
		しょうゆ	1
	納豆	納豆	40
		晒しねぎ	5
		線のり	0.1
		辛子	1
		しょうゆ	3
	お浸し	グリーンアスパラガス	40
		糸かつお	0.3
		しょうゆ	2
	焼きのり	味つけのり	2
	フルーツ	フルーツミックス(缶詰)	50
	ミルク	牛乳	200
昼食	棒々麺	ゆで中華	200
	(肉みそそば)	豚もも赤身ひき肉	30
		ねぎ	10
		しょうが	3
		にんじん	10
		油	3
		砂糖	5
		しょうゆ	5
		赤みそ	8
		酒	5
		かたくり粉	1
		ごま油	2
		唐辛子	少々
		ゆで豚	30
		もやし	40
		きゅうり	30
		生しいたけ	20
		ミニトマト	30
		サニーレタス	10
	ヨーグルト	脱脂ヨーグルト	100
	フルーツ	グレープフルーツ	50
夕食	米飯	米(米飯)	75(165)
	吉野汁	鶏肉	20
		かたくり粉	5
		よりうど	10
		菜の花	10
		塩	0.5
		しょうゆ	1
	刺身盛り合わせ	まぐろ	30
		たい	30
		あまえび	20
		だいこん	30
		きゅうりの葉	10
		しそのみ	1
		穂じそ	1
		わさび	2
		しょうゆ	5
	炊き合わせ	さといも	40
		たけのこ	30
		生しいたけ	10
		花にんじん	10
		さやえんどう	5
		砂糖	3
		しょうゆ	5
		酒	2
	ごま酢和え	かいばしら	20
		うど	20
		きゅうり	20
		白ごま	5
		酢	5
		砂糖	3
		塩	0.3
		しょうゆ	1
	青菜のお浸し	ほうれんそう	60
		糸かつお	0.3
		しょうゆ	2
	果物盛り合わせ	オレンジ	30
		ぶどう	20

留意点:高たんぱく食はエネルギー過剰になりやすい.脂肪の多い肉や,油を使った料理は避ける.
新鮮な魚類,だいず製品を多く,飽和脂肪酸を多く含む食品は少なめにする.
加工食品は,塩分やリンが多いので,多量に使わない.

(9) 強皮症の一般治療食

	献立名	食品名	分量 (g)
朝食	パン	ロールパン	90
		ジャム	15
		マーガリン	5
	ミルク	牛乳	200
	オムレツ	卵	50
		鶏ひき肉	10
		たまねぎ	20
		にんじん	10
		ピーマン	10
		パセリ	3
		油	3
		トマトソース	10
	サラダ	サラダ菜	5
		トマト（皮むき）	30
		ホワイトアスパラ(缶詰)	20
		ブロッコリー	30
		ドレッシング	10
	フルーツ	フルーツミックス(缶詰)	50
	レモンティー	紅茶	200
		レモン	10
昼食	京風ちらし寿司	米（米飯）	100(220)
		酢	10
		砂糖	7
		塩	1
		かんぴょう	2
		干ししいたけ	2
		にんじん	10
		さやいんげん	10
		砂糖	3
		しょうゆ	3
		酒	2
		卵	15
		いくら	20
		きざみのり	0.1
		紅しょうが	5
	湯豆腐	豆腐	100
		はくさい	50
		しゅんぎく	30
		しょうが	3
		糸かつお	0.3
		しょうゆ	5
	果物	バナナ	50
	ヨーグルト	ヨーグルト	100
夕食	米飯	米（米飯）	75(165)
	納豆汁	ひき割納豆	20
		摘み菜	20
		みそ	8
	おろし煮魚	かれい	90
		かたくり粉	5
		揚げ油	10
		しょうが	3
		砂糖	5
		しょうゆ	5
		酒	3
		だいこん	50
		菜の花	30
	肉じゃが	牛赤身ひき肉	30
		じゃがいも	70
		たまねぎ	30
		にんじん	20
		砂糖	3
		しょうゆ	5
		酒	2
	ピーナツクリーム和え	ほうれんそう	50
		ピーナツバター	5
		砂糖	2
		しょうゆ	1
	漬物	きゅうり漬みじん	20
		梅干し	5
	果物盛り合わせ	メロン	30
		いちご	20
留意点	消化のよいメニューにする．食物の形は小さく，柔らかい食事が望ましい．		

(10) PSSで逆流性食道炎を合併する場合

	献立名	食品名	分量 (g)
朝食	米飯	米（米飯）	50(110)
	みそ汁	豆腐	5
		生わかめ	5
		ねぎ	10
		みそ	8
	塩焼き魚	さば	40
		レモン	10
		染めおろし	30
	山うどの金平	山うど	30
		油	2
		砂糖	2
		しょうゆ	2
	お浸し	ブロッコリー	30
		糸かつお	0.3
		しょうゆ	1
間食	カステラ	カステラ	50
		オレンジソース	15
	フルーツ	グレープフルーツ	50
	ミルク	牛乳	200
昼食	ほうとう風煮込みうどん	ゆでうどん	150
		油揚げ	10
		かぼちゃ	20
		さといも	20
		だいこん	20
		にんじん	10
		生しいたけ	10
		ねぎ	10
		ほうれんそう	20
		みそ	12
	果物	オレンジ	50
間食	フルーツサンド	サンド切り食パン	60
		マーガリン	5
		バナナ	20
		もも缶	20
		みかん缶	10
		マヨネーズ	5
	ヨーグルト	ヨーグルト	100
夕食	米飯	米（米飯）	50(110)
	コンソメスープ	セロリー	10
		にんじん	10
		パセリ	3
		塩	0.8
	煮込みミニハンバーグ	赤身合ひき肉	40
		たまねぎ	20
		卵	10
		パン粉	5
		たまねぎ	30
		マッシュルーム	5
		ピーマン	5
		ケチャップ	10
		ソース	5
	付け合わせ	マッシュポテト	30
		グリーンアスパラガス	20
	はるさめサラダ	はるさめ	5
		きゅうり	20
		にんじん	10
		ごましょうゆドレッシング	10
夜食	手巻き寿司	米（米飯）	50(110)
	ねぎとろ巻き	酢	3
	納豆巻き	砂糖	1
		塩	0.1
		まぐろ	20
		ねぎ	5
		ひき割納豆	20
		ねぎ	5
		しょうゆ	3
	果物盛り合わせ	キウイフルーツ	30
		オレンジ	20
留意点	1回の食事量は少なくし，回数を増やして1日の栄養量を確保する．		

(11) PSSで吸収不良症候群がある時

	献立名	食品名	分量 (g)
朝食	米飯	米（米飯）	150(330)
	みそ汁	卵	20
		生しいたけ	5
		万能ねぎ	5
		みそ	8
	おろし納豆	ひき割納豆	40
		だいこん	40
		しょうゆ	3
	焼きのり	焼きのり	1袋
		しょうゆ	2
	煮浸し	かぶ	30
		かぶの葉	30
		しょうゆ	2
	ミルクティー	低脂肪牛乳	100
		粉あめ	30
		紅茶	
	ヨーグルト和え	フルーツミックス（缶詰）	100
		脱脂ヨーグルト	100
昼食	とろろうどん	ゆでうどん	250
		大和芋	40
		なめこ	10
		ほうれんそう	30
		にんじん	10
		晒しねぎ	10
		しょうゆ	10
		砂糖	5
		酒	5
	重ね煮	さつまいも	60
		りんご	40
		砂糖	10
		レモン	10
	フルーツ	メロン	60
	ヨーグルト	脱脂ヨーグルト	200
夕食	米飯	米（米飯）	150(330)
	清し汁	菊花豆腐	50
		みつば	3
		塩	1
		しょうゆ	1
	かきの港焼き	かき	80
		しょうゆ	4
		みりん	3
		サラダ菜	1
		レモン	10
	蒸鶏のあんかけ	むね肉皮無し	60
		線きゅうり	30
		しょうゆ	4
		砂糖	3
		酒	2
		かたくり粉	1
	根菜の軟らか煮	だいこん	60
		にんじん	20
		生しいたけ	10
		だいこんの葉	10
		しょうゆ	5
		砂糖	3
		酒	2
	しゅんぎくごま和え	しゅんぎく	50
		黒ごま	5
		砂糖	2
		しょうゆ	2
	山海漬	かずのこ	5
		のざわな漬	10
		酒粕	5
	果物盛り合わせ	ぶどう	50
		グレープフルーツ	50

留意点：高エネルギー（2400～3000 kcal），高たんぱく（1.5 g/kg以上），低脂肪（20 g/日以下），低繊維食にする．亜鉛を多く含んだ食品をとりいれる．0.6 mg/kg↑
（数字は 100 g あたりの mg）

かずのこ	55.00	えだまめ	2.56
かき	22.54	そらまめ	
牛レバー	8.80	あずき	1.41
たらこ	8.20	だいず	5.80
ほたてがい	3.81	白米	3.20
豚肉	4.08	かぶ葉	1.30
牛肉	3.47	しゅんぎく	2.90
そば粉	2.75		1.55

〔羽田茲子〕

8.2 血液疾患

a. 血液疾患の特色

血液疾患は，赤血球の低下による貧血，白血球の増加を特色とする造血器悪性腫瘍，逆に白血球の低下や機能不全による感染防御機構の低下，さらに止血機序の障害による出血性素因などに大別される．

これらは互いに多少とも重なり合っていて，たとえば造血器悪性腫瘍の代表である急性白血病は貧血や易感染性，出血性素因も呈するが，一般的には，血液疾患は貧血によって代表される．貧血の原因はさまざまであるが，このうち多くのものは食事療法とは無関係であり，むしろ貧血の基礎疾患の治療と関連して，全身の栄養管理が問題となるにすぎない．

しかし，さまざまの原因による貧血のうち，最も頻度が高く，しかも治療が比較的容易な貧血は，鉄欠乏性貧血である．本症は胃潰瘍，十二指腸潰瘍や大腸癌など，痔疾など，消化管からの出血や，月経や子宮筋腫による失血，また鉄の必要量の増加する思春期・成長期の女性，妊産婦，授乳を行っている女性などに多くみられ，栄養・食事とも関連するので，この点を中心に述べ，筆者の責めを果たしたい．

b. 鉄欠乏性貧血の歴史

鉄は赤血球の役割である酸素の運搬と交換に不可欠な物質であるヘモグロビンの合成に必要であることは周知であるが，このことが明らかにされる前，紀元前1500年に，すでにエジプトで鉄は治療の目的で用いられており，ローマ帝国では万病に効く薬として用いられている．16世紀には鉄欠乏性の貧血がchlorosisと呼ばれ記載されている．chlorosisという病名は現在は使われていないが，筆者が医師となった1950年代には広く用いられていた．もともと"chloro"という言葉は，chlorophil（葉緑素），choloroma（緑色腫）のように緑色を意味している．鉄欠乏性貧血の患者の顔色が緑色に見えることはないので，この用語は適切とは思われないが，当時よりきわめてありふれた疾患であったようである．chlorosisの原因については明らかではなく，当時の医師たちは胸やけ，動悸，息ぎれ，ヒステリー，肝障害と関連があるとし，画家や詩人は「恋わずらい」の病として記載している．1595年に書かれたと推定されているシェークスピアの『ロミオとジュリエット』の第3幕第5場，line 154には，ジュリエットの父親が自分の言うことを聞かぬジュリエットを「このchlorosis患者め」と罵る場面があり，「ペリクレス」の第4幕第6場にもchlorosisという言葉がみられる．これらはいずれも女性に対していわれており，当時より女性の鉄欠乏性貧血患者が多かったことがわかる．

鉄欠乏性貧血の症状としては，当時より，皮膚の色が蒼白であること，息ぎれをしやすいこと，夕方に脚がむくむこと，患者が肉を嫌うという食習慣をもっていることなどが記載されたが，1681年，当時のイギリスを代表する名医であり，自分自身痛風になやみ，その正確な記録を残したSydenham（当時57歳）は，はじめていわゆるchlorosisに鉄剤が有効であること，また当時あらゆる疾患に対して西欧で広く行われた治療法である瀉血と下剤（いずれも体内の毒素を排出する効果があるとされた）が本症には禁忌であることを記載した．Sydenhamの処方は，鉄や「やすり屑」を冷たいラインワインに浸し，しみこんだら屑を漉して除き，砂糖を加えシロップ状の濃さになるまで煮詰めるというものであった．

当時，血液中に鉄が存在することすら知られてはいなかったが，1832年，Foedischは，chlorosisの患者の血中の鉄の含量が低下していることを報告している．

わが国では，明治維新に至るまで，武家の妻はまゆを剃り落とし，またいわゆる「お歯黒」によって歯を黒く染めていた．そのことが，女性の美をさらに引き立たせたかどうかはともかく，「お歯黒」は齲歯に対して予防的な意味をもっていた可能性があり，また「お歯黒」の製法からその中には多量の鉄が含まれていたと思われるので，鉄欠乏性貧血の予防に有用であったろうと筆者は考えている．

c. 鉄欠乏性貧血の原因

前述のように鉄欠乏性貧血は貧血を主症状とする疾

患中最も普通にみられるものであるが，いわゆる本態性低色素性貧血（chlorosis），慢性失血性貧血（月経過多，胃潰瘍，十二指腸潰瘍，大腸癌，痔疾などによる），十二指腸虫症（昭和30年代までの鉄欠乏性貧血の最も重要な原因），無胃性低色素性貧血（胃切除後，鉄の吸収障害によって生ずる．5年以上経過するとビタミンB_{12}の欠乏による大球性貧血を生じうる），妊娠性低色素性貧血（鉄の必要量の増加によって生ずる）などに分類される．

これらの疾患の治療であるが，単に不足している鉄を内服または注射によって補う（原則は鉄剤の内服である）のみではなく，鉄の欠乏の原因を探し，これを除く必要がある．

なお，低色素性貧血の大部分は鉄欠乏性貧血であるが，低色素性貧血のすべてが鉄欠乏によって生ずるのではないことに注意する必要がある．鉄の摂取不足ではなく，鉄の利用が障害されて生ずる貧血として頻度が高いものとしては，慢性の感染症や慢性関節リウマチに合併するものがあげられる．このほか，サラセミアはわが国ではまれであるが，鉄の投与は禁忌で，アメリカでは低色素性貧血に遭遇したときには必ずこれを除外する必要がある．

d. 鉄の代謝と鉄欠乏性貧血

経口的に摂取された鉄は，通常1日に1mgが消化管より吸収される．なお，鉄の排泄は尿中からは1日0.05mg以下で主として皮膚や腸粘膜の細胞の剝脱によって生じ，これも1日1mg程度で，吸収と排泄は赤血球の産生と崩壊によるいわゆる閉鎖的代謝によって調節されている．ただし，月経によっては1日に2mgが失われ，妊娠に際しては1日0.2〜1.5mg程度余分に鉄が必要であり，授乳に際しても1日1.5mg余分に鉄が必要である．このため，女性は鉄欠乏状態になりやすい．

なお，血中の鉄は血漿中ではβ_1グロブリン中のトランスフェリンと結合している．その濃度は100μg/dl程度であり，血漿の量が30dl程度であるので，両者を掛け算すると血漿中の鉄の量は3mg程度ということになる．この血漿中の鉄は活発に交替しており，1日に30mg程度が網内系の貯蔵鉄より補われ，この分が骨髄，赤芽球内でのヘム合成に利用されている．

当然のことであるが，血中の大部分の鉄は血管内を循環している赤血球中に含まれて存在しており，その量は3000mg程度である．赤血球の寿命は約120日であるので，1日にはこの3000mgの1/120，つまり25mgに相当する分が寿命を終えた赤血球の網内系における崩壊に伴って赤血球から放出され，ヘモジデリン，フェリチンのかたちで貯蔵される．この失われる25mgと前述のヘム合成に利用される血漿中の鉄（1日30mg）とはほぼ一致している．30mgと25mgの差の5mgは利用されなかったり，赤血球が成熟する前に崩壊する分で，これも貯蔵鉄となる．いい換えれば1日30mgのうち5mgに近い割合で，赤血球は成熟し損ねるわけであり，このことは，正常状態での無効造血が10%程度存在することと一致する．なお，網内系組織中に貯蔵されている鉄の量は男性で1000mg，女性で200〜400mg程度で，このうち30mg程度が血漿中に移行することについては先に述べた．

なお，臨床的には赤血球中の鉄が充足されると低色素性貧血が軽快し，血漿中の鉄（実際には血清鉄として測定される）が正常化する．この場合には鉄欠乏性貧血が治癒したとして，鉄剤の投与を中止する医師が少なくないが，貯蔵鉄が充足されないかぎりこのような患者では容易に貧血が再燃する．したがって，長期にわたって鉄の投与を行う必要がある．

e. 鉄欠乏性貧血の治療

鉄欠乏の原因がある場合にこの原因を取り除く必要があるのは，穴のあいたバケツに水を入れても無駄であるのと同じであるが，これとともに鉄の補充を行う必要がある．経口鉄剤は輸血や，鉄を含むビフテキに比べはるかに安価であり，輸血による肝炎の感染や致死的なGVHD（graft versus host disease，輸注された供血者の血中のsuppressor Tリンパ球が受血者の造血細胞，肝，消化管，皮膚などをnon-selfであるとして攻撃することによって生ずる．アメリカではこのため，血縁者からの輸血は禁止されている）の危険を考えればはるかに安全である．

硫酸第1鉄の経口投与に要する費用を1とすると，非経口のデキストラン鉄による注射は100，ビフテキはアメリカでの値段で500，輸血は800ともいわれる．経口鉄剤にはさして劣位はないが，コンプライアンスを考えれば徐放錠が有利であり，最近の鉄剤では茶の飲用を制限する必要はない．

鉄欠乏性貧血に対して輸血が行われるのは，ヘモグロビン6g/dl以下で自覚症状高度，手術予定，出血持

続者のみである．この場合にも全血輸注ではなく必要最小限の成分である洗浄赤血球の浮遊液を使用すべきである．

非経口鉄剤の静脈内投与もオーソドックスな方法ではない．胃切除例や胃腸疾患の存在のため経口鉄剤の吸収が望めない例，経口鉄剤によって胃腸障害の発現する例，老人が鉄剤の服用を拒否した場合，早急に貯蔵鉄の充足が必要な場合のみであり，安易に鉄剤の静脈内投与を継続すると臓器に鉄の沈着を生じ，治療困難な臓器障害を呈することがある．

なお，貧血のない鉄欠乏症の頻度はきわめて高く，30歳までの「健康」女性の約半数はこのような状態にあるといわれる．これらの女性には，原因は不明であるが，臨床的に自律神経失調症，神経症と診断される不定愁訴が出現することがあり，鉄剤の投与による血漿鉄の改善とともに症状の改善をみることがある．

f. 鉄欠乏性貧血の食事・栄養

以上に述べたように，鉄欠乏性貧血は一般には治療しやすい疾患であるが，食事療法のみによって，これを治癒させることは不可能と考えてもよい．

しかし，不適当な食事，ことに肉や魚を嫌いな人や食事中のたんぱくの少ない人では，鉄欠乏を生じやすいので，ことに鉄欠乏を生じやすい女性，また鉄欠乏性貧血から回復したかその既往のある患者に対する適切な食事指導は重要である．

一般に鉄の必要量であるが，成長期の男性は1日12mg，女性は1日15mgであり，貧血傾向があれば，男性で1日12〜15mg，女性で1日15〜20mgが適当である．

食事中には2価のヘム鉄と1価の非ヘム鉄とが含まれているが，その吸収率はヘム鉄では15〜25％，非ヘム鉄では2〜5％とされ，ヘム鉄のほうが吸収されやすく効率がよい．ヘム鉄は肉や魚に多く含まれ，非ヘム鉄は穀類，海草，緑黄色野菜に多く含まれている．なお，動物性たんぱくは非ヘム鉄の吸収を改善するといわれる点からも，肉や魚の摂取は重要である．

なお，「すきやき」のように鉄製のフライパンを用いて調理するのは，フライパンからある程度鉄分が遊離するので，鉄欠乏状態の食事には適している．

なお，還元作用のあるビタミンCは3価鉄を吸収性に優れた2価鉄とするので，これを含む新鮮な野菜や果物が有効である．

コーヒー，紅茶，緑茶中に含まれるタンニンは食事中の鉄を難溶性のタンニン鉄とし，その吸収を阻害するので，鉄欠乏患者にとって好ましくないが，食事以外の時間にこれらを摂取するのは差し支えない．鉄剤投与時も多くの場合問題はないとされるが，これらタンニンの含まれている嗜好品は，時間をずらして服用するほうが無難であろう．なお，抹茶には少量の鉄分が含まれている．

g. 一般的な注意

このほか一般的には，若年者で極端なダイエットを行っていて，鉄欠乏状態にある場合には，たんぱく量を増加させ，また体重を増加させるように指導するが，いわゆる拒食症の場合には困難である．

また，鉄分を含む食事のほか，造血に関する栄養素であるビタミンB_6，葉酸，ビタミンB_{12}などを含む食事も好ましいが，むしろ若年者では，胃液の分泌が低下し，鉄の吸収が不良となっていることが少なくないので，歯の状態を改善し，咀嚼が十分できるようにすること，胃液の分泌を亢進させ，鉄の吸収を高めるための，酢，香辛料，少量のワイン（少量の鉄も含まれている）を用いることが重要である．

なお，成人病と貧血との関連であるが，患者からはしばしば貧血と低血圧症とが混同される．したがって，高血圧症や動脈硬化を有する患者における貧血の治療が問題となることがある．もちろん貧血と高血圧とは無関係であり，貧血と高血圧症とが合併した場合にも鉄欠乏性貧血の食事療法を行って差し支えない．高血圧症では食塩の制限を行う必要があるが，このことは，鉄欠乏性貧血の治療とは矛盾しない．

糖尿病でエネルギーを制限されている場合の鉄欠乏性貧血の合併も同様で，鉄剤を服用し，たんぱくの摂取量が少なくならないように注意すればよい．

なお，高血圧症や糖尿病に貧血が合併した場合，むしろ腎不全による腎性貧血の可能性を考えておいたほうがよく，この場合には鉄剤は無効で，エリスロポエチンが著効を示す．

〔松田　保〕

献 立 の 実 際

鉄欠乏性貧血の献立作成にあたり留意すべき点について以下に述べる．また，これらに基づき代表的な年代別に栄養基準量（表8.4）と，献立の例および造血に関与する各栄養素とそれらを多く含む食品例（図8.1）を作成したので参照されたい．なお，この献立例のうち，軟食については老年者の日常食や胃切除術後の家庭食として考えてもよいであろう．

表 8.4 貧血食の栄養基準量

区 分	エネルギー (kcal)	たんぱく質 (g)	脂質 (g)	鉄 (mg)	ビタミンC (mg)
一般成人	2000	80	50	20	180
思春期	2300	90	65	23	220
軟食（老年者，胃腸病）	1800	75	40	20	180

(1) 一般的な注意点

まず，いろいろな栄養素をバランスよく，過不足なく毎日継続的に摂取することである．そのためには3食をきちんと食べることが必要となる．さらには，鉄の多い食品を選んで取り入れ，たんぱく質が不足しないようにするためにも，メインの主菜がある献立とする工夫が大切である．また，同時に造血に効果的なビタミンC，ビタミンB_{12}，ビタミンB_6，葉酸，銅などを多く含む食品を併せて摂取することが重要である．

このほか，リラックスした気分でよくかんで食べることや，ストレスや心配ごとなどによって食欲不振や胃の機能低下をまねかないよう留意し，アルコールの飲み過ぎや不摂生に注意するなど，鉄の吸収をよくする食べ方の工夫も大切である．また，個々のライフスタイルに合った食事内容を考慮することが必要であろう．

(2) 思春期における注意点

とくに女子ではいわゆる，痩身願望の強い時期でもあるので，年齢に見合ったエネルギーの摂取と規則正しい食習慣をもつことが大切である．また，逆に菓子や清涼飲料などの摂り過ぎによるエネルギー過剰とならないよう，十分な食事の質的配慮が必要である．

(3) 老年者に対する注意点

胃液の分泌が低下している老年者では，鉄の吸収が悪くなる．とくに食べ物の好き嫌いが多い人や，動物性食品が嫌いな人，料理の経験がない独居老人などに多くみられる．これらの場合には，酢，香辛料，かんきつ類など胃酸の分泌を促進する食品の摂取や料理，味つけの工夫が重要である．1人ぐらしの老人には，調理能力も考慮し，お惣菜や缶詰などの加工品を利用してもよいであろう．

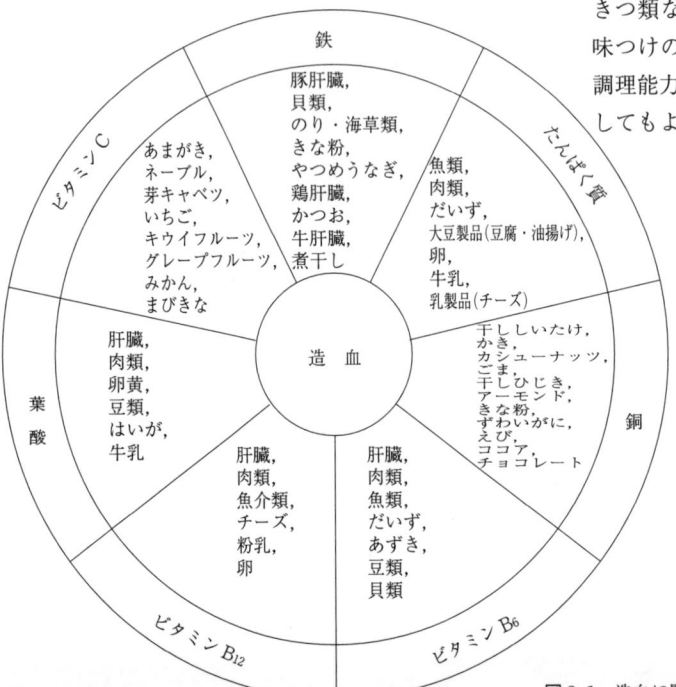

図 8.1 造血に関与する栄養素とそれらを多く含む食品例

献立表8.2 血液疾患

(1) 一般成人貧血食（夏）

	献立名	食品名	分量(g)	エネルギー(kcal)	たんぱく質(g)	脂質(g)	鉄(mg)	ビタミンC(mg)
朝食	トースト	食パン	80	208	6.7	3.0	0.1	0
		ジャム	20	53	0.1	0.0	0.1	4
		ピーナッツバター	10	58	2.5	4.9	0.2	0
	こまつなと卵のいため物	こまつな	80	17	2.1	0.2	2.4	60
		卵	50	79	6.2	5.6	0.9	0
		ベーコン	10	42	1.3	3.9	0.1	4
		にんにく	少々	-	-	-	-	-
		ねぎ	15	4	0.2	0.0	0.1	2
		油	5	46	0.0	5.0	0.0	0
		塩・こしょう	少々	-	-	-	-	-
	果物	オレンジ	100	37	0.9	0.1	0.1	40
	牛乳	牛乳	200	126	6.2	6.8	0.2	0
昼食	米飯	米飯	200	296	5.2	1.0	0.2	0
	しょうが焼き	豚肉	60	106	12.2	5.7	0.5	0
		しょうが	少々	-	-	-	-	-
		しょうゆ	3	-	-	-	-	-
		油	5	46	0.0	5.0	0.0	0
		キャベツ	25	6	0.4	0.0	0.1	11
		セロリー	10	1	0.1	0.0	0.1	1
		トマト	25	4	0.2	0.0	0.1	5
	ひじきの袋煮	ひじき	5	-	0.5	0.1	2.8	0
		干ししいたけ	0.5	-	0.0	-	0.0	0
		にんじん	15	4	0.2	0.0	0.1	1
		油揚げ	20	78	3.7	6.6	0.8	0
		鶏ひき肉	15	33	2.6	2.4	0.2	0
		かんぴょう	1	3	-	0.0	0.0	0
		みりん	4	9	0.0	0.0	0.0	0
	佃煮	うなぎきも佃煮	32	30	3.9	1.5	1.4	0
	果物	ぶどう	100	56	0.5	0.2	0.2	4
夕食	米飯	米飯	200	296	5.2	1.0	0.2	0
	かつおのたたき	かつお	80	103	20.6	1.6	1.5	0
		海草	1	-	-	-	0.1	-
		かいわれ菜	-	2	0.0	0.0	0.0	1
		きゅうり	30	3	0.3	0.1	1.2	4
		ねぎ	15	4	0.2	0.0	0.1	2
		しょうが	1	-	-	-	-	-
		しょうゆ	8	-	-	-	-	-
	肉じゃが	じゃがいも	130	100	2.6	0.3	0.7	30
		牛肉	40	57	8.9	2.0	0.9	-
		たまねぎ	20	8	0.2	0.0	0.1	1
		グリンピース	1	1	0.0	0.0	0.0	0
		酒	3	3	0.0	0.0	0.0	0
		砂糖	5	19	0.0	0.0	0.0	0
		しょうゆ	7	-	-	-	-	-
	ごまびたし	さやいんげん	40	8	0.9	0.0	0.4	4
		白ごま	3	17	0.6	1.6	0.3	0
		しょうゆ	4	-	-	-	-	-
	果物	すいか	100	31	0.7	0.0	0.2	6
	潮汁	塩・しょうゆ	少々	-	-	-	-	-
		かつお節	5	-	-	-	-	-
		はまぐり	20	12	2.1	0.2	1.0	1
		みつば	3	0	0.0	0.0	0.0	0
合計				2006	98.0	58.8	17.4	181

(2) 一般成人貧血食（冬）

	献立名	食品名	分量(g)	エネルギー(kcal)	たんぱく質(g)	脂質(g)	鉄(mg)	ビタミンC(mg)
朝食	米飯	米飯	200	296	5.2	1.0	0.2	0
	焼き魚・おひたし	丸干しいわし	40	98	18.8	1.9	2.3	0
		ピーマン	30	6	0.3	0.0	0.2	24
		白ごま	1	6	0.2	0.5	0.1	0
		しょうゆ	3	-	-	-	-	-
	おろしあえ	だいこん	60	11	0.5	0.1	0.2	9
		納豆	20	40	3.3	2.0	0.7	0
		しょうゆ	少々	-	-	-	-	-
	焼きのり	のり	2	-	0.8	0.0	0.2	2
	牛乳	牛乳	200	126	6.2	6.8	0.2	-
昼食	米飯	米飯	200	296	5.2	1.0	0.2	0
	かきフライ	かき	100	78	9.7	1.8	3.2	4
		小麦粉	12	44	0.1	0.2	0.1	0
		卵	10	16	1.2	1.1	0.2	0
		パン粉	17	63	1.7	0.9	0.2	0
		油	18	166	0.0	18.0	0.0	0
		キャベツ	30	7	0.5	0.0	0.1	13
		パセリ	1	-	0.0	0.0	0.1	2
		レモン	10	2	0.0	0.0	0.0	5
	おひたし	ほうれんそう	60	15	2.0	0.1	2.2	39
		切干し大根	5	14	0.5	0.0	0.5	1
		ひじき	2	-	0.2	0.0	1.1	0
		にんじん	10	3	0.1	0.0	0.1	0
		白ごま	3	17	0.6	1.6	0.3	0
		ゆず	少々	-	-	-	-	-
		しょうゆ	5	-	-	-	-	-
		みりん	2	5	0.0	0.0	0.0	0
	卵スープ	卵	20	32	2.5	2.2	0.4	0
		干ししいたけ	1	-	0.1	0.0	0.0	0
		固形スープ	少々	-	-	-	-	-
間食	ヨーグルト	ヨーグルト	100	76	3.5	0.1	0.1	0
夕食	米飯	米飯	200	296	5.2	1.0	0.2	0
	もつ鍋	豚白もつ	100	128	20.4	3.4	13.0	20
		キャベツ	200	48	208	0.2	0.8	88
		にら	50	10	0.1	0.1	0.3	13
		にんにく	20	28	1.7	0.0	0.2	4
		赤唐辛子	少々	-	-	-	-	-
		しょうゆ	15	-	-	-	-	-
		酒	20	20	0.0	0.0	0.0	0
	酢の物	ゆでだこ	30	30	6.5	0.2	0.1	0
		きゅうり	40	4	0.4	0.1	0.2	5
		わかめ	5	-	0.8	0.2	0.0	1
		しょうが	2	-	0.0	0.0	0.0	0
		酢	3	-	-	-	-	-
		しょうゆ	少々	-	-	-	-	-
	漬物	はくさい漬け	50	10	0.8	0.1	0.2	15
	果物	かき	80	48	0.3	0.2	0.2	56
	合計			2039	102.2	44.8	28.1	301

(3) 思春期貧血食（春）

	献立名	食品名	分量 (g)	エネルギー (kcal)	たんぱく質 (g)	脂質 (g)	鉄 (mg)	ビタミンC (mg)
朝食	米飯	米飯	230	340	6.0	1.1	0.2	0
	あさりのしぐれ煮	あさり身	60	29	5.0	0.6	4.2	1
		しょうが	1	-	-	-	-	-
		酒	5	5	0.0	0.0	0.0	0
		砂糖	5	19	0.0	0.0	0.0	0
		しょうゆ	7	-	-	-	-	-
	おひたし	菜の花	70	22	2.9	0.1	1.9	84
		花かつお	1	4	0.8	0.0	0.1	0
		しょうゆ	4	-	-	-	-	-
	果物	いちご	100	35	0.9	0.2	0.4	80
	みそ汁	みそ	15	29	1.9	0.9	0.6	0
		煮干し	2	-	-	-	-	-
		ふき	40	4	0.2	0.0	0.0	0
		油揚げ	10	39	1.4	3.3	0.4	0
昼食	サンドイッチ	黒食パン	60	168	5.1	2.1	0.8	0
		食パン	60	156	5.0	2.3	0.3	0
		バター	10	75	0.1	8.1	0.0	0
		ときがらし	少々	-	-	-	-	-
		ロースハム	30	61	4.9	4.1	0.3	15
		サラダ菜	2	-	-	-	-	-
		レバーペースト	30	69	4.3	5.2	2.6	4
	トマトサラダ	トマト	100	16	0.7	0.1	0.3	20
		たまねぎ	15	5	0.1	0.0	0.1	1
		パセリ	1	-	0.0	0.0	0.1	2
		サラダ油	5	46	0.0	5.0	0.0	0
		酢	少々	-	-	-	-	-
	コーンポタージュスープ	スイートコーン缶	40	37	0.8	0.2	0.2	1
		小麦粉	5	18	0.5	0.1	0.0	0
		バター	3	22	0.0	2.4	0.0	0
		牛乳	120	76	3.7	4.1	0.1	0
		固形スープ	少々	-	-	-	-	-
間食	ヨーグルトあえ	バナナ	50	44	0.6	0.1	0.2	5
		キウイフルーツ	30	17	0.3	0.1	0.1	24
		干しぶどう	5	15	0.2	0.0	0.1	0
		ヨーグルト	100	76	3.5	0.1	0.1	0
		レモン	少々	-	-	-	-	-
夕食	米飯	米飯	230	340	6.0	1.1	0.2	0
	レバー入りハンバーグ	牛ひき肉	50	97	10.4	5.5	1.7	1
	付け合わせ	豚ひき肉	20	35	4.1	1.9	0.2	0
		豚レバー	25	32	5.1	0.9	3.3	5
		たまねぎ	15	5	0.1	0.0	0.1	1
		卵	5	8	0.6	0.6	0.1	0
		食パン	15	39	1.3	0.6	0.2	0
		塩・こしょう	少々	-	-	-	-	-
		油	8	74	0.0	8.0	0.0	0
		ブロッコリー	40	18	2.4	0.0	0.8	64
		にんじん	30	9	0.3	0.1	0.2	2
		バター	3	22	0.0	2.4	0.0	0
		砂糖	2	8	0.0	0.0	0.0	0
		塩	少々	-	-	-	-	-
	卵とじ	さやえんどう	70	22	2.2	0.1	0.6	39
		凍り豆腐	5	27	2.5	1.7	0.5	0
		卵	50	79	6.2	5.6	0.9	0
		砂糖	3	12	0.0	0.0	0.0	0
		しょうゆ	3	-	-	-	-	-
	煮豆	白いんげんまめ	20	67	4.0	0.4	1.2	0
		砂糖	15	58	0.0	0.0	0.0	0
	果物	パパイヤ	100	49	0.6	0.2	0.2	65
合 計				2428	94.7	69.3	23.3	414

(4) 思春期貧血食（秋）

	献立名	食品名	分量(g)	エネルギー(kcal)	たんぱく質(g)	脂質(g)	鉄(mg)	ビタミンC(mg)
朝食	トースト	食パン	80	208	6.7	3.0	0.8	0
		フランスパン	30	88	2.6	0.5	0.3	0
		ジャム	20	53	0.1	0.0	0.1	0
	カリフラワーとハムのバター煮	カリフラワー	130	35	4.3	0.1	0.9	85
		ロースハム	30	60	4.9	4.1	0.3	15
		バター	5	37	0.0	4.1	0.0	0
		塩・こしょう	少々	-	-	-	-	-
		パセリ	1	-	0.0	0.0	0.1	2
	果物	オレンジ	100	37	0.9	0.1	0.1	60
	牛乳	牛乳	200	126	6.2	6.8	0.2	0
昼食	お好み焼き	牛肉	20	39	4.2	2.2	0.5	0
		かき	35	28	3.4	0.7	1.3	1
		しばえび	20	14	2.9	0.2	0.4	0
		キャベツ	70	17	1.0	0.1	0.3	31
		ねぎ	20	5	0.2	0.0	0.1	3
		小麦粉	35	129	3.2	0.6	0.2	0
		卵	25	40	3.1	2.8	0.4	0
		青のり	0.5	-	0.0	0.0	0.0	0
		油	8	74	-	8.0	0.0	0
		濃厚ソース	20	24	0.2	0.2	0.9	0
	清し汁	しょうゆ	5	-	-	-	-	-
		かつおぶし	5	-	-	-	-	-
		絹ごし豆腐	70	41	3.5	2.3	0.8	0
		なめこ	20	-	-	-	1.0	0
	スティック野菜	きゅうり	40	4	0.4	0.1	0.2	5
		にんじん	30	10	0.4	0.1	0.2	2
		セロリー	20	3	0.2	0.0	0.0	1
		塩	少々	-	-	-	-	-
間食	フルーツみつまめ	りんご	30	15	0.1	0.0	0.0	1
		みかん缶詰	30	19	0.2	0.0	0.1	5
		パインアップル	30	17	0.1	0.0	0.0	3
		寒天	1	-	0.0	0.0	0.1	0
		砂糖	15	58	0.0	0.0	0.0	0
		干しプラム	20	47	0.5	0.0	0.2	0
		赤えんどう	5	18	1.1	0.1	0.3	2
夕食	米飯	米飯	250	370	6.5	1.3	0.3	0
	塩焼き	さんま	70	164	14.4	11.3	0.9	1
		塩	少々	-	-	-	-	-
		だいこん	30	5	0.2	0.0	0.1	5
		レモン	7	3	0.1	0.0	0.0	6
	レバーのごま揚げ	豚レバー	80	102	16.3	2.7	10.4	16
	パセリから揚げ	小麦粉	10	37	0.9	0.2	0.1	0
		白ごま	15	87	3.0	7.8	1.4	0
		しょうゆ	少々	-	-	-	-	-
		みりん	少々	-	-	-	-	-
		パセリ	15	6	0.5	0.0	1.4	30
		油	10	92	0.0	10.0	0.0	0
		トマト	30	5	0.2	0.0	0.1	6
	さつまいもと昆布の煮物	さつまいも	80	98	1.0	0.2	0.4	24
		切りこんぶ	12	-	0.6	0.1	1.0	0
		砂糖	5	19	-	-	-	-
		しょうゆ	5	-	-	-	-	-
		酒	2	2	0.0	0.0	0.0	0
	ヨーグルト	ヨーグルト	100	76	3.5	0.1	0.1	0
	合計			2312	97.6	69.8	26.0	304

(5) 軟食貧血食-1

	献立名	食品名	分量(g)	エネルギー(kcal)	たんぱく質(g)	脂質(g)	鉄(mg)	ビタミンC(mg)
朝食	かゆ	全がゆ	300	216	4.2	0.9	0.1	0
	じゃこの甘辛煮	ちりめんじゃこ	25	44	9.5	0.4	1.0	0
		さんしょうの実	少々	-	-	-	-	-
		砂糖	5	19	0.0	0.0	0.0	0
		しょうゆ	5	-	-	-	-	-
		酒	3	3	0.0	0.0	0.0	0
		みりん	3	7	0.0	0.0	0.0	0
	含め煮	凍り豆腐	10	53	5.0	3.3	0.9	0
	煮びたし	菜の花	80	25	3.3	0.2	2.2	96
		しょうゆ	3	-	-	-	-	-
		砂糖	2	8	0.0	0.0	0.0	0
		みりん	2	5	0.0	0.0	0.0	0
	みそ汁	みそ	15	29	1.9	0.9	0.6	0
		煮干し	2	-	-	-	-	-
		しじみ	20	10	1.4	0.2	2.0	0
	ヨーグルト	ヨーグルト	100	76	3.5	0.1	0.1	0
昼食	鍋やきうどん	ゆでうどん	200	202	5.0	1.0	0.4	0
		牛肉	30	43	6.7	1.5	0.7	0
		卵	50	79	6.2	5.6	0.9	0
		なると	7	6	0.5	0.0	0.1	0
		ねぎ	15	4	0.2	0.0	0.1	2
		生しいたけ	20	-	0.4	0.1	0.1	0
		しょうゆ	7	-	-	-	-	-
		砂糖	2	8	0.0	0.0	0.0	0
	かぼちゃ含め煮	かぼちゃ	130	94	2.3	0.3	0.8	51
		砂糖	7	27	-	-	-	-
		しょうゆ	5	-	-	-	-	-
		絹さやえんどう	5	2	0.2	0.0	0.0	3
	小付	はまぐり佃煮	20	39	5.8	0.1	7.7	0
間食	シロップ煮	干しプラム	30	71	0.8	0.1	0.3	0
		干しあんず	20	49	1.5	0.3	0.5	0
		砂糖	15	58	0.0	0.0	0.0	0
		レモン	少々	-	-	-	-	-
夕食	かゆ	全がゆ	300	216	4.2	0.9	0.0	0
	なまりの照り煮	なまり	70	99	20.9	1.1	1.5	0
	菊花かぶ	酒	10	11	0.4	0.0	0.0	0
		みりん	10	24	0.4	0.0	0.0	0
		砂糖	5	19	0.0	0.0	0.0	0
		かぶ	30	6	0.3	0.0	0.6	23
		砂糖	2	8	0.0	0.0	0.0	0
		酢	少々	-	-	-	-	-
		塩	少々	-	-	-	-	-
	ごまどうふ	白ごま	30	173	5.9	15.6	2.9	0
	酢じょうゆかけ	かたくり粉	15	50	0.0	0.0	0.1	0
		みつば	5	1	0.1	0.0	0.0	0
		酢	3	-	-	-	-	-
		しょうゆ	4	-	-	-	-	-
		砂糖	2	8	0.0	0.0	0.0	0
	けんちん汁	豆腐	40	23	2.0	1.3	0.4	0
		こんにゃく	20	-	0.0	0.0	0.1	0
		だいこん	20	3	0.1	0.0	0.5	14
		さといも	20	12	0.5	0.0	0.2	1
		ねぎ	15	4	0.2	0.0	0.1	2
		ごぼう	10	8	0.3	0.0	0.1	0
		にんじん	10	3	0.1	0.0	0.1	1
		サラダ油	2	18	0.0	0.0	0.0	0
		しょうゆ	5	-	-	-	-	-
		塩	少々	-	-	-	-	-
		煮干し	2	-	-	-	-	-
合計				1869	93.8	35.9	25.0	193

(6) 軟食貧血食-2

	献立名	食品名	分量(g)	エネルギー(kcal)	たんぱく質(g)	脂質(g)	鉄(mg)	ビタミンC(mg)
朝食	かゆ	全がゆ	300	216	4.2	0.9	0.0	0
	焼き魚	甘塩ざけ	30	44	7.0	1.6	0.2	0
		だいこん	30	5	0.2	0.0	0.1	5
	おひたし	しゅんぎく	70	15	2.0	0.1	1.3	15
		えのきたけ	20	-	0.5	0.1	0.2	0
		しょうゆ	3	-	-	-	-	-
		花かつお	0.5	2	0.4	0.0	0.0	0
	梅干し	梅干し	10	5	0.1	0.3	0.2	0
昼食	かゆ	全がゆ	300	216	4.2	0.9	0.0	0
	ひじき入りだし巻き卵	卵	50	79	6.2	5.6	0.9	0
		ひじき	5	-	0.5	0.1	2.8	0
		にんじん	10	3	0.1	0.0	0.1	1
		砂糖	3	12	0.0	0.0	0.0	0
		油	5	46	0.0	5.0	0.0	0
		ししとうがらし	10	3	0.2	0.0	0.1	9
	もつみそ煮	鶏もつ	50	56	9.5	1.6	4.5	10
		こんにゃく	40	-	0.0	0.0	0.2	0
		赤みそ	10	19	1.3	0.6	0.4	0
		しょうが	少々	-	-	-	-	-
		砂糖	5	19	0.0	0.0	0.0	0
		酒	4	4	0.0	0.0	0.0	0
	柚香漬け	だいこん	40	7	0.3	0.0	0.1	6
		きゅうり	30	3	0.3	0.1	0.1	4
		にんじん	10	3	0.1	0.0	0.1	1
		しょうゆ	5	-	-	-	-	-
		ゆず	少々	-	-	-	-	-
	果物	グレープフルーツ	100	36	0.8	0.1	0.1	40
間食	くずきり	くずきり	30	103	0.0	0.1	0.7	0
		黒砂糖	15	53	0.3	0.0	0.7	0
夕食	かゆ	全がゆ	300	216	4.2	0.9	0.0	0
	磯部揚げ	わかさぎ	70	293	12.0	2.0	3.5	0
		小麦粉	15	55	1.4	0.3	0.1	0
		青のり	2	-	0.4	0.0	0.6	1
		白ごま	10	58	2.0	5.2	1.0	0
		油	10	92	0.0	10.0	0.0	0
		レタス	30	4	0.3	0.1	1.5	2
		レモン	5	2	0.0	0.0	0.0	5
	まぐろのぬた	まぐろ赤身	50	67	14.2	0.7	1.0	1
		わけぎ	50	18	1.0	0.0	0.3	22
		うど	20	3	0.1	0.0	0.0	1
		砂糖	6	23	0.0	0.0	0.0	0
		酢	3	-	-	-	-	-
		みそ	10	19	1.3	0.6	0.4	0
	漬物	しば漬け	25	8	0.5	0.1	0.5	0
	果物	いちご	100	35	0.9	0.2	0.4	80
合　　計				1860	76.5	37.2	22.1	203

〔大谷幸子〕

8.3 アレルギー性内科疾患

免疫アレルギー疾患（広義のアレルギー性疾患）は，いくつかの方法で分類できるが，大別するとhypersensitivity disease（狭義のアレルギー性疾患）と膠原病（自己免疫疾患，リウマチ性疾患，結合織病）がある．膠原病についてはその項を参照されたい．したがって，ここでは，狭義のアレルギー性疾患について述べる．

代表的なアレルギー疾患は，アレルギー性気管支喘息，アレルギー性鼻炎，アトピー性皮膚炎であるが，気管支喘息，アトピー性皮膚炎などは各項で述べられている．

食物の視点から，アレルギー性疾患を考えると，食物が直接の原因となるアレルギー疾患とアレルギー性疾患患者の食事療法という2つのことを考える必要がある．後者については，病態を悪化させる食物要因があるか？，この病態を改善する食物要因があるか？という問いかけが必要であろう．したがって本稿では，① 食物アレルギーと，② アレルギー性疾患患者の食事の2項目に大別して述べることにする．

a. 食物が原因となるアレルギー疾患
（食物アレルギー）

現代のように多彩な食文化において，食物アレルギー患者の存在は無視されているように思われる．少なくとも，提供される側の食物アレルギー患者が認識していても，不特定多数に食材を提供する側は多くの場合，食物アレルギーをもっている患者の存在を無視している．筆者の経験した1例をあげると，自分自身はそばアレルギーであることを知っていた女性が，フランス料理の前菜でエスカルゴを食べたときにアナフィラキシーショックになって救急診療所に搬送された．結論は，エスカルゴを料理するときに微量のそば粉を使用していたからである．学校給食でそばが供されて死亡した学童の新聞報道があったのも記憶に新しい．

（1） 食物アレルギーの定義・頻度

ギリシャ時代にLucretiusは "one man's food is another man's poison" と記載している．広義の食物アレルギーは，食物によって引き起こされる有害な反応，あるいは生体にとって不都合な反応（adverse reaction to food）として把握されている．狭義の食物アレルギー（food hypersensitivity or food allergy）は免疫学的な機序によって引き起こされる生体にとって不都合な反応として理解されている．しかし，実際の臨床では，免疫学的な機序が関与しているか否かを証明することができない場合が多い．したがって，臨床症状を把握し，分析してアレルギーが関与しているか否かを推定するにとどまることが多い．現状では，「アレルギー学的・免疫学的機序の関与が証明される場合を食物アレルギー」とし，「非アレルギー的ないしは不明の機序の関与によると考えられるときは食物不耐症（food intolerance）」とする．また，food poisoning (toxicity), pharmacologic food reaction, metabolic food reactionsなどとは区別しなければならない．

食物アレルギーの診断法が確立していないので，頻度を正確に把握できない．主として小児アレルギーの領域で把握されている．馬場は，2歳以下の乳幼児のアトピー性皮膚炎の20～30%，気管支喘息の10%前後，2か月～6歳ではそれぞれ10%前後で一応食物の関与があるとしている．しかし，いずれの疾患も原因がダニをはじめとする多くの原因があるので，食物は1つの原因であるという注釈を加えている[1]．

（2） 食物アレルゲンと発症機序

食物アレルギーの原因となるのは主としてたんぱく抗原である．消化酵素により分子量6000～8000以下に分解されれば，一般に抗原性はもたない．しかし，摂取食物の10万分の1が消化されない形で血液やリンパ液中に移行し，アレルギーを起こす可能性があるという．食物アレルギーがある一定の人にしか発症しないのは，多くのヒトではアレルゲンに対する免疫寛容が成立しているからであると説明されている．また，なりやすいヒトでは消化管の粘膜で重要な働きをするIgA分泌系が未熟あるいは低下しているからであるという報告がある．分泌型IgAが年齢とともに上昇すると，アトピー児の食物アレルギーも寛解する．

（3） 食物アレルギーの診断

食物アレルギーの症状は多彩である（表8.5）[2]．こ

の方法が確実であるという診断方法はない．問診が最も大切である．問診に基づいて，疑わしい食物について免疫学的検査および除去試験と誘発試験（負荷試験）を組み合わせて，原因アレルゲンを決定する．

3大食物アレルゲンは，卵，牛乳，だいずといわれているが，馬場の報告ではだいずの頻度は低い（表8.6)[1]．最近，米アレルギーが注目されている．食物アレルギーの発症年齢は，2歳以下が60～90％を占めており，学童期以後の発症は少ない[1]．

(4) 食物アレルギーへの対応

食物アレルギーの治療は，① 除去食の徹底，② 薬物療法である．薬物療法については省略する．

a) 食物除去

除去食の徹底は重要な治療であるが，実際には困難を伴う．除去食物に代わる栄養をほかの食物で補う配慮が必要である．とくに，卵，牛乳，だいず，米，小麦のうち3～4種類を除去する場合には栄養失調や発育障害をきたすことがある．除去の期間は，幼児以下ではまず6か月，学童以上成人では1年間続ける[1]．十分な根拠のないまま，複数の食物制限を行うことは小児の成長障害，登校拒否，いじめ，成人におけるノイローゼ症状を引き起こす可能性があるので，慎重に行う[2]．

b) 低アレルゲン加工食品・代替食品・自然食品

食物の加熱処理により抗原性が低下あるいは消失することがある．また，低アレルゲン食品が市販されてるので，高度な食物アレルギーの場合には利用する．低アレルゲン米や代替しょうゆなど，病状に応じて考慮する必要がある．また，代替食品あるいは保存料，着色料を含まない食品の選択肢も多くなっている．

b. アレルギー性疾患を悪化させる食物要因

食物でアレルギー性疾患が増悪する要因は，① 食物あるいは食品添加物，② 食物摂取傾向によるアレルギー性炎症の増悪あるいは免疫応答の変容の2項目にまとめることができる．

食物あるいは食物添加物によるアレルギー症状の悪化

第1は，本来広義の食物不耐性（food intolerance）に属するもので，食物自身にふくまれる物質の薬理学的作用によるアレルギー様症状で，三沢が提唱した「仮性アレルゲン」に相当すると考えられる．第2は，食物添加物によるアレルギー症状の悪化である．

a) 食物成分によるアレルギー様症状

食物成分のもつ薬理学的作用によって惹起されるアレルギー様症状である．一般に仮性アレルゲンによるアレルギー症状は，本当の食物アレルギーの3倍多いとされている．多くは食物の摂取量により規定される．すなわち，大量に摂取したときに現れる．

典型的なものは，カフェインの過剰摂取である．カフェインの過剰摂取により，いわゆる "total allergy syndrome" が現れる（表8.7）．

食物の中に含まれる血管作動性アミン（vasoactive amines）あるいはこれらの物質の遊離を促進するような食物は，アレルギー症状と区別できない症状を引き起こす．これらの食物は，チーズ（tyaramine, his-

表8.5 食物アレルギーの症状と主な病気

臓器	主な症状	主な病気
全身	発熱，ショック	アナフィラキシーショック 食物依存性運動誘発アナフィラキシー
鼻	鼻水，くしゃみ，鼻ずまり，鼻こすり，鼻出血	鼻アレルギー
耳	耳漏	中耳炎
口	口唇腫脹，口周囲発赤，口内瘙痒感・違和感，地図舌	口角炎，口内炎
眼	眼瞼浮腫，瘙痒感，眼球結膜浮腫，流涙	アレルギー性結膜炎 アレルギー性眼瞼炎
呼吸器	咳嗽，喘鳴，呼吸困難，嗄声	気管支喘息，喉頭浮腫 Henier 症候群
消化器	悪心，嘔吐，腹痛，下痢，血便，肛門周囲発赤	食道炎，胃炎，腸炎 アナフィラクトイド紫斑病 過敏性大腸炎，クローン病
皮膚	瘙痒感，湿疹，じんましん，紫斑	アトピー性皮膚炎，じんましん，ストロフルス アナフィラクトイド紫斑病
腎臓 泌尿器	浮腫，たんぱく尿，血尿，頻尿	無症候性血尿，起立性たんぱく尿，夜尿症 アレルギー性膀胱炎，アレルギー性尿道炎 ネフローゼ症候群

(馬場[2], 1992に加筆)

8.3 アレルギー性内科疾患

表 8.6 確定しえたアレルギーの原因食物と臨床症状（1985〜1989年）

原因食物	症例数	臨床症状			
		消化器	呼吸器	皮膚	その他
鶏　卵	118 (34.6%)	68	32	42	3
卵　白	42 (12.3%)	28	16	25	2
牛　乳	62 (18.2%)	29	11	42	
牛　肉	13 (3.8%)	9	4	3	
鶏　肉	24 (7.0%)	29	3	11	
豚　肉	11 (3.2%)	8	4	2	
鹿　肉	2 (0.6%)		1	2	
アイスクリーム	16 (4.7%)	3	9	9	
米	3		1	2	
小　麦	4		2	2	3
だいず	9 (7.3%)	3	1	6	
日本そば	6	3	2		
ピーナッツ	3		2	1	
かつお	5	2		3	
か　に	5		1	4	
さ　ば	4 (6.0%)			4	
まぐろ	3			3	
え　び	3			3	
キウイ	2			2	
パパイヤ	1			1	
ピーマン	2 (2.3%)			2	
オレンジ	2			2	
ほうれんそう	1		1	1	
計	341 例	172 例 (50.4%)	90 例 (26.4%)	172 例 (50.4%)	8 例 (2.3%)

2 症状を呈した例があるためのべ 442 症状となる．

（馬場[1], 1992）

表 8.7 カフェインの過剰摂取による症状の一覧

total allergy syndrome		その他の症状
アレルギー症状	過換気症候	
湿疹	息切れ	不眠
関節痛	胸痛	動悸（期外収縮，発作性頻拍など）
鼻炎症状	めまい	頭痛（偏頭痛：weekend migraine）
じんましん	頭痛	消化器症状（嘔吐，逆流性食道炎，腹痛，下痢）
喘鳴	疲労感	restless legs（Ekbom's syndrome）
	動悸	貧血
	知覚異常	
	失神発作	

（Finn[2] から作成）

表 8.8 ヒスタミンを多く含む食品一覧

食品名	ヒスタミン含量（μg/g）
チーズ	上限 1330
ワイン	20
発酵食品	
サワークラウト（Sauerkraut）	160 mg/kg (250 g〜40 mg)
乾燥豚肉と牛肉ソーセージ	225
豚肝臓	25
まぐろ缶詰	20
アンチョビの缶詰	33
にしんの卵の燻製缶詰	350
缶詰食品	10〜350
肉類	10
野菜類	微量
トマト	22
ほうれんそう	37.5
冷凍魚類	1
魚・新鮮貝類	0.2
魚	
まぐろ	5.4
いわし	15.8
さけ	7.35
アンチョビ	44

（Finn[2] から作成）

表 8.9 ヒスタミン遊離作用をもつ食物とヒスタミン産生を促す食物一覧

ヒスタミン遊離作用をもつ食品名	ヒスタミン産生を促す食品名
卵白	でん粉を多く含む食品
貝類	腸内細菌によるヒスタミンの産生
いちご	0℃以下に保存されていないさば類
トマト	ヒスチジンからヒスタミンに変換される
チョコレート	発酵チーズ（tyramine）
魚類	monoamine inhibitor（うつ病治療薬）を
パインアップル	服用している患者には注意
アルコール	

（Finn[2] から作成）

tamine），チョコレート（phenylethylamine），シュウ酸を含む果物（octopamine, phenylephrine（synephrine））などが知られている．これらは直接血管に働くかあるいは神経末端からアドレナリン，ノルアドレナリンを分泌させてその作用を発揮する（表8.8，8.9）．

このほか機序は不明であるが，グルタミン酸ナトリウムによるChinese restaurant（Kwok's）syndromeはよく知られている．狭心症，心筋梗塞と鑑別しなければならない症状が出現する．

b）食品添加物によるアレルギー症状の悪化

加工食品に含まれる保存料，着色料に対して，人口の0.1%が何らかの反応をするという[4]．臨床症状は，じんましん，喘息，鼻炎，血管浮腫，頭痛，過敏性腸症候群などが代表的である．とくに，アスピリン喘息をもつ患者は，タートラジン（食用黄色4号）やエリスロシンなどの着色料，安息香酸ナトリウム，亜硝酸ナトリウムなどの保存料で病態が悪化する．注意すべき食物の内容は文献[5]を参照されたい．

c. アレルギー性疾患を改善させる食物要因

これまで述べた食物不耐症では，悪化の要因となるものを発見して除去することが原則であることに異論はないであろう．アレルギー疾患をもつ患者から，積極的にどのような食生活をしたらよいかという質問を受ける．現時点で，この質問に対する合理的な回答を

(1) 高エネルギー・高不飽和脂肪食と免疫・アレルギー性疾患

唯一合理的な回答を引き出せる栄養状態を変えるとIgE抗体産生が増強するという報告である．すなわち，高エネルギー群において低エネルギー群に比べてIgE抗体産生が有意に高いというマウスでの実験報告である．免疫系に与える食物の影響についての研究で有名なものは，高飽和脂肪食群の自己免疫疾患モデルマウスは不飽和脂肪食群に比べて早く発症するという報告である[6]．

これら，いくつかの断片的な実験結果といくつかの疫学的な観察から，高たんぱく，高脂肪，高エネルギー食への国民の欧米型食生活への移行がアレルギー性疾患の増加をまねいた一因であると考えられている．低エネルギー，低脂肪食がアレルギー性疾患の改善につながるか否かは定かでないが．動物性たんぱくや脂肪を魚類から得ていた古来の日本人の食生活が世界的に見直されていることは事実であろう．

(2) EPAの抗炎症作用

近年，多価不飽和脂肪酸の抗血栓作用，抗動脈硬化作用，抗炎症作用が解明されている．とくにエイコサペンタエン酸（EPA）の抗炎症作用は，アレルギー性炎症を改善することが期待される．とくに，慢性炎症性疾患である乾癬，慢性関節リウマチへの効果が報告されており，気管支喘息への治療効果も検討されている[7]．

d. 日常生活の注意

アレルギーをもっている人あるいはその家族は，アレルギーをもっていない人よりは日常の食生活について注意する必要があろう．ただし，あまり神経質になることはよくない．なんらかの症状がでたり，アレルギー症状が悪化したときに，食物に対する視点をもって，症状の発現した約1週間前からの食事内容を詳細（調味料にいたるまで）に思い出して記載し，主治医にその情報を伝える．特殊な食物アレルギーの例として，食物依存性運動誘発アナフィラキシーという病態がある．食物摂取のみでは症状が発現しないで，食物摂取後運動をするとアナフィラキシーショックを起こす．食後に激しい運動や力仕事をするのも避けることが必要であろう．譬えはよくないかもしれないが，「親が死んでも食休み」という言葉は，食物アレルギーをもっている人にもあてはまる．

文　献

1) 馬場　実：食物アレルギー．臨床アレルギー学（宮本昭正監修），pp 364-370，南江堂，東京，1992.
2) 馬場　実：食物アレルギー．最新内科学大系23（山本雄一，吉利　和監修）免疫・アレルギー性疾患，pp 405-412，中山書店，東京，1992.
3) Finn R: Pharmacological actions of foods. Food Allergy and Intolerance (Brostoff J, Challacombe SJ), pp 425-430, Bailliere Tindall, London, 1987.
4) Commission of the European Communities: Report of a sorking group on adverse reactions to ingested additives, III, 556-81-EN, Brussels: Commission of the European Communities, 1981.
5) 河野　泉，後木建一，道端正孝：食と健康を考えるシリーズ 2．アレルギーとたべもの．芽ばえ社，東京，1986.
6) 久保千春：栄養の免疫機能と自己免疫病の進展に及ぼす影響．第6回六甲カンファレンス，食物アレルギーをめぐって（宮本昭正，永野　準，小林節雄，中島重徳編），pp 176-188，メディカルトリビューン，東京，1986.
7) 熊谷　朗：EPAの医学－疫学・栄養学から臨床応用まで，pp 217，中山書店，東京，1994.

〔冨岡玖夫〕

8.4 アレルギー性皮膚疾患

皮膚を反応の場とするアレルギー疾患のなかには，アトピー性皮膚炎，アレルギー性接触皮膚炎をはじめとして種々の皮膚疾患が含まれる．これらの疾患において食事療法がどのような意味をもつかは未だ十分明らかにされたとはいえないのが現状である．近年，アトピー性皮膚炎と食物という観点から種々論議が行われ，アレルギー性皮膚疾患における食物の重要性が注目されるようになってきている．以下，主な疾患における食物摂取のありかたについて述べる．

a. アトピー性皮膚炎 (atopic dermatitis)

アトピー性皮膚炎は一般に乳幼児期に発症し，再燃をくり返しながら慢性に経過する湿疹反応である．このアトピー性皮膚炎の原因の1つとして食物アレルギーの関与が指摘されていることから，除去食療法の必要性が主張され，厳格な制限食療法が行われてきた．その結果として患者の栄養障害が引き起こされ，大きな社会問題にまで発展している．とくに乳幼児のアトピー性皮膚炎では，食物アレルギーの合併率が高いことから制限食の重要性が主張されているが，同時にこの時期では食物の制限によって栄養障害を引き起こしやすいことが，このような社会問題にまで発展してしまったものと考えられる．アトピー性皮膚炎での食事の基本は，バランスのとれた栄養補給を行うことである．食物アレルギーがみつかった場合には，どの食品がアレルゲンを含んでいるかを明らかにし，そのアレルゲンを含む食品のみを除去することが基本となる．安易な除去食療法は慎しむべきであろう．また，そのような食品がみつかった場合には，その食品の代替食品をみつけ出すこともも大切なこといえる[1]．代替食品の例を表8.10に示す．小児のアトピー性皮膚炎における食事療法については後に詳しく述べられるので，ここでは省略する．思春期以後のアトピー性皮膚炎で食物アレルギーが合併することはまれであり，食品除去を行わねばならない場合は非常に少ない．この時期のアトピー性皮膚炎の症状は激烈であり，そのためバランスのとれた食事をとれないということも起こり，インスタント食品や缶ジュースなどの食品に依存する傾向もみられるようになる．このような状況において，特別な食事を用意する必要はないが，消化のよい栄養バランスのとれた食事をとれるよう配慮する必要があろう．

b. アレルギー性接触皮膚炎 (allergic contact dermatitis)

アトピー性皮膚炎とならんで頻度の高い疾患である．アレルギー性接触皮膚炎は，外来性の単純化学物質に対する細胞性免疫反応によって起こる湿疹反応である[2]．化学物質が接触した部位に一致して湿疹反応が出現する．多くの場合は，皮膚の限局した部位に湿疹反応が出現するため，局所の症状が主体となり，全身症状を欠くので大きな問題になることは少ない．ところが，アレルゲンの作用の様式によっては，症状が全身にばらまかれることがある．このようなときには，発熱，全身倦怠感などの全身症状を伴うようになる．また，病気の性質上強い痒みを伴うので，食欲不振が起こる．消化のよい栄養バランスのとれた食事を与えるようにすべきであろう．アルコール類，香辛料の強いものは，痒みを誘発，増強させるので避けるべきであろう．

原因が明らかにならずに経過すると，湿疹反応は全身に拡大し，かつ症状も慢性化して紅皮症に移行する．このような状態に移行すると，前述の全身症状が顕著になり，時に肝臓，腎臓の障害を引き起こすことになる．このような場合には，肝，腎によい食事を用意する必要があろう．紅皮症状態になると落屑が激しくなり，落屑によるたんぱく喪失が起こり，また滲出液によるたんぱく漏出も著明となるので，それを補うための高たんぱく食を用意する必要がある．とくに，高齢者では紅皮症状態が長期にわたって持続すると，血清アルブミン値の著明な減少が起こることが知られている．

c. じんましん (urticaria)

じんましんは非常に頻度の高い疾患であり，その原因も多岐にわたっている．かつて食品がその原因とし

表 8.10 卵, 牛乳, 豆類を含む食品とその代替食品

卵を含む食品	代 替 食 品
生卵 卵焼き, オムレツ, 茶わん蒸し, 揚げものの衣, てんぷら粉 カステラ, ケーキ, ホットケーキ, ビスケット, せんべい, プリン, アイスクリーム, ミルクセーキ マヨネーズ 鶏肉, とりもつ, コンソメスープ	純粋な小麦粉を用いる ミルクノンビスケット, ゼライス, 寒天, くず 植物油でドレッシングをつくる
牛乳を含む食品	代 替 食 品
牛乳, 粉ミルク コーヒー牛乳, フルーツ牛乳, 乳酸菌飲料, ヨーグルト, ミロ バター, チーズ, マーガリン カステラ, ケーキ, ホットケーキ, ビスケット, せんべい, ウエハース プリン, アイスクリーム, ミルクセーキ, 市販シャーベット チョコレート, バターボール	大豆乳 純粋な果汁, サイダー, ラムネなど炭酸飲料 ミルクノンマーガリン, ジャム, マーマレード ミルクノンビスケット, ミルクノンウエハース, ゼライス, 寒天, くず 果汁のみでつくったシャーベット ドロップ, 氷砂糖, 水あめ
豆類を含む食品	代 替 食 品
だいず, あずき, 落花生, 枝豆, もやし, いんげんまめ, グリンピースなど 豆腐, 焼豆腐, 油揚げ, がんもどき, 厚揚げ, 味噌, しょうゆ, つくだ煮, 漬物, せんべい, 味つけのり, 缶詰, みりん干し, くん製品, ふりかけ, 市販の煮物, 食堂の料理 きな粉, あんこ類, ようかん, まんじゅう, おはぎ, あんみつ, みつ豆 コーヒー, ココア, コーラ ピーナッツバター, チョコレート だいず油, しらしめ油, サラダ油, てんぷら油, マーガリン	木の実, 松の実, アーモンド, 乾燥ぶどう, パイン, あんず, プラムなど ダイズノン味噌 ダイズノンしょうゆ 浅草のり いもようかん, いもあん 白玉, くずあん, くず コーンサラダ油, 綿実油, ごま油

て注目されたが, 現代では食物が原因となっている症例はかえってまれなくらいになっている. じんましんの原因として薬剤, 真菌, 花粉, 食品および食品添加物, ハウスダスト, 細菌感染などがあげられている. これらはアレルギー反応を介して, あるいは非アレルギー機序によってじんましんの症状を発する. また, 種々の内臓病変の皮膚表現としてじんましんが出現する場合もみられる. 急性のじんましんではその原因を確定することができる場合が多いが, 慢性のじんましんでは原因を明らかにできる場合は限られている. そのため, とくに慢性じんましんでは一般的な養生が必要となり, 食事についても同様の心遣いが必要となる. 原因が明らかになれば, それを取り除くことが治療の原則である. とくに食品および食品添加物が原因である場合には, その品物を生活環境から排除することが大切である. また, 魚介類をはじめとして種々の食品でヒスタミン遊離物質を含む食品はじんましんを引き起こす原因となるので, これらの食品についても注意

を払う必要がある. さらに, 変質した食品についても同様の注意をはらう必要があろう[3]. ヒスタミン遊離を引き起こしやすい食品および薬物などを表8.11に示す.

一般に, じんましんの症状が出ているときには, 上記のじんましんの原因となる食品および食品添加物を食事から除くことも必要かもしれないが, 過度の食事制限は決して望ましいこととはいえない. というのは, たしかにその食品がじんましんの原因であることが明

表 8.11 ヒスタミン遊離物質を含む食品および薬品

魚, えび, かに, 貝類 変質した肉類, 魚類 卵白, 馬血清, 胆汁 クロールテトラサイクリン ポリミキシン モルヒネ, アポモルヒン コデイン, アトロピン アンフェタミン ヒドララジン デキストラン

らかである場合を除いて，不必要な食事制限は栄養バランスをこわすことになるからである．原因検索を十分に行い，その結果をもとにして，消化のよい栄養バランスのとれた食事をとることが重要と考えられる．感染症や種々の内臓疾患が原因となってじんましんの症状が出現している場合には，それら内臓疾患の治療および養生に必要な食事を用意する必要があろう．

d. 薬疹（drug eruption）

薬物によって引き起こされる発疹である．発疹の種類はさまざまで，丘疹，紅斑，紫斑，水疱，色素斑，脱色素斑など種々の発疹によって表現される．薬物がハプテンとなってアレルギー反応を介して皮膚症状を形成する場合，薬物が直接生体細胞を傷害し，その結果として皮膚症状を呈する場合，あるいは薬物が腸内細菌など他の生物体に作用し，その生物体の反応産物を介して皮膚症状を呈する場合，薬物のもつ作用そのものの発現として皮膚症状が形成されたりする場合などがある．紅斑が皮膚の一定部位にくり返して出現する固定薬疹は別にして，多くの場合，全身皮膚にわたって発疹が出現する．また，表現型によっては粘膜部にも症状が出現する．

このような症例に対する食事のあり方は，前述の皮膚疾患に対する食事のあり方と同様で，消化のよい栄養バランスのとれた食事を用意することとなる．とくに制限すべき食品はないが，水疱形成が著明な場合には，水疱内容の漏出によるたんぱく質の喪失が起こるため，たんぱく質の補給を考えた食事を用意すべきである．同様に，落屑が著明な皮膚症状を示す場合も，たんぱく質の補給を考える必要があろう．粘膜皮膚眼症候群（muco-cutaneo-ocular syndrome）では，口腔内に広範囲なびらん面が形成されるので経口摂取が難しくなる．牛乳，果汁などに加えて人工栄養剤の投与を考えることになる．また，通常の食事を摂取できる場合でも，柔らかい，かまなくてもよい食品を用意すべきである．固い食品を咀嚼することによりニコルスキー現象による水疱の新生をきたすからである．これは，自己免疫疾患の１つである尋常性天疱瘡（pemphigus vulgaris）や扁平苔癬のように口腔病変をきたす疾患においても同様である．

おわりに　皮膚の主なアレルギー疾患での食事療法について述べたが，いずれの場合においても特別な食事を用意する必要がないことになる．しかし，多くの皮膚疾患に共通して症状が重篤な状態にあるときには，エネルギー消費と同時にたんぱく質の喪失が大きくなるので消化のよい栄養バランスのとれた食事を用意すべきである．疾患によっては食物そのものが原因として作用していることがあるので，このような場合にはそれら原因となっている食品を徹底して排除する必要がある．食品添加物が原因となっている場合にはその検索が難しくなるが，その場合にも十分な検索を行い，問題となる食品添加物を明らかにし，その食品添加物を患者の生活環境から排除する必要がある．このような検索を行わずして不必要な食事制限を行うことは慎しまねばならないことである．

口腔病変を伴う疾患では，食品の経口摂取が難しくなることが多く，また，疾患によっては経口摂取そのものが症状の悪化をきたす場合もみられるため，栄養摂取の方法も工夫する必要がでてくる．経口摂取が適当でない場合には，エネルギー摂取のみでなく栄養バランスも不十分になるので，それらについても十分な配慮が必要となろう．一般に，皮膚疾患に対して食事療法の重要性が叫ばれてきたが，それらはすべて正しいというものではなく，逆に誤った食事指導が行われてきた経緯がある．適切な検索に基づく食事指導を行うべきであろう．

文　献

1) 西岡　清：アトピー性皮膚炎テキストブック，南江堂，東京，1993.
2) Nishioka K: Allergic contact dermatitis. *Int J Dermatol* 8: 1, 1984.
3) 西岡　清：蕁麻疹．日本医事新報No 145：3，1976.

〔西岡　清〕

8.5 骨粗鬆症

a. 骨粗鬆症と栄養

骨粗鬆症は，明らかな原因がなく骨量の減少と易骨折性を特徴とする退行期の疾患である．一般に，「骨量の低下，骨組織の微細構造の変化，その結果，骨ぜい弱性をきたし骨折の危険が増大した疾患」と定義されている．とくに臨床的に重要な骨折は，高齢者の長期臥床の契機となり医療費の増加を招き，高齢化が進行している現在において社会的にも注目される問題となっている．

骨粗鬆症の発症には加齢に伴う骨代謝の退行現象に加え，遺伝因子や環境因子が関与し，とくに長期にわたる危険因子の存在が重要である．骨粗鬆症の集団レベルでの予防には危険因子の特定が必要であり，その解消により骨折の発症率，有病率を削減させることが可能であると一般に考えられる．

危険因子が若年期より存在することにより，最大骨量（peak bone mass）の獲得も十分でなく，とくに閉経後の骨量減少は加速され骨量が骨折閾値まで早期に減少することになる．

Matkovicら[1]は，最近思春期女性のカルシウム（Ca）摂取量とCaバランスで評価したCa保持が相関することを示した．以前の彼らの疫学的調査[2]によればCa摂取量が多い地域では低い地域と比較し明らかに骨塩量は多く，骨折率も低く，集団レベルでの高いレベルのpeak bone massの獲得は若年期の食生活，ライフスタイルの改善でおそらく達成できると考えられる．思春期や壮年期に骨成長に十分なカルシウム摂取量を確保し，閉経前の女性ではアルコール摂取量，喫煙を減少させたり，運動習慣をもつなどの食生活やライフスタイルの改善により危険因子をできるだけ解消させることは，骨粗鬆症の予防に重要で教育，啓蒙を積極的に進めるべきである[3]．

b. 食事療法の注意事項
（1） Ca所要量と摂取の実態

わが国の平均Ca摂取量は，1日の所要量600mgを満たさず[4]（400～500mg，1988年の調査では全国平均552mg/日で，1992年においても545mg），各年代の摂取量は加齢とともに減少する．

HeaneyらはCaバランスを検討し閉経前女性やエストロゲン治療中の女性ではCa摂取量は，1日1000mg，閉経後で1500mgが必要であることを示した[5]．骨粗鬆症の発症予防としては適正なCa摂取量が重要と考えられる（表8.12）．Caの必要量を決めることは，さまざまな範囲のCa摂取量の状況に合わせてCaの尿中排泄あるいは腸管での吸収を生体が調節するため容易でない．日本人においてはCa必要量（Caバランスが正となる平均摂取量）は，健常女性では640mg/日，骨粗鬆症患者では854mg/日であり，所要量を95％以上の対象においてCaバランスが正となる摂取量と定めた場合，854mg/日であり，600mgは高齢者において骨量を維持するのに明らかに少ない量であり，もっと高い数値への見直しが必要である[6]．

Caの腸管からの吸収率は，年齢やその他の生理的条件によって変化する．経口摂取されたCaのうち幼児では約75％，成人では30～40％が吸収されるが，高齢者になると腸管の吸収能は低下し，便中に排泄されるCaの割合が増加する．

表8.12 アメリカにおける年代別Ca所要量

小児（誕生～0.5歳）	360
小児（0.5～1歳）	540
子供（1～10歳）	800
思春期（10～18歳）	1200
妊娠思春期	2000
閉経前女性	1000
妊娠女性	1400
閉経後女性	1500
エストロゲンで治療中の閉経後女性	1000
男性	1000

（単位 mg/日，アメリカ公衆衛生研究所）

（2） ライフスタイルの変化と食事療法

30年前と比較し油脂，糖類，リン酸塩などCaの吸収に影響を及ぼす食品は，現在それぞれ5倍，10倍，100倍摂取している．食事が欧米化し，肉中心で高たんぱく食の傾向が強まり，逆に魚類の摂取量は減少し，とくに小魚の摂取量は激減している．

最近，骨粗鬆症が啓蒙されることにより牛乳の摂取

量も増加したが，食習慣の違いもあり欧米と比較しまだ少ないため，骨のまま食べられる小魚も吸収効率は多少悪いもののCaの供給源として重要である．とくに高齢者は咀嚼力が低下し，歯の状態も悪くなるため，小魚の摂取量はますます少なくなっている．

また，高齢者では長年の食習慣から淡白な食事に偏り，牛乳を飲まない習慣が確立されている場合があり，牛乳の摂取だけでCa摂取量を所要量以上に増加させるのは困難なことが多く，Caバランスを正に維持するには献立に工夫が必要である．

c. 食事療法の基本方針

(1) カルシウム

一般に，女性は年をとるに従いさらに多くのCaを必要とするが，逆にその摂取量は少なくなる．以前から強調されているように，Caは身体の正常な機能には必須であるものの，その適正な所要量についてはまだ合意は得られていない．日本におけるCa所要量である600mg/日にその平均摂取量は現在に至るまで達していないが，この所要量もとくに閉経後女性や高齢者の健康の維持ならびに身体での貯蔵庫である骨の形成と維持に見合うだけの必要量を下回っていると考えられている．

日本人は，乳製品よりむしろ海草，小魚，大豆，緑野菜からCaを摂取しているが，これらのCa吸収率は20〜30%で，火山国である日本の土壌にはCaが乏しく，農作物も欧米と比較してCa含量が少ない．したがって，良質な動物性たんぱくや乳糖やカゼインなどのCa吸収を促進する成分を含む牛乳やチーズ，ヨーグルトなどの乳製品の摂取を指導すべきである（表8.13）．Caの平均吸収率は，牛乳や乳製品に比較し小魚や野菜ではCa吸収率低く，各Ca添加量時の平均は牛乳53%，小魚38%，野菜18%とされる[7]．無機のCa塩やCaの粉末の吸収率は，30〜50%であり食事に追加しても体内でのCaの利用はあまり改善されない．牛乳の摂取が困難な場合は，料理にスキムミルクを利用したり，小魚を丸ごと食べやすいようにすりつぶすなどの工夫が必要である[8]．

また，さまざまな栄養素の干渉があり，Caの生物利用効果つまり吸収率に影響する．

(2) Ca吸収と利用に影響を及ぼす因子

a) ビタミンD

適正なビタミンD摂取はCa吸収の効果を高め，低Ca摂取に適応するために必須である．生体のビタミンDの充足状態は，日光の曝露（紫外線は，前駆体を皮膚でビタミンDに変換する）そして程度こそ少ないが食事中からのこのビタミンの摂取量に依存する．ビタミンDは体内で，$1,25(OH)_2D_3$に変換され生物学的な効果を発現する．この代謝物は腸管でのCa吸収の調節に重要で，高齢者や骨粗鬆症患者において，$1,25(OH)_2D_3$の血中レベルが低いことが観察されている．また，ビタミンDの体内での保持の指標となる$25(OH)D$濃度は加齢により減少することが知られている．実際，ビタミンD摂取量を増加させた場合，高齢者や骨粗鬆症患者のCa吸収能を改善させることが示されている．

適正なビタミンDは毎日の日光曝露とビタミンDを含む食事や総合ビタミンD製剤の服用などにより達成される．400〜800国際単位（IU）の総合ビタミン製剤からのビタミンDの補給とCaの補給で高齢者の大腿頸部骨折の出現率が削減されるという．

ビタミンDは側鎖の異なるD_2とD_3があり，魚や卵類のような動物性食品にはD_3が，しいたけのような植物性食品にはD_2が含まれているが，両者は人体に対し同等な作用を示す．ビタミンDは魚類に多く含まれ，しいたけ，きくらげのようなきのこ類，卵類にもある程度含まれている（表8.14）．したがって，1日の献立に少し魚を取り入れることによりかなりのDが

表8.13 牛乳2本に含まれるCa 400mgと同量を他の食品でとる場合の食品量

ほうれんそう	730 g	(1束 200 g)	約 3.5束
卵	730 g	(1個 50 g)	約14.5個
納豆	440 g	(1包 100 g)	約 4.5包
豆腐	330 g	(1丁 300 g)	約 1丁
油揚げ	130 g	(1枚 25 g)	約 5枚
ひじき	30 g	(1袋 25 g)	約 1袋
わかめ	40 g	(1袋 15 g)	約 2.5袋

（四訂「日本食品標準成分表」）

表8.14 ビタミンD含有量の目安（ビタミンDと同じ働きをするビタミンD活性物質を含む）

塩ざけ	1切れ	(60 g)	1000
あじの開き	1匹	(60 g)	70
さんま	1匹	(100 g)	400
うなぎ蒲焼き	1切れ	(50 g)	400
鶏卵	1個	(50 g)	60
牛乳	1杯	(200 ml)	25
干ししいたけ	1個	(2 g)	15
干しきくらげ	1個	(1 g)	160

（単位IU；科学技術庁資源調査会，1993）

補給される[9]．体内に摂取されたDは比較的長期に体内に保持されるため（半減期約2週間の25(OH)Dとして代謝される），毎日ビタミンDを補給する必要はないが，適正な腸管でのCa吸収には1日400〜1000IUの摂取が必要である．平成7年からの日本人のビタミンD所要量は5歳以下で400IU，6歳以上で100IUと定められた．

b）リン（P）

Pの摂取過多はCa代謝に悪影響を与えるとかつて信じられていた．最近の研究ではCaの摂取量のレベルにかかわらず1日800〜2000mgまでP摂取量を増加させてもCaバランスも腸管でのCa吸収にも影響せず，食事中のPの過剰はヒトのCa状態に悪影響をおよぼす証拠はないということが示されている．

食事中のP含量が多いと便中Caが増加するが，尿中排泄も減少するため全体としてのCaバランスには変化がないという．1日の食事中の500mgのP摂取量の増加は，1日17mgの尿中Ca排泄の削減をもたらす．また，CaとPの適正摂取比率については明らかでないが，1:1あるいはどちらかの2:1が望ましいとの意見がある．

P酸塩が添加物として使用される加工食品やCaに比較しPの比率が高いインスタント食品や清涼飲料水が食生活に浸透していることや，外食産業の氾濫の現状からP摂取と比べてCa摂取の相対的な増加は困難であり，20〜30代でのpeak bone massを多く獲得するためには，ますます積極的な努力を要すると考えられる．

c）たんぱく質

たんぱく質の過剰摂取は尿中Ca排泄を増加させることが知られているが，Ca代謝におけるたんぱく質の効果は鈍化したたんぱくを用いて検討されたもので，肉などのP含有量の高い複合食事性たんぱくではCaの尿中排泄増加作用は少ない．食事からのたんぱく摂取量の増加に必然的に伴うP摂取量の増加が尿中Caに対する効果にどのように影響するか不明である．

アメリカ人に典型的な高たんぱく食では，腸中Caが増加することが知られている．たんぱく摂取量の過剰や不足の骨・Ca代謝における影響から見直したたんぱく質の摂取所容量についてはまだ一致した見解がない．

d）乳糖

乳糖は，実験動物において腸管でのCaの吸収や取り込みを促進することが知られていた．乳糖は幼児のCa吸収に強い効果を有するが，成人での効果は明らかでない．骨粗鬆症の発症が乳糖不耐症で高いことは牛乳からのCa吸収が減少しているかあるいは牛乳の摂取量が減少しているかのいずれかと考えられる．しかしながら，乳糖欠乏あるいは乳糖吸収障害はCa吸収を減少させず，乳糖不耐症者において骨粗鬆症の罹患率が高いのは，牛乳と他の日常の食事の低摂取量による不十分なCa摂取量によるものと考えられる．

e）食物繊維とその構成成分

食事中の繊維とその構成成分であるオキサロ酸（ほうれんそうなど）とフィチン（小麦の糠など）はCaの吸収率を減少させることが示されていた．ほうれんそう中のオキサロ酸は含有されているCaに結合するため吸収を阻害するが，オキサロ酸が豊富な食物と同時に摂取される他の食物に含有されるCaの吸収には影響しないと考えられている．たとえば，チョコレート中のオキサロ酸はチョコレートミルクからのCaの吸収にはなんら悪影響を及ぼさない．

問題は，食物繊維のCa吸収に対する影響が長期的に骨の健康に何らかの意義があるかどうかである．Ca吸収に対する食物繊維の影響は繊維の種類，繊維のparticleの大きさやCa摂取量のレベルのような因子によって変化する．したがって，適度にCa摂取量を増加させるためには高繊維食品を摂取するよう指導するほうが理にかなっているといえよう．

f）ナトリウム（Na）

腎近位尿細管でのCaの再吸収の大部分はNa依存性であり，Na，H_2Oと平行して再吸収され，Naクリアランスとたんぱく非結合Caクリアランスはほぼ1:1になることが知られている．すなわち，Naとたんぱく非結合Caは血中と同じ濃度比で尿中に排泄される．高Na食摂取に認められる高カルシウム尿症は，この部でのNa再吸収率の低下で説明される．Na依存性のCa再吸収障害が骨粗鬆症の発症要因となっている可能性が指摘され，容量負荷により尿中Ca排泄が起こることが示されている[10]．

g）アルコール

慢性アルコール依存症でCa吸収障害が出現するが，これには多くの因子が関与している．アルコール依存症は膵炎や脂肪便により腸管からのCaやビタミンDの吸収の減少をもたらす．また，慢性アルコール依存症は，マグネシウム（Mg）代謝に影響を及ぼしMg

が欠乏し，2次的にCa代謝に悪影響をおよぼす．さらに，アルコールを伴った食事はしばしば食欲減退と偏食を伴い，不適切なCa摂取量をもたらす．

h）カフェイン

一般的に，適度な量のカフェイン（2〜3杯のコーヒー）では，Caの吸収に及ぼす影響はわずかである．カフェインの影響は摂取量に比例し，1日150mgのカフェインの摂取（カップ1杯のコーヒー）は1日約5mgのCaの尿中排泄に相当する．カフェインは腎臓と腸管の両方からのCaの喪失を増加させることが示されているが，Ca吸収には影響しないとされる．Ca摂取量が少ない場合や，カフェインを大量に摂取する場合（1日コーヒーを10〜20杯）はCaの喪失は有意に増加する．

d. 日常生活で注意すべき事項

高齢者における栄養素摂取状況において，Ca摂取量は，Itoらの調査ではほぼ400mgであった[11]．これらの原因として，摂取エネルギーの低下，嗜好などによる食生活における不適切な偏食が考えられる．高齢者は，長年の食習慣より淡白な食事を好む傾向にある．牛乳を飲むと下痢をするなど，牛乳の飲用を嫌がる乳糖不耐症の場合は，腸整薬やガランターゼなどを頓用で服用させるなど工夫し，なるべく牛乳を飲むことを習慣づける．

骨粗鬆症を予防するには，若年期よりCaとビタミンDを十分摂取し，強い骨をつくることが重要である．日光浴は紫外線の働きで皮膚でD_3ができ恩恵がある．紫外線を遮断する化合物を配合する化粧品を常用する女性はDを多く含む食物を積極的に食べたり，ビタミン剤よりDを補給することが必要である．

現代人，とくに高齢者は家に閉じ込もりがちで日光にあたる機会が少なくなり，運動する習慣がないことが多い．散歩のような軽度な運動でも骨量の維持には重要であり，食欲を増進させる副産物もある．しかしながら，過度の運動は転倒を誘発し骨折の危険をはらんでいる．また，脊椎圧迫骨折がすでに存在し，円背，骨格変形をきたしている場合は，腹部が圧迫され，腸管の運動，吸収機能が低下していることがある．このような場合はコルセットの装着をすすめるなどの方法で姿勢を正しく保つよう指導することも重要である．

Ca摂取量の増加を図るとともに骨粗鬆症の危険因子と考えられる他の要因も同様に排除することも重要

である．たとえば，喫煙はCa吸収と骨量に悪影響があることが明らかとなってきた．慢性の喫煙は正常より低エストロゲンレベルをもたらし，エストロゲンの低レベルは非喫煙者よりも約1年早く閉経が起こることとなる．

e. 薬物治療との関連

（1）Ca 製剤

食事でのCa摂取量が，Caバランスを正に保つのに必要な摂取量に達するのに困難な場合は，Ca製剤の投与による補給が必要となる．健康食品の一部としてさまざまな種類の一般用医薬品としてのCa主薬製剤が入手可能である．Ca製剤の投与量としては，乳酸Ca，グルコン酸Ca，沈降炭酸CaとしてCa量で，0.3〜0.6g程度の経口投与が一般的である（表8.15）．これらはCa強化の目的で食品添加物として加えることも可能である．

また，Ca自体にも骨吸収抑制作用があるが単独では効果が弱く，エストロゲン，カルシトニン，ビスフォスフォネイトなど他の骨粗鬆症治療薬の補助，基礎薬として用いられることが多い．

表8.15 Ca 1000 mgを含有する経口Ca製剤の投与量

乳酸Ca	7.7 g
グルコン酸Ca	11.1 g
沈降炭酸Ca	2.5 g
リン酸水素Ca	4.3 g
L-アスパラギン酸Ca	7.6 g

（2）活性型ビタミンD

活性型ビタミンD製剤である$1,25(OH)_2D_3$は効果の期待できない投与量と高カルシウム血症や高カルシウム尿症を惹起する投与量間の至適治療用量減が比較的狭いとみなされている．アメリカで行われた臨床試験ではもともとCa摂取量が多いのに加え，Ca製剤を併用して$1,25(OH)_2D_3$の効果を検討するデザインとなっていた．実際，ニュージーランドでの報告では，平均899mgのCa摂取量の閉経後骨粗鬆症患者に$1,25(OH)_2D_3$を1日0.5μg投与しCa投与群と比較して脊椎圧迫骨折が3倍削減されたことが示された[12]．

Ca摂取量が少なくCa製剤を併用しない条件においては$1,25(OH)_2D_3$やそのアナログである$1\alpha(OH)_2D_3$は骨粗鬆症患者の骨量や骨折に対して有用であることが認識されつつある．したがって，少なくともCa摂

取量の少ない日本人での有用性はすでに確立されたといえる．この場合はCa製剤の併用投与は必要ないと考えられ，Ca摂取が多い場合は，高カルシウム血症や高カルシウム尿症のためかえって，十分な量の活性型ビタミンDの投与が困難になることが予想される．

(3) 他の薬剤のCa代謝に及ぼす影響

多くの薬剤がCa吸収を低下させたり，尿中Ca排泄を増加させることが知られている（表8.16）．その結果としてこれらの薬剤を使用している場合はCaの必要量が増加することになる．

たとえば，アルミニウムを含む制酸薬とCaの相互作用はこの薬剤を多量に服用し，十分なCaを摂取していない高齢者でとくに重大である．抗けいれん薬は間接的にCa吸収に影響する．この薬剤はビタミンDの活性型代謝物への変換を阻害するため活性型ビタミンDの投与が有効である．

表 8.16 薬剤のCa取り込みに対する影響

薬剤	疾患	Caへの影響
アルミニウム含有制酸薬	消化性潰瘍	Ca吸収の減少
コルチコステロイド	抗炎症薬	Ca吸収 尿中Caの増加 ビタミンD代謝異常
フロセミド	利尿薬	Ca排泄の増加
サイアザイド	利尿薬	Ca再吸収の増加
テトラサイクリン	抗生物質	Ca再吸収の減少
イソニアジド	結核	Ca吸収の低下
抗けいれん薬	てんかん	ビタミンDの水酸化の抑制, Ca吸収の低下
コレスチラミン	高コレステロール血症	Ca吸収の低下 尿中Caの増加

文献

1) Matkovic V, et al: Factors that influence peak bone formation: a study of calcium balance and the heritance of bone mass in adolescent females. *Am J Clin Nutr* **52**: 878, 1990.
2) Matkovic V, et al: Bone status and fracture rates in two regions of Yugoslavia. *Am J Clin Nutr* **32**: 5409, 1979.
3) Lindsay R: Osteoporosis: An updated approach to prevention and management. *Geriatrics* **44**: 45-54, 1989.
4) 厚生省保健医療局健康増進栄養課：平成6年国民栄養調査結果の概要．栄養日本 **39**：321, 1994.
5) Heaney RP, et al: Postmenopausal change in calcium balance performance. *J Lab Clin Med* **92**: 953, 1978.
6) de Souza AC, et al: Calcium requirement in elderly Japanese women. *Geronterology* **37**（suppl 1）: 43, 1991.
7) 兼松重幸：成人における各種食品中のカルシウム利用並びにカルシウム所要量に関する研究．栄養と食糧 **6**：135, 1953.
8) 江澤郁子：食生活とカルシウム．臨床栄養 **74**：677, 1989.
9) 小林 正，竹内敦子：栄養としてのビタミンD．腎と骨代謝 **5**：297, 1992.
10) 森本茂人，北野昇一，荻原俊男：腎と骨粗鬆症．臨床科学 **26**：289, 1990.
11) Ito R, Oka J: Calcium requirement and its intake of the elderly in Japan: An attempt to increase its intake. *J Nutr Sci Vit* **31**(Suppl): s7, 1991.
12) Tilard MW, et al: Treatment of postmenopausal osteoporosis with calcitriol and calcium. *N Engl J Med* **326**: 357, 1992.

〔中塚喜義・森井浩世〕

献立の実際

(1) 摂取目標栄養量

1995年度から使用されている第5次改定日本人の栄養所要量において，CaとビタミンD所要量については従前同様，それにMg（成人1日当たり300mg），P（1.3g/日以下）の目標摂取量も示された．

Caの腸管からの吸収は高齢者では低下し，とくに閉経後の女性に骨粗鬆症の発症が多いので50代以上の女性や骨粗鬆症患者はCa 850mg/日以上，若い健康な女性でも毎日650mg以上摂取し，骨塩量を多くしておく努力をしたい．

同時にCaの吸収をよくするためにビタミンD，適量のたんぱく質（Caの吸収率を上昇させるリジンを多く含むまぐろなどの魚類，肉類，だいず製品，チーズ，牛乳など乳製品），乳糖（牛乳，ヨーグルト，チーズ，スキムミルクなど），Mg（骨の形成に必要と考えられ，海藻類，ごま，抹茶，だいず，貝類，魚類などに多い）も十分とれるよう配慮したい．

逆にとり過ぎるとCaの吸収にマイナスになるP，Na，アルコールなどはとり過ぎないよう注意する必要がある．

高齢者では摂取量が少なく，すべての栄養素が不足しているか，糖質（米飯，めん類，いも類，甘い飲物，菓子類など）に偏り，エネルギーは多いが必要な栄養素は摂れていないケースが多い．

そこで，成人女性（20～40歳代）と高齢女性（50歳代以上），骨粗鬆症患者に分けて摂取目標栄養量と

表 8.17 摂取目標栄養量と食品構成

	成人女性	高齢女性 骨粗鬆症患者
エネルギー	1800 kcal	1600 kcal
たんぱく質	75 g	65 g
カルシウム	650 mg 以上	850 mg 以上
ビタミン D	150 IU	150 IU
穀類 ｛パン	90	60
米飯	320	220
小麦粉類	10	10
いも類	50	50
砂糖類	20	20
油脂類	20	15
種実類	3	5
豆類	100	100
魚類	60	60
小魚類	10	5
肉類	60	20
卵類	50	30
乳類	200	400
緑黄色野菜	100	100
その他の野菜	200	200
果実類	200	200
海藻類	3	5
調味嗜好品	50	50

表 8.18 食品中の Ca, P 量

	目やす量	重量(g)	Ca(mg)	P(mg)	Ca/P 比
牛乳	1 本	200	200	180	1.11
低脂肪乳		200	260	180	1.44
スキムミルク	大さじ 4 杯	20	220	200	1.10
ヨーグルト （全脂無糖）		100	110	100	1.10
チーズ	1 個	25	158	183	0.86
だいず	大さじ 2 杯	20	48	116	0.41
豆腐（木綿）	1/3 丁	100	120	85	1.41
生揚げ	小 1/2 個	50	120	75	1.60
納豆	1/2 包	40	36	76	0.47
ししゃも	3〜4 尾	40	176	192	0.92
しらすぼし	大さじ 2 杯	10	53	59	0.90
いわし	大 1 尾	40	28	80	0.35
かつお	小 1 切	60	6	162	0.04
さけ	1 切	80	11	168	0.07
さば	1 切	80	18	128	0.14
さんま	1 尾	100	75	160	0.47
こまつな	1/3 束	100	290	55	5.27
ほうれんそう	1/2 束	100	55	60	0.92
キャベツ	2 枚	100	43	27	1.59
ひじき		10	140	10	14.00
わかめ		2	19	8	2.38
こんぶ	10 cm 角	10	43	32	1.34

食品構成例を示す（表 8.17）．

(2) カルシウム

食生活の変化により，P の多い炭酸飲料や練り製品，インスタント食品などの摂取量が多いと P の摂取量が多くなり過ぎたり，Ca の多い食品にも，P の多いものがあるので，Ca と P の比を考慮したほうがよい．

乳製品，豆腐類，小魚類，こまつな，ほうれんそう，キャベツ，海藻類が Ca/P 比もよく，効率のよい Ca 源といえる（表 8.18）．

献立表 8.5　骨粗鬆症

(1) 成人女性（20歳代～40歳代）-1

	献立名	食品名	分量 (g)
朝食	トースト	食パン	90
		マーガリン	5
	ソテー	豚肉	20
		ほうれんそう	60
		油	3
		塩	0.5
		こしょう	少々
	果物	りんご	80
	牛乳	牛乳	200
昼食	炒飯	米飯	160
		しらす干し	10
		たかな漬け	30
		卵	50
		油	10
		こしょう	少々
		しょうゆ	3
	冷奴	絹ごし豆腐	150
		干しえび	3
		ねぎ	5
		しょうゆ	9
	塩もみ	きゅうり	50
		しその葉	1
		塩	0.5
間食	カステラ	カステラ	50
	紅茶	紅茶	
		砂糖	6
		レモン（輪切1枚）	
夕食	米飯	米飯	160
	カレームニエル	いわし	60
		塩	0.5
		こしょう	少々
		小麦粉	5
		カレー粉	0.5
		油	5
	粉ふきいも	じゃがいも	50
	トマトソース	トマト（缶）	50
		たまねぎ	20
		油	2
		白ワイン	10
		塩	0.5
		こしょう	少々
	盛り合わせサラダ	ハム	20
		ブロッコリー	50
		レタス	30
		ドレッシング	10
	塩こんぶ	塩こんぶ	10
	果物	グレープフルーツ	150
	エネルギー		1880 kcal
	たんぱく質		76.5 g
	カルシウム		757 mg
	リン		1156 mg
	ビタミンD		294 IU

(2) 成人女性（20歳代～40歳代）-2

	献立名	食品名	分量 (g)
朝食	パン	クロワッサン	80
	ヨーグルト	ヨーグルト	100
		いちごジャム	20
	果物	オレンジ	80
	牛乳	牛乳	200
昼食	米飯	米飯	160
	焼肉ソテー	豚ヒレ肉	90
		しょうが	2
		ごま	2
		みりん	3
		酒	3
		しょうゆ	6
		油	3
		ミックスベジタブル	60
		油	2
		しょうゆ	3
	五目豆腐	豆腐	100
		えび	20
		はるさめ	3
		青ねぎ	10
		しいたけ	1
		グリンピース	5
		油	2
		うす口しょうゆ	3
		でんぷん	2
	中華風酢のもの	ロースハム	10
		もやし	40
		きゅうり	20
		ごま油	1
		砂糖	1
		しょうゆ	3
間食	クッキー	クッキー	20
	コーヒー	コーヒー	
		コーヒークリーム	5
夕食	米飯	米飯	160
	魚フライ	あじ	60
		小麦粉	3
		卵	3
		パン粉	6
		油	9
		ソース	5
		グリーンアスパラガス	30
		トマト	50
	和えもの	つるむらさき	60
		花かつお	2
		しょうゆ	2
	コンソメジュリエンヌ	キャベツ	10
		たまねぎ	10
		にんじん	10
		絹さや	5
		コンソメ	0.4
	果物	キウイフルーツ	80
	エネルギー		1898 kcal
	たんぱく質		78.9 g
	カルシウム		805 mg
	リン		1112 mg
	ビタミンD		63 IU

(3) 高齢者　骨粗鬆症患者-1

	献立名	食品名	分量 (g)
朝食	トースト	食パン	60
		マーガリン	5
	サラダ	しらす干し	5
		レタス	30
		マヨネーズ	5
		レモン汁	2
	トマト	トマト	50
	牛乳	低脂肪牛乳	200
間食	ヨーグルト	ヨーグルト	140
		マーマレード	20
昼食	米飯	米飯	110
	卵とじ	高野豆腐	10
		グリンピース	20
		卵	30
		だし汁	
		みりん	3
		うすくちしょうゆ	6
	ごま和え	ほうれんそう	60
		すりごま	3
		しょうゆ	3
間食	わらびもち	わらび粉	30
		低脂肪牛乳	100
		水	50
		きなこ	5
		砂糖	10
夕食	米飯	米飯	110
	あんかけ	鮭	60
		しょうが	2
		うすくちしょうゆ	6
		でんぷん	3
	炒め煮	なす	80
		油揚げ	5
		油	5
		だし汁	
		みりん	3
		しょうゆ	6
	酢のもの	きゅうり	50
		わかめ	3
		塩	0.5
		三杯酢	
	さつま汁	豚肉	20
		さつまいも	40
		もやし	30
		青ねぎ	10
		みそ	12
		だし汁	
	エネルギー	1540 kcal	
	たんぱく質	67.7 g	
	カルシウム	902 mg	
	リン	1119 mg	
	ビタミンD	812 IU	

(4) 高齢者　骨粗鬆症患者-2

	献立名	食品名	分量 (g)
朝食	米飯	米飯	110
	納豆	納豆	40
		しらす干し	5
		しその葉	1
		練りがらし	少々
		しょうゆ	2
	ごまよごし	さやいんげん	40
		すりごま	3
		しょうゆ	3
	みそ汁	みそ	12
		だし汁	150
		わかめ	3
間食	抹茶ミルク	低脂肪牛乳	200
		砂糖	10
		抹茶	1
昼食	米飯	米飯	110
	塩焼き	さば	60
		塩	1
	炒め煮	厚揚げ	40
		こまつな	80
		油	3
		みりん	2
		しょうゆ	6
	果物	すいか	200
間食	大学いも	さつまいも	60
		油	6
		砂糖	10
		黒ごま	1
	お茶	煎茶	
夕食	米飯	米飯	110
	むしどり	とりもも肉	60
	バンバンジイソース	酒	1
		青ねぎ	2
		きゅうり	50
		トマト	30
		ごま	4
		しょうが	2
		青ねぎ	3
		ごま油	0.5
		酢	2
		砂糖	1
		しょうゆ	6
		みそ	2
	白菜	はくさい	100
	クリームあん	ハム	10
		しいたけ	1
		油	3
		コンソメ	0.2
		牛乳	30
		塩	0.6
		でんぷん	1
		パセリ	1
	漬物	たくあん	20
	エネルギー	1492 kcal	
	たんぱく質	67.8 g	
	カルシウム	972 mg	
	リン	978 mg	
	ビタミンD	292 IU	

（ビタミンD計算は，日本食品ビタミンD成分表 (1993) による）

〔堀内幸子〕

9. 小児科における食事療法

9.1 肥　　　満

a. 小児単純性肥満の増加とその背景

わが国において，肥満児の出現頻度は確実に増加する傾向にあることが，学校保健統計などの種々の疫学調査成績で示されている．小児の単純性肥満は合併症としての健康障害のみでなく，動脈硬化危険因子である高脂血症，高血圧，糖尿病を誘発する小児成人病として注目されている．乳児期，幼児期，学童期，思春期の各段階で，肥満の成立に関与する因子と問題点は若干異なるが，幼児期以降の肥満は成人肥満と関連性があるとされており，肥満発生を防止し，治療するための栄養管理指導が必要である．肥満児の増加は，わが国における現在の生活の歪みをそのまま反映しているといって過言ではないが，高度肥満児では主因はそれぞれに個別の問題としてとらえられることが多い．

単純性肥満の原因は絶対的または相対的な過食および運動不足であるが，その成因には遺伝的因子としての体質が大きく関与する．1卵性双生児では一緒に育てられたか，分けられて育てられたかのいかんにかかわらず，2卵性双生児よりも体格の一致性がよく[1]，一定量の過食をさせたときの体重増加の程度に一致性が高いことも知られている．すなわち，遺伝的体質によって肥りやすい人とそうでない人がいることになる．子供が肥満児となる頻度は両親肥満の場合60～80％，片親肥満では25～40％，両親非肥満では10％以下とされる．栄養学的にみれば，子供の食事を調理する母親が，子供の肥満に直接的に関与する度合いが大きいが，母親自身の肥満が子供を肥満の専門外来に受診させる動機となっていることをよく経験する．母親も一緒に栄養指導を受けたいと希望する場合があるが，母親と子供では治療法が本質的に異なっているので同列には論じられない．

最近の学童肥満の増加には，社会的因子としての生活環境の変化が関与している．自動車の普及とともに大都市でなくても，子供が安全で自由に遊べる場所が減少し，外遊びができにくい状況となっている．また，日常生活のために歩いたり家の手伝いをして体を動かす機会が減少している．ファミコンの流行も外遊びの減少を助長している．外食や洋食を好む傾向が全国いたるところで定着し，大規模な外食チェーン店の進出や加工食品の発達普及が著しく，画一的な食品を豊富に安価にいつでも手軽に入手できる．高エネルギー，高脂肪，低繊維含有食品ほど安価である傾向があることも問題である．中学受験競争に代表される学習塾通いは一般化しており，子供の夜食摂取の機会を多くしている．

家庭環境の変化も学童肥満の増加を助長している．1世帯の子供数が減少して甘やかしの傾向が強くなり，食事を含む悪い生活習慣が矯正しにくい状況にある．消費生活が豊かになり金銭消費の選択肢が多くなると，食事内容に対する興味が相対的に薄れて，調理に熱意を注がなくなる傾向があるが，母親が就労している場合には簡単に作れるものを調理することになり，食事内容が高エネルギー，高脂肪，低繊維含有食品に偏りやすい．母親の代わりに祖母が調理すると，食糧事情の悪かった時代の摂取量や味覚を基準にするので，現在普及している食品の素材を用いると高エネルギー，高食塩含有食になりやすい．家庭内不和，両親の別居，離婚，片親の死別，祖父母と親の対立などは，精神的にも物理的にも肥満児発生の温床となる．母子家庭で母親が就労している場合には，経済的理由で子供が運動のサークルにはいれなかったり，食事が安価でエネルギーの濃いものに偏りがちとなる．

学校給食は，本来は小児に正しい食事の習慣をしつけて好き嫌いをなくすことに役立つものである．しかし実際には，子供の好む献立にしないと残飯が増えてしまうので，どうしても低繊維，高脂肪食品に偏ってしまう傾向となる．学校では残飯を減らすために，食べるのが早くて食欲旺盛な児に「おかわり」をすすめ

ていることが多く，肥満児発生を助長している場合がある．

肥満児の食生活で最も典型的なのは，早食いであって，食欲が視覚によって左右されやすく，満腹感が遅れてくるためにどうしても1回に食べ過ぎでしまう傾向がある．食事するときにお菜を1人分ずつ取り分けないで食べる習慣の家庭も多い．食事の回数や時刻も不規則である傾向があり，朝食の欠食や夜食することも多い．衣笠ら[2]は最近の肥満児では脂肪によるエネルギー摂取の割合が増加していると指摘している．脂肪摂取過多が肥満に関係することは欧米でも提唱されており，成人肥満でも注目されている．

肥満児の母親は栄養の知識が乏しい場合が多く，牛乳が高エネルギー・高脂肪食品であることを知らずに，健康によいからと思って水代わりに与えている例などをよく経験する．祖母が調理している場合にはこの傾向が強い．また，間食の内容や量についても無頓着で，食品の栄養素含有量などの認識に誤りが多い．肥満児には不活発で外遊びを嫌い，テレビゲーム，漫画，テレビなどが好きである子供が多い．運動能力が劣っていて，たとえば水泳教室にはよく通っているが，うまく泳げないために実質的には運動ができていないなどの場合も多い．

b. 肥満児の自然経過と治療の基本概念

肥満はそれ自体が動脈硬化の独立した危険因子と考えられるようになってきたが，学童期以降では他の動脈硬化危険因子である高脂血症，高インスリン血症，高血圧，糖尿病などを2次的に起こすので，いわゆる成人病予備軍の中心的位置を占めている．脂肪肝による肝機能障害も学童期肥満の重要な合併症である．肥満は組織インスリン感受性の低下を引き起こすが，思春期前後になるとこの傾向が顕著となる．こうなるとインスリン分泌が亢進して食欲亢進，脂肪合成および貯蔵が促進されて，ますます肥満しやすくなるという悪循環が形成される．エネルギー代謝は脂肪酸化に依存して糖利用率が低下するので，インスリン感受性はこの面からも低下する．脂肪蓄積は脂肪組織だけでなく高脂血症，脂肪肝として現れる．インスリン感受性低下は，遺伝的素因を有するものには，インスリン非依存型糖尿病（NIDDM）の発症を促進することとなる．

当科および関連施設で肥満を主訴として来院した児のインスリン（IRI），肝機能（GPT），血清脂質異常値の頻度を表9.1に示す[3]．学校の健康診断で血液検査の異常を指摘されて来院する児もいるので，肥満児一般におけるより高頻度であるが，年長児で血液生化学的異常の頻度が高く，とくに男児で顕著である．高コレステロール血症は肥満児では諸家の報告で20〜35%に認められ，一般小児で5〜15%とされているよりも高頻度である．肥満児に肝エコー検査を行うと脂肪肝の所見が得られる頻度が高く，腹壁脂肪組織で超音波が減衰するための偽陽性も含まれるが，肝機能障害が存在すれば脂肪肝となっている．

肥満には遺伝的因子が関与しているので，母親が過体重であると乳児は肥満しやすい．しかしこの場合の肥満には，ミルク摂取過多よりも身体的活動量の低下が関与するという成績がある．また，諸家の報告で，同一人の1歳児における体型と学童期の体型の一致性はよくなく，最近では乳児期の肥満には特別な食事療法は必要がないといわれている．

幼児期の肥満は，3歳児検診などで見つけられて小児科医を受診するのが一般的である．高度の肥満児はまれであるが，この時期の肥満は学童期以降の高度肥満に移行して，難治性となる危険性があるので，栄養指導が必要である．この時期は普通の小児ではむしろ食事の摂取量や食欲が一定せず，摂取できる食品の種類も限られているので，肥満児はむしろ，身長の伸びも早く，食欲旺盛で元気な子供としてとらえられていることが多く，活動性などで集団生活で問題になることも原則としてないので，家族も治療の必要性を認識していないことが多い．高度肥満児では過食が非常に目立っていることが多い．肥りやすい食品を避け，過食の主たる原因となっている食品（牛乳，米飯，菓子類など）の摂取量を適性化して，重症化を防ぐ必要がある．母親に対する懇切な栄養指導が肝要である．高

表 9.1 肥満児における血液生化学異常の出現頻度

年　　齢	男　児		女　児	
	<11歳	≧11歳	<11歳	≧11歳
高インスリン血症	36%	50%	27%	50%
GPT 異常値	39%	50%	27%	25%
高トリグリセリド血症	22%	55%	45%	42%
高コレステロール血症	33%	27%	36%	25%
低 HDL-C 血症	11%	23%	0%	25%
動脈硬化指数高値	39%	54%	36%	42%

（林辺ら[3]，1991）

度肥満に至ると，学童初期でも難治性なので，乳児期に軽症化させておかないと後の指導に支障をきたす．

就学時に4％台である肥満児の発生頻度が学童後期には10％にまで増加するが，肥満の予防と教育治療のために学童期が最も重要な時期である点では，小児科専門医の間で意見が一致している．図9.1は某小学校6年生の1年生時からの肥満度を縦断的にプロットしたものである[4]．小学生のときに肥満度が進行性に増加していく例が圧倒的に多い．この時期は摂取できる食品の種類も豊富になり，ボール投げ，ランニング，水泳などの基本的なスポーツの技術を憶える時期でもある．適正な栄養管理と体育指導を行って肥満しにくいライフスタイルの基礎を堅めれば，図9.1にみられるような肥満度の増加を抑えることが可能と考えられる．

c. 学童肥満治療の原則

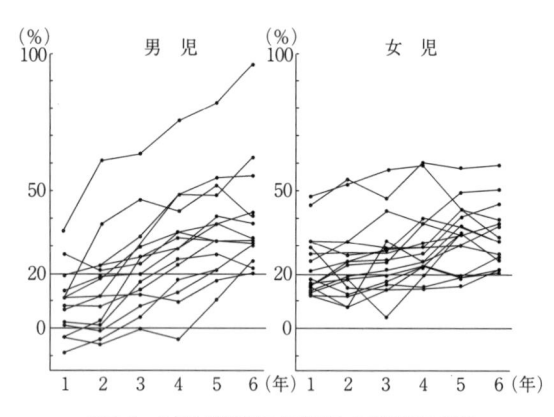

図9.1 6年生肥満児の年度ごとの肥満度の推移

肥満の治療は一般に食事療法，運動療法および行動療法といわれている[5]が，小児では食事療法は，骨格や筋組織の健全な発達を阻害したり，最終身長を低下させることがあってはならない．運動療法は，成人では好気性運動を励行することであるが，小児期では，運動の基本的な技術を修得させ，将来的にスポーツを嗜むことができるように指導することが最も重要である．行動療法は，学童では健康的なライフスタイル確立のための生活指導とおき換えることができる．現在ないしは近い将来に動脈硬化などの健康障害が予測されることのない肥満児において，成人におけるように標準体重を目標として減量することはあまり意味がない．肥満児治療の最終目標は，自律的に肥満しない活動的な生活を送る成人をつくることである．成長の途中のある時点で，無理をして体重と身長のバランスを改善しても，必ずしも健康の増進につながるとはかぎらない．

身体の成長にとって，基本となるのは食事療法中のたんぱく代謝の変動である．成人ではたんぱく質70g，エネルギー420kcalを含有する超低エネルギー食の規格食品が比較的安全に用いられ，短期的な効果は確実とされている．小児でも超低エネルギー食は試みられており，240kcal/日，たんぱく33g/日の食事でも4週後には約半数の児で窒素バランスが平衡に達すると報告されている．しかし，他の報告ではたんぱく2.4g/kg理想体重/日（96.6g/日）の高たんぱく含有食でも，総エネルギーが683kcal/日と少ない場合には，約半数の児で窒素バランスの平衡が得られたのみである[6]．諸家の検討で窒素バランスのうえではたんぱく70～80g/日，1000kcal/日の食事で，大多数の児で短期間では平衡が得られると考えられるが，エネルギー代謝活性の低下が招来される．過度なエネルギー制限は成長抑制の原因となるばかりでなく，正常な摂食の習慣が日常性の中から失われるために，無理が続けられなくなったときに，必ずリバウンドといって治療前のレベルまで，時にはそれ以上に体重が増加する現象が起こる．この観点から，学童に長期にわたって減食療法（1200～1800kcal/日）をどの程度まで行ってよいのか，あるいは食事を処方してもどこまで守れるのか一律には割り出せないのが現状である．

d. 学童肥満の食事療法の基本方針

学童肥満の治療を始めるにあたり最も大切なのは，肥満児が外来を訪れたときにまず行動的特徴，生活環境，家族の背景などを含む詳細な実態について聴取し，乳児期からの成長曲線を作製して，個々の患児に固有な患児自身と周囲の問題点をそれぞれ明らかにしてから指導することである．治療の基本原則を表9.2に示す．食品の栄養価に対する正しい知識をもたせるためには，実物をカラー写真で示してあるカロリーブック[7,8]を用いると効果がある．また，いきなり栄養士によって食事の献立表を細かく説明されても，肥満児の母親には理解できない人が多いので，少しずつくり返して説明をする必要がある．また，給食のときに肥満児だけに制限を加えると，クラスメートから特別視されて，学校生活に支障をきたす場合がある．給食時

の牛乳200mlはカルシウム摂取量を確保するために大切である．肥満度の算出は身長別・性別の標準体重をもとに行うが，肥満児を標準体重にもどす必要はないわけで，たとえば，女児で60kg，男児で70kgをこえる高度肥満児とか，糖尿病や関節障害などの明らかな健康障害をきたしているような特別な症例以外では，最終身長に達していなければ現在の体重より下げる必要もない．中等度肥満児では，肥満度が20％以下で血液生化学的異常がなくなるまで，身長2cmの伸びに対して体重が1kgくらい増加すれば，十分に目標を達せられる．

食事療法と平行して生活指導を行うことは大切である．摂取エネルギーの基準は7歳児で1700kcal/日，年長児で2000kcal/日と設定して，肥満度改善の目標が達成できるように身体活動を活性化するのが望ましい．筆者らは，日常生活の規律を守らせるために，表9.3にあげた項目を毎日チェックして，毎週1度の体重計測とともにチェックリストをつけて提出してもらうようにしている．家の手伝いは皿洗いでも風呂掃除でも何でもよいが，児の活動性の向上に役立つ．

おやつは成長期の子供の身体活動性を維持するために必要なので，80～160kcal程度に設定するが，多くの肥満児にとっておやつの適正化は最も守ることが難しい課題となっている．放課後運動をする前に，バナナ1本とかおにぎり（小）1個を食べるという摂取法が望ましい．肥満児が絶対に食べてはいけない食品は原則としてはないが，エネルギー含有量や体裁からして，現実的に摂取することが難しい食品，とくに摂取量に気をつけるべき食品を表9.4にあげる．日常生活の規律とおやつの量をある程度以上（週に6日）守れれば，厳密なエネルギー計算をしなくても肥満度が軽快していく児が多い．逆に，この程度の規律が守れなくては食事指導のみに力を注いでも効果は期待できない．治療の目的は健康的なライフスタイルを確立することなので，肥満を取り巻く諸因子にバランスのとれた管理指導を行うことが肝要である．

表9.4 おやつや嗜好品で注意しなくてはならない食品

(1) 原則としておやつとすべきでないもの
お好み焼き（587 kcal），たこ焼き（265 kcal），アメリカンドッグ（298 kcal），ミックスサンドイッチ（389 kcal），ピザトースト（390 kcal），ピザ（534 kcal），ハンバーガー類（300～461 kcal），フライドポテト(s)（270 kcal），菓子パン（206～327 kcal），カップ麺類（333～557 kcal），ジャム・スプレッド類（240～700 kcal/100 g），マヨネーズ（432 kcal/100 g）
ポテトチップス（556 kcal/100 g），ポップコーン（460 kcal/100 g），ケーキ類（188-367 kcal），クレープ（363 kcal），チョコレート（533 kcal/100 g），羊羹（177 kcal/厚さ2 cm），汁粉（337 kcal），どら焼き（213 kcal），あめ玉（381 kcal/100 g），かりんとう（500 kcal/100 g）

(2) カロリーが高いと知っておく必要のあるもの
中華肉まん（203 kcal），あんまん（224 kcal），柿の種（1袋46 g）（225 kcal），大福（141 kcal），蒸し饅頭（131 kcal），串団子（141 kcal），塩煎餅（364 kcal/100 g），カステラ（308 kcal/100 g），アイスクリーム（200 kcal/100 g）

（香川[7] 1991，香川[8] 1993より）

表9.2 小児（学童）肥満治療の原則

1. 食事療法の原則
   (1) 母児ともに食品の栄養価に対する正しい認識をもたせる．
   (2) 指導の内容がわかりやすく具体的である．
   (3) 複雑すぎて守れない要求はしない．
   (4) 学校や集団生活の妨げとならないようにする．
   (5) 成長率（身長増加速度）を低下させない．
   (6) 肥満度の改善をはかり，標準体重を目標としない．
   (7) 特別な症例以外では減量は行わない．
2. 食事療法と平行して行う生活指導
   (1) 健康的な生活の基本となる習慣の確立を最重点とする．
   (2) 個別的指導によってスポーツの基本技術を修得させる．
   (3) 定期的な体重計測と生活規律のチェックを行う．

表9.3 食生活を中心とした肥満児の日常チェックポイント

(1) 食事は毎食1人分ずつ盛り付けてから食べ始める．
(2) 朝食を抜かない，おかわりをしない．
(3) 給食（昼食）のおかわりをしない．
(4) おやつは決めた分量（1～2単位）以上は食べない．
(5) 夕食のおかわりをしない．
(6) 夕食後には朝食まで何も食べない（夜食しない）．
(7) 飲み物は給食の牛乳（200 ml）以外はノーカロリー．
(8) テレビゲームを1時間以上しない．
(9) 毎日の日課として家の手伝いをする．

文献

1) Stunkard AJ, et al : The body mass index of twins who have been reared apart. *N Engl J Med* **322**: 1483-1487, 1990.
2) 衣笠昭彦，ほか：小児期成人病－肥満．小児科臨床 **39**：2985-2990，1986．
3) 林辺英正，ほか：肥満児における高脂血症，高インスリン血症及び肝機能障害の関連性．日本小児栄養消化器病学会雑誌 **5**：220-225，1991．
4) 朝山光太郎，ほか：小児肥満と成人病．臨床栄養 **83**：28-34，1993．
5) 池田義雄，井上修二（編）：新版肥満の臨床医学，朝倉書店，東京，1993．
6) 朝山光太郎，ほか：超低カロリー食を用いた肥満児の食事療法．日本小児科学会雑誌 **96**：1182-1187，1992．
7) 香川 綾：食品80キロカロリーガイドブック，女子栄養大学出版部，東京，1991．
8) 香川芳子：毎日の食事のカロリーガイドブック，女子栄養大学出版部，東京，1993．

〔朝山光太郎・加藤精彦〕

献立の実際

上述の肥満児の食事療法の基本方針に基づいて，7歳児および年長児の1日摂取エネルギーをそれぞれ1700 kcal，2000 kcalに設定し，献立例を各3日分示す．

献立表9.1 肥満

(1) 7歳児（1700 kcal食）-1

	献立名	食品名	分量(g)	エネルギー(kcal)	たんぱく質(g)	脂質(g)	糖質(g)
朝食	食パン	食パン	90	234	7.5	3.4	43.2
	低カロリージャム	ママレード	15	7	-	-	1.7
	ゆで卵のマヨネーズ和え	鶏卵	50	81	6.1	5.6	0.5
		1/2マヨネーズ	5	17	0.1	1.7	0.3
		レタス	20	2	0.2	-	0.4
		トマト	30	4	0.2	-	0.9
	果物	グレープフルーツ	100	36	0.8	0.1	8.9
	Fe入り牛乳	すこやか牛乳	200	98	7.6	2.4	12.0
	合計			479	22.5	13.2	67.9
昼食	米飯	米飯	200	296	5.2	1.0	63.2
		強化米	0.2	1	-	-	0.1
	ハンバーグステーキ	牛肉もも挽肉	50	71	11.1	2.4	0.4
		豚肉もも挽肉	30	37	6.4	1.0	0.1
		鶏卵	10	16	1.2	1.1	0.1
		パン粉	4	14	0.4	0.2	2.8
		バター	1	7	-	0.8	-
		デミグラスソース	15	16	0.3	1.0	1.4
		トマトケチャップ	8	10	0.1	-	2.2
		マッシュルーム	5	-	0.1	-	0.1
		オールスパイス	少々				
	ミックスベジタブル	ミックスベジタブル	30	29	1.1	0.3	5.5
		サラダ油	1	9	-	1.0	-
		バター	1	7	-	0.8	-
		食塩	少々				
	コンビネーションサラダ	レタス	60	7	0.6	0.1	1.2
		トマト	30	4	0.2	-	0.9
		アスパラガス	25	4	0.5	-	0.8
		たらばがに	15	12	2.3	0.1	-
		フレンチクリーミー	10	3	-	-	0.7
	コンソメスープ	にんじん	10	3	0.1	-	0.6
		セロリー	5	-	0.1	-	0.1
		たまねぎ	15	5	0.1	-	1.1
		パセリ	少々				
		ポークがらスープ	8	19	1.5	1.2	0.3
		ビーフコンソメスープ	3	6	0.2	0.1	0.9
	合計			576	31.5	11.1	82.5
夕食	米飯	米飯	200	296	5.2	1.0	63.2
		強化米	0.2	1	-	-	0.1
	蒸し魚の野菜あんかけ	おひょう	60	55	11.4	0.7	0.1
		にんじん	10	3	0.1	-	0.6
		たまねぎ	20	7	0.2	-	1.5
		グリンピース	2	1	-	-	0.3
		砂糖	3	11	-	-	2.9
		しょうゆ	7	4	0.5	-	0.5
		みりん	1	2	-	-	0.4
		だしかつおぶし	少々				
		かたくり粉	3	9	-	-	2.4
	うの花いり煮	おから	40	35	1.9	1.4	2.5
		こんにゃく	15	-	-	-	0.3
		にんじん	15	4	0.1	-	0.9
		ねぎ	10	2	0.1	-	0.5
		サラダ油	3	27	-	3.0	-
		しょうゆ	5	2	0.2	-	0.3
		砂糖	3	11	-	-	2.9
		みりん	1	2	-	-	0.4
	三色和え	はくさい	40	4	0.4	-	0.7
		にんじん	10	3	0.1	-	0.6
		ほうれんそう	15	3	0.4	-	0.5
		しょうゆ	5	3	0.3	-	0.3
間食	ヨーグルト	ヨーグルト	100	89	3.9	0.9	16.7
	果物	パイナップル	70	40	0.2	-	10.6
		みかん（缶）	40	24	0.2	-	6.0
		チェリー（缶）	5	3	-	-	0.9
	合計			641	25.2	7.0	116.1
	総合計			1696	79.2	31.3	266.5

9.1 肥満

(2) 7歳児（1700 kcal 食）－2

	献立名	食品名	分量(g)	エネルギー(kcal)	たんぱく質(g)	脂質(g)	糖質(g)
朝食	米飯	米飯	200	296	5.2	1.0	63.2
		強化米	0.2	1	-	-	0.1
	みそ汁	Ca強化みそ	10	17	1.0	0.5	1.7
		わかめ	1	-	0.1	-	0.3
		豆腐	30	23	2.0	1.5	0.2
		だしのもと	3	10	2.0	0.2	0.1
	野菜の卵とじ	たまねぎ	50	17	0.5	-	3.8
		キャベツ	30	7	0.4	-	1.4
		にんじん	8	2	-	-	0.4
		鶏卵	40	64	4.9	4.4	0.3
		砂糖	2	7	-	-	1.9
		しょうゆ	5	2	0.2	-	0.3
		青のり	少々				
	ふりかけ	ゆかりふりかけ	5	7	0.3	-	1.6
	牛乳	牛乳	200	118	5.8	6.4	9.0
	合計			571	22.4	14.0	84.3
昼食	米飯	米飯	200	296	5.2	1.0	63.2
		強化米	0.2	1	-	-	0.1
	ハッシュドビーフ	牛もも肉	50	71	11.1	2.5	0.4
		デミグラスソース	60	65	1.4	3.9	3.6
		たまねぎ	50	18	0.5	-	4.8
		バター	5	37	-	4.0	-
		ワイン	2	1	-	-	-
		生クリーム	3	6	-	0.6	0.1
		グリンピース	3	2	-	-	0.4
		トマトケチャップ	5	6	-	-	1.4
		食塩	少々				
	コンビネーションサラダ	レタス	60	7	0.6	0.1	1.2
		ブロッコリー	25	10	1.4	-	1.6
		トマト	30	4	0.2	-	0.9
		アスパラガス	25	4	0.5	-	0.8
		鶏卵	30	48	3.6	3.3	0.2
		フレンチクリーミー	10	3	-	-	0.7
	野菜スープ	たまねぎ	20	7	0.2	-	1.5
		にんじん	15	4	0.1	-	0.9
		キャベツ	10	2	0.1	-	0.4
		さやいんげん	5	1	0.1	-	0.1
		ビーフコンソメスープ	3	6	0.2	0.1	0.9
		ポークがらスープ	8	19	1.5	1.2	0.3
	合計			618	26.7	16.7	83.5
夕食	天ぷらうどん	ゆでうどん	200	202	5.0	1.0	40.6
		車えび	50	46	10.2	0.4	-
		小麦粉	10	36	0.8	0.2	7.4
		鶏卵	5	8	0.6	0.5	-
		植物油	5	45	-	5.0	-
		だしのもと	3	10	2.0	0.2	0.1
		だしこんぶ	2	-	0.2	-	1.1
		しょうゆ	10	4	0.4	-	0.6
		みりん	2	4	-	-	0.8
		ほうれんそう	25	7	0.9	-	0.9
		ねぎ	10	2	0.9	-	0.9
	五目大豆煮	だいず	15	62	5.2	2.8	3.5
		にんじん	20	6	0.2	-	1.2
		こんにゃく	20	-	-	-	0.4
		こんぶ	1	-	0.1	-	0.6
		砂糖	8	27	-	-	7.9
		しょうゆ	5	2	0.2	-	0.3
		みりん	1	2	-	-	0.4
間食	果物	みかん	70	27	0.4	-	7.0
	ジョアライト	ジョアライト	125	33	3.8	0.1	-
	合計			523	30.9	10.2	73.7
	総合計			1712	80.0	40.9	241.5

(3) 7歳児（1700 kcal 食）−3

	献立名	食品名	分量(g)	エネルギー(kcal)	たんぱく質(g)	脂質(g)	糖質(g)
朝食	ロールパン	ロールパン	80	223	7.0	4.1	39.5
	低カロリージャム	いちごジャム	15	8	-	-	1.7
	スクランブルエッグ	鶏卵	40	64	4.9	4.4	0.3
		砂糖	2	7	-	-	1.9
		グリンピース（缶）	1	-	-	-	0.1
		食塩	少々				
	えび入り野菜ソテー	むきえび	10	10	2.2	0.2	-
		キャベツ	50	12	0.7	-	2.4
		にんじん	10	3	0.1	-	0.6
		生しいたけ	10	3	0.2	-	0.5
		サラダ油	4	36	-	4.0	-
		食塩	少々				
	牛乳	牛乳	200	118	5.8	6.4	9.0
	合計			481	20.9	19.1	56.0
昼食	ちらし丼	米飯	200	296	5.2	1.0	63.2
		強化米	0.2	1	-	-	0.1
		砂糖	3	11	-	-	2.9
		食酢	5	1	-	-	0.2
		いか	30	22	4.6	0.3	-
		まぐろ	30	39	8.4	0.4	-
		うに	10	14	1.5	0.8	0.2
		鶏卵	20	32	2.5	2.2	0.2
		きゅうり	25	2	0.2	-	0.4
		砂糖	3	11	-	-	2.9
		サラダ油	2	18	-	2.0	-
		しょうゆ	5	3	0.4	-	0.4
	清し汁	ゆば	3	2	0.2	0.1	-
		みつば	2	-	-	-	-
		だしかつおぶし	0.5	2	-	0.4	-
		しょうゆ	3	1	0.1	-	0.1
	かぶのサラダ	かぶ	60	10	0.5	-	1.9
	ノンオイルドレッシング	きゅうり	30	3	0.3	-	1.4
		にんじん	15	4	0.1	-	0.9
		ドレッシング	10	3	-	-	0.5
	果物	りんご	100	50	0.2	0.1	13.1
	合計			525	24.2	7.3	88.4
夕食	米飯	米飯	200	296	5.2	1.0	63.2
		強化米	0.2	1	-	-	0.1
	麻婆豆腐	絹豆腐	100	58	5.0	3.3	1.7
		豚ひき肉	15	21	3.0	0.8	0.1
		ねぎ	10	2	0.1	-	0.5
		しょうが	3	-	-	-	0.1
		サラダ油	1	9	-	1.0	-
		みそ	3	5	0.3	0.1	0.5
		鶏がらスープ	8	-	-	-	-
		かたくり粉	2	6	-	-	1.6
		砂糖	3	11	-	-	2.9
		しょうゆ	6	2	0.3	-	0.3
	フレンチサラダ	もやし	40	6	0.9	-	0.9
		ピーマン	8	1	-	-	0.3
		にんじん	8	2	-	-	0.4
		はるさめ	5	17	-	-	4.2
		サラダ油	2	18	-	2.0	-
		食酢	5	1	-	-	0.2
		しょうゆ	7	3	0.3	-	0.4
		ごま油	1	9	-	1.0	-
	中華スープ	鶏もも挽き肉	15	22	2.7	1.1	-
		干ししいたけ	1	-	0.2	-	0.5
		あさつき	5	1	0.1	-	0.2
		ごま油	1	9	-	1.0	-
		チキンスープのもと	2	16	1.5	1.0	-
		しょうゆ	6	3	0.4	-	0.4
間食	飲むヨーグルト	スイスエミー	150	117	4.5	1.7	21.6
	Ca入りウエハース	ウエハース	14	65	0.8	2.8	9.0
	合計			701	25.3	16.8	109.1
	総合計			1707	70.4	43.2	253.5

(4) 年長児（2000 kcal 食）-1

	献立名	食品名	分量(g)	エネルギー(kcal)	たんぱく質(g)	脂質(g)	糖質(g)
朝食	食パン	食パン	90	234	7.5	3.4	43.2
	オレンジママレード	ママレード	15	39	-	-	10.0
	レーズン入りフレンチサラダ	レタス	25	3	0.2	-	0.5
		にんじん	10	3	0.1	-	0.6
		きゅうり	20	2	0.2	-	0.3
		レーズン	10	31	0.2	-	8.3
		サウザンドレッシング	10	7	-	-	1.5
	半熟卵	鶏卵	60	97	7.3	6.7	0.5
		食塩	少々				
	牛乳	牛乳	200	118	5.8	6.4	9.0
	合計			534	21.3	16.5	73.9
昼食	米飯	米飯	250	370	7.0	1.3	78.6
		強化米	0.2	1	-	-	0.1
	チキンかつ	若鶏もも肉	60	87	10.8	4.4	-
		食塩・こしょう	少々				
		小麦粉	8	29	0.6	0.1	6.0
		鶏卵	5	8	0.6	0.5	-
		生パン粉	20	52	1.6	0.7	9.6
		植物油	8	73	-	8.0	-
	せんキャベツ	キャベツ	40	9	0.5	-	1.9
	パセリ	パセリ	3	1	-	-	0.1
	トマト	トマト	30	4	0.2	-	0.9
		ソース	5	5	-	-	1.3
	山かけ豆腐	絹豆腐	100	58	5.0	3.3	1.7
		長芋	40	26	0.8	0.1	5.4
		青のり	少々				
		しょうゆ	3	1	0.1	-	0.1
	筍の土佐煮	たけのこ（缶）	50	10	1.3	-	1.6
		にんじん	20	6	0.2	-	1.2
		こんにゃく	20	-	-	-	0.4
		さやいんげん	10	2	0.2	-	0.2
		かつおぶし	2	7	1.5	-	-
		しょうゆ	6	3	0.4	-	0.4
		みりん	2	5	-	-	0.8
	合計			757	30.8	18.4	110.3
夕食	米飯	米飯	250	370	7.0	1.3	78.6
		強化米	0.2	1	-	-	0.1
	魚の干もの	あじ干もの	50	75	10.1	3.4	-
	おろし	だいこん	35	6	0.2	-	1.1
		にんじん	5	1	-	-	0.3
		食酢	少々				
		さやいんげん	30	6	0.7	-	0.8
		しょうゆ	3	1	0.1	-	0.1
	とうがんと豚肉の炒め煮	とうがん	100	13	0.4	0.1	2.7
		豚もも肉	20	26	4.1	0.9	0.1
		サラダ油	3	27	-	3.0	-
		砂糖	5	19	-	-	4.9
		しょうゆ	7	4	0.5	-	0.5
		みりん	1	2	-	-	0.4
	生野菜ドレッシング	レタス	20	2	0.2	-	0.4
		たまねぎ	15	5	0.1	-	1.1
		きゅうり	20	2	0.2	-	0.3
		ピーマン	5	1	-	-	0.2
		プレスハム	15	18	2.3	0.6	0.5
		ゆず味	10	10	0.4	-	2.0
間食	サンキストゼリー	サンキストゼリー	110	88	0.1	-	22.0
	うす焼せんべい	うす焼せんべい	11	41	0.9	0.2	9.0
		ウーロン茶	200	-	-	-	-
	合計			718	27.3	9.5	125.1
	総合計			2009	79.4	44.4	309.3

(5) 年長児 (2000 kcal 食)－2

	献立名	食品名	分量(g)	エネルギー(kcal)	たんぱく質(g)	脂質(g)	糖質(g)
朝食	食パン	食パン	90	234	7.5	3.4	43.2
	ラズベリージャム	ラズベリージャム	20	23	0.1	-	5.8
	ハム野菜ソテー	ロースハム	30	61	4.9	4.1	0.3
		もやし	60	9	1.3	-	1.4
		ピーマン	5	1	-	-	0.2
		にんじん	10	3	0.1	-	0.6
		サラダ油	5	45	-	5.0	-
		カレー粉	少々				
		食塩	少々				
	果物	バナナ	50	43	0.5	-	11.3
	牛乳	牛乳	200	118	5.8	6.4	9.0
	合計			537	20.2	18.9	71.8
昼食	米飯	米飯	250	370	7.0	1.3	78.6
		強化米	0.2	1	-	-	0.1
	魚のきじ焼き	さわら	70	123	14.0	6.7	-
	パセリ・チェリー添え	ねぎ	20	5	0.2	-	1.1
		しょうゆ	10	6	0.7	-	0.7
		みりん	1	2	-	-	0.4
		パセリ	3	1	-	-	0.1
		チェリー(缶)	5	3	-	-	0.9
	冷奴	豆腐	100	58	5.0	3.3	1.7
		かつおぶし	少々				
		しょうゆ	3	1	0.1	-	0.1
	もやしとハムの中華和え	もやし	50	8	1.1	-	1.2
		きゅうり	20	2	0.2	-	0.3
		プレスハム	10	12	1.5	0.4	0.3
		しょうゆ	3	1	0.2	-	0.2
		ごま	少々				
		サラダ油	3	27	-	3.0	-
		ごま油	1	9	-	1.0	-
		みりん	1	2	-	-	0.4
		食酢	5	-	-	-	-
	合計			631	30.0	15.7	86.1
夕食	牛丼	米飯	250	370	7.0	1.3	78.6
		強化米	0.2	1	-	-	0.1
		牛肉リブロース	20	57	3.5	4.5	0.3
		牛肉もも肉	50	79	10.5	3.5	0.3
		たまねぎ	60	21	0.6	-	45
		糸こんにゃく	80	-	0.1	-	1.7
		サラダ油	3	27	-	3.0	-
		砂糖	5	19	-	-	4.9
		しょうゆ	7	4	0.5	-	0.5
		みりん	1	2	-	-	0.4
		だし用かつおぶし	少々				
		紅しょうが	5	1	-	-	0.3
		きざみのり	少々				
		うずら卵	10	17	1.2	1.2	-
		あさつき	5	1	0.1	-	0.2
	キャベツサラダ	キャベツ	50	12	0.7	-	2.4
		きゅうり	15	1	0.1	-	0.2
		プレスハム	20	24	3.0	0.9	0.7
		スイートコーン	10	9	0.2	-	2.0
		食塩	少々				
		フレンチクリーミー	10	3	-	-	0.7
	ウーロン茶	ウーロン茶	200	-	-	-	-
間食	ヌーボー	ヌーボー	18	95	1.4	5.1	10.8
	ヨーグルト和え	ヨーグルト	50	30	1.6	1.5	2.5
		バナナ	20	17	0.2	-	4.5
		りんご	20	10	-	-	2.6
		みかん(缶)	20	12	0.1	-	3.0
		砂糖	5	19	-	-	4.9
	合計			831	30.8	21.0	125.8
	総合計			1999	81.0	55.6	283.7

(6) 年長児（2000 kcal 食）-3

	献立名	食品名	分量(g)	エネルギー(kcal)	たんぱく質(g)	脂質(g)	糖質(g)
朝食	ぶどうパン	レーズンパン	90	234	5.9	3.3	44.9
	マーガリン	マーガリン	8	57	-	6.6	-
	豚肉野菜ソテー	豚もも肉	30	39	6.2	1.3	0.1
		たまねぎ	40	14	0.4	-	3.0
		ピーマン	10	2	-	-	0.4
		生しいたけ	10	-	0.2	-	0.5
		にんじん	10	3	0.1	-	0.6
		食塩	少々				
		サラダ油	5	45	-	5.0	-
	果物	パインアップル	80	46	0.3	-	12.1
	Fe 入牛乳	すこやか牛乳	200	98	7.6	2.4	12.0
	合計			538	20.7	18.6	73.6
昼食	米飯	米飯	250	370	7.0	1.3	78.6
		強化米	0.2	1	-	-	0.1
	オムレツ	鶏卵	60	97	7.3	6.7	0.5
	キャベツ・トマトの付け合わせ	食塩	少々				
		牛肉もも挽肉	20	28	4.4	0.9	0.1
		たまねぎ	10	3	0.1	-	0.7
		にんじん	3	-	-	-	0.1
		バター	5	37	-	4.0	-
		キャベツ	40	9	0.5	-	1.9
		トマト	25	4	0.1	-	1.8
		ソース	5	5	-	-	1.3
	カニ入りフレンチサラダ	ずわいがに	15	8	1.9	-	-
		レタス	25	3	0.2	-	0.5
		にんじん	10	3	0.1	-	0.6
		きゅうり	20	2	0.2	-	0.3
		フレンチクリーミー	15	8	1.9	-	-
	重ね煮	さつまいも	70	86	0.8	0.1	20.0
		りんご	30	15	-	-	3.9
		砂糖	7	26	-	-	6.9
		バター	3	22	-	2.4	-
	合計			727	24.5	15.4	117.3
夕食	米飯	米飯	250	370	7.0	1.3	78.6
		強化米	0.2	1	-	-	0.1
	和風ステーキ	牛肉ヒレ肉	60	93	12.8	4.0	0.1
	ミニトマト添え	食塩	少々				
		ごま	0.5	3	0.1	0.3	-
		サラダ油	4	36	-	4.0	-
		あさつき	5	1	0.1	-	0.2
		だいこん	50	9	0.4	-	1.7
		食酢	3	-	-	-	0.1
		レモン	5	2	-	-	0.3
		しょうゆ	5	3	0.3	-	0.3
		みりん	2	4	-	-	0.8
		ミニトマト	30	6	0.5	-	1.0
	野菜サラダ	レタス	30	3	0.3	-	0.6
		赤ピーマン	7	1	-	-	0.2
		かいわれだいこん	5	1	0.1	-	0.1
		きゅうり	15	1	0.1	-	0.2
	ノンオイルドレッシング	ゆずドレッシング	10	7	0.4	-	2.0
	若布スープ	わかめ	1	-	-	-	0.5
		鶏卵	20	32	2.4	2.2	0.1
		ねぎ	5	1	-	-	0.2
		チキンスープのもと	8	16	1.5	1.0	-
		しょうゆ	2	1	0.1	-	0.1
		ごま油	1	9	-	1.0	-
		かたくり粉	1	3	-	-	0.8
間食	低カロリー羊かん	羊かん	25	40	1.0	0.1	12.0
	ジョアプレーン	ジョアプレーン	125	91	5.5	1.0	15.6
	合計			733	32.6	14.9	115.6
	総合計			1998	77.8	48.9	306.5

〔小山　巖〕

9.2 高脂血症

小児の高脂血症の治療については2つの問題がある．1つは治療の対象の選別であり，他の1つは治療の方法である．そこで，まず小児の高脂血症の判定基準を検討し，その後その治療について述べる．

a. 判定基準について

小児期に高脂血症が問題になるのは最近のわが国の生活状況がたいへん豊かになったことから，それが動脈硬化促進危険因子（以下，危険因子）として注目されるようになってきたからである．このため家族性高コレステロール血症といった特定の疾患の診断ではなく，小児期のある集団の中で疫学的に異常に高い価を示すものを高脂血症と考え，その危険因子としての意味を検討することが必要になっているのである．また，何を指標として高脂血症とするかという問題がある．

最近では脂質の研究が進み，たんに血清総コレステロール（以下TC）のみでは高脂血症の危険因子としての意味を検討することができなくなってきている．しかし，小児期の各脂質が成人になったときの危険因子とどのように関係するかなど解決しなければならない問題が多いのである．

小児期にはTCに生理的変動がみられ，図9.2に示したように一般には10歳あたりで最も高くなり，思春期前半で一度低下してその後上昇し，最終的には女子の方が約10 mg/dlぐらい高い状態で成人に達する[1]．したがって，小児期の高脂血症の判定基準としては統計学的に検討した一定基準値以上を採用するか，ある絶対値を設けてこれを基準とするかの2つの考え方がある．

TCの生理的な変動を考えると統計学的に検討した年齢別の基準値が妥当である．この観点からは90パーセンタイル値あるいは95パーセンタイル値が高脂血症判定の基準値とされるが，危険因子については一般に人が理解しそれをより軽減する努力をすることがあってこそ意味をなすので，高脂血症の判定基準として性別年齢別のパーセンタイル値を設けるとあまりに複雑で，危険因子対策上問題があるといえる．そこで，ある種の努力目標として一定の数値を定めることに意義があると考えている．この観点からTC≧200 mg/dlを小児の高脂血症のcut-offポイントとする意味を理解しておくとよいであろう．筆者は現状では表9.5に示すような基準値を用いている．

表 9.5 小児（学齢期）の高脂血症（低HDL−コレステロール血症を含む）の判定基準

1. 血清総コレステロール（TC）	≧200 mg/dl
2. 血清トリグリセライド（TG）	≧180 mg/dl
3. 血清HDL-コレステロール（HDL-C）	≦ 40 mg/dl
4. 動脈硬化指数（AI）*	≧3.0

* AI=(TC−HDL-C)/HDL-C

b. 管理と治療の流れ

小児期の高コレステロール血症が発見されるのは他の病気の検査で偶然に発見される場合と，両親などに心筋梗塞の発作や高脂血症があったことを契機に子供を検査するとか，最近各地で行われている小児成人病予防検診のように高脂血症のスクリーニングを目的としている場合がある．

いずれの場合にも，高脂血症の原因を確定するための精密検査が必要である．高脂血症には原発性と2次性があり，当然のことながら，2次性の場合は基礎疾患の管理が先決問題である．最近では小児の肥満に合併する高脂血症が多くなり，肥満対策は必要な課題になってきた．原発性の場合は家族性高コレステロール血症あるいは特発性複合型高脂血症がほとんどである．

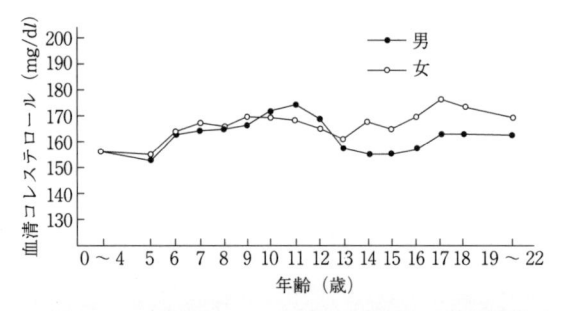

図 9.2 血清総コレステロール濃度の年齢別平均値の推移

小児期の高脂血症の管理と治療の基準をアメリカの小児を対象にしたNational Cholesterol Education Program (NCEP)の勧告[2])に従って筆者がフローチャートとしてまとめたものを図9.3に示した．この図の中で第1段階および第2段階の食事としているものについてはAHAの勧告[3])に従って主に高脂血症の治療の概要が表9.6に示してある．

NCEPによると小児期の高脂血症対策としては家族歴が重要であり，両親あるいは祖父母に若年発症（55歳以前）の心筋梗塞の既往があるとか，TCが240 mg/dl以上である場合には2歳から脂質に関する検査を行い，必要があれば図9.3に示した流れに従って管理と治療を行うべきだとしている[2])．しかし，わが国では祖父母や両親の小児期からの生活習慣が今の世代の小児とは大きく違うという背景があって，アメリカの家族歴の基準をそのまま当てはめることができない点に問題がある．

c. 治療の実際

高脂血症の治療には，食事療法，運動療法，薬物療

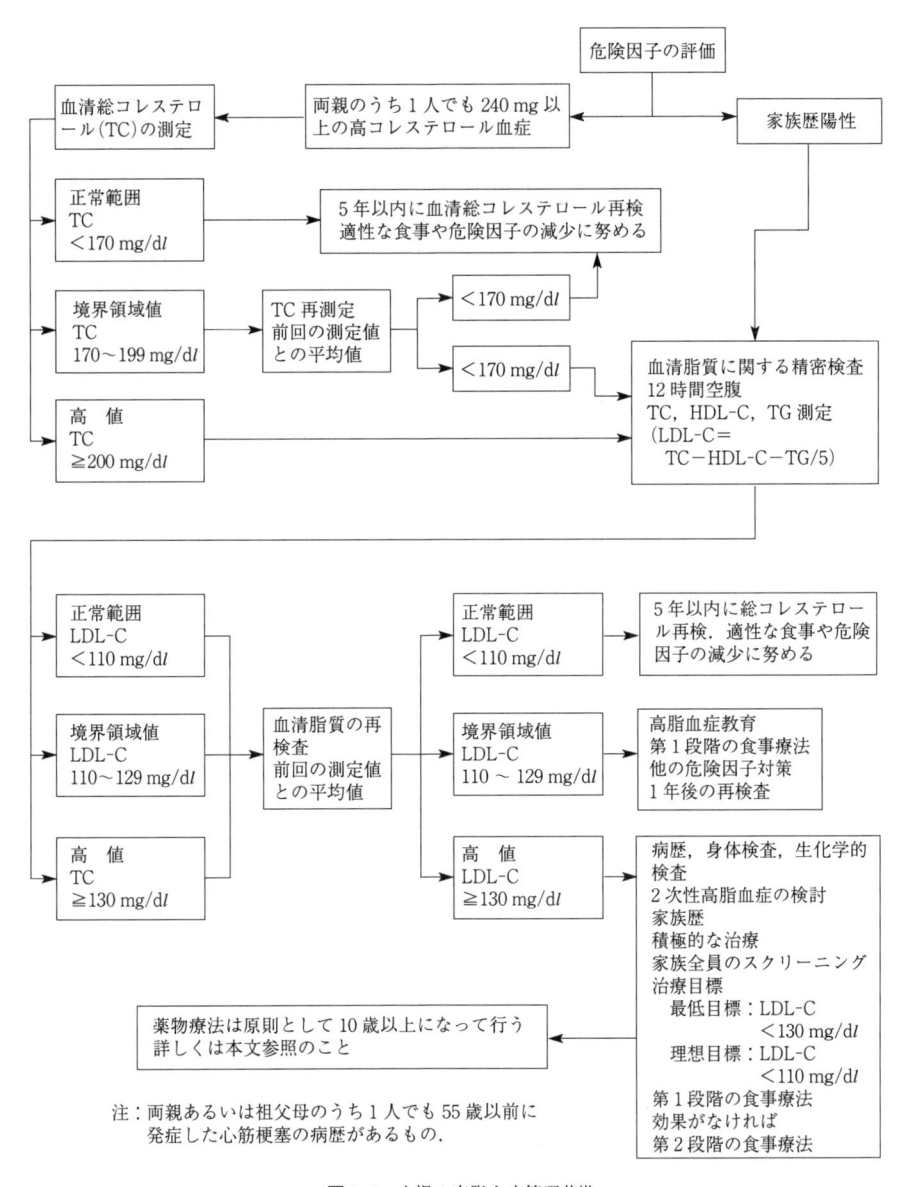

図9.3 小児の高脂血症管理基準

注：両親あるいは祖父母のうち1人でも55歳以前に発症した心筋梗塞の病歴があるもの．

法，特殊療法がある．ここでは明らかな疾患，たとえばネフローゼ，甲状腺機能低下症，糖尿病などによる2次性高脂血症は原則として省略している．

(1) 食事療法
a) 小児の食事の基本

AHAは健康な小児の食事の基本として，次のことを示している[4]．

1) 食事は栄養的に適切なものであり，いろいろな食品から構成されていなくてはならない．

2) 摂取エネルギー量は適切な体重を維持するように成長速度，身体活動量，皮下脂肪沈着量に基づいたものでなくてはならない．

3) 脂肪摂取量は総摂取エネルギーのおよそ30%であり，そのうち10%あるいはそれ以下を飽和脂肪，約10%を1価不飽和脂肪，10%以下を多価不飽和脂肪で摂取するのがよい．多価脂肪を増加させるより，脂肪総量および飽和脂肪を減らすことに重点をおくべきである．

4) 1日のコレステロール摂取量は1000 kcalあたりおよそ100 mgのコレステロールにして，総量で300 mgをこえるべきではない．コレステロール摂取量はそれぞれの年齢群でエネルギー摂取量により異なることになる．

5) たんぱく摂取量は総エネルギー摂取量の約15%であり，さまざまな食品から摂取するべきである．

6) 糖質からのエネルギーは必要なビタミンやミネラルを補給するためにも主に多糖類を含む食品から摂取するべきである．糖質からの総エネルギー摂取に占める比率はおよそ55%になる．

7) 食塩の過剰摂取は感受性のある人では高血圧をきたすことがある．概していえば，アメリカの食事は過剰な塩分を含んでいる．そこで，塩分を多く含む加工食品とナトリウムを含む調味料のほとんどのものを制限し，食事中に食塩を加えることを避けることが望ましい．

以上の勧告をしたうえの結論として，このような食事を小児のころから心がけることによって，安全にまたほぼ効果的な方法で将来の動脈硬化性病変を予防す

表9.6 小児高脂血症の治療指針

	治　療	目　標
一般療法	日常の適切な運動，エネルギー過剰摂取の回避，飲酒・喫煙の防止	身長別，理想的体重の維持，良好な心血管状態の維持
高コレステロール血症（II型）	1. 食事（Aにて目標に達しない場合Bを行う） 　A. コレステロール：100 mg/1000 kcal, <300 mg/日 　　脂肪：総エネルギーの30%（飽和脂肪酸10%，1価不飽和脂肪酸10%，多価不飽和脂肪酸10%以下） 　B. コレステロール：<200 mg/日 　　脂肪：総エネルギーの30%以下（飽和脂肪酸8%，1価不飽和脂肪酸10%，多価不飽和脂肪酸10%以下） 2. 薬剤	95パーセンタイル以下の総コレステロールとLDL-コレステロール
高カイロマイクロン血症（I型）	1. 食事 　A. 脂肪を10〜15 g/日に減らす 　　中鎖トリグリセライド（MCT）を加える	空腹時カイロマイクロン血症の消失
βリポたんぱく異常血症（III型）	1. 食事 　コレステロールおよび脂肪の制限 2. 薬剤	トリグリセライドおよび総コレステロールを95パーセンタイル以下に減らす
高トリグリセライド血症（IV型）	1. 食事 　A. 上記II型のAを行う．もし適切ならばエネルギー制限 　B. 糖質制限	総コレステロールを95パーセンタイル以下に減らす
高トリグリセライド血症 高カイロマイクロン血症（V型）	1. 食事 　総エネルギーの15% MCT, 40%糖質, 20%たんぱく質, 25%脂肪	トリグリセライドを95パーセンタイル以下にする 空腹時にカイロマイクロン血症の消失

95パーセンタイル以下の総コレステロール：TC<200 mg/dl
95パーセンタイル以下のトリグリセライド：TG<130 mg/dl
95パーセンタイル以下のLDL-コレステロール：LDL-C<130 mg/dl

（アメリカ心臓協会による）

b）食事療法の基本原則

小児期は日々成長しているために，食事はいかなる場合であっても栄養素のバランスがとれていて，摂取エネルギーは必要にして十分なものでなくてはならないのが原則である．

したがって，小児期に食事の制限，とくに脂質，なかでもコレステロールの摂取量を減らす必要のある高脂血症は何かについて十分に検討する必要がある．このような意味で食事療法が必要な小児期の高脂血症は遺伝的背景の強いホモおよびヘテロ接合体型の家族性高脂血症を中心にしたものである．

しかし，ホモ接合体型の家族性高脂血症は食事療法のみでは本質的な治療にならないので，血漿交換などの特殊な治療が必要である．このような特殊な治療をしてもこの疾患をもつ小児について完全に長寿を全うさせることはまだ不可能に近い状態である．このような状態で小児期に厳密な食事療法をすることの意味を問い直す必要があるであろう．

すでに述べたように，アメリカでは両親および祖父母に1人でも若年発症の心筋梗塞の既往歴あるいはTC値が240 g/dl以上を示すものがあれば，第1段階食事療法，効果がなければ続いて第2段階食事療法をすることをすすめている[3]．このような食事療法を受けている小児の場合常に成長・発達が正常に行われていることを確認する必要がある．このためには身長と体重の成長曲線を定期的に描いて，その成長曲線パターンを検討しなければならない．そして身長と体重の成長が正常であれば，発達もほぼ正常に行われていると考えてよいが，1年に1回は発達診断を行う必要がある．

小児期の食事療法の原則は栄養素のバランスのとれた必要にして十分なエネルギーを摂取することであるが，現在の社会状況からすると小児が日常的な身体活動を十分に行える条件が整っていない場合が多く，小児期の身体活動を抜きにしては食事療法の意味を考えることができないのである．そこで，次に最近の小児の日常的な身体活動と運動療法について述べることにする．

(2) 日常的な身体活動と運動療法

食事療法が方法論的にもほぼ確立されていることから，運動療法が後回しになる傾向があるが，現在のわが国の状況では食事療法以上に運動療法が重要である．小児の日常的な身体活動が少なくなっていることは，1979年の総理府の調査[5]，1988年の日本学校保健会[6]の報告，1992年の東京都教育庁の調査[7]などをみても明らかである．したがって，筆者の考えでは運動療法というよりも小児期全般にわたって日常的な運動量が足りないために，運動療法以前の高脂血症を示す小児に対しても十分な日常的な身体活動を行うことを指導する必要がある．

この際，当面する問題の1つは，各年齢の小児に対して日常的にどの程度の強度の運動をどのくらいの時間行うべきかを具体的に指示することが難しいことである．高脂血症や肥満などに対する運動療法はこの日常的な身体活動が必要にして十分であるという条件のうえで考慮するのが原則である．そこで次に小児期の適度な運動について考えておきたい．

a）適度な身体活動について

先にAHAが勧告している小児期の食事[4]について紹介したが，ここでは小児期の適度な身体活動について考えておきたい．

健康を維持増進するために適度な身体活動はいかなるものかという問いにまだ十分な回答ができないのが現状である．その理由は少なくとも第2次世界大戦の終了するまでは世界中の国民のほとんどが「働けど働けど，わが暮らし楽にならず」の状態で生活していたのである．この状態は産業革命以後さらに日常的な身体活動を不自然なものにし，植民地主義のもと富国強兵策に伴う兵士の体力増強は図られても，健康増進のための身体活動といった面にはまったく注意が払われていなかった歴史的事実によると思われる．このことは過去の日本において徴兵検査に際し，甲，乙，丙，丁といった体格ランクがあり，あるランク以下は兵士として役に立たないと判定されていたことを思い出せば十分であろう．

栄養についても歴史的には同じ観点，すなわち産業革命と植民地主義に都合のよい栄養とは何かが問題であったが，幸か不幸か栄養についてはその適切な改善が，人的資源の経済的確保に直接結びついていたことが本質的な問題解決を早めたのである．

小児の生活全体をみて適切な生活時間帯を検討したものは1985年のFAO/WHO/UNU合同専門協議会の報告であろう[8]．これによると，年齢別にみて平均的身長と体重をもつ学齢期の小児が適切な成長と健康を維持増進に適当な活動を次のように定めている．

睡眠8～9時間，学校で過ごす時間は1年平均で5～6時間，身体活動として軽労作は10～11歳で4時間，12歳で5時間，13歳で6時間，それ以上の年齢で7時間である．14歳以上になれば，中労作なら3.5時間，重労作なら0.5時間が適当である．

b) 具体的な身体活動量の計算

個々の小児について健康を維持増進するために適した具体的な身体活動量を計算するには，先にあげたFAO/WHO/UNU合同専門協議会の報告[8]に基づくと理解しやすいと思われる．

表9.7にこの協議会が示した10歳から18歳までの各年齢ごとのRMRを示した．RMRは1日に消費するエネルギーがREE (resting energy expenditure) の何倍になるかという数字である．したがって，REEにこのRMRの数字を掛けると1日の消費エネルギーが計算できる．同じFAO/WHO/UNU合同専門協議会は体重からのREEの予測式を提案しており，これを表9.8に示した．BMRを厳密に定義すれば，12時間以上空腹にした状態で，覚醒直後の安静時に測定したREEということになる．通常BMRとREEは10%ほどの差があるが，互いに同じような意味に用いていることが多い．

次にある小児の具体的な身体活動量の計算について説明する．

11歳の男児で体重が35kgであったとする．まず，この男児のREEは，

$$17.5 \times 35 + 651 = 1263.5 \text{ kcal}$$

である．この年齢層のRMRは1.73であるから，何らかの生活をして1日に消費するエネルギーは，$1263.5 \times (1.73 - 1) = 922.4$ kcalとなる．これをすでに述べた年齢別の生活時間帯区分にしたがって消費エネルギーを配分すればよいのである．小児に成人で求め

表9.7 10～18歳児の1日平均RMR値

年齢(歳)	1日平均RMR 男	1日平均RMR 女
10～11	1.76	1.65
11～12	1.73	1.63
12～13	1.69	1.60
13～14	1.67	1.58
14～15	1.65	1.57
15～16	1.62	1.54
16～17	1.60	1.53
17～18	1.60	1.52

RMR: relative metabolic rate
REE×RMR＝1日消費エネルギー量
(WHO[8])

られた労作別RMRがそのまま当てはまるかどうかは問題であるが，表9.9に労作別RMRをあげておいた[9]．これを用いてもっと簡単に1日に身体活動によって消

表9.8 性別，年齢別のREE (kcal/日) の予測式

性別と年齢範囲(歳)	REE (kcal/日) の予測式	R[*1]	SD[*1]
男			
0～3	$(60.9 \times wt^{*2}) - 54$	0.97	53
3～10	$(22.7 \times wt) + 495$	0.86	62
10～18	$(17.5 \times wt) + 651$	0.90	100
18～30	$(15.3 \times wt) + 679$	0.65	151
30～60	$(11.6 \times wt) + 879$	0.60	164
>60	$(13.5 \times wt) + 487$	0.79	148
女			
0～3	$(61.0 \times wt) - 51$	0.97	61
3～10	$(22.5 \times wt) + 499$	0.85	63
10～18	$(12.2 \times wt) + 746$	0.75	117
18～30	$(14.7 \times wt) + 496$	0.72	121
30～60	$(8.7 \times wt) + 829$	0.70	108
>60	$(10.5 \times wt) + 596$	0.74	108

[*1] 相関係数は実測BMRと予測値の間のものであり，SDは実測値と予測値との差の標準偏差．
[*2] 体重(wt)はkgによる．

(WHO[8])

表9.9 単位時間あたりの労作別活動係数 (RMR)

身体活動の種類	単位時間あたりの活動係数 (RMR)
休息 睡眠，安静座位	REE×1.0
非常に軽い労作 座ってあるいは立っての活動，絵を描く仕事，自動車の運転，研究室での仕事，タイプ打ち，裁縫，アイロン掛け，調理，トランプ遊び，楽器演奏	REE×1.5
軽労作 時速4～5 kmでの歩行，家庭での自動車修理，家庭での電気修理，日曜大工，レストランでの仕事，家の掃除，子守，ゴルフ，船遊び，卓球	REE×2.5
中労作 時速5.5～6 kmでの歩行，除草や植木仕事，荷物の運搬，サイクリング，スキー，テニス，ダンス	REE×5.0
重労作 坂道を上る，木こり作業，手を使った大きな穴掘り，バスケットボール，登山，アメリカンフットボール，サッカー	REE×7.0

男女差はない．
ある身体活動による消費エネルギーの具体的な計算例は本文参照．
(National Academy of Science[9])

費すべきエネルギー量を計算すれば次のようになる．軽労作のRMRは2.5であり，4時間をこの軽労作の身体活動にあてることから，

$$1263.5 \times 2.5 \times (4/24) = 526.5 \text{kcal}$$

になる．したがって525〜550kcalほどは軽労作の身体活動をすることが，この11歳の男児の健康を維持増進するために必要だということになる．

要するに今日の生活状態では，高脂血症の場合を含めて個々の小児についてここで計算する程度の身体活動を日常的にしているかどうかを検討することが重要なのである．

いずれにしても，現在の小児の日常的な身体活動が適正なものにならないかぎり，食事療法の問題は解決しないというのが筆者の見解であり，小児科医はさらに小児の運動やスポーツについての関心を高めるべきである[10]．

c) 運動療法

小児期の高脂血症の運動療法は体重を標準的な状態に保つことを目標にするのが原則である．したがって，小児期の高脂血症の運動療法は肥満のそれに準じたものと考えてよい．

紙面の都合から肥満の運動療法については，別の論文[11]を参照していただければ幸いである．再三述べているように，現在では日常的な身体活動を適切なものにすることが最初に解決しなければならない重要な問題であると思っている．

(3) 薬物療法と特殊療法

小児期の食事療法を補佐する治療法として薬物療法と特殊療法について簡単に述べておく．

薬物療法については，対象児の年齢と使用する薬物を考慮しなくてはならない．年齢は10歳以後とされている[2]．薬物はコレスチラミンのみが小児の適応とされている[2]が，この薬物を用いた治療のコンプライアンスは低く，あまり実用的でない．最近開発されている新しい高脂血症治療薬の小児に対する適応が検討されなくてはならないと考えている．

ホモ接合体の高コレステロール血症に対しては血漿交換など特殊な治療は必要であるが，この治療の対象になる小児が学校生活など日常的に支障のない生活をしながらこの療法を続けることは，たいへん難しい状況である．ホモ接合体型の家族性高脂血症の頻度はきわめて少ないが，最近のように小児期にTCの測定が行われる傾向が強くなってくると，たまたまスクリーニングで発見されたこのような疾患に対する対応を十分に整えておく必要があるのである．

d. 総合対策の必要性

小児期の危険因子対策としては単に高脂血症に対応するだけでなく，肥満，高血圧，糖尿病，喫煙，運動不足，ストレスなど他の危険因子を含めた総合的な対応が必要である．1990年の健診では医学的管理が必要なもの0.6%，危険因子の定期的健診が必要なもの6%，生活習慣指導が必要なもの12%前後であり，この数字は学齢期の小児の20%近くが何らかの成人病予防対策の対象になることを意味している[12]．最近，American Heart AssociationからもIntergrated Cardiovascular Health Promotion in Childrenという危険因子総合対策[13]が報告されている．その概要を表9.10に示した．

わが国では小児保健に関して多くの制度が整えられている．母親学級，乳児健診，1歳6か月健診，3歳児健診，さらに学校へ行くようになると学校保健があり，これら小児保健の諸制度を有効に活用して，たんに高脂血症対策のみでなく小児期からの成人病予防対策をさらに幅広く実効性のあるものにする必要がある．また，地域保健を中心とした地域活動や学校を中心とした教育活動などを通じて小児期からの成人病予防のための健康教育がゆきわたることが望まれる．

おわりに 小児期の高脂血症の食事療法はその対象を十分検討する必要がある．厳格な食事療法が必要な小児期の高脂血症は少ないものと思われる．高脂血症にかぎらず，現在の小児全般の適切な食事と適切な運動についてもっと関係者が深い関心をもつべきである．とくに最近の小児の日常的な運動不足を解決することが，現在問題になっている小児期の高脂血症の解決にもつながるといえるのである．

文献

1) 藪内百治：小児血清脂質の現状．日本医師会雑誌 **95**：1727, 1986.
2) National Cholesterol Education Program: Report of the expert panel on blood cholesterol levels in children and adolescents. *Pediatrics* **89** (Suppl): 525-584, 1992
3) AHA position statement. Diagnosis and treatment of primary hyperlipidemia in childhood. *Arteriosclerosis* **6**: 685, 1986.
4) Wedman W(Chairman), Kwiterovich P Jr, Jesse MJ, Nugent

表 9.10 小児期の心血管系疾病にかかわるヘルスプロモーション

(American Heart Association)

出生時	●家族歴（若年冠状動脈疾患，高脂血症）聴取→（＋）：危険因子について両親を教育 ●成長曲線作成開始 ●両親への禁煙教育
0～2歳	●最近の家族歴聴取，成長曲線 ●離乳食開始に伴って，健康的な食事に関する教育を開始 （バランスがとれ，かつ低塩・低飽和脂肪酸食であること） ●健康的なおやつをすすめる ●1歳ごろまでの断乳
2～6歳	●家族歴聴取，成長曲線 ●健康的な食事の教育（脂肪エネルギー比30％以下） ●低脂肪ミルクに変更する ●3歳ごろより血圧測定開始（低塩食の見地から） ●子どもの遊びについての教育（活動的な子どもをめざして） ●家族歴（＋）または親のコレステロールが 240 mg/dl より多い場合（必要に応じて親の血清脂質を測定）→ 子どもの血清脂質を測定し，異常があれば食事のカウンセリングを開始
6～10歳	●最近の家族歴，成長曲線，血圧 ●子どもの総合的心血管系プロフィール作成： 家族歴・喫煙歴・血圧・身長に応じた体重評価・コレステロール測定*・活動性評価 ●健康的な食事の強化教育 ●禁煙教育の開始 ●健康増進運動の紹介→子どもと家族に対して，生涯にわたるスポーツ活動のすすめ ●テレビをみることが非活動的な生活．肥満とどのようにかかわるかを，子どもと話し合う
10歳以上	●最近の家族歴聴取，成長曲線 ●健康的な食事，喫煙の弊害，運動の効用についてできるかぎり教育する ●すべての問題をもつ子ども（原文では patients）の血清脂質を検討 ●各個人の心血管系に関する健康状態の最終的評価

* Finger stick cholesterol：指先を穿刺して，流出する血液を濾紙などに吸い取りコレステロールを測定するもの．

E: AHA Committee Report; Diet in the healthy child. Task Force Committee of the Nutrition Committee and the Cardiovascular Disease in the Young Council of the American Heart Association. *Circulation* **67**: 1411A, 1983

5) 総理府青少年対策本部：日本の母親と子供，大蔵省印刷局，東京，1980．

6) 日本学校保健会：昭和63年児童・生徒の健康生活リズム研究委員会報告．

7) 東京都教育委員会：学齢期からの健康づくりのために－東京都公立学校児童・生徒の健康実態等調査結果報告書，1993．

8) WHO: Energy and Protein Requirements. Report of a Joint FAO/WHO/UNU Expert Consultation. Technical Report Series 724, World Health Organization, Geneva, 1985.

9) National Academy of Science: Recommended Dietary Allowances, National Academy Press, pp 70-71, 1989.

10) 小児科からみた小児スポーツ医学の問題点．小児科Mook，57：pp1-8，1989．

11) 小児肥満の運動療法．小児科Mook，57：pp 130-139，1989．

12) 小児成人病予防健診システム（Q＆A）．循環科学 **11**：824-830，1991．

13) AHA Medical/Scientific statement. Special report: Integrated cardiovascular health promortion in childhood, a statement for health professional from the subcommittee on atherosclerosis and hypertension in childhood of the council on cardiovascular disease in the young. *Circulation* **85**: 1638, 1992.

献立の実際

小児期の高脂血症の食事療法で問題になるのは肥満による2次性高脂血症とヘテロ接合体家族性高脂血症である．肥満によるものは肥満を是正することで比較的速やかに高脂血症が是正される．

ヘテロ接合体家族性高脂血症の場合は，食事療法だけでは高脂血症の改善が困難である例もしばしばみられる．

アメリカのNational Cholesterol Education Programが推賞する第1段階および第2段階の食事療法指針（表9.11参照）に従って，12歳（第1段階）と18歳（第2段階）の小児の献立例を示した．

最近の小児は日常的な身体活動がきわめて少なくなっており，高脂血症について本格的な管理が必要になってくる思春期に高校や大学へ入学のための受験勉強が，さらに運動不足を助長しているのが問題である．

表9.12 高脂血症食生活の留意点

* 栄養素バランスのよい食事を1日3回，時間を決めて食べる．
* エネルギー消費バランスを適正に保ち，肥満を防止する．（運動）
* 良質のたんぱく質を選んで十分にとる．(肉は低脂肪のもの)
* 糖質の過剰摂取に心がける．とくに砂糖類や果物には注意する．(おやつ)
* 飽和脂肪酸の多く含む獣脂は避け，不飽和脂肪酸の多い植物油などをとる．
 （1価不飽和脂肪酸＝オリーブ油，菜種油，米ぬか油など）
* 食物繊維を多く含む野菜，豆類，海藻などを選んでとる．
* コレステロールの多い食品は避ける．
* 外食するときは，油濃いものや塩分の多いものは避ける．（飽和脂肪酸，繊維は一般的に少ない）

食事療法に加えて運動療法にも力を入れることが重要である．

表9.12に高脂血症の食事療法の要点を示しておいた．

表9.11 高脂血症食－献立栄養量

対象年齢12歳〈第1段階〉
エネルギー	2138 kcal	・脂質	63 g	・コレステロール	226 mg	・V.E	11 mg
たんぱく質	81 g	・糖質	303 g	・食物繊維	20 g	・V.C	214 mg
飽和脂肪 S	16.5 g	・1価不飽和 M	24.6 g	・多価不飽和 P	16.2 g	・S：M：P=1：1.4：1	
塩分	10 g						

対象年齢18歳〈第2段階〉
エネルギー	2058 kcal	・脂質	58 g	・コレステロール	131 mg	・V.E	10 mg
たんぱく質	77 g	・糖質	298 g	・食物繊維	19 g	・V.C	170 mg
飽和脂肪 S	12.2 g	・1価不飽和 M	21.6 g	・多価不飽和 P	16.7 g	・S：M：P=1：1.7：1.3	
塩分	9 g						

高脂血症食事基準
〈12歳〉
・エネルギー　　 2200 kcal
・たんぱく質　　 82 g
・脂質　　　　　 61 g
・糖質　　　　　 300 g
・コレステロール 300 mg 以内
・塩分　　　　　 10 g 以内

たんぱく質：総エネルギー 15% 以内
糖質　　　：総エネルギー 55%
脂質　　　：総エネルギー 25% 以内
飽和脂肪酸　　　 (S) 総エネルギー 10% 以内
1価不飽和脂肪酸 (M) 総エネルギー 15% 以内
多価不飽和脂肪酸 (P) 総エネルギー 10% 以内

〈18歳〉
・エネルギー　　 2100 kcal
・たんぱく質　　 78 g
・脂質　　　　　 58 g
・糖質　　　　　 300 g
・コレステロール 200 mg 以内
・塩分　　　　　 10 g 以内

たんぱく質：総エネルギー 15% 以内
糖質　　　：総エネルギー 55%
脂質　　　：総エネルギー 25% 以内
飽和脂肪酸　　　 (S) 総エネルギー 7% 以内
一価不飽和脂肪酸 (M) 総エネルギー 15% 以内
多価不飽和脂肪酸 (P) 総エネルギー 10% 以内

献立表 9.2 高脂血症

(1) 対象年齢 12 歳－第 1 段階

	献立名	食品名	分量 (g)	つくり方
朝食	ピザトースト	食パン	100	食パンにマーガリン，ケチャップを塗り薄く切った材料をのせた上にチーズをのせオーブンで焼く．
		マーガリン	8	
		トマトケチャップ	10	
		たまねぎ	20	
		ピーマン	10	
		ロースハム	20	
		チーズ	20	
	野菜サラダ	ブロッコリー	30	ブロッコリーはビタミンCが多く含まれる．多めの湯で茎の硬い部分からゆで，素早く仕上げる．
		トマト	30	
		レタス	15	
		卵	20	
		コーン缶	10	
		マヨネーズ	15	
	フルーツ	バナナ	100	
	ミルクティー	紅茶	2	
		牛乳	100	
		砂糖	5	
昼食	焼きそば	中華そば（蒸し）	150	
		鶏肉	40	
		キャベツ	30	
		もやし	20	
		チンゲンツァイ	10	
		長ねぎ	10	
		オリーブ油	10	
		ウスターソース	15	
		青のり粉	少々	
		紅しょうが	5	
	甘煮	さつまいも	70	さつまいもは厚めのイチョウ切りとし，水に浸けアクをぬく．りんごは適当に切り塩水でさっと洗う．鍋に材料と砂糖を入れ多めの水でじっくり煮る．刻みレモンを入れると風味と色がよくなる．
		りんご	20	
		砂糖	10	
		塩	少々	
	わかめスープ	生わかめ	5	
		かいわれだいこん	3	
		ごま油	1	
		コンソメ	2	
		塩	1	
	フルーツ	キウイフルーツ	50	
夕食	ひじきご飯	米飯	200	
		ひじき	5	
		油揚げ	5	
		砂糖	3	
		しょうゆ	5	
	蒸し魚あんかけ	さわら	80	魚は少々塩をふっておき生臭みをぬいておく（少量の酒をかけてもよい）．蒸し過ぎないように心がけ，程よくとろみをつけたあんをかけて食べる．
		塩	1	
		たまねぎ	30	
		にんじん	10	
		干ししいたけ	1	
		さやえんどう	10	
		砂糖	3	
		しょうゆ	5	
		かたくり粉	2	
	味和え	ほうれんそう	60	ほうれんそうは根のつけ根部分をよく洗い多めの湯でゆであげ，水にとり素早くあげ，味の変化をふせぐ．油揚げは，網で軽く焼いて油をぬき，香味をつける．材料を直前にあわせ，薄く味つけする．
		竹輪	10	
		しょうゆ	3	
	金平ごぼう	ごぼう	30	
		こんにゃく	20	
		にんじん	10	
		ごま油	3	
		砂糖	5	
		しょうゆ	5	
	みそ汁	高野豆腐	10	
		みつば	10	
		みそ	10	
	ゼリー	ゼリー（市販品）	100	

9.2 高脂血症

(2) 対象年齢18歳－第2段階

	献立名	食品名	分量 (g)	つくり方
朝食	ごはん	米飯	220	
	みそ汁	とろろこんぶ	3	
		みつば	1	
		みそ	10	
	納豆	納豆	40	
		長ねぎ	10	
		しょうゆ	3	
	焼きのり	焼きのり	0.5	
	切干し大根煮	切干し大根	10	切干し大根はぬるま湯で十分にもどし，油でよく炒めてから煮る．
		にんじん	10	
		砂糖	3	
		しょうゆ	3	
		ごま油	3	
昼食	スパゲティナポリタン	スパゲティ	80	野菜類は別に油で軽く炒める． ゆであげておいたスパゲティを入れ炒める．火が通ったら手早く調味する．
		ハム	10	
		鶏肉	40	
		たまねぎ	30	
		マッシュルーム	10	
		にんじん	5	
		ピーマン	10	
		オリーブ油	10	
		トマトケチャップ	15	
		塩	1	
		こしょう	少々	
	ポテトサラダ	じゃがいも	70	
		きゅうり	10	
		りんご	10	
		たまねぎ	5	
		マヨネーズ	15	
		サラダ菜	10	
	フルーツ	グレープフルーツ	150	
	牛乳	牛乳	200	
夕食	米飯	米飯	220	
	シーフードフライ	さけ	40	
		ほたてがい	40	
		塩	1	
		こしょう	少々	
		小麦粉	10	
		パン粉	10	
		卵	5	
		油	10	
		キャベツ	30	
		パセリ	2	
		レモン	10	
		ウスターソース	10	
	五目煮	厚揚げ	20	れんこん，ごぼうは適当な大きさに切り，水に浸しアクを抜いておく． 初めにもどしておいたひじきと材料をあわせ，時間をかけて煮る．
		ひじき	5	
		れんこん	20	
		ごぼう	20	
		にんじん	10	
		砂糖	5	
		しょうゆ	5	
	お浸し	ほうれんそう	60	
		しめじ	10	
		干しのり	1	
		しょうゆ	3	
	清し汁	かまぼこ	20	
		にら	10	
		塩	1	

〔村田光範〕

9.3 アトピー性皮膚炎

アトピーという言葉は，1923年CocaとCooke[1]により異常過敏反応の一型に対して命名され，当初は家族歴のある気管支喘息，枯草熱，鼻アレルギーに限定して用いられた．その後，1932年Sulzbergerら[2]は比較的特徴的な臨床像を呈する湿疹皮膚炎群にアトピー疾患の合併が多いことに気づき，これをアトピー性皮膚炎と命名した．爾来，アトピー性皮膚炎という病名がアトピー疾患の代表になりつつあり，その発症にたいするアレルギー反応の関与が注目され現在解明されつつある．そのため，アトピー性皮膚炎の病態をすべてアレルギー反応で解明しようとする過激な考え方も出てきた．

そこで本稿では，まずアトピー性皮膚炎の診断基準とその特徴的な臨床経過から，アトピー性皮膚炎の臨床像を明確にするとともに，アトピー性皮膚炎がアレルギー性疾患であるとする唯一の根拠となっている高IgE血症との関連について述べる．さらに，特定の食品にたいする特異IgE抗体が高値を呈するとき，あるいは特定の食事抗原を用いたスクラッチテスト（皮内テスト），パッチテストが陽性を呈したときの除去食療法について述べることとする．除去食療法は皮膚科領域では長い間否定的な意見が多かったが，最近成人の難治性アトピー性皮膚炎に除去食療法を行う施設もあり，皮疹の軽快が報告され脚光を浴びるようになった．

a. アトピー性皮膚炎の診断

近年アトピー性皮膚炎の有病率の増加，とくに乳幼児の罹患率の異常な高さが問題になっているが，その原因の1つには，診察する医師により湿疹病変をなんでもすべてアトピー性皮膚炎と診断してしまう傾向があるためと思われる．そこで最近，日本皮膚科学会では，「アトピー性皮膚炎ワーキンググループ（座長：荒田次郎教授）」を結成し，アトピー性皮膚炎の定義・診断基準を作成し公表した（表9.13）[3]．これによるとアトピー性皮膚炎は，増悪・寛解をくり返す，瘙痒のある湿疹を主病変とする疾患であり，患者の多くはアトピー素因をもつというのが本疾患の定義（概念）

表 9.13 アトピー性皮膚炎の定義・診断規準

アトピー性皮膚炎の定義（概念）
「アトピー性皮膚炎は，増悪・寛解を繰返す，瘙痒のある湿疹を主病変とする疾患であり，患者の多くはアトピー素因を持つ．」
アトピー素因：①家族歴・既往歴（気管支喘息，アレルギー性鼻炎・結膜炎，アトピー性皮膚炎のうちのいずれか，あるいは複数の疾患），または②IgE抗体を産生し易い素因．

アトピー性皮膚炎の診断基準
1. 瘙痒
2. 特徴的皮疹と分布
   ① 皮疹は湿疹病変
   ● 急性病変：紅斑，湿潤性紅斑，丘疹，漿液性丘疹，鱗屑，痂皮
   ● 慢性病変：浸潤性紅斑，苔癬化病変，痒疹，鱗屑，痂皮
   ② 分布
   ● 左右対側性　好発部位：前額，眼囲，口囲・口唇，耳介周囲，頸部，四肢関節部，体幹
   ● 参考となる年齢による特徴
   乳児期：頭，顔にはじまりしばしば体幹，四肢に下降
   幼小児期：頸部，四肢屈曲部の病変
   思春期・成人期：上半身（顔，頸，胸，背）に皮疹が強い傾向
3. 慢性・反復性経過（しばしば新旧の皮疹が混在する）：乳児では2ヵ月以上，その他では6ヵ月以上を慢性とする．

上記1, 2, および3の項目を満たすものを，症状の軽重を問わずアトピー性皮膚炎と診断する．そのほかは急性あるいは慢性の湿疹とし，経過を参考にして診断する．

除外すべき診断
● 接触皮膚炎
● 脂漏性皮膚炎
● 単純性痒疹
● 疥癬
● 汗疹
● 魚鱗癬
● 皮脂欠乏性湿疹
● 手湿疹（アトピー性皮膚炎以外の手湿疹を除外するため）

診断の参考項目
● 家族歴（気管支喘息，アレルギー性鼻炎・結膜炎，アトピー性皮膚炎）
● 合併症（気管支喘息，アレルギー性鼻炎・結膜炎）
● 毛孔一致性丘疹による鳥肌様皮膚
● 血清IgE値の上昇

臨床型（幼小児期以降）
● 四肢屈側型
● 四肢伸側型
● 小児乾燥型
● 頭・頸・上胸・背型
● 痒疹型
● 全身型
● これらが混在する症例も多い

重要な合併症
● 眼症状（白内障，網膜剥離など）：とくに顔面の重症例
● カポジー水痘発疹症
● 伝染性軟属腫
● 伝染性膿痂疹

（荒田ら[3], 1994）

である．アトピー素因は，①家族歴・既往歴（気管支喘息，アレルギー性鼻炎，結膜炎，アトピー性皮膚炎のうちいずれか，あるいは複数の疾患），または②IgE抗体を産生しやすい素因と定義した．診断基準については，瘙痒，特徴的な皮疹と分布，慢性・反復性経過の3項目を満たすものを症状の軽重を問わずアトピー性皮膚炎と診断することと決められた．そのほか，診断の参考項目として家族歴，合併症，毛孔一致性丘疹による鳥肌様皮膚，血清IgE値の上昇などがある．

このような診断基準のなかで最も重要なのはもちろん皮膚の症状で，その臨床像は年齢とともに少しずつ異なり，乳児期，幼・小児期，思春期および成人期とに大別される．それぞれの臨床的特徴について簡単に述べる．

（1）乳児期

乳児期のアトピー性皮膚炎は頬部，額部，耳前部，口囲などの顔面に湿潤性の湿疹像を呈して初発することが多い．また，前額部から頭頂部にも黄色調の軟らかい痂皮を伴った湿潤性湿疹，頸部や体幹・四肢の間擦部に瘙痒感を伴った湿疹性病変が散在する．この時期のアトピー性皮膚炎は乳児脂漏性湿疹と類似の症状をしばしば呈し，この両疾患を別のものとする考え方や，乳児脂漏性湿疹は乳児期のアトピー性皮膚炎の一症状とする考え方もあり，おおいに議論のあるところである．

（2）幼・小児期

幼・小児期の皮疹は乳児期の湿疹性病変と異なり乾燥性湿疹を呈するようになる．肘窩，膝窩，項頸部，殿部などの四肢関節屈面や間擦部に苔癬化局面を形成し，体幹にアトピー皮膚と呼ばれる毛孔性丘疹が多発してみられる．しばしば強く搔破するため湿潤性となることもある．皮疹は軽快，増悪をくり返すことが多く，とくに皮膚の乾燥が強くなる冬期に悪化する．

（3）思春期・成人期

この時期のアトピー性皮膚炎は幼・小児期から引き続いて発症しているものや再発したもの，またこの時期に初めて発症するものがある．皮疹はアトピー皮膚と呼ばれる乾燥性の皮膚と肘窩，膝窩，頸部などに皮膚の肥厚と苔癬化局面，四肢には結節性の痒疹が散在する．急性期には強い瘙痒のため搔破による湿潤性の湿疹を認める．この時期の皮疹は治療に抵抗する例が多く，顔面は全体的に浮腫性に発赤し，しばしば搔破による湿潤性湿疹を併発，浸出液と黄褐色調の痂皮の付着を認める．この顔面の皮疹はステロイド外用剤の外用歴の長い患者に多く認められる傾向がある．頸部にはさざ波状に色素沈着を認める．

b. アトピー性皮膚炎とアレルギー反応

アトピー性皮膚炎の発症にアレルギー反応が関与しているとどうして考えられるようになったのか，またどのように関与しているのかその根拠について述べる．アトピー性皮膚炎の病理組織像は表皮の肥厚，細胞間浮腫，不全角化などとともに，真皮の毛細血管周囲にリンパ球，組織球の細胞浸潤を認める．浸潤しているリンパ球は免疫組織学的にCD2，CD3，CD4，CD45RO陽性のヘルパー／インデューサー型メモリーT細胞が主で[4]，組織像はIV型アレルギー反応の1つである接触皮膚炎と一致しており，アトピー性皮膚炎の発症には，遅延型アレルギーの関与が考えられてきた．しかし，アトピー性皮膚炎患者の血清にはIgE抗体値の上昇がしばしば認められる．IgE抗体はI型の即時型アレルギーに関与する抗体で，アトピー性皮膚炎患者での高IgE値は合併するアレルギー性鼻炎や気管支喘息などの気道アトピーによるものと従来考えられていた．しかし，食物に対する特異的IgE抗体の上昇がみられるに及んで，すなわち吸入摂取ではなく経口摂取によるものに対する抗体値の上昇が知られるところとなり，アトピー性皮膚炎の発症に対するIgE抗体の関与が注目されるところとなった．

IgEの産生には種々のサイトカインが関与する．抗原刺激によって活性化されたCD4陽性ヘルパーT細胞（Th0細胞）は，その産生するサイトカインの種類によって2つの細胞群，すなわちTh1細胞群とTh2細胞群に分化する．人ではTh1細胞はIL-2，IFN-γを産生し，Th2細胞はIL-4，IL-5，IL-6，IL-13を産生する．IL-3，IL-10，GM-CSF，TNF-αは両細胞から産生される．Th2細胞から産生されるIL-4，IL-13はIgEの産生を亢進させ[5]，IL-5はIL4によるIgE産生亢進作用を増強させる作用と好酸球の分化増殖作用を有している．これとは逆にTh1細胞から産生されるIFN-γはIgEの産生を抑制する．このようにIgEの産生は，IgEの産生を高めるサイトカインを産生するTh2細胞とIgEの産生を抑制するサイトカインを産生するTh1細胞の相互作用で成り立っている．アトピー性皮膚炎では血清中のIgE抗体や末梢血好酸球が増加していることが多く，本症の発症機序にはTh2細

胞群の増加や機能亢進，あるいはTh1細胞群の減少や機能低下の関与が考えられている．

アトピー性皮膚炎患者の病変部では，IgE抗体は肥満細胞と結合しているだけではなく，Langerhans細胞にも結合している[6]．このLangerhans細胞のIgE抗体に抗原が結合することにより，抗原がLangerhans細胞から，IgE-アレルゲン複合体を介して抗原提示され，T細胞が活性化されると考えられている．Muddeら[7]はアトピー性皮膚炎患者からIgEの結合したLangerhans細胞とIgEの結合していないLangerhans細胞とを分離培養し，ハウスダストを抗原に用いてその抗原提示能を測定，その結果IgEの結合したLangerhans細胞にのみ抗原提示能があることを示していた．さらに，この抗原提示能は抗IgE抗体でブロックされると報告し，IgE依存性の抗原提示がアトピー性皮膚炎の病変部で起こっている可能性を示唆した．

c. アトピー性皮膚炎と特異的IgE

アトピー性皮膚炎でしばしばみられる高IgE値を示す環境抗原や食物抗原の一覧表を図9.4[8]に示す．環境抗原はヒョウヒダニが最も多くコナヒョウヒダニとヤケヒョウヒダニがあり，屋内の寝具，たたみ，じゅうたんなどあらゆる場所に生息している．アトピー性皮膚炎患者などのヒョウヒダニなどの環境抗原に対する特異的IgEは乳児には少なく，1歳を過ぎ年齢の増加とともに陽性率が高くなる．また，アトピー性皮膚炎患者にダニ精製抗原を用いてパッチテストを行い湿疹反応を誘発した報告もある[9]．食事抗原では牛乳，卵白，だいずが3大アレルゲンといわれ，そのほか小麦，米などがある．しかし，ダニなどの環境抗原と異なりこれらの食事抗原は1歳未満の乳児に比較的多く，小児期のアトピー性皮膚炎患者ではむしろ陽性率は低下する．この食事抗原特異IgE抗体がアトピー性皮膚炎の発症と密接に関与するならば，その抗原の摂取のたびに皮疹の悪化をみなければならないことや，薬疹のように全身に皮疹が生じなければならないなど，食事抗原とアトピー性皮膚炎の関係を疑問視する意見が以前は非常に多かった．しかし，前項で述べたように，IgEを介した抗原刺激によるT細胞の活性化が明らかにされるにおよび，食事抗原に対する特異的IgE抗体を認める患者では，食事制限を試みてみる価値があると思われる．

d. 食事療法の基本方針

除去食療法を行うにあたって大きな問題となるのは，食物アレルギーとアトピー性皮膚炎の症状との関連についてである．現在，食事抗原の検索はIgE-RASTを用いて実施されている．一般的にはRASTのスコアが3以上の場合で，食事の摂取と皮疹の悪化が相関する症例で除去食療法が検討されている．しかし，RASTで陽性となっても卵，牛乳，だいずなどの食物抗原は栄養価も高く，その除去により成長・発育などに障害の出ることも考えられるため，それらの食品の摂取と皮疹の悪化が明らかな場合を除いては，乳幼児に行わないほうが無難である．小児期，成人のアトピー性皮膚炎に除去食療法を行う場合，抗原と考えられる食物を除去し，アトピー性皮膚炎の皮疹が軽快するか観察する方法が一般的であり，通常除去食療法を2週間から1か月行う．重要なことはこの除去食療法でアトピー性皮膚炎の皮疹が軽快したら，次に食物を摂取して，皮疹が悪化するか誘発試験を行うことである．このような除去食試験と食物負荷試験をくり返し行い，その関連性を確認したら本格的に除去食療法を始める．最近は，除去食療法に伴う栄養不足を補うため代用食品が開発されている．米に関しては，低アレルゲン米（ファインライス）が市販されており，他の穀物も現在開発中である．

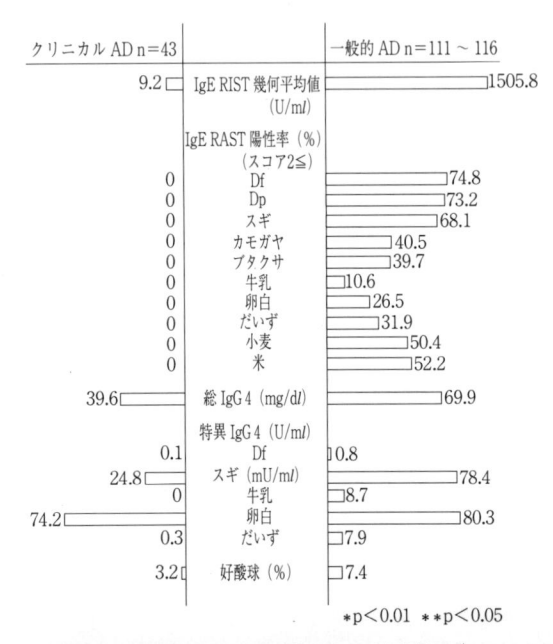

クリニカル AD n=43		一般的 AD n=111〜116
9.2	IgE RIST 幾何平均値 (U/ml)	1505.8
	IgE RAST 陽性率 (%) (スコア2≦)	
0	Df	74.8
0	Dp	73.2
0	スギ	68.1
0	カモガヤ	40.5
0	ブタクサ	39.7
0	牛乳	10.6
0	卵白	26.5
0	だいず	31.9
0	小麦	50.4
0	米	52.2
39.6	総IgG4 (mg/dl)	69.9
	特異IgG4 (U/ml)	
0.1	Df	0.8
24.8	スギ (mU/ml)	78.4
0	牛乳	8.7
74.2	卵白	80.3
0.3	だいず	7.9
3.2	好酸球 (%)	7.4

*p<0.01 **p<0.05

図9.4 高IgE値を示す環境抗原および食物抗原[8]

これまで，主にアトピー性皮膚炎の発症とIgE抗体の関連について述べてきた．しかし，アトピー性皮膚炎患者の皮膚は，皮膚のもつ種々のバリアー機能の低下が知られており，バリアー機能の低下により容易に抗原刺激を受けやすくなるとする考えもある[10]．したがって，食事療法というのは，あくまでも治療の一部分にすぎない．アトピー性皮膚炎は強い瘙痒を伴うのを特徴としているので，かゆみを起こす化学伝達物質として唯一知られているヒスタミンの含有量の多い食品，あるいは肥満細胞からヒスタミンを遊離する能力のある化学物質を含んだ食品（表9.14）[11]を知っておき，献立作成に役立てるとよい．

表9.14 かゆみを起こす物質を多く含む食品

1. ヒスタミン，コリン，ノイリン，トリメチルアミンなどの化学物質を多く含む食物
 ・魚介類：さば，まぐろ，いわし，さけ，たら，さんま，かれい，すずき，魚のかんづめ，いか，たこ，えび，かに，あさり，アンチョビ．
 ・肉類：豚肉，サラミソーセージ．
 ・乳製品：チーズ．
 ・穀類：さといも，そば．
 ・野菜：たけのこ，まつたけ，トマト，ほうれんそう，なす．
 ・酒類：ぶどう酒，ビール．
2. ヒスタミン遊離作用のある食物
 ・魚介類，卵白，トマト，いちご，チョコレート．

（菅野・大城戸[11]，1987）

文献

1) Coca AF, Cooke RA: On the classification of the phenomena of hypersensitiveness. *J Immunol* **8**: 163, 1923.
2) Sulzberger MB, Spain WC, Sammis F, Shahon HI: Studies in hypersensitiveness in certain dermatoses. *J Allergy* **3**: 423, 1932.
3) 荒田次郎，ほか：アトピー性皮膚炎の定義・診断基準．日皮会誌 **104**：176, 1994.
4) Bos JD, et al: Predominance of "memory" T cells (CD4+, CDw29+) over "naive" T cells (CD4+, CD45R+) in both normal and diseased human skin. *Arch Dermatol Res* **281**: 24, 1989.
5) Punnonen J, et al: Interleukin 13 induces interleukin 4-independent IgG4 and IgE synthesis and CD23 expression by human B cells. *Proc Natl Acad Sci USA* **90**: 3730, 1993.
6) Bruynzeel-Koomen CAFM, et al: Inhalant allergens as contactants in patients with atopic dermatitis. *J Dermatol* **14**: 524, 1987.
7) Mudde GC, et al: Allergens presentation by epidermal Langerhans' cells from patients with atopic dermatitis is mediated by IgE. *Immunology* **69**: 335, 1990.
8) 宮野径彰：IgE低値のアトピー性皮膚炎．治療学 **26**：943, 1992.
9) Mitchell EB, et al: Basophils in allergen-induced patch test sites in atopic dermatitis. *Lancet* **1**:127, 1982.
10) Ogawa H, Yoshiike T: A speculative view of atopic dermatitis: barrier dysfunction in pathogenesis. *J Dermatol Sci* **5**: 197,1993.
11) 菅野与志子, 大城戸宗男：アレルギー性疾患（皮膚科）．食事療法ハンドブック（五島雄一郎編）, p497, 朝倉書店, 東京, 1987.

〔浦野一志・松尾聿朗〕

献立の実際

アレルゲンとなる食品の摂取による皮疹の悪化が明らかなときに，除去食療法が試みられる．しかし，アレルゲンとなる食品は，重要なたんぱく源であることが多く，成長期にある小児の場合，成長発育に支障をきたさないよう注意しなければならない．除去食摂取時におけるたんぱく質，Ca, P, Fe, VB_2, ナイアシン，Mg, Znの不足が報告されている[1]．

献立作成においては，必要な栄養素を確保するために，代替食品および使用可能食品を適正に組み合わせること，また，かゆみを引き起こす原因となるヒスタミン含有量の多い食品，ヒスタミン遊離作用のある食品をできるだけ避けることが重要である．

3大アレルゲンである卵，牛乳，だいずについて，それぞれ除去すべき食品を示す（表9.15）．

さらに，幼児期，学童期の栄養基準量とそれぞれの除去食における食品構成（表9.16）および献立を示す．

文献

1) 黒梅恭芳：消化管アレルギーと乳児栄養．*JJPEN* **15**: 987, 1993.

表 9.15 アレルゲン別除去食品

アレルゲン	除去すべき食品	アレルゲン	除去すべき食品	アレルゲン	除去すべき食品
卵	鶏卵その他の卵類，鶏肉 カステラ，プリンなどの菓子類 食パン，フランスパン以外のパン てんぷら[*1]，フライの衣 かまぼこ，はんぺんなどの練り製品[*2] ハム，ウインナーソーセージなどの加工食品[*2] ラーメン，そば，スープの素	牛乳	牛乳，粉ミルク，すべての乳製品（ヨーグルト，乳酸菌飲料，バター，マーガリン，アイスクリーム，インスタントミルクココアなど）パン類，ほとんどの菓子類 市販のシャーベット[*3]，果物の缶詰[*4] カレールウ，から揚げ粉[*5] 牛肉，羊肉	だいず	だいず，だいず製品 みそ，しょうゆ，ソース えだまめ，もやし 佃煮，しょうゆを使用した漬物 いんげん，あずきなどの豆類 大豆油，普通のサラダ油[*6] 市販の揚げ物類，油を用いた食品（さつま揚げ，ツナ缶，チョコレート，カレールウなど）

[*1] てんぷら粉には，仕上がりをよくするために，卵白の粉末が配合されている．
[*2] 練り製品，ハムにはつなぎに卵白を，ウインナーソーセージは鶏肉を使用しているものが多い．
[*3] シャーベットとは，乳脂肪の含有量が3%以下のものをいう．
[*4] 果物の缶詰には，光沢を出すために牛乳が少量使われている．
[*5] から揚げ粉には，仕上がりをよくするために，脱脂粉乳が配合されている．
[*6] ほとんどの油は，製造工程で大豆油が配合されている．

表 9.16 栄養基準量および食品構成

1) 幼児期（3〜4歳）：エネルギー1300〜1400 kcal，たんぱく質40〜45 g，脂質40〜45 g，糖質180〜220 g

食品名	標準 分量(g)	エネルギー(kcal)	たんぱく質(g)	脂質(g)	糖質(g)	卵禁 分量(g)	牛乳禁 分量(g)	大豆禁 分量(g)	卵・牛乳禁 分量(g)	卵・牛乳大豆禁 分量(g)
米飯	390	577	10.1	2.0	123.6	390	390	390	390	420
小麦粉類	20	50	1.4	0.6	9.4	20	20	20	30	30
いも類	60	51	1.0	0.2	11.7	60	60	60	80	80
砂糖類	15	53	0	0	13.5	15	15	15	15	15
魚介類	30	43	5.6	2.1	0	40	40	40	50	70
肉類	30	67	5.4	4.9	0.1	40	30	40	40	60
卵類	30	38	2.9	2.5	0.6	—	40	40	—	—
だいず製品	50	50	5.0	3.7	4.2	50	70	—	80	—
牛乳，乳製品	200	134	6.6	6.4	12.2	200	—	200	—	—
油脂類	15	138	0	15.0	0	15	20	20	20	20
緑黄色野菜	80	22	1.7	0.2	2.9	80	80	80	80	80
その他の野菜	150	36	2.0	0.2	6.9	150	150	150	150	150
果物類	100	53	0.7	0	13.7	100	100	100	100	100
合計		1334	42.4	38.0	198.8					

2) 学童期（10〜11歳）：エネルギー2000〜2100 kcal，たんぱく質70〜75 g，脂質60〜70 g，糖質270〜320 g

食品名	標準 分量(g)	エネルギー(kcal)	たんぱく質(g)	脂質(g)	糖質(g)	卵禁 分量(g)	牛乳禁 分量(g)	大豆禁 分量(g)	卵・牛乳禁 分量(g)	卵・牛乳大豆禁 分量(g)
米飯	600	888	15.6	3.0	190.2	600	600	600	600	660
小麦粉類	30	75	2.1	0.9	14.1	30	30	50	50	50
いも類	60	51	1.0	0.2	11.7	60	80	60	80	80
砂糖類	15	53	0	0	13.5	15	15	15	15	15
魚介類	60	86	11.2	4.1	0.1	70	70	80	80	150
肉類	60	118	11.5	7.3	0.2	70	70	70	80	100
卵類	50	64	4.9	4.2	1.0	—	60	50	—	—
だいず製品	100	143	10.0	7.3	8.3	100	150	—	150	—
牛乳，乳製品	400	268	13.2	12.8	24.4	400	—	400	—	—
油脂類	20	184	0	20.0	0	20	25	25	25	30
緑黄色野菜	100	28	2.1	0.2	3.6	100	100	100	100	100
その他の野菜	200	48	2.6	0.2	9.2	200	200	200	200	200
果物類	100	53	0.7	0.2	13.7	100	100	100	100	100
合計		2059	74.9	60.4	290.0					

献立表9.3　アトピー性皮膚炎

(1) 卵除去食

	幼児期			学童期		
	献立名	食品名	分量 (g)	献立名	食品名	分量 (g)
朝食	ジャムサンド	食パン	60	ジャムサンド	食パン	90
		いちごジャム	15		いちごジャム	15
	野菜ソテー	キャベツ	40	野菜ソテー	キャベツ	70
		たまねぎ	20		たまねぎ	30
		にんじん	5		にんじん	10
		ツナ缶	20		ツナ缶	30
		油	3		油	4
		塩	0.3		塩／こしょう	0.5/少々
	コーンスープ	クリームコーン	30	コーンスープ	クリームコーン	30
		小麦粉	3		小麦粉	3
		バター	3		バター	3
		牛乳	100		牛乳	100
		塩	0.5		塩／こしょう	0.5/少々
		きざみパセリ	少々		きざみパセリ	少々
昼食	おにぎり	米飯	130		米飯	200
		塩	少々	カレームニエル	かじき	60
		①のり	0.5	ゆでブロッコリー	塩／カレー粉	0.5/少々
		②黒ごま	1	しめじソテー	小麦粉	6
	カレームニエル	かじき	30		バター	3
	ゆでブロッコリー	塩／カレー粉	0.3/少々		ブロッコリー	30
		小麦粉	3		しめじ	30
		バター	2		油	1
		ブロッコリー	20	切干し大根の炒り煮	切干し大根	10
	切干し大根の炒り煮	切干し大根	5		にんじん	10
		にんじん	5		油揚げ	5
		油揚げ	3		油	3
		油	2		砂糖／しょうゆ	3/6
		砂糖／しょうゆ	2/3	ヨーグルト	ヨーグルト	100
夕食	米飯	米飯	130	米飯	米飯	200
	コロッケソテー	ポテト	50	コロッケ	ポテト	70
		牛ひき肉	20		牛ひき肉	30
		たまねぎ	20		たまねぎ	30
		油／塩	2/0.3		油／塩／こしょう	2/0.5/少々
		小麦粉／パン粉	6/6		小麦粉／パン粉	10/10
		油	8		油	12
		ミックスベジタブル	20		ミックスベジタブル	30
		油	1		油	2
	冷奴	絹豆腐	75	冷奴	絹豆腐	100
		糸がき	0.3		ねぎ	5
	ごま和え	こまつな	40		糸がき	0.3
		白ごま	2	ごま和え	こまつな	60
		砂糖／しょうゆ	2/2		白ごま	2
					砂糖／しょうゆ	3/3
間食	みたらし団子	上新粉	20	みたらし団子	上新粉	20
		水			水	
		砂糖	5		砂糖	5
		しょうゆ	4		しょうゆ	4
		かたくり粉	1		かたくり粉	1
合計	エネルギー 1368 kcal	たんぱく質 45.1 g	脂質 42.7 g　糖質 195.7 g	エネルギー 2040 kcal	たんぱく質 72.5 g	脂質 61.3 g　糖質 294.1 g

(2) 卵除去食

	幼児期			学童期		
	献立名	食品名	分量 (g)	献立名	食品名	分量 (g)
朝食	米飯	米飯	130	米飯	米飯	200
	みそ汁	キャベツ	20	みそ汁	キャベツ	20
		だし汁 みそ	10		だし汁 みそ	10
	しらす入り納豆	納豆	30	しらす入り納豆	納豆	50
		しらす干し	5		しらす干し	5
		のり	0.3		ねぎ	5
		しょうゆ	3		しょうゆ	5
	金平煮	だいこん	30	金平煮	だいこん	60
		にんじん	10		にんじん	20
		油	2		油	3
		砂糖／しょうゆ	2/2		砂糖／しょうゆ	3/3
	牛乳	牛乳	150	牛乳	牛乳	200
昼食	スパゲティミートソース	スパゲティ	60	スパゲティミートソース	スパゲティ	80
		マーガリン	2		マーガリン	3
		牛ひき肉	30		牛ひき肉	50
		たまねぎ	20		たまねぎ	30
		ピーマン	5		ピーマン	7
		油	3		油	4
		塩／ナツメグ	0.3/少々		塩／こしょう／ナツメグ	0.6/少々
		ウスターソース	3		ウスターソース	5
		ケチャップ	10		ケチャップ	15
	茶巾しぼり	かぼちゃ	60	かぼちゃのムニエル	かぼちゃ	60
		牛乳	5		小麦粉	5
		マーガリン	2		バター	5
		砂糖	3	オニオンスープ	たまねぎ	20
	オニオンスープ	たまねぎ	20		ホールコーン	5
		ホールコーン	5		水 塩／こしょう	0.5/少々
		水 塩／しょうゆ	0.5/1		しょうゆ	1
夕食	米飯	米飯	130	米飯	米飯	200
	揚げ魚野菜あんかけ	あじ	40	揚げ魚野菜あんかけ	あじ	70
		かたくり粉	4		かたくり粉	7
		油	5		油	8
		もやし	20		もやし	30
		にんじん	5		にんじん	10
		絹さやえんどう	5		絹さやえんどう	10
		だし汁			だし汁	
		砂糖／しょうゆ	2/4		砂糖／しょうゆ	3/5
		かたくり粉	2		かたくり粉	2
	フレンチサラダ	レタス	10	フレンチサラダ	レタス	20
		きゅうり	20		きゅうり	20
		アスパラガス缶	15		グリーンアスパラガス	20
		油	6		レッドオニオン	5
		酢／塩	3/0.2		ツナ缶	20
					油	8
					酢／塩／こしょう	4/0.4/少々
				フルーツ	キウイフルーツ	80
間食	ヨーグルト和え	バナナ	20	ヨーグルト和え	バナナ	20
		りんご	20		りんご	30
		みかん缶	20		みかん缶	30
		プレーンヨーグルト	30		プレーンヨーグルト	40
		砂糖	2		砂糖	3
合計	エネルギー 1333 kcal	たんぱく質 46.3 g	脂質 41.3 g 糖質 185.1 g	エネルギー 2072 kcal	たんぱく質 74.5 g	脂質 67.6 g 糖質 276.4 g

(3) 牛乳除去食

	幼児期			学童期		
	献立名	食品名	分量（g）	献立名	食品名	分量（g）
朝食	米飯	米飯	130	米飯	米飯	200
	みそ汁	干しわかめ	2	みそ汁	干しわかめ	2
		たまねぎ	20		たまねぎ	20
		だし汁 みそ	10		だし汁 みそ	10
	卵焼き	卵	40	卵焼きおろし	卵	50
		しらす干し	3		しらす干し	5
		砂糖	2		砂糖	2
		油	2		油	3
	ソテー	こまつな	40		だいこん	40
		ホールコーン	10	煮浸し	こまつな	60
		油	2		高野豆腐	10
		塩	0.3		だし汁／砂糖	3
					しょうゆ	5
昼食	焼きうどん	ゆでうどん	150	焼うどん	ゆでうどん	220
		豚肩ロース	30		豚肩ロース	50
		さくらえび	10		さくらえび	15
		キャベツ	40		キャベツ	60
		たまねぎ	20		たまねぎ	40
		にんじん	5		にんじん	10
		油			油	7
		塩／しょうゆ	0.5/6		塩／こしょう	0.7/少々
		青のり	少々		しょうゆ／青のり	8/少々
	カリフラワーのサラダ	カリフラワー	30	カリフラワーと卵のサラダ	カリフラワー	40
		きゅうり	10		きゅうり	15
		ロースハム	5		ロースハム	10
		マヨネーズ	5		卵（ゆで）	10
		塩	0.1		マヨネーズ	10
	フルーツ	りんご	50		塩／こしょう	0.2/少々
				フルーツ	りんご	100
夕食	いなり寿司	米飯	130	いなり寿司	米飯	200
		砂糖／酢 塩	4/適宜		砂糖／酢 塩	6/適宜
		油揚げ	20		油揚げ	30
		だし汁 砂糖	3		だし汁 砂糖	5
		しょうゆ	5		しょうゆ	7
	魚の野菜衣揚げ	メルルーサ	30	魚の野菜衣揚げ	メルルーサ	70
	レタス	小麦粉	5	レタス	小麦粉	8
	レモン	卵／塩	3/0.2	レモン	卵／塩	5/0.3
		ピーマン	3		ピーマン	5
		にんじん	3		にんじん	5
		油	4		油	8
		レタス	10		レタス	15
		レモン	10		レモン	15
	煮っころがし	ポテト	50	そぼろ煮	ポテト	70
		油	2		とりひき肉	10
		砂糖／しょうゆ	3/3		油／砂糖／しょうゆ	3/4/4
	清し汁	なると	5	清し汁	なると	5
		かいわれ	3		かいわれ	3
		だし汁 塩／しょうゆ	0.6/1		だし汁 塩／しょうゆ	0.6/1
間食	バナナクッキー	小麦粉	20	焼きいも	さつまいも	100
		ベーキングパウダー	1			
		油	5			
		バナナ	20			
合計	エネルギー 1334 kcal	たんぱく質 44.6 g	脂質 45.0 g　糖質 180.6 g	エネルギー 2036 kcal	たんぱく質 76.4 g	脂質 65.0 g　糖質 274.1 g

(4) だいず除去食

	幼児期			学童期		
	献立名	食品名	分量（g）	献立名	食品名	分量（g）
朝食	おにぎり	米飯	130	米飯	米飯	200
		①なます	10	塩焼き	生ます	60
		塩／のり	0.2/0.5		塩	0.5
		②黒ごま／塩	1/0.2		パセリ	3
	ポテトサラダ	ポテト	40	ポテトサラダ	ポテト	60
		たまねぎ	3		たまねぎ	5
		きゅうり	10		きゅうり	15
		かにかま	10		かにかま	20
		卵黄	5		卵黄	7
		コーン油	3		コーン油	5
		酢／塩	3/0.2		酢／塩	4/0.3
	牛乳	牛乳	100	牛乳	牛乳	200
昼食	米飯	米飯	130	米飯	米飯	200
	鶏からあげ	鶏もも肉	20×2	鶏からあげ	鶏もも肉	20×3
	レモン	大豆ノンしょうゆ	3	レモン	大豆ノンしょうゆ	4
		しょうが汁	少々		しょうが汁	少々
		かたくり粉	4		かたくり粉	6
		コーン油	5		コーン油	7
		レモン	10		レモン	15
	キャベツのソテー	キャベツ	50	キャベツのソテー	キャベツ	60
		たまねぎ	30		たまねぎ	40
		さくらえび	10		さくらえび	10
		米油	3		卵	20
		塩	0.3		米油	4
	フルーツ	みかん	80		塩／こしょう	0.3/少々
				フルーツ	みかん	80
夕食	オムライス	米飯	130	オムライス	米飯	200
		たまねぎ	20		ウインナーソーセージ	20
		ミックスベジタブル	20		たまねぎ	30
		米油	5		ミックスベジタブル	30
		塩／ケチャップ	0.3/10		米油	5
		卵	50		塩／こしょう	0.5/少々
		米油	2		ケチャップ	15
		ケチャップ	5		卵	50
	りんごきんとん	さつまいも	50		米油	2
		りんご	20		ケチャップ	5
		砂糖	4	りんごきんとん	さつまいも	60
	春雨のスープ	こまつな	10		りんご	30
		はるさめ	3		砂糖	4
		コンソメ／塩	1/0.2	春雨のスープ	こまつな	10
		大豆ノンしょうゆ	0.5		はるさめ	3
					コンソメ／塩	1/0.2
					大豆ノンしょうゆ	0.5
間食	ヨーグルトゼリー	プレーンヨーグルト	50	ヨーグルトゼリー	プレーンヨーグルト	50
		牛乳	20		牛乳	20
		水			水	
		砂糖	8		砂糖	8
		ゼラチン	2		ゼラチン	2
		チェリー缶	5		チェリー缶	5
合計	エネルギー 1356 kcal	たんぱく質 42.3 g	脂質 40.3 g　糖質 200.0 g	エネルギー 2048 kcal	たんぱく質 73.3 g	脂質 62.6 g　糖質 286.2 g

9.3 アトピー性皮膚炎

(5) 卵, 牛乳除去食

	幼児期			学童期		
	献立名	食品名	分量 (g)	献立名	食品名	分量 (g)
朝食	米飯	米飯	130	米飯	米飯	200
	みそ汁	干しわかめ	2	みそ汁	干しわかめ	2
		たまねぎ	20		たまねぎ	20
		だし汁 みそ	10		だし汁 みそ	10
	炒り豆腐	木綿豆腐	80	豆腐ステーキ	木綿豆腐	150
		ねぎ	10	ソテー	塩/こしょう	0.7/少々
		にんじん	20		油	3
		グリンピース	3		いんげん	40
		油	3		にんじん	10
		砂糖	2		油	2
		しょうゆ/塩	3/0.2		塩/こしょう	0.2/少々
	ピーナッツ和え	はくさい	40	ピーナッツ和え	はくさい	60
		ピーナッツバター	2		ピーナッツバター	3
		砂糖/しょうゆ	2/2		砂糖/しょうゆ	3/3
昼食	きのこスパゲティ	スパゲティ	60	きのこスパゲティ	スパゲティ	80
		ツナ缶	30		ツナ缶	40
		たまねぎ	40		たまねぎ	60
		しめじ	20		しめじ	20
		油	5		えのきたけ	10
		塩/しょうゆ	0.5/5		生しいたけ	10
		きざみパセリ	少々		油	7
	含め煮	かぼちゃ	50		塩/こしょう	0.7/少々
		砂糖	3		しょうゆ	7
		しょうゆ	3		きざみパセリ	少々
	フルーツ	オレンジ	50	含め煮	かぼちゃ	70
					砂糖	3
					しょうゆ	3
				フルーツ	オレンジ	60
夕食	米飯	米飯	130	米飯	米飯	200
	ポテト入り肉団子の	豚ひき肉	30	ポテト入り肉団子の	豚ひき肉	60
	甘酢あん	たまねぎ	15	甘酢あん	たまねぎ	30
		ポテト	20		ポテト	40
		塩	0.3		塩/小麦粉	0.5/10
		小麦粉	6		油	13
		油	7		だし汁/砂糖	4
		だし汁/砂糖	3		ケチャップ/しょうゆ	5/7
		ケチャップ/しょうゆ	3/5		酢/かたくり粉	3/2
		酢/かたくり粉	2/1.5	信田袋煮	油揚げ	20
	だいこんの信田煮	だいこん	50		ひじき	3
		油揚げ	3		にんじん	10
		だし汁/砂糖	2		高野豆腐	3
		しょうゆ	3		かんぴょう	3
	きゅうりとしらすの	きゅうり	30		だし汁/砂糖	3
	和えもの	しらす干し	3		しょうゆ	6
		ごま油/しょうゆ	1/2	きゅうりとしらすの	きゅうり	50
				和えもの	しらす干し	5
					ごま油/しょうゆ	2/3
間食	フルーツ白玉	白玉粉	10	フルーツ白玉	白玉粉	10
		水			水	
		りんご	20		りんご	20
		バナナ	20		バナナ	20
		メロン	20		メロン	20
		水 砂糖	4		水 砂糖	4
					ゆであずき缶	15
合計	エネルギー 1340 kcal	たんぱく質 44.4 g	脂質 38.0 g 糖質 198.7 g	エネルギー 2084 kcal	たんぱく質 73.0 g	脂質 69.2 g 糖質 284.4 g

(6) 卵，牛乳，だいず除去食

	幼児期			学童期		
	献立名	食品名	分量（g）	献立名	食品名	分量（g）
朝食	おにぎり	米飯	150	おにぎり	米飯	220
		梅干し	5		①なます	10
		塩／のり	1		②梅干し	5
	キャベツのスープ煮	キャベツ	40		塩／のり	1
		たまねぎ	20	キャベツのスープ煮	キャベツ	50
		ベーコン	7		たまねぎ	30
		水　塩	0.5		ベーコン	10
	含め煮	竹輪ふ	30		水　塩	0.7
		にんじん	20	含め煮	竹輪ふ	30
		だし汁／砂糖	2		にんじん	20
		大豆ノンしょうゆ	3		だし汁　砂糖	2
					大豆ノンしょうゆ	3
昼食	天丼	米飯	150	天丼	米飯	220
		きす	30		きす	30×2
		さつまいも	20		さつまいも	30
		にんじん	10		れんこん	20
		小麦粉／水	8		ピーマン	5
		コーン油	10		小麦粉／水	15
		だし汁／砂糖	3		コーン油	20
		大豆ノンしょうゆ	6		だし汁／砂糖	4
	大根サラダ	だいこん	20		大豆ノンしょうゆ	8
		きゅうり	10	大根サラダ	だいこん	30
		ほたてがい缶	10		きゅうり	15
		コーン油	4		ほたてがい缶	20
		酢／塩	2/0.2		コーン油	5
	清し汁	えのきたけ	10		酢／塩／こしょう	3/0.3
		あさつき	3	清し汁	えのきたけ	10
		だし汁／塩	0.6		あさつき	3
		大豆ノンしょうゆ	1		だし汁／塩	0.6
					大豆ノンしょうゆ	1
夕食	米飯	米飯	150	米飯	米飯	220
	ケチャップ煮	うさぎ肉	40	ケチャップ煮	うさぎ肉	70
		たまねぎ	30		たまねぎ	50
		ホールコーン	10		ホールコーン	20
		米油／小麦粉	3/2		米油／小麦粉	5/4
		水　トマトピューレ	5		水　トマトピューレ	8
		塩／ケチャップ	0.3/5		塩／ケチャップ	0.7/8
		砂糖	1		砂糖	1
	ビーフンソテー	ビーフン	5	ビーフンソテー	ビーフン	10
		しらす干し	5		しらす干し	10
		ピーマン	5		ピーマン	10
		にんじん	5		にんじん	10
		米油	3		米油	4
		大豆ノンしょうゆ	2		大豆ノンしょうゆ	3
	フルーツ	すいか	50	フルーツ	すいか	100
間食	お好み焼き	小麦粉	20	お好み焼き	小麦粉	20
		キャベツ	20		キャベツ	20
		ねぎ	10		ねぎ	10
		さくらえび	10		さくらえび	10
		水			水	
		コーン油	4		コーン油	4
		青のり	少々		青のり	少々
合計	エネルギー 1359 kcal	たんぱく質 42.8 g	脂質 33.4 g　糖質 211.5 g	エネルギー 2055 kcal	たんぱく質 74.0 g	脂質 53.4 g　糖質 306.1 g

〔高橋ゆかり・小野和美〕

索　引

あ行

acute phase protein　238
IDLリポたんぱく　24
亜　鉛　240, 274
アスピリン喘息　43, 293
アセトアミノフェン法　62
アテローム硬化　22
アトピー型喘息　43
アトピー性皮膚炎　291, 295, 326
アトピー素因　327
アナフィラキシーショック　291, 294
アルコール　3, 54, 76, 78, 199, 300
アルコール性飲料　7
アルブミン合成低下　76
アレルギー　237
アレルギー性気管支喘息　291
アレルギー性疾患　291
アレルギー性接触皮膚炎　295
アレルギー性鼻炎　291
アレルギー性皮膚疾患　295
アレルゲン　291
安静時エネルギー消費量　115

intravenous hyperalimentation（IVH）169
胃運動機能検査　62
胃　癌　114
胃十二指腸潰瘍　114
異常β-リポたんぱく血症　196
胃切除後　114, 284
１次性高脂血症　197
１次性慢性腎不全　221
１日水分摂取量　17
胃腸障害　270
１価不飽和脂肪酸　238
胃粘膜内因性プロスタグランジン　55
易発症体質　24, 26
イレウス　117, 182
胃　瘻　180
インスタント食品　300
インスリン　145, 147
インスリン依存性糖尿病　183
インスリンコントロール　147
インスリン非依存性糖尿病　183
インスリン放出作用　26

うつ病　255
運動誘発性喘息　43

ACE阻害薬　15
AIDS　237
anal cushion　155
ARDS　37

elemental diet（ED）　95, 114, 180
enteral nutrition（EN）　115
HDLコレステロール　23
SLE　271
エイコサペンタエン酸（EPA）　238, 270
栄養過剰摂取　269
栄養診断　27, 29
栄養診断基準　27
栄養バランス　28
嚥下訓練食　124
嚥下障害　126
炎症性サイトカイン　238
炎症性腸炎　175
塩分感受性高血圧　27
塩分制限　16, 248, 250, 272
塩分抵抗性高血圧　27

オペラント条件づけ療法　261

か行

外因性脂質　196
外痔核　155
外食弁当　225
潰瘍性大腸炎　94, 180
化学調味料　17
学童肥満　308
加工食品　17
過酸性胃炎　64
ガストリン刺激　54
仮性アレルゲン　292
家族性高脂血症　198
家庭腹膜透析　225
過敏性腸症候群　93
カフェイン　301
仮面うつ病　255
カリウム　2, 5
カリウム補給　19
カリウム保持性利尿薬　19
カルシウム　2, 5, 298, 299
カルシウム結石　207, 208
カルシウム所要量　298
カルシウム摂取量　223
カルシウム/リン比　303
癌合併症　181
肝硬変　76, 160, 181
肝硬変特異的必須アミノ酸　88
肝細胞内代謝異常　138
冠状動脈硬化　22
肝性脳症　77, 79, 87, 175, 181
肝切除　160
感染型喘息　43
感染結石　209

完全静脈栄養　95, 115, 169
肝臓癌　79, 160
肝内結石症　138
肝不全　81, 87
肝予備能　86
規格食品　191
飢餓収縮　53
飢餓状態　269
気管支喘息　43
基礎エネルギー消費量　115
喫　煙　54, 301
機能的肺動脈収縮　34
逆流性食道炎　117, 273, 279
吸収不良症候群　273, 280
急性炎症性たんぱく　238
急性腎炎　230
急性心筋梗塞　9
急性じんましん　296
急性膵炎　104
急性胆嚢炎　138
急性白血病　281
牛　乳　299
狭心症　6
共通管炎症　140
強皮症　272, 279
虚血性心疾患　6
　――の予防　23
拒食症　283
巨赤芽球性貧血　118
魚　油　270
起立性低血圧　27

chronic obstructive pulmonary disease
　（COPD）　34
quality of life　4, 20
空腸瘻　180
クエン酸　210
くも膜下出血　246
グリセミックインデックス　185
グルカゴン　147
クレアチニン・身長指数　35
クローン病　96, 180

経管栄養　175
経口栄養　162, 261
経腸栄養　39, 115, 123, 149, 175, 260
血液凝固因子合成低下　76
血液疾患　281
血管拡張薬　15
血管作動性アミン　292
血管予備力　28
月経喘息　43

索　引

血漿リポたんぱく代謝　24
血清アルブミン　28
血清コレステロール値　25
血清総コレステロール　316
血清トリグリセライド　6
血　尿　230
下　痢　93, 117
減塩食　81
減食療法　190

高IgE血症　326
高アンモニア血症　77, 80, 162
高インスリン血症　23, 25, 26
抗うつ薬　257
高カイロマイクロン血症　196, 198
高カロリー輸液　146, 169, 175
抗癌剤　118
抗凝血薬　19
抗けいれん薬　302
攻撃因子　53
高血圧　1, 7, 11, 22, 230
高血圧患者の頻度　25
膠原病　269
高コレステロール血症　23, 204, 316
高脂血症　5, 6, 10, 196, 306, 316
膠質浸透圧　18
高繊維食　100, 103
高たんぱく食　272
高超低比重リポたんぱく血症　199
高低比重リポたんぱく血症　199
後天性免疫不全症候群　237
行動療法　190, 261
高トリグリセライド血症　204
高尿酸血症　8, 14, 205
高ヘモグロビン血症　8, 14
高齢者　123, 163, 198
呼吸商　38
呼吸不全　36
　　――の診断基準　37
骨粗鬆症　298
骨軟化症　118
コーヒー　199
コルヒチン　205
コレステロール　6, 7, 238, 249
混合型喘息　43
コンプライアンス　222

さ　行

サイアザイド系利尿薬　15
最大骨量　298
在宅経腸栄養　175, 180
在宅成分栄養法　98
左室肥大　22
サラセミア　282
残胃胃炎　118
酸化変性　199
残肝予備能　160
酸分泌抑制薬　53

C型肝炎ウイルス　76, 86
痔　核　155

弛緩性便秘　100
ジギタリス　15
ジギタリス中毒　19
嗜好品　18
自己免疫疾患　237
脂質制限　150
脂質摂取量　3, 5
痔手術　156
思春期貧血　287
シスチン結石　210
シドニー分類　60
脂肪肝　307
脂肪性下痢　150
脂肪制限　161, 199
脂肪便　87
シュウ酸　208, 210
重症熱症　181
自由食　53, 225
出血傾向　76, 79
出血性潰瘍　53, 114
術後肝障害　117
術後肝内胆汁うっ滞　140
術後食　119
術後膵炎　117
術後腸管癒着　132
消化管出血　76, 163
消化管ホルモン分泌低下　138
消化管瘻孔　181
消化吸収不全　145
消化性潰瘍　53
消化態栄養　97, 180
脂溶性ビタミン欠乏　87, 161
小児高脂血症　316
小児単純性肥満　306
静脈栄養　95, 161, 167, 175, 260
除外誘発試験　45
除去試験　292
除去食　295, 326
食　塩　16
食塩感受性高血圧　1
食塩制限　4, 223, 232
食後高脂血症　199
食事診断　27, 29
食事性アレルギー　175
食道癌　123, 180
食道逆流　47
食道静脈瘤　79
食道切除　123
食道瘻　180
食品添加物　46, 293
食物アレルギー　44, 269, 291
食物アレルゲン　292
食物依存性運動誘発アナフィラキシー　294
食物受容能力　38
食物繊維　93, 100, 156, 249, 300
食物不耐症　291, 292
食欲異常症　260
食欲不振症　260
除脂肪体重　191
心因性喘息　43

心筋梗塞　6
　　――の予防　23
心筋代謝　28
神経性食欲不振症　259
神経叢切除　145
腎結石　207
人工肛門　130
腎性骨異栄養症　223
腎性貧血　223
腎臓病用特殊食品　226
シンドラー分類　60
心不全　15, 28
腎不全　221
腎不全保存期　225
じんましん　295

sliding anal lining theory　155
膵液排出障害　139, 140
膵外分泌機能　145
膵切除　145, 181
膵全摘　146
膵臓疾患　104
膵体尾部切除　146
膵頭十二指腸切除　145
膵内分泌機能　145
水分制限　16
水溶性繊維　199
ステロイド起因性糖尿病　37
ステロイド剤　271, 277

生活指導　8
制酸薬　302
成分栄養　95, 97, 114, 125
清涼飲料水　300
積極的自由食　53
摂食意欲　38
絶食療法　192
全身性エリテマトーデス　271, 277

総エネルギー　2, 4
総コレステロール　6
喪失性低ナトリウム血症　17
喪失体験　256
続発性免疫不全症　237

た　行

体脂肪の蓄積　24
代償期肝硬変　77
代償期慢性腎不全　221
代償期慢性膵炎　107
代替食品　295
大腸癌　99, 131
大腸憩室　94
大腸疾患　93
大腸切除　130
タウリン　15
多価不飽和脂肪酸　238, 294
脱　水　8
胆管炎　69
胆管膵管分流手術　138
胆管胆石症　138

胆管内遺残胆石　138
単純化学物質　295
男女差　198
胆石　69
短腸症候群　180
胆摘後症候群　139
胆道ジスキネジー　140
胆道損傷　140
胆炎　69
胆嚢癌　138
胆嚢腺筋腫症　138
胆嚢胆石症　138
胆嚢摘出　138
胆嚢内ポリープ　138
たんぱく質　3
たんぱく質エネルギー栄養失調症　87
たんぱく制限　80
たんぱく摂取量　28
たんぱく尿　230
ダンピング症候群(症状)　117

Chinese restaurant syndrome　293
Ciba Guest Symposium　34
窒素　171
窒素平衡　172, 192, 308
チーム医療　185
中鎖脂肪　181
中心静脈栄養　123
中心静脈カテーテル　170
中心静脈高カロリー輸液　260
超低エネルギー食　191, 193
超低比重リポたんぱく　196

痛風　8, 14, 205

D型肝炎ウイルス　86
低エネルギー食　30, 31, 190, 193
低残渣食　95, 98, 100, 101, 125, 132
低酸性胃炎　64
低たんぱく食　272
低ナトリウム血症　17
鉄　240
鉄欠乏性貧血　118, 281
天然濃厚流動食　175

total allergy syndrome　292
total parenteral nutrition (TPN)　95, 115, 169
糖含有量　7
糖尿病　8, 13, 23, 183
糖尿病食事療法のための食品交換表　183
糖尿病性腎症　223
動物性たんぱく質　209, 212
動脈硬化　22, 306
動脈硬化指数　247
ドコサヘキサエン酸 (DHA)　238, 270
都市化　24

な　行

内因性高トリグリセライド血症　196
内因性脂質　196
内痔核　155
内視鏡的乳頭切開術　140
内臓自律神経失調症　140
ナトリウム　16, 208, 300

Niedermanの式　35
II型コラーゲン　270
2次性高脂血症　197, 323
2次性慢性腎不全　221
日本人の栄養摂取量　28
乳酸飲料　100
乳糖　300
乳糖不耐症　94, 175
尿酸　205
尿酸結石　209
尿酸排泄作用　206
尿のアルカリ化　210
尿路結石　207

ネフローゼ症候群　230, 233, 278
粘膜皮膚眼症候群　297

脳血栓　246
脳梗塞　246
脳出血　246
脳塞栓　246
脳卒中　246

は　行

Buzbyの式　35
hypoxemic pulmonary vasoconstriction (HPV)　34
pancreas divism　139
performance status (PS)　35
肺弾性収縮力　34
半飢餓療法　191
半消化態栄養　97, 175
反復性慢性膵炎　140

B型肝炎ウイルス　76, 86
皮厚　25
庇護的制限食　53
ヒスタミン遊離物質　296
非代償期肝硬変　77
非代償期慢性膵炎　107
ビタミンA　239
ビタミンB　239
ビタミンB_{12}吸収障害　118
ビタミンC　239
ビタミンD　239, 299, 302
ビタミンE　239
ビタミンK　19
ビタミンK依存性凝固因子低下　161
必須脂肪酸　149
皮膚硬化　272
肥満　8, 12, 25, 189
肥満児　307
非薬物療法　1
標準体重　18
微量元素　173

貧血　270, 281, 285

Fischer液　181
formula diet　191
prognostic nutritional index (PNI)　35, 114
腹腔鏡下胆嚢摘出術　139
副甲状腺ホルモン　223
腹水　79
腹水貯留　162
浮腫　79
不飽和(多価)脂肪酸　6, 32
プリン体　209, 210
分割食　118
吻合部通過障害　117

basal acid output (BAO)　62
basal energy expenditure (BEE)　35
Helicobacter pylori　55, 60
very low calorie diet (VLCD)　186, 191
ベーチェット病　269
ヘテロ接合体家族性高脂血症　323
便秘　79, 93, 162

防御因子　53
縫合不全　116, 181
飽和脂肪酸　6, 7, 32, 238

ま　行

Maroniの式　222
maximal acid output (MAO)　62
マグネシウム　19, 300
末梢静脈栄養　167
まとめ食い　189
マンガン欠乏　187
慢性胃炎　60
慢性炎症性疾患　269
慢性肝炎　86
慢性感染症　282
慢性関節リウマチ　270, 275, 282
慢性じんましん　296
慢性膵炎　104
慢性閉塞性肺疾患　34

ミドバンド　24

無症候性心機能不全　15
無たんぱく糖質　222

迷走神経切断術　114
メチオニン　210
免疫異常　237
免疫寛容　291
免疫不全症　237

門脈圧亢進症　76

や　行

薬疹　297
夜食症候群　189

誘発試験　292

容量依存性高血圧　225
溶連菌感染　230
抑うつ的偽痴呆　256
IV型高脂血症　223

ら 行

rapid turnover protein　35

ライフスタイル　8, 54, 198, 298, 308

lean body mass（LBM）　191
流動食　120
リ　ン　300

ルーブス腎炎　271

ループ利尿薬　19

レイノー現象　272
レギュラーインスリン　146
レムナントリポたんぱく　24
レムナント粒子　199
レンテインスリン　146

新版 食事療法ハンドブック（普及版）　定価はカバーに表示

1996 年 11 月 20 日　初　版第 1 刷
1998 年 3 月 20 日　　　　第 2 刷
2010 年 8 月 30 日　普及版第 1 刷

編　者　五　島　雄一郎

発行者　朝　倉　邦　造

発行所　株式会社　朝　倉　書　店

東京都新宿区新小川町 6-29
郵便番号　162-8707
電　話　03(3260)0141
FAX　03(3260)0180
http://www.asakura.co.jp

〈検印省略〉

© 1996 〈無断複写・転載を禁ず〉　　新日本印刷・渡辺製本

ISBN 978-4-254-32239-2　C 3047　　Printed in Japan